U0253820

XIANDAI YIXUE JIANYAN YU LINCHUANG

现代医学检验与临床

主编 马全成 胡乐兰 雷云静 孙新颜

潘 静 胡丽萍 杨晓东

黑龙江科学技术出版社
HEILONGJIANG SCIENCE AND TECHNOLOGY PRESS

图书在版编目（CIP）数据

现代医学检验与临床 / 马全成等主编. -- 哈尔滨：
黑龙江科学技术出版社，2023.7
ISBN 978-7-5719-1996-2

Ⅰ．①现… Ⅱ．①马… Ⅲ．①临床医学－医学检验
Ⅳ．①R446.1

中国国家版本馆CIP数据核字（2023）第107047号

现代医学检验与临床

XIANDAI YIXUE JIANYAN YU LINCHUANG

主　　编	马全成　胡乐兰　雷云静　孙新颜　潘　静　胡丽萍　杨晓东
责任编辑	陈兆红
封面设计	宗　宁
出　　版	黑龙江科学技术出版社
	地址：哈尔滨市南岗区公安街70-2号　邮编：150007
	电话：（0451）53642106　传真：（0451）53642143
	网址：www.lkcbs.cn
发　　行	全国新华书店
印　　刷	黑龙江龙江传媒有限责任公司
开　　本	787 mm×1092 mm　1/16
印　　张	23.75
字　　数	598千字
版　　次	2023年7月第1版
印　　次	2023年7月第1次印刷
书　　号	ISBN 978-7-5719-1996-2
定　　价	198.00元

【版权所有，请勿翻印、转载】

主　编

马全成　胡乐兰　雷云静　孙新颜

潘　静　胡丽萍　杨晓东

副主编

左春磊　杜海芳　钱　净　谭必然

谭积善　曹　敏　隋英华　王　伟

编　委（按姓氏笔画排序）

马全成（济南市第一人民医院）

王　伟（肥城市中医医院）

王　珊（汶上县人民医院）

左春磊（连云港市第一人民医院）

安玉志（日照市妇幼保健院）

孙新颜（肥城市人民医院）

杜海芳（山东省青岛市城阳区第三人民医院）

杨晓东（三峡大学附属仁和医院）

胡乐兰（枣庄市立医院）

胡丽萍（平邑县中医医院）

钱　净（昆明市第一人民医院）

曹　敏（山东省曹县人民医院）

隋英华（烟台桃村中心医院）

葛　珺（溧阳市妇幼保健院）

韩　东（济南市莱芜人民医院）

雷云静（山东省聊城市中医医院）

谭必然（恩施土家族苗族自治州中心医院）

谭积善（中国人民解放军西部战区总医院）

潘　静（山东省临朐县蒋峪中心卫生院）

编委会

前 言
FOREWORD

检验医学是现代实验室科学技术与临床医学在更高层次上的结合,也是涉及多学科和多种技术的一门综合性边缘学科。近年来,检验医学在基础医学、临床医学及其他相关学科的促进与推动下,取得了很大的进展。由于大量先进科学技术和自动化仪器的广泛使用,检验医学在临床疾病诊断和治疗过程中发挥着越来越重要的作用。因此,为了帮助从事检验医学的工作者系统学习与现代检验医学相关的基础理论、质量控制、研究进展及临床应用方面的知识,我们特组织相关专家编写了本书。

本书以现代检验医学的现状、进展及其在临床诊治中的应用为主线,并综合了国内外对检验医学发展的评述,从基础理论、技术与方法、研究进展到临床应用对现代检验医学进行了详细介绍。本书的主要内容包括红细胞检验、白细胞检验、凝血检验、排泄物检验等临床常用检查项目;此外,亦介绍了检验质量控制的内容。本书重点突出"新颖"和"实用",在整个章节的安排上加大了技术、方法和应用内容的比重,辅以基本理论与研究进展的介绍。希望本书能给临床检验工作者和临床医师提供一些专业的理论知识,也希望本书能促进检验医学的发展、推动检验医学教育的发展。

本书是在总结多位检验专家的临床工作经验及阅读大量有关现代检验医学的研究文献和资料的基础上编写的。但由于检验医学的进展十分迅速,且限于编者的学识水平,恐难跟上各相关学科的最新进展,疏漏不当之处在所难免,恳请读者提出宝贵建议和意见,以便共同提高。

《现代医学检验与临床》编委会
2023 年 2 月

目 录
CONTENTS

第一章

检验质量控制

第一节 分析前质量保证

质量控制是利用现代科学管理的方法和技术分析过程中的误差,控制与分析有关的各个环节,确保实验结果的准确可靠。实验室质量控制不仅仅是对检测过程进行控制,而是贯穿于实验室全部质量活动的始终,实质是全过程质量控制,包括分析前质量保证、分析中质量控制和分析后质量评估。

分析前质量保证是指从临床医师开出检验医嘱开始,到实验室进入分析检测这一段的全过程。包括检验申请、患者的准备、样本的采集、样本的传输和预处理等全过程,针对这个过程的质量保证方法和措施即分析前质量管理。只有有效控制这个阶段中各个环节的误差,才能确保最后检验结果的质量。

一、分析前阶段准备和影响因素

分析前质量管理是取得准确可靠的检验结果的前提和先决条件,实际工作中发现的许多误差甚至极端值,很大一部分可以追溯到分析前阶段的影响。送检标本质量高低,很大程度上关系到是否能真实客观地反映患者当前的病情,关系到检验结果临床应用的可信度和有效性。从质量管理各要素来分析,方法学选择、仪器与试剂的使用等,可由检验人员直接控制,但对送检标本的质量,则非检验人员所能完全控制。它需要医师、护士和患者3个方面的共同参与,而检验科工作人员有责任对他们进行认真的指导和协助。

(一)临床医师提出检验申请

临床医师应根据循证医学和循证检验医学的原则,选择最直接、最有效、最合理、最经济的检验项目用于患者的诊治,并正确、正规地开出检验申请单。检验人员应加强与临床的信息交流,在临床医师选择检验项目时,可以提出自己的建议。

1.检验申请单的一般要求

检验申请单中应包括足够的信息,以识别患者和申请者,同时应提供相关的临床资料。检验申请单或医师桌面系统的电子申请都应有下述内容,且不局限于下述内容:①患者的唯一标识,如姓名、科室、床号、住院号。②医师或经依法授权提出检验申请者的姓名。③原始样本的类型。④申请的检验项目。⑤患者的相关临床资料,至少应包括性别、年龄和初步诊断,以备解释检验结果用。⑥原始样本采集日期和时间。⑦实验室收到样本的日期和时间。

2.检验医师的作用

检验医师应是沟通临床与检验工作的桥梁。检验项目的不断增加,不仅给临床医师提供了更多的检查手段,同时也增加了选择的难度。同时,临床医师往往不完全了解有多少种检验项目可能对某种疾病有诊断或鉴别诊断价值,需要向检验人员咨询。作为检验人员应采用各种方法向临床介绍新项目的特点、临床意义及与已有项目的区别,帮助医师更好、更快地掌握检验新知识。

3.检验项目选择的原则

(1)有效性:首先应考虑诊断价值。主要考虑该项检验对某种疾病诊断的敏感度及特异度。在对人群进行筛查时,应考虑敏感度较高的检验项目以防止假阴性,筛查出的可疑者应做进一步检查。同样在临床诊断时为除外某些疾病,亦可选择敏感度较高的检验项目,当结果阴性(或正常)时可缩小诊断范围。为了对疾病进行确诊,应选用特异度较高的试验,或阳性似然比及验后概率比较高的试验,这对确诊有较高的价值。

(2)时效性:有许多疾病的实验室诊断具有很强的时效性。例如,伤寒的检验诊断、血培养、大便培养、抗体检测都有时段要求,过了某个时段,检查结果就可能会转阴。反之,早于这个时段也可能会出现假阴性。用实验室检查及早给患者确诊,这是临床医师和患者共同的期望,在检验工作中应尽量满足这一要求。

(3)经济性:在保证及早确诊及向临床医师提供有效信息的前提下,应考虑选用费用较少的检验项目,以减轻患者的经济负担。但"经济性"应从成本/效益或成本/效果总体上来分析,不能简单从某一检验项目收费来考虑。

(二)患者的准备和影响因素

患者的年龄、性别、人种、民族不同,以及经期、妊娠等生物属性,甚至季节循环都可能影响检验结果,但这些因素是难以控制的,只能在分析后阶段解释检验结果时再考虑它们对检验结果的影响。下面的一些因素也可影响检验结果,但它们在一定程度上是可以控制的。

1.患者状态

血液标本应在患者平静、休息的状态下采集。运动后,由于能量消耗、体液丢失、呼吸急促,可影响许多检验项目的结果。

2.饮食影响

进食后在一定时间内可使血液中许多化学成分发生改变,特别是饱餐后采集的血液标本,有些患者血清可呈乳糜状,影响到许多项目检验结果的正确性。但因为人们的饮食习惯多样化,生理功能又不完全相同。要控制这一因素较好的办法是早晨空腹采血。许多项目的参考值和参考范围正是以空腹血液的测定值为基础的。急诊及不受饮食影响的检验项目例外。此外,饮料、咖啡、茶,特别是饮酒也能对某些检验结果产生影响。

3.药物影响

所有药物都可以通过其药理作用或毒副作用对某些检验项目的结果产生或大或小的影响,药物也可通过其物理的或化学的途径对测定方法产生干扰,还可抑制酶的活性,造成酶活性测定结果降低。必须指出两点:一是由于药物品种繁多,患者对药物的耐受性不同,因此目前对药物造成检验结果的影响的了解还很有限,尤其是中药;二是临床上为观察药物治疗效果,或利用药物具有的毒副作用,通过观察某些指标来调整用药剂量或停药,那么这些检验结果的变化对临床医师来说正是他们需要的信息,都有重要价值。除上述第 2 种情况外,药物引起检验结果的变化,有可能对临床医师起误导作用。鉴于上述情况,在做某种检验时应暂停对检验结果可能产生干扰的药物,如不能停用,则解释检验结果时要考虑药物可能产生的影响。

(三)患者生理变异对检验结果的影响

1.年龄

年龄对实验结果的影响可以用不同的参考范围来区别。健康的生长期儿童的骨骼生长和发育表现为成骨细胞分泌碱性磷酸酶增加,因此,生长期儿童的碱性磷酸酶的活性比健康成人高约 2 倍;新生儿表现为血清中总胆红素和非结合胆红素水平增加。50 岁以上的人,肌酐清除率的减少还与肌肉的量减少有关。年龄的变化会影响某些生化检验的结果,因此在临床工作中某些检验项目对不同的年龄段制定不同的参考范围,而不能使用统一的参考范围。

2.性别

许多检验项目的检测结果男女之间有明显差异,如全血的血红蛋白浓度、血沉等,又如肌酐和肌酸激酶,男性的水平明显高于女性。在 15～55 岁,总胆固醇(TC)和低密度脂蛋白(LDL)的水平女性比男性稍高,而高密度脂蛋白(HDL)的水平在 15～55 岁的男性和女性没有差异。由于一些项目有性别差异存在,因而需要对于不同的性别制定不同的参考范围。

3.季节变化

由于夏季暴露于日光中的时间较长,因而维生素 D 的水平会升高;总胆固醇水平在冬季比夏季平均增高 2.5%;三碘甲腺原氨酸水平在冬季比夏季平均增高 20%。因此,当患者在不同的季节检查这些类项目时,应考虑季节变化带来的影响。

4.海拔高度

在海平面与较高的海拔高度相比较,血清中某些成分的水平会发生变化。一些分析物的浓度因海拔高度增加而减少,如血浆中的肾素、转铁蛋白、尿肌酐、雌三醇及肌酐清除率等。当患者在 2 个差别很大的海拔高度做相同的检查时,对于结果的分析应考虑海拔高度的影响。

5.月经

月经周期是成年女性的正常生理过程,在月经周期的 3 个不同时期,和生殖有关的多种激素发生不同的变化,因此,雌二醇、促卵泡激素、黄体生成素等的参考范围随月经周期的各阶段(即卵泡期、中期、黄体期)而不同。

6.妊娠

妊娠期由于胎儿生长发育的需要,在胎盘产生的激素参与下,母体各系统发生一系列适应性生理变化。妊娠时血容量增加导致血液稀释,使微量元素的测定结果明显降低;在妊娠后期,胎盘产生雌激素和绒毛膜促性腺激素,使血清葡萄糖的水平升高。

7.进餐的影响

一些检验项目的测定结果受饮食的影响。一次标准餐后,三酰甘油增加 50%,天门冬氨酸氨基转移酶增加 20%,胆红素、无机磷和糖增加 15%,丙氨酸氨基转移酶和钾增加 10%,尿酸、总蛋白、清蛋白、尿素、钙、钠和胆固醇增加 5% 左右。饮食结构的不同,对上述指标的影响也不同。

8.其他影响

摄入刺激物和成瘾性药物对一些检验指标也有影响。如咖啡因可以升高血糖、脂肪酸、血管紧张素、儿茶酚胺;海洛因可以使二氧化碳分压、甲状腺素、胆固醇、钾水平升高;吸烟会对某些生化项目产生影响,过多吸烟会使血浆中肾上腺素、醛固酮、皮质醇、游离脂肪酸和游离甘油浓度升高。

二、标本采集的影响因素

(一)血液标本采集影响因素

1.采集时间

人体某些生化成分具有昼夜节律性的变化,原则上以晨起空腹时采集标本为宜以减少其影响。对某个个体患者,如经常检查某项指标,则应尽量在统一的时间段采血。在采集时间上掌握3个最重要的时间:①最具"代表性"的时间。②检出阳性率最高的时间。③最具有诊断价值的时间。同时应尽可能在进行其他检查和治疗之前采集。

2.采血姿势

卧位、坐位、立位不同姿势采集血液标本,其检验结果会有差异,因此应尽量统一采血姿势。

3.采血部位

除血气分析标本外,常用的采血部位是肘静脉或颈静脉。若患者正在输液,最好等待输液完毕后采血。若不能等待,则切勿从输液侧静脉采血,更忌从输液皮管中抽取回血作为标本,这样做会引起检验结果的严重偏离和失真。

4.止血带

长时间使用止血带,也可使某些检验结果有较大差异,因此尽量在扎上止血带后1分钟内采血,当需要重复使用止血带时应选择另一手臂,并勿让患者作反复握拳运动。

5.抗凝剂

测定血液化学成分,血清标本优于血浆。如果采用血浆标本,必须正确选择抗凝剂及其用量,保证血液和抗凝剂的最佳比例。如果采用真空采血系统,则选用与检测项目对应的真空管。

6.防止溶血

溶血是血清或血浆标本对检验结果最常见的干扰。溶血对检验结果的影响来自2个方面:一是因血细胞成分的释放对结果的干扰;二是血细胞成分对检验方法的干扰。标本溶血的主要原因往往是在采集或处理过程中的机械因素造成,如不良的采血习惯,混匀含添加剂的试管时用力过猛,注射器与针头结合不紧产生很多气泡,试管质量粗糙,运送过程中挤压血细胞造成溶血等。

7.使用真空采血管和条形码

检验标本应有唯一性标志,使用真空采血管和条形码系统大体上可以做到这一点。有无效腔(未被血液填满的空腔)真空管的标本,可能造成某些项目检验结果的误差,应使用真空采血管,如利用APTT测定进行肝素治疗监测时。

(二)尿液标本采集

采用随意尿或定时采集的尿液,视检验项目而定。24小时收集的尿液应添加相应的防腐剂,医护人员和/或实验室工作人员应向患者详细交代留尿的方法和注意事项。

(三)信息系统对标本的监控

医院 HIS 系统和临床实验室 LIS 系统应该对检测的标本实行实时监控。从医师在电脑桌面系统开出医嘱—采血者采集标本前生成条形码,并采集标本—标本运送者扫描接收—临床实验室标本接收扫描,预处理直至专业科室上机检测都受到监控。信息监控的内容至少包括每一个环节的时间和责任人,以便遇到问题时责任的落实和采取相应的对策。

三、标本的验收和拒收

(一)制定标本采集规范

临床实验室要制定标本采集手册,规范标本采集的要求和程序,内容至少应包括检验项目名称、采集何种标本、采集最佳时间、对患者状态的要求、标本采集量、是否抗凝、用何种抗凝剂、抗凝剂用量、保存方法及运送时间、注意事项等。此采集手册供实验室人员和参加标本采集的有关医护人员使用。

(二)标本的验收

临床实验室要建立标本验收制度。标本送达实验室后,实验室应有专人(或成立标本处理中心)负责接收标本,按要求进行验收,其程序和内容如下。

(1)查对检验申请单所填项目和标本是否相符。

(2)标本号与检验单号是否相符。如采用条形码系统,则此问题较易解决。

(3)标本是否新鲜。

(4)检查标本的量和外观质量:外观质量如有无溶血、血清有无乳糜状、抗凝血中有无凝块、容器有无破裂等。定时收集的尿液标本需确认留尿时间是否正确。

(5)核实标本采集及送达之间的时间间隔,必要时须了解其标本采集后的保存方法。

(三)标本的拒收

建立不合格标本拒收制度。对于空管、标本太少无法完成检测、标本类型与检测目不符、血液学分析和出凝血检测标本凝固或部分凝固等,均视为不合格样本,签收人员应拒绝接收,同时注明拒收原因,做好拒收记录,向送检科室说明拒收原因,建议重新采集标本。对不合格的,但可以接受的样本,签收人员记录标本的缺陷,在报告中给以注明,结果供临床参考。

(四)标本的预处理

对符合要求的标本,验收后按检验项目分类随即进入预处理程序,如编号分离血清或血浆(离心分离血清时,须注意离心时间和温度),加贴唯一性标志或二次条形码。凡血液标本不能立即检验者,均应及时分离血清,通常应将分离的血清加塞后放 4 ℃冰箱保存,测定某些不稳定成分的血清,可冷冻保存。冰冻标本复融时可分两层,须待全部融溶并充分混匀后才能测定。被检标本应是均匀体,如 24 小时尿液标本应充分混匀后才能取样检验,混匀不良造成的误差往往会很大。

四、标本的运送和保存

(一)标本的运送

血液离体后,其细胞代谢过程仍在继续。因此,采血完成后,应尽可能减少运输和储存的时间,尽快送检。储存时间过长可引起蒸发、升华、酶活性失活、糖酵解作用、水解作用、渗透作用、光学作用、气体扩散等变化,对检验结果产生影响。如非真空采血管采血,最好采血后加塞保存和运送。如需送上级医院或检验中心进行测定,应将标本密封,再装入聚乙烯塑料袋,置冰瓶或冷藏箱内运输。

(二)标本的保存

因不能立即进行分析或分析后需要重新检测,样本必须进行预处理或以适当方式保存,才能降低由于存放时间而带来的测定误差。保存中应注意避光及隔绝空气,保存期限视标本的种类及检验目的不同而定。标本的保存有短期保存和长期保存。短期保存按标本类型和检测目的不同而采取不同的保存方法和时限,最常用的方法是 4 ℃冰箱冷藏。需要长期保存的标本,要求保存温度低于-20 ℃,冻溶必须缓慢,在 4~8 ℃过夜或在水浴中不断搅动。通常在溶解中会形成浓度梯度,所以分析前必须充分混匀,必须注意试管底部的沉积物,它们可能由冷球蛋白或冷沉淀纤维蛋白原引起,如果必要,这些沉淀通过加热重新溶解。

(孙新颜)

第二节　分析中质量控制

分析阶段指的是从标本合格验收到分析测定完毕的全过程。这个阶段应该做好标本的验收和预处理,建立稳定可靠的测定系统,实施完善的室内质控和室间质评程序。为此还要做好大量的质量管理层面和技术管理层面的准备工作。

一、质量控制的概念和历史

检验结果是临床医师诊断疾病、观察疗效、判断预后的重要依据,检验结果的可靠与否直接影响医疗质量。1947 年 Rclk 和 Sundeman 首先发现同一份标本在不同实验室之间有惊人的差异。1950 年 Levey 和 Jennings 将工业生产中控制产品质量的方法应用到实验室。1958 年 Freier 和 Rausch 将这些方法应用到每天的常规工作。20 世纪 60 年代以后则已发展成为全面质量管理(total quality control,TQC)。近年来,临床检验的分析过程质量控制发展飞速,实验室的质量管理体系不断完善,日趋成熟,具体表现如下。

(1)试剂厂商研制了与患者标本相似的稳定质控品,并广泛应用在临床检验中。

(2)质量控制方法的性能特性有了更深的理解,由此精心设计了诸如多规则方法去评估和解释控制数据。

(3)提出了高效率的质量控制的概念。现在普遍认为,以往的 Levey-Jennings 的控制技术和 Westgad 的多规则控制技术,都是以检验实际操作具有的误差水平为控制目标。与手工操作技术配合的控制技术是 Levey-Jennings 控制图,这是第 1 代的临床检验质量控制技术。这代质量控制技术对误差的控制水平受临床检验方法的限制,从现在的眼光来看控制水平是很低的。

当检验进入自动化时代后,检验操作质量有了极其显著的进步,检验操作速度是以往无法比拟的。针对这样的操作技术水平,希望能有效地提高检验效率的同时,还必须保证检验结果的可靠,要求质量控制技术对失控误差的检出具有高特异性和高灵敏度。Westgard 的多规则技术经多年磨炼在 1979 年诞生了,这是高效率质量控制的第 1 步,也是第 2 代的临床检验质量控制技术。但是应注意的是,Westgard 多规则仍然以检验实际操作具有的稳定误差水平为它的质量目标;随着自动化技术的不断完善,使用自动分析仪操作结果的重复性得到了最大的提高。国内外的检验界同道都已经感到,再以分析仪操作水平为质量控制目标的做法不能满足临床检验的要求。

1990 年以后,出现了第 3 代的质量控制技术,它以临床允许误差为质量目标,由实验室选择合适的控制规则和确定每批做几个控制样品,建立自己的控制方法,使检验的质量真正符合临床要求。为保证检测结果的准确性和一致性,ISO 15189:2003《临床实验室-质量和能力的专用要求》要求临床实验室的检测系统和参考物设定值可溯源到可能的参考方法和/或可能的高一级参考物质,以使常规的检测系统对患者样本的检测,在计量单位一致的前提下,得到和参考系列相同的检测量值。那就是通过一条具有规定不确定度的不间断的比较链,使测定结果或标准值能够与规定的参考标准(通常是国家标准或国际标准)联系起来的特性,称为量值的溯源性。溯源顺序通常采用溯源等级图来描述。要求校正常规方法的参考物必须溯源到国家或国际规定的参考方法上,最好是溯源到SI(国际单位制),SI单位表示了该物质量值的准确性达到计量基准,它具有非常小的不确定度。

　　除了保证参考物的溯源性外,临床实验室和生产厂商必须对检测系统各组分(仪器、试剂、参考物和操作程序)实行严格的标准化程序,才能实现患者检验结果的溯源性。

　　(4)计算机的广泛应用推动了质量控制技术的发展现在几乎所有自动分析仪上都配备计算机,它们在实施统计控制方法时进行必要的计算,绘制控制图,运用合适控制规则自动作出判断,储存数据并对确属失控的问题提出警告等。

二、室内质量控制的统计学基础

　　一件工业产品可以用物理的直观的指标去评估质量是否合格。临床实验室的分析项目结果多为数据,无法判定某一个数据是否准确。但是可以根据与这个数据有关的一组数据去判断它的质量,这里应用的是统计原理,主要是正态分布和抽样误差的理论。

(一)总体和样本

　　研究对象的全体成分称为总体,总体的范围可以非常大,实际中往往无法取得,所以是个理论上的概念。与总体相对的是个体即组成总体中的每一个单位,实际工作中只能从某个总体中取得一部分个体,后者称为样本。应用正确的统计方法可以通过样本推断总体的情况。

(二)均数、标准差、变异系数和概率

　　1.样本均数

　　常用 $\bar{x}$ 表示,是最常用的一个统计数,能集中反映一个样本的特性。一般有算术均数和几何均数2种,生化检验中常用的是算术均数。即将样本中所有个体的值计总和后除以个体数。可以用计算器或电脑很方便地求得。

　　2.标准差

　　现以 s 表示,也是一个基本的统计数,是表示变异的指标,反映样本中各个个体的离散程度。

　　3.变异系数

　　变异系数是标准差相对于平均数的大小,缩写符号为CV,也是表示变异的指标,在生化检验中指示不精密度,十分常用。

　　4.概率

　　以符号 P 表示,反映某一事物发生的可能性大小的量,必然发生的事件其 P 值为1,必然不可能发生的事件其 P 值为0,绝大多数情况下 P 值介于0和1之间。常用的两个判别指标是0.05和0.01,$P<0.05$ 一般指示发生的可能性很小,当 $P<0.01$ 时,可以说发生的可能性几乎没有了,在作抽样误差分析时,对应这两种情况的统计学术语是"差别有显著性意义"和"非常显著性意义"。

（三）正态分布原理

正态分布又称高斯分布，表现为一条呈对称的钟形曲线。当一个样本作重复测定后，所有的数据不会全部是一样的，正常时这样一组数据的分布就呈正态的形状，可以得到一个平均数（$\bar{x}$）和标准差（s），以$\bar{x}$为中心，左右一个s（即$\pm1s$）范围内正态曲线下所包含的面积约为全部面积的68%，也就是$\bar{x}\pm1s$的数据点约占全部数据点的68%。$\bar{x}\pm2s$的范围内包含约95%的数据点，$\bar{x}\pm3s$的范围内含约99.7%的数据点。（图1-1）

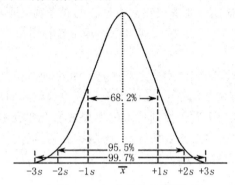

图1-1　正态分布曲线图

在这个正态分布曲线图上，均数$\bar{x}$的大小不同，仅影响曲线顶部的位置，而标准差s的大小影响曲线的宽度，所以不同$\bar{x}$和s形成的正态曲线的陡峭或平坦的程度是不一样的，但是上述的规律却是一定的。我们正是在这一基础上进行室内质量控制工作的。

（四）抽样误差原理

对同一个质控品作多次重复测定所得到的结果肯定不会都相同，也不会一定都与平均值相同，这个不同就是由抽样误差所引起的，即在同一个样本中抽样，会因抽样而致某种误差。抽样误差是事物固有的误差，不是人们可以消除的。所以如果得到一个质控结果与平均值或靶值不一致，就要判别所发生的误差是抽样误差还是其他误差，如系统误差或随机误差。如果是由抽样误差所致，可以将这个结果判为在控，如不是抽样误差所致，就要判为失控。这个判别要由一个"无效假设"来做。就是先假设某一个质控结果与靶值的差异仅是由抽样误差引起的，而不是由其他真正的操作误差所引起，但这还仅仅是一个假设。接下来就要根据统计学的原理来判断这个假设是否成立。如果判断这个"无效假设"成立，那么这个质控结果虽与靶值有差异但还是在控；如果判断引起差异的不是因为抽样误差，则这个"无效假设"不能成立，就要判为失控。如何判断呢？我们看这个质控值与靶值的差异有多大，如果差异>$\pm1s$，但<$\pm2s$，根据正态分布原理，则有约32%的可能性是抽样误差所致，这是一个很大的概率，所以这个无效假设成立，可将这个结果判为在控。如果差异>$\pm2s$，但<$\pm3s$，无效假设成立的可能性大约是5%，这个概率可以说是个临界概率，一般还是将这个差异判为抽样误差所致，否则会有较高的假失控可能性。当一个差异>$\pm3s$时，抽样误差所致的可能性<0.3%，这时应该有很大的把握推翻无效假设，判断这个差异不是由于抽样误差所致，而是真正因为其他如系统误差等原因所致，可以判为失控。

三、质控品的选择和应用

（一）质控品的定义和种类

国际临床化学学会（IFCC）对质控品的定义：专门用于质量控制目的的标本或溶液，不能用作校准。选择什么类型的质控品是质控工作首先要解决的问题。质控品有多种分类方法,若根据血清物理性状可分为冻干质控血清、液体质控血清和冷冻混合血清;根据有无靶值可分为定值质控血清和非定值质控血清;根据血清基质的来源可分为含人血清基质的质控血清、动物血清基质的质控血清、人造基质的质控血清等。市场上有各种进口或国产的质控品可供挑选,实验室可根据自己的实际情况认真选择。

(二)质控品选择使用时应注意的几个问题

1.质控品的基质效应

在对某一分析物进行检验时,处于该分析物周围的其他成分的组合,是该分析物的基质。由于这些组合成分的存在,对分析物的检验可产生"基质效应"。质控品一般为来自人或动物的血清经过处理,添加了无机或有机化学品、生物体的提取物、防腐剂等制备而成。它对分析来说,就是"基质",能产生"基质效应"。

(1)理想的情况下,质控品应与患者标本具有相同的基质状态,这样,质控品与患者标本具有相同的表现。若从基质差异考虑,强调用人血清。从价格和来源考虑,则选用动物血清。而从检验人员自身防护免受来自质控品内传染性病原体的危害考虑,近来又重视使用动物血清。

(2)质控品的生产加工处理过程可以改变基质的性质:如为了达到特定的浓度而加入的添加物的来源和性质与人血清标本的差异,添加的稳定剂本身也是改变基质的原因之一,将产品制备成冰冻或冻干状态又使质控品在物理和化学表现上发生变化。

(3)某些检验方法可影响对质控品的选择:例如,用染料结合法测定人血清清蛋白,无论是溴甲酚绿或溴甲酚紫,都对人清蛋白有强烈的特异性,但与牛血清蛋白结合却很差,特别是溴甲酚紫。因此,使用溴甲酚紫的实验室就不能选用牛血清为基质的质控品。

2.质控品的稳定性

严格地讲,任何质控品都会有变化,是不稳定的。所谓不变化、稳定只是相对的。认为质控品很稳定,是因为它的变化很缓慢,甚至用检验手段无法反映出其变化。认为其不稳定,是因为它的变化太快。生产定值质控品的厂商在其产品说明书上提供的预期范围很宽,其实是包含了质控品的缓慢变化使实测值有偏离初始均值的倾向。好的质控品应该在规定的保存条件下,可稳定 1~2 年。

3.质控品定值与非定值

(1)正规的定值质控品在其说明书中有被定值的各分析物在不同检测系统下的均值和预期值范围,用户可从中选择与自己相同检测系统的定值作为参考。但须注意不能误将其预期值范围当作控制的允许范围。

(2)不定值质控品的质量与定值质控品并无不同,只是生产厂商没有邀请一些实验室为其产品作定值。从用户的角度讲,不定值质控品要比定值质控品便宜许多。

(3)不论是定值还是不定值质控品,在使用时,用户必须用自己的检测系统确定自己的均值与标准差。只是定值质控品有一个预期范围供用户参考,但即使用户的均值与厂商提供的均值相似,并不说明用户的检测结果准确,不相似也不说明用户的准确度有问题。

4.质控品的瓶间差

(1)日常工作中,质控品检验结果的变异是检测不精密度和更换各瓶质控品间差异的综合反映。只有将瓶间差异控制到最小,才能使检验结果间的变异真正反映日常检验操作中的不精密度。

（2）良好的质控品在生产时极其注意均匀混合，并用称量法控制分装时的重复性。用户对冻干质控品复溶时要严格控制操作的标准化，尽可能避免和减少操作不当造成的瓶间差。

（3）已有市售的液体质控品，它消除了分装和复溶时引入的瓶间差。只是这类产品价格较高，且含有防腐剂类添加物，可能对某些检验方法会引起基质差异的误差。但液体质控品的稳定期长，消除了瓶间差和复溶时的操作误差，已为不少实验室采用。

5.质控品的分析物水平（浓度）

日常工作中若只做一个水平的质控品检测，其反映的质量是整个可报告范围中的"一点"的表现，只说明在该控制值附近的患者标本检验结果符合要求，难以反映较高或较低分析物水平的患者标本是否也符合要求。若能同时做 2 个或更多水平的质控品检测，则所反映的质量是一个范围内的水平，其效果更好。因此，在选择质控品时，应该有 2 个或更多水平的控制物。通常挑选的是医学决定水平的、可报告范围的上下限值的质控品浓度。

（三）质控品应具备的特性

作为理想的生化检验质控品，至少应具备以下特性。

（1）人血清基质。

（2）无传染性。

（3）添加剂和抑菌剂（防腐剂）的含量尽可能少。

（4）瓶间变异小，酶类项目的瓶间 CV 应小于 2%，其他分析物 CV 应小于 1%。

（5）冻干品复溶后的稳定性，2～8 ℃时不少于 24 小时，−20 ℃时不少于 20 天。某些不稳定成分（如胆红素、碱性磷酸酶）在复溶后的前 4 小时的变异应小于 2%。

（6）到达实验室的有效期应在 1 年以上。

（四）质控品的正确使用与保存

有了合格的质控品，在使用时应注意以下几点。

（1）严格按质控品说明书操作。

（2）冻干质控品复溶时要确保溶剂（试剂水）的质量。

（3）冻干质控品复溶时，所加溶剂的量要准确，并尽量保持每次加入量的一致性。

（4）冻干质控品复溶时应轻轻地摇匀，使内容物完全溶解呈均一态，切忌剧烈振摇。有些质控品瓶塞不紧，为防止瓶口泄漏，也不宜颠倒混匀。

（5）冻干质控品复溶后宜在室温放置半小时，待其内容物稳定后再开始使用。

（6）质控品应严格按使用说明书规定的方法保存，不能使用超过保质期的质控品。

（7）质控品应与患者标本在相同的条件下进行测定。

四、质控图的选择和应用

室内质控的目的是监测测定过程中出现误差时，能有适当的质控方法警告检验人员。通常采用的方法是将质控品与患者标本放在一起测定，将质控品测定结果标在质控图上，然后观察质控品测定结果是否超过质控限来判断该批患者标本的结果是在控还是失控。可供应用的质控图有多种，如 Levey-Jennings 质控图、Z-分数图、Youden 图、Westgard 质控图、Monica 质控图、累计法质控图等，可根据需要选用。这里分别介绍常用的 5 种质控图。

（一）Levey-Jennings 质控图

此图即通常所称的常规质控图。20 世纪 50 年代由 Levey 和 Jennings 引入临床检验中，

60 年代以后被普遍应用。其方法是建立在单个质控品做双份测定值的均值（$\bar{x}$）和极差（R）的基础上。此图的优点是可以观察批内误差（R）和批间误差（$\bar{x}$ 的变化）。在问题出现以前去发现预示性迹象，便于尽早采取措施以防止发生误差。目前大家所熟悉的 Levey-Jennings 质控图是经 Henry 和 Segalove 修改了的图。它以 20 次单份质控品的测定结果计算均值和标准差，定出质控限（以 $\bar{x} \pm 2s$ 为警告限，$\bar{x} \pm 3s$ 为失控限），每天随患者标本测定质控品 1 次，将所得的质控品测定结果标在质控图上。这个经过修改的图就是单值质控图。制作方法如下。

1.数据收集和处理

选择合格的质控品，测定其在最佳状态下的变异（OCV）和常规条件下的变异（RCV）。以 RCV 所得均值、标准差制图。目前生化实验室广泛应用自动分析仪，因而 OCV 与 RCV 的区别已经不明显。目前的做法是，对新批号的质控品，在常规条件下测定 20 天或更多天（批），作统计处理，剔除超过 3 秒的数据后得均值和标准差。此均值作为暂定均值，也即为质控图上的中心线（暂定中心线）。暂定均值和标准差作为此后 1 个月室内质控图的均值和标准差进行室内质控，1 个月结束后将该月在控结果与前 20 个质控品测定结果收集在一起，重新计算均值和标准差，此为累积均值和标准差，以此累积均值和标准差作为下 1 个月的质控图的数据。重复上述操作，连续 3～5 个月。这 3～5 个月的累积均值和标准差即可作为质控品有效期内的常规均值（常规中心线）和标准差。并以此作为有效期内室内质控图中的数据。对个别在质控品有效期内其浓度水平容易变异的项目，则需视具体情况对均值进行多次的调整。准备更换新批号质控品时，应在旧批号质控品用完之前，将新批号与旧批号质控品同时进行测定，重复上述过程，建立新批号质控品均值和标准差。在确定均值和标准差后，如果测定方法处于稳定状态，就能对其后的观察值（患者标本测定值）的范围作出统计学上的预测。"稳定"是指均值和标准差保持基本恒定。若均值偏移或标准差增大，就可能来源于额外的测定误差，说明实际测定已偏离了原有的稳定状态。质控方法应该能够检出这些额外的测定误差。质控品预期值范围的确定建立在置信区间概念的基础上。假定均值代表质控品的"真值"，标准差可用来表示实际测定值的正态分布，可接受的预期值范围可用均值加减标准差的若干倍数的方式表示。通常规定 95％ 或 99％（实际上应为 95.45％ 或 99.73％）作为统计学上的可接受置信区间，相当于质控测定值应落在 $\bar{x} \pm 2$ 秒或 $\bar{x} \pm 3$ 秒的范围内。在此范围内，则应认为该批测定在控。

2.制图

取一张 Levey-Jennings 质控图，在图上方的各项目中填上单位、日期、试验项目、测定方法等有关内容，仔细填上均值（或靶值）、标准差，同时在图的纵坐标 $\bar{x}$ 及 ± 1 秒、2 秒、3 秒等处标上相应具体的数值。用蓝笔在 $\bar{x} \pm 2$ 秒处划线，为警告线；用红笔在 $\bar{x} \pm 3$ 秒处划线，作为失控线。

3.应用

质控图制好后，可以开始将日常工作中该质控品每天（批）测定结果值点于图中，并将相邻的点用线连接。画上连线是增强视觉效果，便于观察，容易发现问题。在图的下方逐日记录日期、校准液吸光度、质控血清吸光度和操作者标志，如有特殊情况可记录在备注栏中。每个项目只做一个数据，并逐日将各个质控点以直线相连，形成质控曲线图。应每天及时将质控数据点到图上，而且要注意观察有无发生失控的情况，如果质控结果提示有失控的情况，即应进入处理失控的程序，并正确处理临床检测结果报告单的签发。在 1 个月末，应及时对本月的质控情况作出小结，统计出当月的 $\bar{x}$、秒和 CV，对本月的质控情况作一简要明确的回顾，分析与记录所有值得重视的情况，对失控及采取的措施、采取措施后的效果等情况也应在小结中记录。

(二)Z-分数图

日常工作中如果每天使用高低不同浓度水平的几个质控品,要在同一个质控图上点出这些质控品的测定结果就有所不便。可采用各个质控品测定值的"Z-分数"的方法解决这个问题。某质控品的"Z-分数"是该质控品的某次测定值与其均值之差,除以该质控品的标准差。

例如,某质控品均值为140,标准差为5,某次测定值为145,则 Z-分数 = $(145-140)\div 5 = +1$;若测定结果为130,则 Z-分数 = $(130-140)\div 5 = -2$。因此,Z-分数质控图中的值和正负号表示的是质控品值偏离其均值的标准差的倍数和方向。Z-分数质控图的刻度一般从 -4 到 $+4$,其间为 ± 1、± 2、± 3 的质控限,见图1-2。

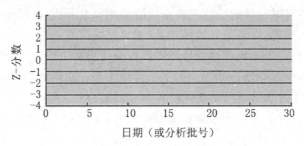

图1-2　2个或多个质控品的 Z-分数质控图

(三)Youden 图

1967 年 Youden 提出了此质控图。这是双值质控图,同时测定低值及高值 2 个质控品,将结果点入图内,可以区分系统误差和随机误差,也可以应用于室间质量评价的统计分析。原作者对该图的解释是:两种质控品的测定值主要变动于 BC 之对角线上,集中于 Ⅱ、Ⅲ 区,呈椭圆形分布(图1-3);总是高或总是低的值,主要变动于 BC 对角线上,集中于 Ⅱ、Ⅲ 区及其外侧,提示为系统性误差(图1-4);在其他部位的点,主要变动于 AD 对角线上,集中于 Ⅱ、Ⅳ 区及其外侧,属于随机误差(图1-5)。

(四)Westgard 质控图

Westgard 质控图的图形本身基本上和 Levey-Jennings 质控图十分相似,不同之处主要在于 Levey-Jennings 质控图仅在图上考虑"单个"质控规则,而 Westgard 质控图考虑的是"多个"质控规则。

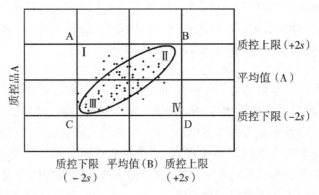

图1-3　Youden 质控图

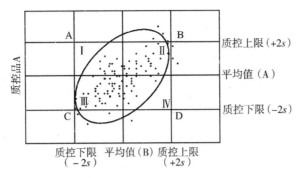

图 1-4　Youden 质控图(示系统误差)

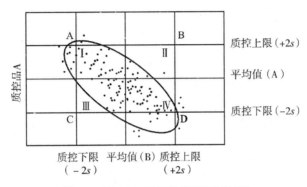

图 1-5　Youden 质控图(示随机误差)

(五)Monica 质控图

　　Monica 质控图是另一类被许多实验室常用的质控图,采用定值质控血清和以选定变异系数(choose coefficient variance,CCV)为控制线。因此 Monica 质控图制作方便,启用新批号质控品时可以立即开始进入质控程序,平行重复的 2 个质控值可以反映操作的精密度,又因使用定值质控血清,一般认为也可反映准确度。原来认为还有另一个优点是本法使用 CCV 为控制限,所以可以将室内质控的情况与室间质量评估联系起来。但目前认为 CCV 的性质是反映众多实验室在室间调查时所有结果的离散度与评价准确度的指标,将 CCV 作为室内质控中的允许误差显然是不妥的。以定值质控品的定值数据直接作为室内质控的靶值,不经过实验室自己定值,也不太适宜。

五、室内质控方法的设计和质量评价

　　室内质控(IQC)不单纯是操作方法,也是质量管理中的一个内容,临床实验室要保证质量,应该实施总体质量管理(TQM)原则。开展室内质控先要有一个质量计划,定出一个试验的质量要求,在确定分析方法的不精密度和不准确度的同时,确定质控方法(规则),以保证达到预期的质量要求。实验室采用何种质控方法不是随意决定的,应使质控有效,能真正达到控制的目的,而且所用的质控方法是最经济的。

　　所有不同的分析项目由于其方法的不精密度与不准确度不同,若采用同一种质控规则,所起到的控制作用不一致,即所达到的控制质量不同。从质量管理要求来说,这个新的观点更加全面,将方法的不精密度和不准确度都与质量控制(QC)相联系,全面考虑这 3 个关键因素的相互关系。

质控方法本身也应有质量指标。评价质控方法质量的指标主要为误差检出概率和假失控概率,这也是选择质控方法或规则时的依据,或是预先确定的质量目标。

因此,检测项目选择质控方法不能随意决定,要有一定依据,事先经过仔细地选择,并经常对质控方法进行质量评价。每个项目的质控方法或控制规则不一定都是统一的,而应该在简便适用、确保质量的基础上实施个案化的质控方法。

功效函数图和操作过程规范图是室内质控方法设计和评价的工具,两者相比,后者简化了设计质控方法的过程,不需要计算临界误差并减少了不必要的操作,只要将测定方法的不精密度和不准确度标记在操作过程规范图上,就能直接选择合适的质控方法,保证质控工作的质量。下面介绍操作过程规范图。

(一)操作过程规范图的简介

操作过程规范(operational process specifications,OPS pecs)图的基础概念是对某项操作不仅应知道做什么,还要知道做得好不好。OPS pecs 图可用于证实当前所用的统计质控方法是否合适,或选择新的控制方法是否能达到分析质量要求。

一张 OPS pecs 图包含了质量要求类型、实际质量要求、不同质控方法所允许的不精密度和不准确度等信息,还包括控制规则及质控测定数目,以及质控方法的误差检出率和假失控率等信息,见图 1-6。

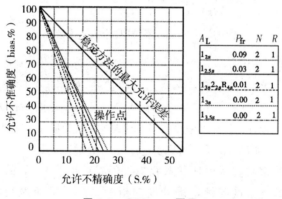

图 1-6　OPS pecs 图示

1.标题

表明本项目的分析质量要求,是以医学决定水平的 10% 为允许的总误差(TEa),能达到 90% 的误差检出率 P_{ed} 作为分析质量保证(AQA)。

2.坐标轴

Y 轴是允许的不准确度,以偏差% 表示;X 轴是允许的不精密度,以标准差(s)% 表示,等同于变异系数 CV。"操作点"表示一种测定方法的实际操作,根据方法的偏差和 CV 定出坐标。

3.控制线

表示不同质控方法的控制限:①图中最高的斜线表示测定方法非常稳定时的控制限,相当于以 bias+2 秒为总误差,方法的初次评价或确认时常以此作为可接受的标准;②其他的线对应一定的控制规则和质控测定的数目。

4.右边方框列出各个质控方法的细节

方框中的第1列是控制规则,缩写为 A_L,A 是规则符号或控制测定的数目,L 是控制限。第2列是假失控概率 P_{fr},这一指标如小于0.05是理想的,使质控的假报警降至最小。N 是每一分析批次中质控测定的总数,$N=2$ 可以是一个质控测定2次,也可以是2个不同质控物各测定1次。R 是应用控制规则批次的数目,一般是同一批,但在多规则质控中有的规则如 4_{1s} 和 $10_{\bar{x}}$ 分别要在连续几个批次中应用。

(二)OPS pecs 图的应用步骤

以胆固醇测定为例。

1.确定质量目标

这是设计质控方法的起点。质量目标可以用允许总误差(TEa)表示。根据美国 CLIA'88 能力验证计划的评价限,概括了常用检验项目的允许总误差、不精密度、不准确度,供设计过程中应用,见表1-1。表中胆固醇的 TEa 为10%。

表 1-1 常用检验项目的允许总误差、分析不精密度、不准确度

项目	单位	允许总误差(%)(TEa)	不精密度(CV%)	不准确度(bias%)
葡萄糖	mmol/L	10	1.29	0.68
尿素	mmol/L	9	2.01	0.09
尿酸	mmol/L	17	1.32	0.61
肌酐	μmol/L	15	2.12	3.83
总蛋白	g/L	10	0.84	0.01
清蛋白	g/L	10	1.19	2.91
钙	mmol/L	7.5	2.09	0.03
胆固醇	mmol/L	10	1.82	0.25
三酰甘油	mmol/L	25	2.74	1.42
ALT	U/L	20	2.16	1.66
AST	U/L	20	2.39	0.04
LD	U/L	20	2.20	4.50
CK	U/L	30	1.68	1.19

2.确定质控的质量要求

即误差检出能力,一般选用90%AQA,并先要选用 N 数较小的质控方法,使质控成本降低。

3.根据方法实际的不精密度和不准确度,在图上标出操作点

即以标准差或CV%为 X 坐标,以偏差%为 Y 坐标。标准差或 CV 的数据可来源于室内质控或RCV,偏差的数据可来源于室间质评。

4.确定实验室的首选质控方案

在操作点上方的控制线所代表的质控方法均可以采用,选一种最简便有效的。

如果所有的线均在操作点的下方,说明这些质控方案均不能满足质量要求,应该选另外的 OPS pecs 图,有较高的 N 或较低的误差检出率[如50%AQA(SE)],或改用其他精密度和准确度更好的方法,重新定操作点。

如果应用 OPS pecs 图软件,上述操作就十分方便,输入有关的数据后,自动生成 OPS pecs 图,随意选择质控规则用来观察和比较。

(三)OPS pecs 图评估分析质量改进的作用

每当测定方法改变后都应重新检查质控计划,如果方法改进了,就有可能减少质控测定数目,采用较简便的质控方法,如果方法恶化,就有必要增强质控,或是增加 N 数,或是改变质控的规则,采用多规则质控。

在上面胆固醇测定的例子中,如果偏差从 2.0% 降低为 0.0%,CV 仍为 2.0%,在 OPS pecs 图上画出新的操作点,可以看到由于准确度的提高,可以采用 N 数为 2(原来 $N=4$)的 $1_{2.5s}$ 单规则质控,或 $1_{3s}/2_{2s}/R_{4s}$ 的多规则质控。

如果 OPS pecs 图表明现有的质控方法可以达到 90% 误差检出率,实验室只要严格执行统计学质控就可以保证质控的效率。如现有的方法只能达到 50% 误差检出率的目标,则同时还需加强非统计学质控的方法,包括仪器的维护、操作人员的培训等,即通过加强全面质量管理,保证检验的质量。

六、质控规则

(一)Levey-Jennings 质控图的质控规则

1.一般将 $\pm 2s$ 线作为警告线,$\pm 3s$ 线作为失控线

因为质控测定值的分布是符合正态分布规律的,所以有 95% 的结果应落在 $\bar{x} \pm 2s$ 范围内,有 5% 的结果可在 $\bar{x} \pm 2s$ 外,但在 $\bar{x} \pm 3s$ 内,不应有数值落在 $\bar{x} \pm 3s$ 以外。因此当质控值超过 $\pm 2s$ 但 $< \pm 3s$ 时要引起注意,但不作为失控处理。质控值超过 $\pm 3s$ 提示失控,暂时不能发出临床检测结果报告,进入失控处理程序。本规则主要是发现随机误差。

2.当质控图形出现某种规律性或趋势性情况时,应分析是否发生了系统误差

因为在正态分布中均值两侧的数据分布几乎相同,不应有连续 5 次以上结果在均值的同一侧,或 5 次以上数值渐升或渐降,不应有连续 2 次结果在 $\bar{x} \pm 2s$ 以外。如质控曲线出现向上或向下的"漂移"现象(有明显分界的位移),则提示存在系统误差,准确度发生了突然的向上或向下的改变;出现渐进性的走高或走低(向上或向下的趋向)的趋势性变化,表明检测的准确度发生了逐渐的变化。出现上述情况时,纵使质控值还在 $\pm 3s$ 的范围之内,也应引起注意,分析原因,采取正确的措施,使质控值回复到符合统计原理的随机分布状态。

3.如采用以 $\pm 2s$ 为失控线

虽然提高误差检出概率,但假失控概率亦较大,需要经过仔细评价。若以 $\pm 2.5s$ 为控制线常可获得较好的控制效果。

4.室内质控主要是控制精密度

所以如果采用的是定值质控血清,并且 $\bar{x}$ 与该定值(靶值)有较大差异时,应以本室的 $\bar{x}$ 标图,对质控效果不会有不良影响。否则可能会出现质控值分布在均值线一边的情况。

5.按照 Levey-Jennings 质控图的原意

使用 2 个控制品时以 1_{3s} 为失控规则,只要有质控值超出 $\bar{x} \pm 3s$ 的,就定为失控;使用 1 个控制品时,以 1_{2s} 为失控规则,只要有质控值超出 $\bar{x} \pm 2s$ 的,就定为失控。若仅以 1_{3s} 为控制规则,对误差识别的灵敏度不够;因此,这 2 种规则无论单独使用或联合使用时,均应小心判断。

6.R_{4s}

只用于每批做 2 个或 2 个以上水平质控品时。在一批内,一个质控品的测定值超出了 $\overline{x}+2s$ 限值;另一个质控品测定值超出了 $\overline{x}-2s$ 限值,是失控规则。这个"范围"规则对分布宽度的变化很敏感,所以对检测系统的精密度变化或随机误差的增大,有很好的指示作用。

(二)Westgard 多规则质控程序

临床检验中最简单和最常用的是 Levey-Jennings 质控方法,其质控规则主要为单独的 1_{2s} 或 1_{3s}(即以 $\overline{x}\pm 2s$ 或 $\overline{x}\pm 3s$ 作为控制限)来判断该批测定在控或失控。它方便易行,却相对较简单粗糙。生化检验进入自动化阶段后,面对众多控制结果,原先的手工绘图和单规则质控方法显得落后了。Westgard 于 1980 年提出的多规则程序是针对各个控制规则的特性,将它们组合起来,以计算机作逻辑检索,借此提高控制效率的一种质控方法。Westgard 多规则控制程序(以下简称多规则)要求受控项目每次使用 2 个水平的质控品。1 个水平的质控品亦可以,但观察误差的敏感性就差。手工绘制多规则质控图的基础仍是 Levey-Jennings 质控图,只是控制的规则变了。Westgard 多规则的主要特点:①它在 Levey-Jennings 方法的基础上发展起来,很容易与 Levey-Jennings 质控图进行比较并涵盖了 Levey-Jennings 质控图的结果。②具有低的假失控或假报警概率。③失控发生时能确定产生失控的测定误差的类型,以帮助确定失控的原因,便于寻找解决问题的办法。也可以认为 Westgard 多规则是第 2 代的质控方法。常说的 Westgard 多规则即 1_{2s}、1_{3s}、2_{2s}、R_{4s}、4_{1s}、$10_{\overline{x}}$ 共 6 个质控规则,用 $1_{2s}/1_{3s}/2_{2s}/R_{4s}/4_{1s}/10_{\overline{x}}$ 表达。分述如下。

1.1_{2s}

为警告规则,不是失控规则。若本批控制结果没有超出 $\pm 2s$ 限值线,表示本批结果没有问题,在控,可以发出报告。若本批检验有一个控制结果超出(不包括正好在限值线上的结果)$\pm 2s$,表示本批结果可能有问题,是一个警告,但不能肯定是失控,需要做一步分析,若再符合以下任何一条规则,才能判为失控(图 1-7)。

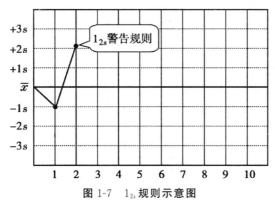

图 1-7　1_{2s} 规则示意图

2.1_{3s}

如这个控制值不仅超出 $\pm 2s$ 限值线,还超出了 $3s$ 控制线,判为失控(图 1-8)。

3.2_{2s}

可有 2 种表现,同批 2 个质控品结果同方向超出 $+2s$ 限值(图 1-9 右侧);或同一控制品连续 2 次控制结果同方向超出 $-2s$ 限值(图 1-9 左侧)。后者要将连续 2 次的质控结果结合分析。这一条属系统误差失控。

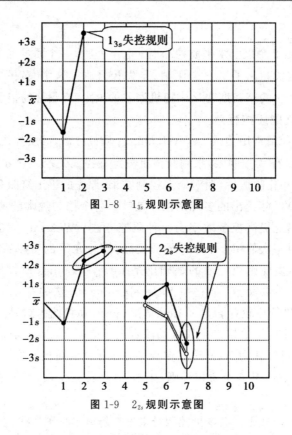

图 1-8 1_{3s} 规则示意图

图 1-9 2_{2s} 规则示意图

4.R₄ₛ

在同一批测定中,2个控制结果极差超出 $4s$ 范围,例如其中有一个超出了 $+2s$ 限值,另一个超出 $-2s$ 限值,或一个超出了 $+2.5s$,另一个超出了 $-1.5s$ 时,属随机误差过大,属失控(图 1-10)。

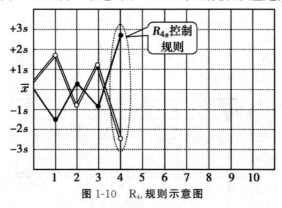

图 1-10 R_{4s} 规则示意图

5.4₁ₛ

有2种表现:①同一质控品连续前3次结果和本次结果在同方向超出 $1s$ 范围(图 1-11 右侧);②2个质控品的前1次结果和本次结果,均同方向超出 $+1s$ 或 $-1s$ 范围(图 1-11 左侧)。属系统误差表现,失控。

6.10$_{\bar{x}}$

本次结果与前4次结果连续分析,2个质控品5次结果连续在均值的同一侧(图 1-12 下侧)。或一个质控品连续10次结果在均值的同一侧(图 1-12 上侧)。属系统误差表现,失控。但是,若

出现 1_{2s} 警告结果的这个控制品,仅是这一次在均值的某一侧,正好另一个控制品有连续 9 次结果在均值的同一侧,这不是 $10_{\bar{x}}$ 的表现;若出现 1_{2s} 警告结果的这个控制品,连续共有 9 次在均值的某一侧,另一个控制品这一次也在同侧,但前一次在另一侧。这亦不是 $10_{\bar{x}}$ 的表现。

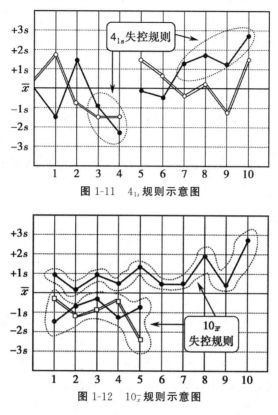

图 1-11　4_{1s} 规则示意图

图 1-12　$10_{\bar{x}}$ 规则示意图

上述由 6 个规则组合的多规则,是 1980 年 Westgard 提出的经典的 West gard 多规则。其他常用的规则还有如 $8_{\bar{x}}$ 规则、$12_{\bar{x}}$ 规则、$2/3_{2s}$ 规则、$6_{\bar{x}}$ 规则、$9_{\bar{x}}$ 规则、7_{T} 规则等。

7.多规则质控检索逻辑

以 1_{2s} 规则作为警告规则启动 $1_{3s}/2_{2s}/R_{4s}/4_{1s}/10_{\bar{x}}$ 系列质控规则的逻辑示意图(图 1-13)。如果没有质控数据超过 $\bar{x}\pm2s$ 控制限,则判该批结果在控,可以报告该批患者检测的结果。如果一个质控测定值超过 $\bar{x}\pm2s$,则由 1_{3s}、2_{2s}、R_{4s}、4_{1s} 和 $10_{\bar{x}}$ 质控规则来进一步检验质控数据。如果没有违背这些规则,表示这次 1_{2s} 的出现也许是属于正常的波动,不是失控,不要进行任何失控处理,可以报告患者结果。如果违背其中任何规则,说明确实为失控,拒发患者报告。在实践中 1_{3s} 或 R_{4s} 规则常检出随机误差,而 2_{2s}、4_{1s}、$10_{\bar{x}}$ 质控规则是检出系统误差。当系统误差非常大时,也可由 1_{3s} 质控规则检出。

(三)真失控和假失控

研究质量控制方法的性能时着重在 2 个方面,即真失控检出的可能性和假失控误报的可能性。每个控制规则都有检出 2 种误差的可能性。对真失控检出的可能性大了,假失控误报的可能性也增加了;反之,真失控检出的可能性减小了,假失控误报的可能性也小了。只是每个质控规则的真失控检出可能性和假失控误报可能性可随规则而变化,所以在使用单个控制规则做质量控制时,更要注意对控制规则的选择。各实验室应重视和熟悉各个质控规则的特性,结合实验室自身要求或临床的允许误差要求,制订出自己的分析过程的控制方案,即设计本实验室的质控方法,并不断提高质控效率。

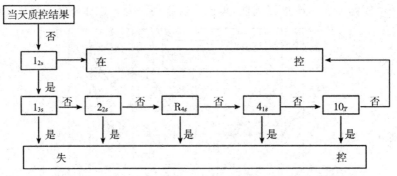

图 1-13 $1_{3s}/2_{2s}/R_{4s}/4_{1s}/10_{\bar{x}}$ **系列质控规则的逻辑示意图**

七、失控后的处理

对失控情况采取正确的措施也是质控工作的一项重要内容。分析阶段质量控制的工作流程,是在患者标本检测前和检测中测定质控品,记录控制值绘制于质控图中。控制值在控,患者标本可以检测和报告;控制值失控,停止患者标本的检测,拒发检验报告,寻找原因,解决问题。再重新开始检测,并对失控时的患者标本重做。目前不少实验室的质量控制常常不遵守这个流程。先前对失控(即出现失控信号)时的纠正措施指导意见常常建议先重做质控品或再试一个新的质控品,以查明是否人为误差或偶然误差,或者查明是否"质控品坏了"。新近有观点认为失控后简单地重测质控品或再试一个新的质控品以判断究竟是否失控或失控是否因为质控品的问题,是不正确的做法。因为不分析误差的原因就机械地重测质控品,无论测定的结果是在控还是继续失控实际上对失控的判别意义不大,反而可能延误了解决误差的时机,把问题留给了以后。问题既有可能是因假失控概率加大而表现的失控,也有可能因降低误差检出概率而使得严重的系统误差情况均不能检出。所以不应提倡在分析失控原因之前就复测质控品,而应先分析失控原因。对失控原因的分析和排除是质控程序中最关键的,但又没有固定的模式,大概的方法参阅下面所述。

(一)失控处理程序

发生失控情况后,立即向专业组长、科室和质量负责人报告,该批的患者标本分析结果报告暂时不发,根据失控表现仔细分析原因并作纠正和排除后,再复测质控品直至回到控制状态,必要时复测部分或全部待测标本,然后发出正确的检验报告。以上整个过程应有详细文字记录并保存。

(二)失控原因分析和排除

失控信号的出现受多种因素的影响,这些因素包括操作上的失误,试剂、校准物、质控品的失效,仪器维护不良以及采用的质控规则、控制限范围、一次测定的质控标本数,等等。失控信号一旦出现就意味着同批测定的患者标本检验结果可能作废,但也可能没有发生真正的误差而仅是一种假失控。因此,首先要尽量查明导致失控的原因,采取适当措施,消除后,再随机挑选出一定比例(如5%或10%)的待测标本进行重新测定,最后根据既定标准判断先前的测定结果是否可接受,对失控作出恰当的判断。如判断为真失控,应该对相应的所有失控待测标本和质控标本进行重新测定,并且质控标本结果应该在控。如失控信号被判断为假失控时,常规测定报告可以按原先测定结果发出,不必重做。无论是真失控或假失控都应该记录分析原因的全过程。一般可以采用如下步骤寻找原因。

1.检查质控图或控制规则以确定误差类型

区分是随机误差还是系统误差,不同的控制规则有不同的检测误差类型的能力(敏感度)。例如,1_{3s}和R_{4s}规则通常指示随机误差,2_{2s}、4_{1s}和$10_{\bar{x}}$规则通常指示系统误差,检查质控图上的质控点的分布情况也可提供类似的信息,质控曲线的突然变化或较大幅度的波动应多考虑随机误差,而趋向性的现象多为系统误差。

2.认识与误差类型有关的一些因素

由于随机误差和系统误差有不同的原因,因此从不同的误差类型较易追查有关误差来源的线索。导致系统误差的因素比引起随机误差的因素多见,一般也较容易解决。引起系统误差常见原因:试剂批号改变、校准物批号改变、校准物定值错误、不适当配制试剂、试剂变质、校准物变质、试剂或校准物的不适当贮存、由于移液管的误调或未校准引起标本或试剂的体积变化、孵育箱和反应盒的温度变化、分光光度计的光源老化及操作人员的更换等。

随机误差的常见原因有:试剂和试剂通道中的气泡、混合试剂不恰当、温度和孵育不稳定、不稳定的电压以及在吸量、定时方面的个体操作变异等因素。

3.对于手工法操作的项目

应认真回顾操作的全过程,有无换人,有无操作及结果计算上的失误,然后依次确认标准品、试剂、反应温度、比色计等是否正常。

4.对于生化自动分析仪测定者

首先应该分析在质控品失控之前有无改变分析系统的状态,如分析仪硬件的更改(包括光路部件的更换),化学反应参数的更改,标准品的变更、试剂的变更,质控品变更等。对于更改过的部分应仔细确认其更改的正确性。同时区分是个别项目质控品失控还是多数项目失控。个别项目失控,可以基本确定分析仪工作是正常的。重点确认该项目的试剂有无受污染、久置变质、位置错位,确认校准品是否正常,确认质控品中该项目是否分解失效,如葡萄糖、某些不稳定的酶、胆红素等。多项目失控,处理问题的步骤首先应针对这些试验的共同因素,如都是一些脱氢酶反应的项目(丙氨酸氨基转移酶、己糖激酶法葡萄糖测定等)失控,共同的特点是都以 340 nm 为测定波长,就很有可能比色灯泡 340 nm 光能量明显下降或该波长滤色片损坏;如都是一些氧化酶反应的项目(葡萄糖、三酰甘油、总胆固醇、尿酸等)失控,则最有可能受到维生素 C、胆红素等物质的污染和干扰,或是 500 nm 光路有异常。找不出明显共同因素的多项目甚至是全部项目的失控,很可能是仪器的故障、质控品变质等所致。

5.分析与新近的改变有关的原因

系统误差大多数常与试剂或校准问题有关。突然漂移通常由更换试剂、新的校准或校准品批号改变所引起。当查找漂移的原因时,操作者应检查试剂、校准,并且做好记录,以便为解决问题提供线索。

趋向性的问题可能比单纯的漂移难解决,因为趋向性发生与发展的过程较长,常见的原因有试剂逐渐变质、校正值漂移、仪器温度改变、滤光片或灯泡老化等,查找时应逐个分析确认。

查找和解决导致随机误差增加的问题更为困难,因为随机误差不易分析或量化。

如果上述几个步骤均未能得到在控结果,可能是仪器或试剂的内在原因,只有与仪器试剂厂家联系,请求他们的技术支援。

6.解决问题并记录处理结果

检查出问题的原因后,针对这个原因采取纠正措施,这时可以重新测试所有的质控品,一旦在控,应将失控批次的待测标本部分或全部重新测定。另外,应该将失控事件及具体的处理过程详细记录下来。

八、室内质控数据的管理

室内质控是长期的日常工作,要将每天累积下来的大量数据,除了在每月结束时作小结和分析外,应该作为实验室重要的资料予以长期妥善的保存。

(一)每月室内质控数据统计处理

(1)每月结束时,应将各个分析项目的质控数据做回顾分析,观察每一张质控图的总体情况是否正常,所有的异常情况尤其是数据连续分布在均值一侧、渐进趋向性的现象等是否已作处理等。也要注意质控图的细节,如操作者的标志是否完整,数据点的标记是否规范,所有发生的事件的记录是否完整等。在回顾性分析质控图中发现的问题也应做记录,并告知有关的人员,或在科室业务讨论中通报,以期不断地提高全科的质控意识和工作质量。

(2)统计计算每张质控图的当月 $\bar{x}$、s 和 CV,并与以前的数据做比较,尤其是与本室的 OCV 与 RCV 做比较。如整个控制系统没有大的变动,这 3 个数据也应呈一定的稳定性,任何一个数据出现明显的波动一定是有原因的,一定要仔细分析。

(3)室内质控应用电脑越来越普遍,每月的统计小结可由电脑自动完成,但上述 2 点中的分析和讨论不能省去。

(二)每月室内质控数据的保存

(1)每月的室内质控数据和资料,包括质控图、失控情况记录、失控处理措施、每月分析小结等,都应装订成册,加上标志明显的封面,由质控负责人归档保存。

(2)应用电脑的实验室,可以将上述室内质控数据和资料以电子档案的形式作出备份,备份可以放在专用电脑的硬盘中,也可以光盘或其他电子存贮介质保存,可以适当加密以保证资料保存的可靠性。

(3)地区临检中心有要求时,可随时将每月的质控资料上报给临检中心。

(4)关于质控数据的取舍与修改问题室内质控是监测日常工作质量的一种手段,出现失控情况完全是正常的,质控图有时不很漂亮也不能据此认为质控做得不好,实验室如果为了追求形式上的效果,将失控的数据不作记录,或将数据进行人为的修饰,拿出无可挑剔的质控图,是毫无意义的,对室内质控工作只有害处而无任何帮助。重要的是使质控真正发挥控制的作用,切实起到促进和提高实验室技术和管理水平的效能。

九、室间质量评价

在临床实验室质量管理体系中,室间质量评价(简称室间质评,EQA)是重要的组成部分。室间质量评价是由多家实验室测定同一个样品并由外部独立机构收集和反馈各参与实验室上报的测定结果,来评价实验室检测水平的过程。室间质量评价也被称作能力验证,根据 ISO/IEC 导则 43:1997 的定义,能力验证是通过实验室间的比对,判定实验室的校准/检测能力的活动。它是为确定某个实验室某些特定校准/检测能力及监控其持续能力而进行的一种实验室间比对。

国际上实验室间的质量评价可以追溯到 20 世纪 30 年代,我国的室间质评则起始于 20 世纪 70 年代末。经过 20 多年的发展,已在全国范围内形成一个临床检验质控网络,为推动我国检验医学的进步和发展作出了贡献。

(一)室间质评的目的和作用

室间质评作为质量控制的手段可帮助参与实验室提高质量、改进工作、减少差错、避免可能出现的医疗纠纷和法律诉讼,建立各实验室间检验结果的可比性,最终使参与实验室能作出准确的检验结果。

1.识别实验室间差异,评价实验室检测能力

室间质量评价报告可以帮助实验室发现其与其他实验室检测水平的差异,客观地反映该实验室的检测能力。

2.识别问题并采取相应改进措施

室间质评结果可帮助实验室发现问题和采取相应措施。如果本实验室结果与靶值有显著差异,就需要认真分析找出原因并加以改进。常见的原因如检测仪器未经校准或缺少维护、试剂质量不稳定、检验人员能力不能达到要求、未做室内质控或室内质控失控、对调查样品处理不当、调查样品本身存在质量问题、上报检验结果时计算或抄写错误或者质评组织者确定靶值不准等。

3.改进分析能力和实验方法

如果实验室拟改变实验方法和选购新仪器时,可以通过室间质评的资料的综合分析找到更准确、更可靠、更稳定或者更适合本实验室的实验方法或仪器。

4.实验室质量的客观证据

室间质评结果可以作为实验室质量稳定与否的客观证据。新的医疗事故处理条例实施后,实验室可以以获得满意的成绩证明自己检测系统的可靠性。即使成绩不理想,但已根据质评结果找出原因,有了改进并有文字记录,也可以作为质量保证举证的有利证据。

5.增加实验室用户的信心

多次满意的室间质评成绩可以鼓励实验室(实验数据)的用户即医师和患者充分信任实验室提供的数据信息,应用于诊断和治疗。

6.支持实验室认可

室间评价结果可以作为实验室认可的重要依据,ISO 15189,IDT《临床实验室-质量和能力的专用要求》提到的"能力验证"就包括室间评价。

7.实验室质量保证的外部监督工具

我国虽然尚未出台类似美国 CLIA'88 的相关法律,但室间质评成绩可作为卫生行政主管部门和医院管理者对实验室质量实施监督管理的重要工具。

8.确定重点投入和培训需要

室间质评可以帮助实验室确定哪个项目需要重点投入和加强培训。如哪些项目、哪些环节的成绩不理想,问题较多,就需要医院和实验室给予更多的关注和投入,以期尽快扭转局面。

(二)室间质评调查样品的检测

(1)室间调查样品必须按实验室常规工作,与待测患者样品同样的方式,用实验室常规检验方法,由进行常规工作的检验人员检验。

(2)检测调查样品的次数必须与检测患者样品的次数一样。

(3)在规定回报调查样品检测结果给质评组织机构截止日期之前,不得进行关于调查样品检

测结果的实验室之间的交流。

(4)不能将调查样品或样品的一部分送到另一实验室进行检测。

(5)实验室对调查样品进行检测时,应将处理、准备、方法、审核、检验的每一个步骤和结果报告及有关人员签字等做好完整记录,形成文件化格式,并妥善保存。

(三)室间质评成绩评价方法

1.调查样品的定值

确定调查样品的定值非常重要。定值准确才能对各参与实验室提高准确度起指导作用,如果定值不当反会影响全局。目前确定靶值常用 2 种方法。

(1)由各个参考实验室用参考方法将调查样品的各种成分进行定值,作为靶值,参考实验室可在质评活动中发现和培育。

(2)将所有参与实验室的结果按测定方法不同算出总均值,反复剔除$>\pm 3s$的数据后再算出方法均值($\bar{x}m$)作为靶值。参与的实验室越多,所得结果越趋向于正态分布,则$\bar{x}m$也越接近真值。

2.变异指数得分法评价

变异指数得分(VIS)是目前常采用的方法,由 Whitehead 教授提出,并被 WHO 推荐。计算方法:$V=|x-T|/T\times100$。式中:V 为测定值与靶值偏离百分数(变异百分率);x 为实验室测定值;T 为靶值,若 x=T,则 V=0。

再计算变异指数(VI):$VI=V/CCV\times100$。式中:CCV 为选定的变异系数。

1985 年,卫生部临床检验中心召开的质控会议确定将上述公式修改:$V=(x-D)/D\times100$。式中:D 为靶值。

当 VI≤400 时,VIS=VI;当 VI>400 时,VIS=400,主要目的是防止出现因个别过大的偶然误差造成对检测水平全面评价的假象。VIS 在计算时只计整数,且不带正负符号。

我国的评分标准:VIS≤80 为优秀,VIS≤150 为及格,一般认为 VIS>200,表明结果中有临床上不允许的误差。表 1-2 为卫生部临检中心选用的部分生化检验项目的 CCV 值。

表 1-2　卫生部临床检验中心选用的 CCV 值

测定项目	CCV(%)	测定项目	CCV(%)
钾	2.9	谷草转氨酶	12.5
钠	1.6	碱性磷酸酶	15.5
氯	2.2	淀粉酶	11.5
钙	4.0	肌酸激酶	18.5
磷	7.8	乳酸脱氢酶	13.2
葡萄糖	7.7	胆固醇	7.6
尿素氮	5.7	三酰甘油	10.0
肌酐	8.9	胆红素	12.0
尿酸	7.7	谷丙转氨酶	17.3
总蛋白	3.9	高密度脂蛋白胆固醇	10.0
清蛋白	7.5		

3.偏差百分比评分方法评价

以测定结果偏离靶值的距离确定每一分析项目的正确结果,即对每一项目确定了靶值后,通过使用基于偏离靶值的百分偏倚的固定准则或标准差进行评价。卫生部临床检验中心推荐使用的准则是美国CCIA'88中的能力比对试验(PT)对分析质量的要求。

具体地说,某项目的测定值距离靶值的偏倚百分比若在可接受范围内,则PT得分为100,若超出可接受范围,则PT得分为0。

(孙新颜)

第三节　分析后质量评估

分析后质量管理是全面质量控制的进一步完善和检验工作服务于临床的延伸。主要指的是患者标本分析后检验结果的发出直至临床应用这一阶段,这一阶段的质量保证主要有2个方面:①检验结果的正确发出;②咨询服务,即检验结果合理解释及其为临床医师应用的过程。

一、分析后质量保证的概念

在完成样本检测后,为使检验数据(或检验报告)准确、真实、无误并转化为临床能直接采用的疾病诊疗信息而确定的质量控制措施和方法,称分析后质量保证。顾名思义,分析后质量保证就是指全面质量控制过程中的最后质量把关和提升检验数据在临床上的有效利用。这一环节的疏漏将有可能使前期的分析前、分析中质量保证有始无终,甚至前功尽弃。

二、检验结果确认的原则

随着临床实验室管理的日益规范,加之对过去所发生的差错或事故的不断反思和总结,我们可以通过对检验全过程每一环节的质控分析,从而确认和保证检验结果的真实性和可靠性。还必须有强烈的责任感和扎实的理论基础和过硬的检测技术。这样才能提高检验人员的自信心,其检验报告也会获得医师和患者的信任。应该说明的是室内质控和/或室间质评成绩不能完全代表该实验室所有检测结果都真实可靠,质控工作只是手段,目的仍然是归于保证用于疾病诊疗的样本检测结果的准确性。

(1)首先被检测样本的采集和送检合乎要求,否则其结果无意义也无必要加以确认。在某些特殊情况下,样本不符合要求而又进行了检测,则必须加以说明,不管结果正常与否,原则上仍应将样本退回重采。

(2)样本处理得当,没有干扰测试的因素,否则会影响检验结果,如血细胞分析时血液未充分混匀,血清分离时纤维蛋白去除不彻底等。

(3)分析仪器运转正常,检测系统的不确定度确定且在可接受范围内,同时应对仪器进行定期校准,以发现系统误差及其漂移并加以修正,校准时应注意量值的溯源性。

(4)检测试剂无质量问题,且在效期内。

(5)检验人员技术熟练,操作正规无差错,没有其他突发干扰因素。

(6)该批次检测的室内质控"在控",结果计算准确无误。

在上述各点均得到肯定时,则基本上可以确认该批/次检测结果是准确可靠的。

三、结果的审核与发出

检验结果是临床医师开展诊疗活动的重要信息,而检验报告就是这些信息的传递载体,所以必须重视这一环节的质量保证。检验结果通常通过以下形式报告给临床医师:发送检验报告单或通过医院内计算机网络系统将结果发送给临床医师。由于后一种形式可以提高效率和减少传递差错,现已成为各大医院检测结果发送的主要形式。无论何种形式,发出的检验报告必须保证"完整、准确、及时"。

(一)正确判断检验结果是否可以发出

除了保证报告单的基本信息符合要求外,判断检验结果是否可以发出的重要依据是室内质控是否合格。如室内质控结果"在控"时,报告可发出;"失控"时必须寻找原因,结果不宜发出。但它是总体上的判断,并不能完全代替某一出现异常结果样本或特殊样本的复核或复查。检验医师在应用室内质控结果来解释患者结果是否准确时,必须充分注意这一点。

(二)建立制度保证检验结果的正确审核

1.严格的报告单签发、审核制度

一份完整的检验报告应包含以下内容:医院名称、实验室名称、报告题目、患者姓名、出生日期(年龄)、性别、科室、病床号、申请医师姓名、样本种类、样本采集时间、实验室接收时间、报告时间、检测项目、检测结果(包括单位)、参考区间及异常提示。检验报告单发出前,除操作人员签字外,还应由另一位有资格的检验人员核查并签名,最好由本专业室负责人核查签名。但在危急情况下或单独一人值班时(如夜班)除外。审核的基本内容:临床医师所申请的检测项目是否已全部检测、是否漏项;检验结果填写清楚、正确;有无异常的、难以解释的结果;决定是否需要复查等。

2.异常结果、危重疑难患者等检验结果的复核或复查制度

检验科应规定哪些情况下的检测结果应与以前的检测结果进行比较,观察当前检测的结果及其变化是否符合规律,可否解释,必要时可与临床医师取得联系。建立实验室信息系统(LIS)时,软件应有自动对历史结果的回顾与提示功能。

3.建立危急值

紧急报告制度实验室应规定危急值的报告制度,其中含结果的复核、结果报告的方式(电话报告、病房来取,通过 LIS 系统报告,向主管医师发手机短信等)及规定结果报告时间;因为一些检测项目,如血钾、钙、糖、血气(血 pH、PaO_2、$PaCO_2$ 等)结果过高、过低,都可能危及患者生命(表1-3)。实验室必须迅速将结果报告临床,并记录报告时间,报告人及结果接收者。

表 1-3　临床常用检验项目危急值

试验名称	检查项目	临床危急值
全血细胞分析	白细胞计数	$<2.5\times10^9/L$ 或$>30\times10^9/L$
	血红蛋白含量	<50 g/L 或>200 g/L
		新生儿:<95 g/L 或>223 g/L
	细胞压积	<0.15 L/L 或>0.60 L/L
		新生儿<0.33 L/L.或>0.71 L/L

续表

试验名称	检查项目	临床危急值
	血小板计数	$<50\times10^9/L$ 成$>1\,000\times10^9/L$
凝血试验	凝血活酶时间	>60 秒 抗凝治疗者：INR>6.0
	活化部分凝血活酶时间	>100 秒
	纤维蛋白原定量	<1 g/L
血气分析	酸碱度	<7.25 或>7.55
	二氧化碳分压	<2.7 kPa(20 mmHg)或>8.0 kPa(60 mmHg)
	碳酸氢根	<15 mmol/L 或>40 mmol/L
	氧分压	<5.3 kPa(40 mmHg)
	血氧饱和度	$\leqslant75\%$
	剩余碱	±3.0 mmol/L 以外
生化检验	钾	<2.5 mmol/L 或>6.5 mmol/L
	钠	<120 mmol/L 或>160 mmol/L
	氯	<80 mmol/L 或>115 mmol/L
	钙	<1.6 mmol/L 或>3.5 mmol/L
	磷	<0.3 mmol/L 或>1.5 mmol/L
	镁	<0.5 mmol/L 或>3 mmol/L
	葡萄糖	女性及婴儿：<2.2 mmol/L 或>22.2 mmol/L 男性：<2.7 mmol/L 或>22.2 mmol/L 新生儿：<1.6 mmol/L 或>16.6 mmol/L
	尿素	>36 mmol/L
	肌酐	>0.352 mmol/L
	尿酸	>0.72 mmol/L
	淀粉酶	>300 U/L
	总胆红素	新生儿：>340 μmol/L
	三酰甘油	>4.5 mmol/L

4.特殊项目的检验报告及一些关系重大的检验报告

如抗 HIV 抗体阳性的报告单、诊断为白血病及恶性肿瘤的报告单、发现罕见病原体的报告单等,需检验科主任或由科主任授权的人员,复核无误并签名后尽早把结果发给临床。

5.建立检验报告单发送的签收制度

医院应建立这方面的规章制度,患者取报告单应有相应的凭据,一方面可以避免拿错报告单,另一方面可以保护患者的隐私。同时加强医护人员责任心,防止检验报告单的丢失或发错科室。

6.检验数据管理

实验室应管理好检验相关数据,所有检验报告和原始记录应保存一段时间。通常检验申请单应至少保存2年,检验结果数据至少保存2年,质控和能力验证记录至少保存2年,仪器维修和状态记录保留到仪器使用终身。实验室信息系统的数据要拷贝至少3份并保存在不同地方,以防火灾等灾难性事件带来损失。以上所有数据在特殊情况下,应提供以便于临床查找及核对。

四、检验后标本的储存

标本的储存是指对检测完毕后的样本进行必要的一定时间的备查性保留。分析前,样本保存时间要尽可能短;分析后,根据样本种类及检测指标的不同保存时间可长可短,其原则是保存后的样本检测结果与初次检测结果仍有可比性。

(一)样本储存的目的

临床上对每一个标本的检测项目只作一次测定,所以样本储存的最主要目的就是备查。检测结果也只能代表该次样本的某项指标水平,换言之,每份检测报告仅对送检样本负责。所以,当临床对检测结果提出疑问时,只有对原始样本进行复检,才能说明初次检测是否有误。此外,样本储存也有利于在科研工作中开展回顾调查。

(二)样本储存的原则

首先应有样本储存的专门规章制度,最好专人专管,敏感或重要样本可加锁保管;其次在样本储存前要进行必要的收集和处理,如分离血清、添加防腐剂等。另外,应做好标志并有规律存放,最好将样本的原始标识一并保存。最后,对储存样本要定期清理,以减少不必要的资源消耗。

(三)储存样本的种类及条件

临床检验样本虽有多种多样,但最常见的仍以血液、尿液、粪便为主。尿液及粪便除有必要外很少进行保存,且保存价值亦不大。血液的保存又由检验内容的不同,其保存条件,保存时间会各不相同。而作为细胞学分析的骨髓片、各种积液细胞涂片样本等,则需要以档案片的形式进行长期保存和/或电子版保存。

五、咨询服务与抱怨的处理

临床检验除了尽可能满足临床需要,及时、准确、经济地提供检验信息外,对于检验人员尤其是检验医师来说还应全方位地面向临床医师和患者提供检验医学咨询服务。这种咨询不仅仅是在医师或患者得到检验之后被提出来,也可以是在检验开始之前或不做检验仅为了解检验医学动态或常识而提出咨询,这就对检验人员提出了更高的要求。通过检验咨询服务,可以大大提高临床实验室的总体服务水平,充分发挥检验医学在疾病诊治中的巨大作用。

(一)咨询服务

咨询服务的主题是检验结果的解释及临床处理意见或建议。这是目前检验人员回答最多的问题,这种咨询主要来自患者,也来自其他医护人员。分析后对检验结果的解释及其相应的咨询服务非常重要,它关系到检验数据能否被临床有效利用。但是也要注意几个问题。

1.标本质量问题

当检测结果异常或检测结果与临床不符时,应考虑标本质量问题,应检查标本采集、保存、送检情况,有无溶血、乳糜血、还应考虑药物影响,如有这种可能,应暂停药或排除这些原因后再进行复查。

2.窗口期

传染性疾病"窗口期"的问题在病毒性感染的疾病中比较明显,即使感染了某种病毒,其标志物的检测在一定时间内可能还是阴性,遇此情况,要注意一下病程,并可采取间隔一定时间后再进行复查予以核实。

3.采取标本时间及患者状态

如输液后立即抽血检查血糖及 K、Na、Cl 等电解质显然是不适当的。

4.患者检验结果的解释

常遇到的另一个问题是这次检验结果与上次结果有差异时如何判断;在除外标本采集错误或不合格的情况下,主要考虑有 2 种情况:①病情确实有了变化;②实验误差引起。室内质控的 Delta 检查在区分这 2 种情况会有所帮助,但有时仅凭二次检查很难区别,可以多次检查后,从检验结果变化趋势作出判断。

5.ELISA 检测的"灰区"

"灰区"是把定量分析的正常值范围引入定性分析而建立的概念。灰区的设置一般有 2 种。

(1)CO×(1±CV),CV 为该试剂的批内 CV(一般在 15%~20%)。

(2)CO±2S,S 为实验室做室内质控 ROC 的 S。

通常情况下,ELISA 定性实验以"阳性"和"阴性"来报告结果,两者间有一条分界线被称为"阳性判断值"(cut-offvalue,CO 值),这是定性免疫测定结果报告的依据。由于 ELISA 的 CO 值的设置不能区分所有正常和异常的人群,尤其是位于 CO 值附近的人群。ELISA 检测还有几个特点:检测变异大(18%~65%);不同试剂盒 CO 值存在差异;病毒感染存在窗口期;病毒变异后表达产物含量低以及个体差异等。因此在 CO 值附近存在一个临床意义可疑的区域,被称之为"灰区"。国产的传染性病原体抗原和抗体检测的 ELISA 试剂盒中均未涉及"灰区"的设置,仅仅依靠 CO 值来决定感染的有无,尤其是对献血员的筛查具有较大的风险。因此对于检测结果位于"灰区"的患者可采用确认实验或追踪检测的办法加以确诊。例如,用 ELISA 检测 HBsAg 的 OD 落在 CO 值附近的"灰区"范围,应该用中和试验来确证。

由于 ELISA 检测结果落在"灰区"而造成的"假阳性"和"假阴性",一位患者检出 2 个截然相反的结果,导致医疗投诉、纠纷甚至诉讼的情况在医院时有发生。这就要求临床实验室及其管理部门要尽早制定"灰区"标本的确认实验或追踪检测的办法,另一方面要求临床实验室加强对临床或患者的宣传和咨询,说明某些检验方法的不足和局限性,在临床上一旦出现上述投诉,有一个明确合理的解释。

(二)抱怨的处理

1.临床检验的抱怨

通常是指临床医师、患者或其他方面对实验室的服务不满意时所作出的各种形式的表述,包括投诉或质询等。在实际工作中,最常见的抱怨是来自患者和送检医师的投诉。

2.抱怨的内容

无论是来自临床医师的抱怨还是来自患者的投诉,其主要内容主要是 2 个方面:一是服务态度的问题,二是服务质量的问题,这里主要讨论因检验质量问题而引起的抱怨及其处理。

3.对抱怨的处理

在医学检验的质量保证体系中,抱怨的处理应是一个重要的组成部分。因为抱怨在所难免,通过正确的抱怨处理可以帮助检验人员查找导致质量问题的原因或影响因素,在整改的过程中不断积累经验,从而改进和提高检验质量,同时也就不断地减少抱怨。

六、参考范围、不精密度和不准确度

检验结果正常与否的判断,最常用的判断标准是看其是否处于参考范围,这已是一种常识。然而这种判断方法在现实工作中难免会出现偏差,尤其是在未充分考虑到该参考范围所蕴藏的更深层次的问题时,这种偏差出现概率就大大增多,如生物因素对检测结果的影响,检测过程中的分析误差,参考范围的可信区间等问题,只有在充分了解这些问题的实质后,才能对检测结果作出正确判断或合理解释。

一个检测方法或检测系统是否精密,是用精密度来衡量,在精密度的表达上常常以不精密度来表示,统计量为标准差(s),较小的标准差表示精密度高。临床实验室即使最好检验的方法也会有一定的不精密度,在结果解释时应给予考虑。

检测结果和真值(或可接受的参考值)之间存在差异,更确切地称为"不准确度"。这类误差有一定的方向和大小,主要由系统误差引起。临床实验室通过各种办法力求最大限度地减少系统误差,但它是客观存在的。检验结果的不准确度一般不在检验报告中加以表述,只作为判断结果的参考,因此在临床咨询和检验结果解释时必须阐明误差存在的必然性和适当范围。

七、实验室与临床科室的沟通

实验室与临床科室的信息沟通在分析后的质量保证中具有重要作用。从严格意义上讲,检验报告所提供的结果绝大多数属于数据资料,而非信息,信息是经过解释的数据,即数据经过分类、整理、分析才成为信息。

(一)信息沟通的内容

一方面检验人员应将实验室所开设项目的相关信息主动告之临床,这些信息包括检验项目的临床意义,检测方法的影响因素和不精密度,检测值的正常参考范围,以及需要临床配合的患者准备、样本采集、运送要求和注意事项等。甚至包括该项目检测的成本核算、收费标准。在分析后的质量保证中,来自临床的信息主要是检验质量的反馈信息,这对实验室来说非常重要,因为无论实验室质控工作做得有多好,最终仍要看是否满足了临床需要,尽管这种反馈信息有时是以质量投诉的形式出现,实验室也必须正确对待。

(二)信息沟通的途径和方式

最常用的沟通方式就是电话联系,召开医技-临床对话会是一种较好的方式,或者是全院性的工作会议交流,即使是提意见也是一种沟通。其实方式方法也可多种多样的,如开展检验医学专题讲座、编印检验信息发放到临床科室、实验人员到临床参与查房或会诊、通过医院信息管理系统在网上进行实验室与临床的信息交流等。

(三)临床咨询应注意的问题

样本的质量是检验报告准确的关键,检验人员首先要检查样本采集、保存、运送过程中是否存在影响检验质量的因素;对于感染性疾病需要考虑病程的变化,如病毒性感染的"窗口期";2次检验结果差异较大时,除外分析前影响因素后,主要考虑室内质量控制情况,检查室内质量控制是否符合要求。此外检验人员应掌握循证检验医学的规律,正确评价诊断性试验,对检验项目的方法学及临床应用进行评估,优选所应用的检验项目,为临床咨询积累必要的资料。

(孙新颜)

第二章

聚合酶链反应技术

第一节　聚合酶链反应技术的基本原理、分类及特点

一、基本原理及体系组成

聚合酶链反应(polymerase chain reaction,PCR)技术简称 PCR 技术,其基本原理及前几个循环的产物如图 2-1 所示。由变性－退火－延伸三个基本步骤构成。典型的 PCR 体系中有三种片段,一段长的双链 DNA,是待扩增的目的片段,作为扩增反应的原始模板,两段单链寡核苷酸,其序列与待扩增片段的两端相同,作为反应的引物;有四种脱氧核苷三磷酸(dNTPs)作为合成 DNA 的原料;有 DNA 聚合酶,催化 DNA 的合成;有合适的盐、缓冲液及温度循环参数,以提供酶促反应的最佳条件并保证反应的产量。在 PCR 体系中,相对于模板 DNA,引物大量过剩,模板变性后退火时,他们以 3′末端相对分别结合于模板 DNA 的两条互补链上,在 DNA 聚合酶催化下,合成新的、引物对之间的 DNA 片段。在第一个循环中,以两条互补的 DNA 为模板,从引物 3′端开始延伸,其 5′端是固定的,3′端则没有固定的止点,随延伸时间的增加而增长,因此该循环的产物长度是不定的;进入第二个循环后,引物除与原始模板结合外,还要同新合成的链结合,合成新的 DNA 链,此次合成的链的长度是确定的,那就是两条引物之间的长度,因为新合成的 DNA 链终止于另一引物的起点。不难看出确定长度的产物片段是按指数倍数增加,在每一次循环后,量都发生倍增,经 30 次循环(2～3 小时)后,该目的片段的数量将扩增达到 2.7×10^9 倍。而不定长度产物片段则以算术倍数增加,几乎可以忽略不计,使 PCR 的反应产物不需要再纯化即可分析或应用。

二、PCR 技术的种类

自 PCR 技术问世以来,随着技术的推广和应用,派生出了许多改良方法和技术。根据模板的不同、引物的特点以及是否与其他标记技术结合,可将 PCR 进行如下分类。

(一)对称引物系统 PCR

DNA 模板可来源于染色体 DNA,质粒 DNA 或病毒基因组 DNA,引物可有一对至多对,分别扩增一段或多段 DNA 目的基因片段。在反应体系中的每对引物中上下游引物的量相等,使 DNA 双链变性后,有相同的概率与其相应的引物退火,继而两条链得到等量扩增,最后产物为双链

DNA。该类技术根据引物对的数量、模板的存在形式的差异又分为经典、巢式和多引物 PCR 等。

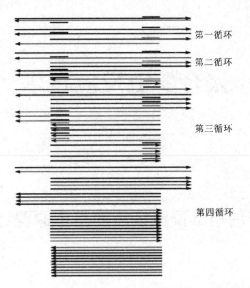

图 2-1　PCR 技术的基本原理及前几个循环的产物

下面介绍巢式和多引物 PCR。

1.巢式 PCR

巢式 PCR(nested PCR)是指为提高扩增反应的敏感性和特异性,由两对引物分两次扩增同一目的片段的方法。第一对引物称为外引物,其序列为待扩增片段两端的互补序列,扩增出一条较长的产物;第二对引物称为内引物,以此产物为模板扩增出一条较短的目的片段。由于第二次扩增反应的模板是第一次扩增的产物,不但大大提高了反应的灵敏度,而且可根据第二次扩增产物的出现与否判定扩增反应的特异性。

2.多重 PCR

多重 PCR(multiplex PCR),又称多重引物 PCR 或复合 PCR,其反应原理,反应试剂和操作过程与一般 PCR 相同,只是在同一 PCR 反应体系里加上二对以上引物,同时扩增出多个目的片段。多重 PCR 能在同一 PCR 反应管内同时检出多种病原微生物,或对有多个型别的目的基因进行分型,比经典 PCR 效率更高,而且多种病原体在同一反应管内同时检出,将大大节省时间、试剂及经费开支。多重 PCR 主要用于多种病原微生物的同时检测或鉴定,如在同一患者或同一供血者体内,有时存在多种肝炎病毒重叠感染,有时是甲乙丙型肝炎病毒重叠,有时可能是甲乙型肝炎病毒重叠,有时是乙丙型肝炎病毒重叠;而肠道致病性细菌的检测,如伤寒,痢疾和霍乱,有时具有相似的肠道症状,单一项目检测极易漏检。多重 PCR 还可用于某些病原微生物、遗传病及癌基因的分型鉴定,如某些病原微生物、遗传病或癌基因,型别较多,或突变或缺失存在多个位点,多重 PCR 可提高其检出率并同时鉴定其型别及突变等。如乙型肝炎病毒、乳头瘤病毒及单纯疱疹病毒的分型等。为了检测方便,不同病原体或不同亚型的目的产物的长短要有一定的差别,以便产物的电泳分析。

3.膜结合 PCR

膜结合 PCR(membrane-bound PCR)与经典 PCR 的不同之处在于先将 DNA 模板经一定处理后固定于硝酸纤维素膜或尼龙,再将固定的 DNA 用于扩增反应。膜结合 PCR 特别适宜于

DNA 模板含量极少而其他杂质又太多的样品,可通过漂洗膜纯化 DNA 模板;也可经过电泳将目的 DNA 与其他 DNA 分离,以增加 PCR 反应的特异性。

4.原位 PCR

原位 PCR 是在组织细胞里进行 PCR 反应,其基本方法为将组织细胞固定于预先用四氟乙烯包被的玻片上,经一定处理后,在组织细胞片上,加 PCR 反应液,覆盖并加液体石蜡后,直接放在扩增仪的金属板上,进行 PCR 扩增(有的基因扩增仪带有专门用于原位 PCR 的装置),扩增结束后,用标记的寡核苷酸探针进行原位杂交,或者使用荧光素标记的引物,扩增后直接观察,既能分辨鉴定带有靶序列的细胞,又能标出靶序列在细胞内的位置,如可用于病原体在细胞和组织内的定位检测。该方法结合了具有细胞定位能力的原位杂交和高度特异敏感的 PCR 技术的优点,对于分子和细胞水平上研究疾病的发病机制和临床过程及病理与转归有重大的实用价值。

(二)不对称 PCR

将反应系统中由于引物浓度的巨大差别,导致扩增的产物以某条单链 DNA 为主的 PCR 称为不对称 PCR。其反应原理,反应试剂和操作过程与一般 PCR 相同,只是两条引物的浓度比例相差很大(50~100:1),浓度低的称为限制性引物,浓度高的称为非限制性引物,在最初的十几个循环中,两条 DNA 的目的片段得到等量扩增,但后来限制性引物被消耗殆尽,只有非限制性引物尚存,扩增的产物主要为该引物引导的单链 DNA。不对称 PCR 主要为序列测定制备单链 DNA,其优点是不必在测序之前除去剩余引物。

(三)逆转录 PCR

以 RNA 为模板的 PCR 称为逆转录 PCR(reverse transcriptase PCR,RT-PCR),与前述 PCR 的不同之处在于首先需在一单引物的介导和逆转录酶的催化下,合成 RNA 的互补链,该互补链称为 cDNA,通过加热使逆转录酶失活后,加入另一引物,再以该 cDNA 为模板,在 DNA 聚合酶催化下合成目的双链 DNA 片段。逆转录 PCR 的模板可为细胞、病毒的总 RNA 或细胞 mRNA,该方法常用于检测 RNA 病毒或研究真核细胞的基因表达。

(四)标记引物 PCR

标记引物 PCR(labeledprimers PCR)是利用荧光素、同位素或生物素等对 PCR 引物的 5'端进行标记,通过检测荧光素或者同位素,直接显示产物的存在;或者利用生物素-亲合素系统与酶促反应结合,借助酶促反应的放大效应,显示目的片段的存在,更加提高 PCR 的灵敏度。现简介其中的两种。

1.彩色 PCR

彩色 PCR 又称为颜色互补性检测,是 LP-PCR 的一种,当同时扩增不同 DNA 片段时,利用三原色原理,将引物对 5'端用不同颜色荧光素标记,一对引物用绿色的荧光素标记,另一对标记红色的罗丹明,如果仅有一条目的片段被扩增,扩增产物激发后,只有一种颜色(红色或绿色);如果两条不同大小的片段均被扩增,可通过电泳分离,紫外激发后可观察到不同颜色的两条带。如果两条被扩增片段大小相同,电泳后可见一条红绿互补色即黄色的条带。在多重彩色 PCR 中可用不同荧光素标记不同引物,如绿色的 ROX、红色的罗丹明或者蓝色的 COUM,可同时检测多种病原菌、多种基因突变等。该类方法直观、简单,易于自动化检测 PCR 产物。

2.PCR-ELISA 法

该技术通过修饰引物对中一个引物的 5'端,使其携带便于 PCR 产物固定于微孔板的功能基团,如生物素;而另一引物或者探针的 5'端修饰便于用酶联免疫吸附试验检测的基团如 FITC,

经此修饰后的引物仍能引导 PCR 的特异扩增反应,扩增后的产物不需电泳,直接加入链霉亲合素包被的聚丙乙烯微孔板,通过生物素与链霉亲合素反应,使产物及生物素修饰的游离引物固定于微孔板,但只有产物可与随后加入的 HRP-抗 FITC 抗体结合,借助检测酶活性反映 PCR 产物的多少。引物的修饰除用生物素和 FITC 外,还可用 DNA 结合蛋白质的结合位点和生物素修饰,将 DNA 结合蛋白质(GCN5 或 TyrR)包被在微孔板内,与 PCR 产物结合后,可加入酶标亲合素进行 ELISA 检测。PCR-ELISA 法可用于 PCR 产物定量分析。

(五)免疫 PCR

免疫 PCR(IM-PCR)是将抗原抗体的特异性反应与 PCR 技术结合起来,以检测微量蛋白质的方法。其被检测的目的物不是核酸而是蛋白质,是一种检测病原微生物抗原,尤其是病毒抗原的 PCR 技术。多利用生物素与亲合素的反应特性,以生物素与亲合素分别标记已知任意 DNA 和与待测抗原相应的单克隆抗体,生物素与亲合素的结合使两者形成单抗与 DNA 的嵌合体,再与固相化的待测抗原结合后,用标记引物扩增已知 DNA,通过检测扩增产物达到检测抗原的目的。当待测抗原难以直接吸附于固相载体时,可用双抗体夹心 IM-PCR 检测。其原理是将与被检物对应的单克隆抗体先吸附在固相载体上,然后使被检抗原与之反应,再用生物素化的特异性多抗结合此抗原,通过亲合素再与生物素化 DNA 相联结,再以适当的引物对 DNA 指示分子进行扩增,以扩增产物的有无与多少,反应待测抗原的存在与数量。

除上述 PCR 技术外,还有其他多种 PCR 相关技术,本章仅列举了与卫生检验密切相关的一些种类。

三、PCR 技术的特点

PCR 技术由于具有如下特点,几乎用于生命科学的各个领域。

(一)高特异性

PCR 反应的特异性决定因素:①以碱基配对原则使引物与模板 DNA 特异正确的结合;②DNA 聚合酶合成反应的忠实性;③靶基因的特异性与保守性。

(二)高灵敏度

PCR 产物量是以指数方式增加的,能将皮克($pg=10^{12}$)量级的起始待测模板扩增到微克($\mu g=10^6$)水平。能从 100 万个细胞中检出一个靶细胞;在细菌的检测中,最小检出率为 3 个细菌;在病毒的检测中,PCR 的灵敏度可达 3 个 PFU(空斑形成单位)。

(三)简便、快速

通过使用耐高温的 TaqDNA 聚合酶,一次性将反应液加好后,在 DNA 扩增仪上进行变性-退火-延伸反应,一般在 2~4 小时完成扩增反应。扩增产物易分析,不一定使用同位素,无放射性污染、易推广。

(四)对标本的纯度要求低,适应范围广

不一定需要分离病毒、细菌或培养细胞,DNA 粗制品及总 RNA 均可作为扩增模板。可直接用临床标本如血液、体腔液、洗漱液、毛发、细胞、活组织等粗制的 DNA 扩增检测。

(马全成)

第二节 聚合酶链反应技术的基本操作

PCR 技术的基本操作包括模板的制备、扩增反应及产物的检测分析三大方面。

一、模板的制备

(一)模板的来源及制备策略

DNA 或 RNA 均可作为 PCR 反应的模板,主要来源于真核细胞的染色体 DNA 或其他核酸物质,细菌染色体 DNA、质粒 DNA 或 RNA 及病毒 DNA 或 RNA 等。为了得到适合于 PCR 扩增的模板,传统的蛋白酶 K 消化裂解方法制备染色体 DNA 的策略:①破裂组织细胞,释放DNA,常采用 SDS 来消化处理标本。SDS 通过溶解细胞膜上的脂类与蛋白质破坏细胞膜,释放细胞内容物。②SDS 还能解离细胞中的核蛋白,并与蛋白质结合而沉淀,蛋白酶 K 能水解消化蛋白质,特别是与 DNA 结合的组蛋白,再用有机溶剂酚与氯仿抽提掉蛋白质和其他细胞组分,使 DNA 或 RNA 与其他细胞成分分离。③用乙醇或异丙醇沉淀核酸,浓缩待扩增核酸。而直接裂解法,通过加入 0.5%NP-40 和 0.5%吐温-20,95~98 ℃,15~30 分钟以裂解病原体或细胞,离心后取上清 20~30 μL 用于 PCR 扩增;碱变性法及煮沸法,直接通过强碱或加热破坏细胞,释放DNA。RNA 模板提取一般采用异硫氰酸胍或蛋白酶 K 法,要注意防止 RNase 降解 RNA。除传统的方法外,近几年还发展了一些简便、实用、有效的纯化方法,尤其是某些商品化试剂盒的开发成功,使核酸的提取变得更容易。实际工作中可根据 PCR 实验的目的及经费情况选择不同的纯化方法。下面仅简要介绍卫生检验中常用的方法。

(二)模板核酸的制备方法

1.菌基因组 DNA 的小量制备

(1)试剂:10%(w/v)十二烷基磺酸钠(SDS);20 mg/mL 蛋白酶 K;10%CTAB(十六烷基三乙基溴化铵)/0.7 mol/LNaCl 溶液;24∶1 氯仿/异戊醇;25∶24∶1 酚/氯仿/异戊醇;异丙醇;70%乙醇;TE 缓冲液(10 mmol/L Tris-HCl,pH 8.0,1 mmol/L EDTA,pH 8.0)。

(2)方法:培养 5 mL 的细菌培养物至饱和状态,取 1.5 mL 的培养物离心 2 分钟,沉淀物用567 μL 的 TE 缓冲液重悬,加入 30 μL 10%的 SDS 和 3 μL 20 mg/mL 蛋白酶 K,混匀,于 37 ℃温育 1 小时;加入100 μL 5 mol/L NaCl,充分混匀后再加入 80 μL CTAB/NaCl 溶液,混匀后于65 ℃温育 10 分钟;加入等体积的酚/氯仿/异戊醇,混匀后离心 4~5 分钟;将上清液转入一新1.5 mL离心管,加入等体积的氯仿/异戊醇,混匀后离心 5 分钟;将上清液转入另一新离心管,加入 0.6 倍体积的异丙醇沉淀 DNA,沉淀用 70%的乙醇洗 1~2 次,挥干乙醇,沉淀用 100 μL TE缓冲液或去离子水重悬待用。

2.裂解法小量制备细菌质粒 DNA

(1)试剂:NaOH/SDS 溶液(0.2 mol/L NaOH,1%(w/v)SDS,用 10 mol/L NaOH 和 10%SDS 新鲜配制);GTE 溶液(50 mmol/L,25 mmol/L Tris-HCl,pH 8.0,10 mmol/L EDTA,pH8.0);乙酸钾溶液(5 mol/L,pH 4.8)。

(2)方法:接种单个菌落于 5 mL 培养液中,37 ℃培养至饱和状态;取 1.5 mL 的培养物离心

20秒,沉淀物用100 μL的GTE溶液重悬并于室温静置5分钟;加入200 μL NaOH/SDS溶液混匀后,于冰上放置5分钟;加入150 μL乙酸钾溶液充分混匀于冰上放置5分钟后,离心,然后吸取0.4 mL上清液至另一新离心管,加入0.8 mL 95%的乙醇后室温静置2分钟;室温离心3分钟,沉淀用70%的乙醇洗1次,挥干乙醇,用30 μL TE缓冲液重悬待用。

3.血液或组织培养上清液中病毒DNA的提取

(1)试剂:裂解液(1%NP-40,100 μg/mL 蛋白酶K,用TE缓冲液配制)。

(2)方法:将1.5 mL组织培养上清液或血液500 g离心5分钟去除细胞;上清液再以10 000 g离心10分钟去除大颗粒物质;小心吸取上清液,50 000 rpm离心1小时沉淀病毒颗粒,沉淀用100 μL裂解液重悬;55 ℃保温30~60分钟,再以95 ℃加热10分钟以灭活蛋白酶K,样品冷却后10 000 rpm离心5分钟,上清液即是待测模板。

4.从粪便标本中提取DNA

检查粪便中的病原微生物是诊断消化道传染病的常用方法,为了排除粪便中多种杂质对反应的影响,需将粪便标本进行特殊处理。

(1)试剂:裂解液A(50 mmol/L Tris-HCl,pH 8.0,50 mmol/L EDTA,20%蔗糖,1 mg/mL溶菌酶);裂解液B(50 mmol/L NaCl,1% SDS,100 μg/mL 蛋白酶K)。

(2)方法:将粪便0.2 g悬浮于1 mL无菌生理盐水,2 000 r/min离心3分钟,以沉淀不溶物;再将上清液于6 000 r/min离心5分钟后收集沉淀或上清液。①细菌检测:取沉淀加裂解液A 100 μL混匀,37 ℃孵育30分钟,再加入裂解液B 300 μL混匀,55 ℃保温30~60分钟,然后与800 μL无水乙醇混匀,−20 ℃放置1~2小时,12 000 r/min离心10分钟收集沉淀,沉淀用70%的乙醇洗1次,挥干乙醇,用100~300 μL无菌去离子水重悬待用。②病毒检测:取上清液25 μL加裂解液B 50 μL混匀,55 ℃保温30分钟,95 ℃加热10分钟,冷却后10 000 r/min离心5分钟,上清液即是待测病毒DNA模板。

5.异硫氰酸胍法提取RNA

(1)试剂:异硫氰酸胍消化液(4 mol/L异硫氰酸胍,25 mmol/L枸橼酸钠(pH 7.0),0.5%十二烷基肌酸钠,0.1 mol/L β-巯基乙醇);醋酸钠缓冲液(3 mmol/L pH 5.2,DEPC处理)。

(2)方法:50~100 μL细胞悬液或血清,加等体积的异硫氰酸胍消化液混匀后,65 ℃1小时,或室温放置数分钟,然后加1/10体积的醋酸钠缓冲液,再加等体积的酚:氯仿,用力振摇约10秒,10 000 r/min,离心5分钟,取上清液加等体积异丙醇,混匀于−20 ℃放置3小时或在干冰/乙醇中沉淀30分钟后,4 ℃ 14 000 r/min离心15分钟,沉淀用75%冰乙醇(用DEPC处理的水配制)离心洗涤1~2次,真空干燥,用10 μL DEPC处理的水重悬即可用于逆转录PCR扩增或放−20 ℃保存,为防止RNA酶对RNA的降解,可加入2 U RNA酶抑制剂(RNAsin)。

二、扩增反应

模板制备完毕,即可加入PCR体系的各成分,在适当的条件下经多次变性—退火—延伸,在几小时内扩增出大量目的片段。如果PCR的目的是为了显示某目的片段的存在,为了节约试剂,可按量加入反应所需各要素成分;如果PCR的目的是为了得到目的片段后进行分析或克隆,可将反应总体积扩大至100 μL。PCR的高特异性与高灵敏度受反应体系中各要素及反应条件的影响,因此应对其进行优化。

(一)PCR 反应五要素的优化

参加 PCR 反应的物质主要有 5 种即引物、酶、dNTPs、模板和缓冲液。

1. 多聚核苷酸引物

引物是 PCR 特异性反应的关键,PCR 产物的特异性取决于引物与模板 DNA 互补的程度。理论上,只要知道任何一段模板 DNA 序列,就能按其设计出互补的寡核苷酸链做引物,大量扩增目的片段。

(1)引物设计的一般原则。①引物长度:一般引物长度为 18～24 bp,一条引物的序列为待扩增片段 5′端起点开始的核苷酸序列,另一条引物为 3′端终点起向 5′端的一段 DNA 的互补链序列。均按从 5′端向 3′端的顺序写出,有很多商业性公司可在几天内合成。在多重 PCR 中也可合成较长(30～35 bp)的引物,以保证反应的顺利进行。引物长度决定其解链温度(Tm),Tm＝4(G$^+$C)＋2(A＋T),一般退火温度比 Tm 低 5 ℃,但应注意退火温度不要超过 TaqDNA 聚合酶的最适温度(74 ℃),以保证 PCR 反应的特异性。两引物的 Tm 最好接近(相差不超过 5 ℃),如相差太大,应通过增加低 Tm 引物的长度,使二引物的 Tm 接近。②嘌呤与嘧啶的比例与分布:嘌呤与嘧啶之比最好为 1∶1 或 G$^+$C 含量以 40%～60% 为宜;如有可能,引物的起点和终点均为 1～2 个 G 或 C,但 3′端不应超过 3 个连续的 G 或 C,以免引物在 GC 富集区错配,影响反应的特异性;引物内应避免互补序列的存在,引物之间也不应有互补性,引物间连续的互补碱基必须小于 4 个。③应选择模板上的特异序列为引物:如有条件,应将所选引物与 DNA 模板序列进行分析,如有相似序列应考虑加长引物或另选引物序列,以减少非特异性扩增,当然也可通过改变温度循环参数以及缓冲液来增强扩增反应的特异性。④引物的末端修饰:新 DNA 的延伸是从引物的 3′端开始的,因此 3′端的碱基不能进行任何修饰,应与模板的序列完全互补;而引物的 5′端对扩增的特异性影响不大,可加入几个保护碱基、酶切位点、突变位点或标记生物素等,以便扩增后产物的克隆或检测。

(2)引物的浓度:PCR 体系中,引物量影响扩增效果,在一定范围内增加引物浓度,会提高目的片段的产量,但过高引物浓度,会导致非特异性扩增产物的增加,且可增加引物之间形成二聚体的机会;过低引物浓度,会导致产物量降低。常规 PCR,引物的终浓度为 0.1～1 μmol/L,多用 0.4 μmol/L。

2. TaqDNA 聚合酶

TaqDNA 聚合酶(TaqDNA polymerase)是一种从水生栖热菌 yT1 株(1969 年分离于美国黄石国家森林公园火山温泉中)提取的天然酶,另一种为大肠埃希菌合成的基因工程酶。该酶具有:①杰出的热稳定性,在 92.5 ℃、95 ℃、97.5 ℃时,PCR 混合物中的 TaqDNA 聚合酶分别经 130 分钟,40 分钟和 5～6 分钟后,仍可保持 50% 的活性,当 PCR 反应中变性温度为 95 ℃,变性时间为 20 秒时,经 50 个循环后,TaqDNA 聚合酶仍有 65% 的活性,这也是 PCR 反应能迅速发展和广泛应用的原因;②高效 5′→3′端聚合酶活性,在最适温度(72～78 ℃)下每分可延伸约 2 000 个核苷酸;③无 3′→5′端外切酶活性,它不具有 Klenow 酶的 3′→5′端校对活性。因而,在 PCR 反应中如发生某些碱基的错配,该酶没有纠错功能,其碱基错配概率为 $2.1×10^{-4}$,因此合成片段较长或是为了进行蛋白质表达,应配合使用有纠错功能的酶如 VentDNA 聚合酶;④酶的催化活性对 Mg^{2+} 浓度非常敏感,并受表面活性剂等物质的影响;⑤当总反应体积为 100 μL 时,一般最适酶量为 2.5～5 u,浓度过高可引起非特异性扩增,浓度过低则合成产物量减少。

3.dNTPs(三磷酸脱氧核苷酸)

dNTPs 是合成 PCR 产物的原料,包括 dATP、dTTP、dCTP 和 dGTP4 种、其质量与浓度和 PCR 扩增效率有密切关系。在反应中常用终浓度为 200 $\mu mol/L$,但使用范围为 $20\sim200$ $\mu mol/L$,浓度过低会降低 PCR 产物的产量,为了降低 PCR 反应的错误掺入率,4 种 dNTP 的终浓度应相等。dNTP 粉呈颗粒状,如保存不当易变性失去生物学活性,通常配成 $5\sim10$ mmol/L 的贮存液,溶液呈酸性,使用时应配成高浓度后,以 1 mol/L NaOH 或 1 mol/L Tris 调节 pH 到 $7.0\sim7.5$,小量分装保存于 -20 ℃,多次冻融会使 dNTP 降解。现已有商品化产品供应,只需用无菌水稀释待用。

4.模板核酸

模板核酸的量与纯化程度,直接影响 PCR 产物的量与特异性。扩增反应的模板需经部分纯化,使核酸标本的浓度增加并去除 DNA 聚合酶抑制剂。PCR 反应的模板量一般为 $10^2\sim10^5$ 拷贝的靶序列,3×10^5 单拷贝的靶分子分别相当于 1 μg 人基因组 DNA,10 ng/酵母 DNA 和 1 ng 大肠埃希菌 DNA,因此扩增不同拷贝数的靶序列时,加入的模板量不同,一般质粒为 $5\sim20$ ng,而染色体为 $0.2\sim1$ μg,对于初提物,降低加样量可减少杂质对扩增反应的影响。极低浓度的离子表面活性剂如脱氧胆胺酸钠(小于 0.06%),十二烷基氨酸钠(小于 0.02%),十二烷基磺酸钠(SDS,小于 0.01%)几乎可完全抑制 TaqDNA 聚合酶的活性,因此样品模板中应尽量避免该类物质的存在。

5.缓冲液

一般 PCR 缓冲液的主要成分有 Tris-HCl、KCl 和 $MgCl_2$ 3 种。①Tris-HCl:浓度常为 $10\sim50$ mol/L(pH8.3$\sim$8.8)以保证实际 PCR 反应中的 pH 为 $6.8\sim7.8$。$10\times$PCR 的缓冲液中 Tris-HCl 的浓度为500 mol/L,有研究表明在很宽的浓度范围内($0.75\times\sim5\times$)Tris-HCl 对扩增效果的影响均不明显。②KCl:通常使用浓度为 50 mmol/L,但浓度增加至 $70\sim100$ mmol/L,会明显提高 PCR 扩增的效率;扩增长片段目的基因宜使用较低浓度 KCl,而扩增短片段目的基因宜使用较高浓度 KCl,因为增加盐浓度会减慢长片段的解链速度而有利于小片段的扩增。③$MgCl_2$:TaqDNA 聚合酶是 Mg^{2+} 依赖性酶,该酶的催化活性对 Mg^{2+} 浓度变化非常敏感,Mg^{2+} 浓度过低时,酶的活力显著降低,但过高又会催化非特异性扩增,适当浓度的 $MgCl_2$ 能使 TaqDNA 聚合酶的催化活性提高 50%$\sim$60%,其最适浓度为 50 mmol/L,高于 75 mmol/L 时明显抑制该酶的活性。Mg^{2+} 浓度不但影响 TaqDNA 聚合酶的活性与忠实性,而且还影响模板和产物的解链温度、引物的退火温度及二聚体的形成以及产物的特异性,因此需对 PCR 反应中的 Mg^{2+} 浓度进行优化,常在 PCR 反应的其他条件固定的情况下,向各反应管分别加入 10 mmol/L 的 $MgCl_2$,使其终浓度分别为 0.5、1.0、1.5、2.0、2.5$\sim$5.0(mmol/L),确定一大概的 Mg^{2+} 浓度范围,再以该浓度为中心,以 0.2 mmol/L 递增或递减来精确确定 PCR 反应的 $MgCl_2$ 浓度。由于 PCR 混合物中模板、引物以及 dNTPs 的磷酸基团均可与 Mg^{2+} 结合,使反应体系中 Mg^{2+} 的游离浓度降低,因此,反应体系中的 dNTPs 的浓度如果改变,应注意增加 Mg^{2+} 浓度,一般原则是 PCR 中 Mg^{2+} 的量应比 dNTPs 的总浓度高 $0.2\sim2.5$ mmol/L。

(二)PCR 反应条件的优化

PCR 反应条件为温度、时间和循环次数,它们的正确设置,是 PCR 反应正常进行的保证。

1.温度与时间的设置

由于 PCR 反应由变性—退火—延伸 3 个基本步骤构成,变性温度、退火温度及延伸温度的正确设置将决定 PCR 的反应特异性及产物量。在标准反应中采用三温度点法:①变性温度与时间。一般双链 DNA 经 93～94 ℃ 1 分钟足以使模板 DNA 变性,若低于 93 ℃则需延长时间,变性温度低,不能使靶基因模板或 PCR 产物完全变性是导致 PCR 失败的最主要原因,但温度不能过高,以免影响酶的活性。②退火(复性)温度与时间。变性后迅速冷却至 40～60 ℃,使引物退火并结合到靶序列上,退火温度的高低直接影响产物的特异性,退火温度与时间,取决于引物的长度、碱基组成及其浓度,还有靶基序列的长度。对于 20 个核苷酸,G^+C 含量约 50% 的引物,55 ℃ 为最适退火温度点。引物的退火温度可通过以下公式帮助选择:Tm 值(解链温度)= $4(G^+C)$+$2(A+T)$,退火温度=Tm 值-(5～10 ℃),在 Tm 值允许范围内,选择较高的退火温度可大大减少引物和模板间的非特异性结合,提高 PCR 反应的特异性,但产物量会降低。复性时间一般为 30～60 秒,足以使引物与模板之间完全结合。③延伸温度与时间。退火后快速升温至 70～75 ℃,在 Taq DNA 聚合酶的作用下,使引物链沿模板延伸,常用温度为 72 ℃,过高的延伸温度不利于引物和模板的结合。延伸反应的时间,可根据待扩增片段的长度而定,一般 1 kb 以内的 DNA 片段,延伸时间 1 分钟是足够的。3～4 kb 的靶序列需 3～4 分钟;扩增 10 kb 需延伸至 15 分钟。延伸进间过长会导致非特异性扩增带的出现,但模板浓度很低时,可适当延长延伸时间。为使反应完全,在循环的最后一步往往将延伸时间延长至 7 分钟。

2.循环次数

循环次数决定 PCR 扩增程度。PCR 循环次数主要取决于模板 DNA 的浓度及种类,如果模板是质粒 DNA,则循环次数选 25 次即可,其他模板循环次数一般选在 25～35 次,循环次数越多,非特异性产物的量亦随之增多,有研究表明即使循环次数增加至 45 次,特异性产物的量未见明显增加。

(三)其他因素对 PCR 的影响

1.PCR 反应的总体积

使用无加热盖的 PCR 扩增仪扩增时,必须在反应混合物表面覆盖矿物油(液体石蜡)以防水分蒸发,尽管如此,结果仍不稳定,因此反应的总体积不能太小,不要低于 50 μL;如扩增仪有加热盖,则反应体积可以低至 25 μL,有学者认为小反应体积对模板量很小的扩增更有效,并且可减少试剂消耗,当反应目的是为了检测目的片段的存在与否,小反应体积特别实用。使用液体石蜡后,如产物需进行酶切分析或基因克隆时,需将反应混合物中的液体石蜡去除,具体方法如下:在反应混合物中加入二倍体积的氯仿,充分震荡混匀后,12 000 g 离心 5 分钟,去掉氯仿层即可。

2.PCR 反应的促进剂

在 PCR 反应中,可通过加入某些物质稳定酶活性或有利于 DNA 的变性与复性,以提高扩增效率和反应的特异性。能稳定酶活性的有牛血清白蛋白、0.01% 明胶、0.05%～0.1% 吐温-20 及 5 mmol/L 二硫基苏糖醇(DTT),但应注意使用浓度不应过高,只有牛血清白蛋白的浓度可高达 800 μg/mL,而对酶活性仍无抑制。5%～10% 的二甲基亚砜有利于 DNA 变性,5%～10% 的甘油有利于 DNA 复性。

3.加入 PCR 反应混合物各成分时的注意事项

为了减少非特异性扩增及交叉污染,在加入 PCR 反应混合物各成分时应注意:①将反应管及各试剂置于冰上,以防引物与模板的非特异性结合后产生扩增;②注意使用防止产生气溶胶的加样头,以避免交叉污染;③最好先加入反应所需无菌水,再依次加入各成分,最后加入聚合酶及模板。

三、产物的检测分析

PCR 产物的检测方法有多种,如凝胶电泳、酶谱分析、核酸分子杂交、核苷酸序列分析、颜色互补分析及免疫检测等,根据研究对象与目的的不同,可选择不同的方法,其中凝胶电泳检测最常用和最简便,下面将重点介绍。

(一)凝胶电泳

凝胶电泳分琼脂糖凝胶电泳和聚丙烯酰胺凝胶电泳两种。

1.琼脂糖凝胶电泳

琼脂糖凝胶电泳是一种非常简便、快速、最常用的分离纯化和鉴定核酸的方法,其原理是不同大小的 DNA 分子经电泳后,根据其所带电荷不同而在电场中的移动速度不同而分离。琼脂糖是从海藻中提取的一种线状高聚物,由于其溶解温度的不同,把琼脂糖分为一般琼脂糖和低熔点琼脂糖。一般琼脂糖熔点为 85 ℃左右,是常规琼脂糖凝胶电泳的支持物;低熔点琼脂糖熔点为 62～65 ℃,溶解后在 37 ℃下能维持液体状态约数小时,主要用于 DNA 片段的回收,质粒与外源性 DNA 的快速连接等。

(1)凝胶浓度:实验中应选择高纯度的电泳级琼脂糖,并根据 DNA 分子的大小选择凝胶浓度,常用的浓度为 0.8%～1.5%。

(2)电泳缓冲液:合适的电泳缓冲液使 DNA 带上负电荷。常用的电泳缓冲液有三种,即 Tris-硼酸(TBE)、Tris-乙酸(TAE)和 Tris-磷酸(TPE)。TBE 与 TPE 缓冲容量高,DNA 分离效果好,但 TPE 在 DNA 片段回收时含磷酸盐浓度高,容易使 DNA 沉淀;TAE 缓冲容量低,但价格较便宜,因而推荐选用 TBE 或 TAE 缓冲液。缓冲液中的 EDTA 可螯合二价阳离子,从而抑制 DNA 酶的活性,防止 PCR 扩增产物被降解。①10×TBE:108 g Tris 碱,9.3 g EDTA,55 g 硼酸,加去离子水至 1 000 mL;用去离子水稀释至 0.5×TBE(20 倍稀释)备用。②50×TAE 缓冲液的配制:242 g Tris 碱,57.1 mL 冰醋酸,37.2 g $Na_2EDTA \cdot H_2O$,加去离子水至 1 000 mL,pH 约 8.5;临用前用去离子水稀释至 1×TAE(50 倍稀释)备用。

(3)核酸电泳的样品缓冲液:为了便于将样品加入凝胶孔内和观察电泳时核酸的移动距离,样品应与样品缓冲液混合后再加样。样品缓冲液中的蔗糖或甘油使样品的比重增加,以确保 DNA 均匀沉入加样孔内,减少扩散,从而使电泳条带集中。缓冲液中的溴酚蓝在碱性溶液中呈紫蓝色,在 0.6%、1%、1.4%和 2%琼脂糖凝胶电泳中,其迁移率分别与 1 kb、0.6 kb、0.2 kb 和 0.15 kb 的双链线性 DNA 片段相似;二甲苯腈在该溶液中呈蓝色,其在 1%和 1.4%琼脂糖中电泳时,其迁移速率分别与 2 kb 和 1.6 kb 的双链线性 DNA 相近。

(4)核酸染色剂:核酸电泳后,需经染色后才能显现出核酸条带,最常用的是溴乙啶染色,其次是银染色。①溴化乙啶染色:溴化乙啶(ethidiumbro mide,EB)是一种荧光染料,EB 分子可嵌入核酸双链的碱基对之间,在紫外线激发下,发出橘黄色荧光。EB 贮备液浓度为 10 mg/mL 水溶液,应放冰箱避光保存;常用终浓度为 0.5 μg/mL,可根据情况在制胶时加入,或者在电泳后,将凝胶浸入该浓度的溶液中染色 10～15 分钟。染色后若肉眼可见核酸电泳带,其 DNA 量一般 >5 ng,当溴化乙啶太多,凝胶本底会染色过深,不易看清弱显色带时,可将凝胶放入蒸馏水浸泡 30 分钟后再观察。由于溴化乙啶是一种诱变剂,使用时应戴手套,并避免环境污染。②银染色:

银染色液中的银离子(Ag+)可与核酸形成稳定的复合物,然后用甲醛等还原剂使 Ag+ 还原成银颗粒,使核酸带呈黑褐色,主要用于聚丙烯酰胺凝胶电泳染色,也用于琼脂糖凝胶染色,其灵敏度比 EB 高,但缺点是银染色后,DNA 不宜回收再使用。

(5)电泳:根据核酸分子量的大小取一定体积的电泳缓冲液,加入适量的琼脂糖凝胶,于微波炉或沸水浴中熔化,冷却至 60 ℃(需要时可加入溴化乙啶),倒入已放好梳子的电泳槽中,待凝固后,向电泳槽中倒入 0.5×TBE,用量以没过胶面至少 2 mm 为宜,小心移去梳子。如样品孔内有气泡,应设法除去;在 DNA 样品中加入 0.2 体积的载样缓冲液,混匀后,加入样品孔内;接通电源,一般红色为正极,黑色为负极,切记 DNA 样品由负极往正极泳动(靠近加样孔的一端为负)电压为 1~5 V/cm(长度以两个电极之间的距离计算),根据指示剂泳动的位置,判断是否终止电泳,一般 200~400 bp 的 PCR 产物 50 V 电压,电泳 20~40 分钟即可;凝胶成像系统观察结果,或紫外线仪上观察电泳带及其位置(注意戴上防护面具,以防紫外线辐射损伤),并与核酸分子量标准比较被扩增的 PCR 产物的大小。

2.聚丙烯酰胺凝胶电泳

琼脂糖凝胶电泳往往不能很好地区分小于 300 bp 的 DNA 片段,因此当 PCR 产物片段小,尤其是有多条小片段时,可使用聚丙烯酰胺凝胶电泳。聚丙烯酰胺凝胶是由丙烯酰胺单体,在催化剂 TEMED(N,N,N′,N′-四甲基乙二胺)和过硫酸铵的作用下,丙烯酰胺聚合形成长链聚丙烯酰胺,在交联剂 N,N′-甲叉双丙烯酰胺参与下,聚丙烯胺链之间交联形成凝胶,在电场中经分子筛效应、电荷效应及浓缩效应使不同核酸得以分离。若使用序列分析用凝胶电泳装置,其装载的样品量大,分辨率高,长度仅相差 0.2%(即 500 bp 中的 1 bp)的核苷酸分子即能分离。聚丙烯酰胺凝胶的孔径的大小是由丙烯酰胺的浓度决定的,因此试验中应根据检测的 DNA 片段大小,选择合适的胶浓度。

(二)酶谱分析法

凝胶电泳主要根据核酸碱基对数目的不同及条带的有无检测 PCR 产物,而酶谱分析法是根据目的基因的已知序列资料,查出所含的限制性内切酶位点,使用某限制性内切酶消化 PCR 产物,再进行电泳分析,根据消化片段的大小和数目是否与已知资料相符来判断扩增产物的特异性;也可通过选择高频率切点的限制性内切酶来消化 PCR 产物,根据限制性片段长度多态性,对病原体进行基因分型。特异性鉴定选择识别 6 个碱基的限制性内切酶,而基因分型应选择识别 4 个碱基的限制性内切酶。用扩增产物进行酶切消化时,可取扩增产物 10 μL 进行消化,加入 2 μL 10X 限制性内切酶缓冲液和 4~10 U 限制性内切酶,于 37 作用 2~3 小时后取 5 μL 与 1 μL 样品缓冲液混合,根据片段大小选择相应的凝胶浓度,进行电泳分析。

(三)核酸分子杂交

核酸分子杂交根据所用的标记物和杂交实验的载体的不同,分为不同方法,本处介绍微孔板夹心杂交法。该法是通过固定于微孔板的捕获探针与 PCR 产物的某一区域特异杂交,使产物间接地固定于微孔板上,然后再用生物素等非放射性标记物标记的检测探针与 PCR 产物结合,显示特异性扩增产物的存在。微孔板夹心杂交法操作简便、快速,避免了同位素标记探针的危害,显色反应与常规 ELISA 相似,易于推广应用。

(马全成)

第三节 聚合酶链反应技术的应用举例及注意事项

PCR 技术操作简便、出结果快、灵敏度高及特异性强,已广泛用于生命科学的各个领域,在卫生检验中主要用于病原体的快速检验或不易培养的微生物的检测,现将该技术在卫生检验中的应用进行举例并介绍其注意事项。

一、PCR 快速检测沙门菌

沙门菌是一种常见的污染食品的致病菌,广泛分布于自然界,常寄居于人或动物肠道,其中部分能引起人类致病;主要通过食品、饮水经口感染。临床上可引起肠热症(伤寒)、食物中毒、败血症等疾病,危害极大。常规检测沙门菌主要是通过培养法,经增菌,选择性平板分离,革兰染色镜检,生化试验和血清学鉴定,一般需 4~7 天才能出结果,既耗时又耗人力;PCR 技术克服了上述缺点,国内外已发展了多种 PCR 法,其中最短的能在 12 小时内快速检测食品中沙门菌,现将该方法介绍如下。

(一)PCR 模板的准备

食品样于缓冲蛋白胨水中增菌 6 小时后,取培养物 200 μL 与 10 μL 蛋白酶 K(10 mg/mL)混匀,65 ℃孵育 1 小时,再于 90 ℃孵育 10 分钟以使蛋白酶失活,冷至 4 ℃,此即为粗提模板。

(二)PCR 反应体系与反应参数

根据致病性沙门菌的特异性 invA 基因的保守序列设计引物,该基因编码与沙门菌入侵上皮细胞毒力有关的蛋白质。

引物 1:5′-GCTGCGCGCGAACGGCGAAG-3′。引物 2:5′-TCCCGGCAGAGTTCCCATT-3′。在 50 μL 的总反应体积中,加入 5 μL 初制模板,并使引物的终浓度为 0.40 μmol/l,每种 dNTP 的终浓度为 200 μmol/l 和 1.25 U 的 TaqDNA 聚合酶;经 95 ℃ 5 分钟预变性;95 ℃变性 1.5 分钟;62 ℃退火 1 分钟;72 ℃延伸 45 秒;循环 35 次后,最后 72 ℃延长 7 天,得到 PCR 反应产物。

(三)PCR 产物的检测

使用常规琼脂糖电泳方法,取 30 μL 的扩增产物于 2%琼脂凝胶中电泳约 1 小时,溴化乙啶染色后,紫外灯下观察结果。出现 389 bp 的扩增产物为检出阳性。

二、PCR 检测人乳头瘤病毒

人乳头瘤病毒有多种型别,可感染人的皮肤和黏膜上皮细胞,诱发细胞增生,产生乳头瘤样病变,其中生殖道感染较为常见,除可能与口腔和生殖道癌症有关外,它所引起的尖锐湿疣是一种常见的性传播疾病,近年来发病率有明显增高,仅次于淋病,因此对该类病毒的早期诊断既有利于性病的预防又有助于某些癌症的发生。

(一)模板的制备

用无菌生理盐水润湿的棉签取阴道或宫颈部位的分泌物,将标本洗入生理盐水后,10 000 r/min 离心 5 分钟,沉淀用 30 μL 适当裂解液重悬,保温后细胞裂解释放出 DNA,离心取上清液 5 μL

作为模板。

(二)PCR 反应体系与反应参数

常用通用引物 PL11-PL12 扩增出 450 bp 的特异性片段,可检出 40 多种人乳头瘤病毒。PL11:5′-CGTC CAAGAGGAAACTGATC-3′,PL12:5′-GCACAGGGA CATAATAATGG -3′。

在反应体系中,除模板、引物、dNTPs 和 TaqD NA 聚合酶外,还需加入 0.01%明胶和 0.1% TritonX-100,以提高反应的特异性和产量。经 94 ℃ 3 分钟预变性后,94 ℃变性 1 分钟;55 ℃退火 1 分钟;72 ℃延伸 1 分钟;循环 35 次后,最后 72 ℃延长 7 分钟,得到 PCR 产物。

(三)PCR 产物的检测

使用 1.5%琼脂糖或 5%~8%聚丙烯酰胺凝胶电泳分离,溴化乙锭染色后,紫外灯下观察结果,出现 450 bp 的扩增产物为检出阳性;如有必要,可用标记的寡核苷酸探针作 Southern 迹,以对该病毒进行分型。6,11 亚型病毒常诱发生殖道湿疣和宫颈发育不良,而 16,18,33 型可能与口腔生殖道癌症有关。

三、注意事项

(一)注意避免假阴性,提高扩增效率

PCR 反应的关键环节有模板核酸的制备、引物的质量与特异性,酶的质量及 PCR 循环条件等。只有兼顾各因素,才能确保稳定的结果。在实验中通过设置阳性对照以兼控实验各因素,如阳性对照正常,应考虑模板中是否含有较多杂蛋白或者有酚等 Taq 酶抑制剂,或靶序列发生突变或缺失,影响引物与模板特异性结合。如阳性对照带不清楚或未出现,则应考虑:①是否因酶的活性丧失或不够;②两条引物设计是否合理,如引物长度不够、引物之间形成二聚体等;③是否因多次冻融或长期存放冰箱冷藏部分,导致引物变质降解失效;④是否因引物的浓度不对称造成低效率的不对称扩增;⑤是否因 Mg^{2+} 浓度过低影响 PCR 扩增产量甚至使 PCR 扩增失败而不出扩增条带;⑥变性温度低,变性时间短,极有可能出现假阴性;⑦退火温度过高影响引物与模板的结合而降低 PCR 扩增效率;⑧应及时检测 PCR 产物,一般于 48 小时以内,有些最好于当日电泳检测;⑨是否忘加 Taq 酶或溴化乙锭。

(二)注意避免非特异性扩增和假阳性

在 PCR 中常常出现非特异性扩增带,即扩增后出现的条带与预计的大小不一致,或者同时出现特异性扩增带与非特异性扩增带。原因:①引物与靶序列不完全互补,或引物聚合形成二聚体,故应考虑引物设计的改进或降低引物量;② Mg^{2+} 离子浓度过高、退火温度过低,及 PCR 循环次数过多,可考虑适当提高退火温度、减少循环次数及优化 Mg^{2+} 离子浓度;③酶的质和量,常因某厂的酶易出现非特异条带而另一来源的酶则不出现,酶量过多有时也会出现非特异性扩增,故应注意减低酶量或调换另一来源的酶;④靶序列或扩增产物的交叉污染。由于 PCR 污染的控制非常重要,现分别讨论如下。

(三)PCR 污染与对策

1.污染原因

(1)PCR 扩增产物污染:这是 PCR 反应中最主要最常见的污染问题,因为 PCR 产物拷贝量大,以至极微量的 PCR 产物污染,就可造成假阳性。常通过加样枪、容器、双蒸水、其他试剂及在操作时比较剧烈地摇动反应管,开盖或吸样时反复吸样都可形成气溶胶而污染。

(2)标本间交叉污染:标本污染主要由于盛装标本的容器被污染,或标本放置时,密封不严溢

于容器外,或容器外粘有标本而造成相互间交叉污染;或在模板提取过程中,由于加样枪污染导致标本间污染;有些微生物标本尤其是病毒可随气溶胶扩散,导致彼此间的污染。

2.对策

(1)注意污染的监测:应设有 PCR 阳性对照,它是 PCR 反应是否成功、产物条带位置及大小是否合乎理论要求的一个重要的参考标志;而且每次 PCR 实验务必做阴性对照。包括:①标本对照。被检的标本是血清就用鉴定后的正常血清做对照,被检的标本是组织细胞就用相应的组织细胞做对照。②试剂对照。在 PCR 试剂中不加模板 DNA 或 RNA,进行 PCR 扩增,以监测试剂是否污染。

(2)防止污染的方法:①合理分隔实验室:将样品的处理、配制 PCR 反应液、PCR 循环扩增及 PCR 产物的鉴定等步骤分区或分室进行,特别注意样本处理及 PCR 产物的鉴定应与其他步骤严格分开。实验前应将实验室用紫外线消毒以破坏残留的 DNA 或 RNA。②分装 PCR 试剂:所有的 PCR 试剂都应小量分装,另外,PCR 试剂、PCR 反应液应与样品及 PCR 产物分开保存,不应放于同一冰盒或同一冰箱。③防加样枪引起污染:加样枪污染是一个值得注意的问题,由于操作时不慎将样品或模板核酸吸入枪内或粘上枪头是一个严重的污染源,因此加样或吸取模板核酸时要十分小心,吸样要慢并尽量一次性完成,忌多次抽吸,以免交叉污染或产生气溶胶污染。④选择质量好的 Eppendorf 管,以避免样本外溢及外来核酸的进入,打开离心管时动作要轻,以防管内液体溅出。总之,由于 PCR 技术的高灵敏性,对于污染的控制显得尤为重要。

(马全成)

第三章

血清血型检验

第一节　凝集抑制试验

一、凝集抑制试验的概念

血型抗原除了存在于人体的红细胞膜上外,某些也以游离的形式存在于血浆、唾液、尿液等体液中,称为可溶性的血型物质。该物质与对应的血型抗体结合,可中和该抗体,或使该抗体凝集对应红细胞的能力受到抑制,称为凝集抑制试验。

二、唾液中可溶性 ABH 血型物质的测定

利用凝集抑制试验测定唾液中的 ABH 血型物质,可以辅助判定 ABO 血型。

(一)器材

10 mm×75 mm 透明光洁试管,移液器(或滴管,矫正为每滴 50 μL),放大镜或显微镜,血清学专用水平离心机。

(二)试剂与材料

生理盐水,人源性(多克隆)抗-A 和抗-B 试剂血清,植物凝集素抗-H 或单克隆抗-H 试剂血清,2%～5%A、B、O 型试剂红细胞(指示红细胞),已知非分泌型唾液(阴性对照)和分泌型唾液(阳性对照),受检者唾液。

(三)操作步骤

1.唾液的留取和处理

(1)收集被检者(刷牙或漱口后)唾液 5～10 mL(被检者咀嚼蜡、石蜡、橡皮条有助于唾液分泌,但不能咀嚼口香糖或任何含糖或蛋白质的东西)。

(2)离心,1 000 g,8～10 分钟,收集上清液,隔水煮沸 8～10 分钟,灭活有活性的唾液酶。

(3)离心,1 000 g,8～10 分钟,收集清亮或微呈乳白色的上清液为制备好的唾液,丢弃不透明或半固体状的物质。

(4)制备好的唾液如在几小时内使用,须 4 ℃保存;超过 1 天使用,须−20 ℃冷冻保存(活性可数年不变)。

45

2.试剂血清(最适稀释度)的标化

中和过程中,如果试剂血清中的抗体含量很高,唾液中血型物质较少,检测不出中和作用;反之,如果抗体含量很低,抗体与指示红细胞形成的凝块太小,不易判定结果。因此每次实验前需要预先对试剂血清进行标化并做适当稀释。一般试剂血清的效价以 32 为宜。

3.试剂血清的选择

根据受检者血型选取标化后的试剂血清,如测定 O 型人唾液中 H 物质,选择抗-H 试剂血清;测定 A 型人唾液中 H 物质和 A 物质,选择抗-H 和抗-A 试剂血清;测定 B 型人唾液中 H 物质和 B 物质,选择抗-H 和抗-B 试剂血清;测定 AB 型人唾液中 H 物质、A 物质和 B 物质选择抗-H、抗-A 和抗-B 试剂血清;如受检者的血型未知,抗-H、抗-A 和抗-B 试剂血清全部选用。

4.血型物质的测定方法(以 H 物质测定为例)

(1)取试管 4 支,分别标明"阴性对照""阳性对照""盐水对照""被检管"。

(2)在标记好各管中先分别加入标化的抗 H 试剂血清 50 μL(用量遵照试剂厂家的说明书);"盐水对照"管中再加入生理盐水 50 μL;"阴性对照"管中再加入非分泌型唾液 50 μL;"阳性对照"管中再加入分泌型唾液 50 μL;"被检管"中再加入被检者唾液 50 μL。

(3)室温孵育 30～60 分钟,其间振摇几次,使中和充分。

(4)各管加入 2%～5% O 型试剂红细胞(指示红细胞)悬液 50 μL。

(5)混匀,离心后立即观察结果。

(四)结果分析和判定

(1)阴性对照和盐水对照管出现凝集、阳性对照管不出现凝集,表示试验正常。

(2)阴性对照和盐水对照管出现凝集、阳性对照管不出现凝集,被检管出现凝集,表明试剂血清中的抗体没有被抑制或中和,仍能与指示红细胞反应,说明被检唾液中不含有相应的血型物质,判断为非分泌型。

(3)阴性对照和盐水对照管出现凝集,阳性对照管不出现凝集、被检管未出现凝集,表明试剂血清中的抗体被中和或抑制,与指示红细胞不能发生反应,说明被检唾液中含有相应的血型物质,判断为分泌型。

(4)阴性和阳性对照管均未出现凝集,表明试验失败,可能是试剂血清稀释过度,应重新选择稀释度标化试剂血清后试验。

(5)阴性和阳性对照管均出现凝集,表明试验失败,可能是试剂血清的抗体浓度过高,血型物质仅能部分抑制它,应重新选择稀释度标化试剂血清后试验。

(6)结果判定标准见表 3-1(以 H 物质测定为例)。

表 3-1　唾液分泌型和非分泌型判定标准(以 H 物质测定为例)

唾液＋标化抗-H＋指示红细胞	凝集反应	
阴性对照(非分泌型唾液)	+	+
阳性对照(分泌型唾液)	0	0
盐水对照(生理盐水)	+	+
被检者唾液	0	+
结果判断	O 型分泌型	O 型非分泌型

注:①＋表示凝集;0 表示无凝集;②唾液 A、B 分泌型和非分泌型判定标准同上。

(五)效价测定

唾液被确定为分泌型后需进一步测定其效价,见图 3-1。

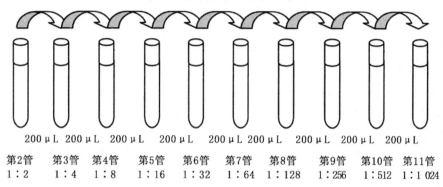

	200μL	200μL	200μL	200μL	200μL	200μL	200μL	200μL	200μL
第2管	第3管	第4管	第5管	第6管	第7管	第8管	第9管	第10管	第11管
1∶2	1∶4	1∶8	1∶16	1∶32	1∶64	1∶128	1∶256	1∶512	1∶1 024

图 3-1　倍比稀释示意

1.器材

10 mm×75 mm 透明光洁试管,移液器(或滴管,矫正为每滴 50 μL),放大镜或显微镜,血清学专用水平离心机。

2.试剂与材料

生理盐水,人源性(多克隆)抗-A 和抗-B 试剂血清,植物凝集素抗-H 或单克隆抗-H 试剂血清,2%～5%A、B、O 型试剂红细胞(指示红细胞),受检者唾液。

3.操作步骤

(1)取试管 23 支排两排,两排均依次做 1∶1(1∶1 是一个体积的未稀释血清),1∶2(1∶2 是一个体积的血清加一个体积的稀释液),1∶4……同样标记,第一排用于倍比稀释,第二排用于检测,除第 1 管(标记为 1∶1),其余各管加 200 μL 生理盐水。

(2)在第一排第 1 管(标记为 1∶1)和第 2 管(1∶2)中各加被检者唾液 200 μL。第 2 管混匀后移出 200 μL 至后 1 管(1∶4)。

(3)用相同的方法继续倍比稀释至最末一管,从最末一管中取出 200 μL 保留备用。

(4)从第一排每一稀释度的被检唾液中取 50 μL 加在第二排对应标记的试管中;设生理盐水对照管,内加生理盐水 50 μL,各管再分别加入对应的标化试剂血清 50 μL(例如,O 型分泌型用抗 H 试剂血清),混匀,室温孵育 30～60 分钟,其间振摇几次,使中和充分。

(5)各管分别加入对应的指示红细胞 50 μL(例如,O 型分泌型用 O 型试剂红细胞)混匀后 1 000 g 离心 15 秒。

(6)肉眼观察凝集结果。

4.结果分析和判定

(1)先看对照管,然后看试验管。

(2)对照管出现凝集,如果试验管最末一管仍未凝集,则取倍比稀释时从最末一管取出保留用的唾液继续倍比稀释直至出现凝集为止。

(3)被检唾液能抑制抗体凝集相应红细胞的最高稀释度的倒数为该唾液所含血型物质的效价。

(4)效价举例如表 3-2 所示。

表 3-2 效价测定举例

稀释倍数	1∶2	1∶4	1∶8	1∶16	1∶32	1∶64	1∶128	1∶256	1∶512	1∶1 024	盐水对照
凝集强度	0	0	0	0	0	0	1+	1+	2+	3+	4+

注:以上效价为 64。

(六)适用范围

(1)唾液中 ABH 血型物质的检验。

(2)唾液中 Lewis 抗原的检验。

(七)注意事项

(1)因单克隆试剂可能造成假抑制,应使用人源性(多克隆)抗 A 和抗 B 试剂血清。

(2)用已知分泌型和非分泌型人的唾液作为试验的对照。对于 ABH 物质的测定,使用经检验为 se(分泌型)和 sese(非分泌型)人的唾液;对于 Lewis 试验,用抗-Lea 替代抗-A、抗-B 和抗-H,用 Le(a+b−)或 Le(a−b+)表型的红细胞做阳性对照,用 Le(a−b−)的红细胞做阴性对照。

(3)如果唾液在加热前不先离心并除去沉淀,则其中可能存在的细胞会释放 H 物质,使非分泌型导致假阳性。

(4)欲从唾液中得到清亮的不含有黏液的液体,可先将唾液冷冻保存数天,融化后离心,以除去细胞碎屑。

(5)为了防止弱分泌型的漏检,可同时用盐水做平行对照试验,比较二者的凝集强度。

(八)临床意义

(1)辅助进行 ABO 血型检验,包括红细胞完全溶血的标本或抗原较弱时的标本。

(2)法医鉴定上使用组织、脏器等特殊材料进行 ABO 血型检验。

三、血型物质的应用

(一)IgM 抗体的中和

当被检标本中同一特异性的 IgM 和 IgG 两种性质的抗体并存时,为测定 IgG 抗体效价可用血型物质中和 IgM 抗体,使其失去生物学活性,在盐水试验中不和相应的红细胞发生凝集,而 IgG 抗体仍保持与相对应红细胞致敏的血清学特性。

1.器材

10 mm×75 mm 透明光洁试管,移液器(或滴管,矫正为每滴 50 μL),放大镜或显微镜,血清学专用水平离心机。

2.试剂与材料

生理盐水,被检血清,分泌型人唾液。

3.操作步骤

(1)取 2 支试管做好标记,一支为试验管,一支为对照管;试验管中加入被检血清、分泌型唾液或商品化的血型物质(用量遵照试剂说明书调整)各 50 μL;对照管中加入被检血清、盐水各 50 μL,混匀,室温孵育 30～60 分钟,让血型物质充分中和抗体。

(2)每管中再加入对应的红细胞悬液 50 μL(如检测 IgG 抗-A,用 A 型物质、A 型红细胞),用间接抗人球蛋白试验方法测定。

(3)肉眼观察凝集结果。

4.结果分析和判定

(1)如果对照管凝集而试验管无凝集,说明被检血清中 IgM 抗体被中和。

(2)如果对照管和试验管都发生凝集,说明被检血清中 IgM 浓度可能过高,血型物质仅能部分抑制它,或者是由于其他抗体与试剂红细胞起反应。

5.适用范围

(1)常用于 IgG 抗-A 和/或抗-B 效价测定。

(2)ABO 血型抗体的辅助检验。

(二)确定抗体特异性

当无阴性细胞要确定某些被检血清的抗体特异性时,可用血型物质辅助检验。例如,怀疑某血清可能含有抗 P_1,可用商品化的 P_1 血型物质(存在于包囊虫液中)确认。

1.器材

10 mm×75 mm 透明光洁试管,移液器(或滴管,矫正为每滴 50 μL),放大镜或显微镜,血清学专用水平离心机。

2.试剂与材料

商品化的 P_1 血型物质,生理盐水,试剂血清,2%～5% 的 P_1 阳性红细胞悬液。

3.操作步骤

(1)取 2 支试管做好标记,一支为试验管,一支为对照管。

(2)向试验管中加入被检血清 50 μL、P_1 血型物质 50 μL(用量遵照试剂说明书),对照管中加入被检血清 50 μL、生理盐水 50 μL。

(3)混合,室温孵育 5 分钟。

(4)各管加入 P_1 阳性细胞悬液 50 μL,混匀,1 000 g 离心 15～30 秒。

4.结果分析和判定

(1)可能出现 3 种情况(表 3-3)

表 3-3　可能出现的 3 种情况

	a	b	c
试验管	无凝集	凝集	无凝集
对照管	凝集	凝集	无凝集

(2)如果对照管凝集而试验管无凝集,说明被检血清中含有抗-P_1。

(3)如果对照管和试验管都发生凝集,说明可能不是抗-P_1;或者抗-P_1 浓度可能过高,血型物质仅能部分抑制它;或者是由于其他抗体与试剂红细胞起反应。

(4)如果试验管和对照管均不发生凝集,说明抗体浓度很低,被加入 P_1 物质或盐水稀释,凝集活性消失。

5.适用范围

用已知的血型物质测定未知抗体的特异性。

（雷云静）

第二节　吸收放散试验

一、吸收试验的概念

红细胞与血清混合,在一定条件下,红细胞膜上的某种抗原会特异性地与血清中的对应抗体结合,使血清中该抗体的效价显著降低或消失,称为吸收试验。

二、吸收试验的方法和应用

根据被检标本中所含抗体的最适反应温度,对其进行吸收。冷抗体在 4 ℃反应最强,通常用冷吸收技术(自身抗体用自身红细胞吸收;同种抗体则用对应红细胞吸收);温抗体的吸收通常采用酶处理后的红细胞在 37 ℃孵育。

(一)冷抗体的吸收(以去除自身抗体为例)

1.器材

10 mm×75 mm 透明光洁试管,移液器(或滴管,矫正为每滴 50 μL),放大镜或显微镜,4 ℃冰箱,血清学专用水平离心机。

2.试剂与材料

生理盐水,含冷抗体的被检者抗凝血 1 份(取红细胞),不抗凝血 1 份(取血清),ZZAP 试剂。

3.操作步骤

(1)直接去除法:①将温育 10 分钟以上的被检抗凝红细胞,用 37 ℃生理盐水洗涤 3 次,每次洗涤用生理盐水 3.5~4 mL(不超过 4 mL,否则生理盐水加入量过多,容易溢出)。末次洗涤后,弃尽上清液,制备压积红细胞。将压积红细胞分置 3 个试管中(2 管作为备份,供反复吸收时使用),每管约 1 mL。②取 1 mL 血清,加入 1 个压积红细胞管中,混匀,4 ℃孵育 30~60 分钟,其间混匀数次,使其充分吸收,然后 1 000 g 离心 2 分钟,分离上层血清。③另取 1 支试管,做好标记,加入吸收后的血清 100 μL,再加入 2%~5%的自身红细胞悬液 50 μL,检查自身抗体是否完全被吸收。④轻轻混匀,立即离心,通常离心条件为 1 000 g、15 秒。⑤离心后立即记录结果。首先检查和记录上清液有无溶血,再轻轻摇动试管,使沉于管底的细胞扣浮起,检查和记录凝集结果。⑥如果有凝集,可用第 2、3 支压积红细胞管重复吸收试验(重复步骤②~⑤),直至吸收后的血清加自身红细胞无凝集,自身抗体完全被吸收为止。

(2)用 ZZAP 试剂去除:①将温育 10 分钟以上的被检抗凝红细胞,用 37 ℃生理盐水洗涤 3 次,每次洗涤用生理盐水 3.5~4 mL(不超过 4 mL,否则生理盐水加入量过多,容易溢出)。末次洗涤后,弃尽上清液,制备压积红细胞。②取压积红细胞 2 mL,分置于 3 个试管中,分别加入 ZZAP 试剂 2 mL,37 ℃孵育 20~30 分钟。③取孵育后红细胞洗涤 3 次,1 000 g 离心至少 5 分钟,尽可能弃尽上清液。④在 1 支经 ZZAP 试剂处理过的压积红细胞管中加入 1 mL 血清,4 ℃孵育 30~40 分钟,1 000 g 离心 3~5 分钟。⑤将上层血清转入另一 ZZAP 试剂处理过的压积红细胞管中,重复 1 次。⑥另取 1 支试管,做好标记,加入吸收后的血清 100 μL,再加入 2%~5%的自身红细胞悬液 50 μL。⑦轻轻混匀后,1 000 g 离心、15 秒。⑧离心后立即记录结果。首先检查和记录上清液有无溶血;再轻轻摇动试管,使沉于管底的细胞扣浮起,检查和记录凝集结果。
⑨如果仍有凝集,可用第 3 支压积红细胞管重复做吸收试验(重复步骤⑤～⑧),直至吸收后的血清加自身红细胞无凝集为止。

4.结果分析和判定

(1)吸收后的血清加自身红细胞后无凝集,表示样本血清中的冷抗体已完全被吸收。

(2)吸收后的血清加自身红细胞后仍有凝集,表示样本血清中的冷抗体没有完全被吸收。

5.适用范围

(1)自身冷抗体的吸收。

(2)其他冷抗体的吸收(要用 3～5 个混合 O 型红细胞替代自身细胞吸收)。

(二)温抗体的去除

1.器材

10 mm×75 mm 透明光洁试管、移液器(或滴管,矫正为每滴 50 μL)、放大镜或显微镜、4 ℃
冰箱、37 ℃水浴箱、血清学专用水平离心机。

2.试剂与材料

生理盐水,被检标本抗凝血 1 份,不抗凝血 1 份,ZZAP 试剂,2%～5%的 O 型红细胞悬液。

3.操作步骤

(1)将被检抗凝红细胞用 37 ℃生理盐水洗涤 3 次,每次洗涤用生理盐水 3.5～4.0 mL(不超
过 4 mL,否则生理盐水加入量过多容易溢出)洗涤后弃尽上清液,制备压积红细胞。

(2)取压积红细胞 1 mL 加 ZZAP 试剂 2 mL,37 ℃孵育 20～30 分钟,孵育期间混匀几次。

(3)取孵育后红细胞洗涤 3 次,1 000 g 离心至少 5 分钟,弃尽上清液,制备为压积红细胞。

(4)取经 ZZAP 试剂处理的压积红细胞 1 mL,加被检血清 1 mL,混匀,37 ℃孵育 20～45 分钟,
1 000 g 离心 3～5 分钟,取上层吸收后的血清。

(5)另取试管 1 支做好标记,加吸收后的血清 100 μL,再加入 2%～5%的 O 型红细胞悬液
50 μL,做间接抗人球蛋白试验。

(6)检查和记录凝集结果。

(7)如果仍有凝集,可重复做吸收试验[重复步骤(2)～(6)],直至结果无凝集为止。

4.结果分析和判定

(1)结果无凝集,表示样本血清中的抗体已完全吸收。

(2)结果仍有凝集,表示吸收不完全。

5.适用范围

(1)自身温抗体的吸收。

(2)其他温抗体的吸收。

(三)注意事项

(1)冷自身抗体吸收时需采集 2 份样本,一份为抗凝样本,采集后要放置 37 ℃水浴箱,以防
止冷抗体吸收到红细胞上,且红细胞经温盐水洗涤后备用;另一份为不抗凝样本,分离血清备用。

(2)制备吸收用的压积红细胞时,末次洗涤后应尽量除尽盐水,以免被检血清中的抗体被稀
释(被检血清和压积红细胞的比率一般为 1∶1)。

(3)自身温抗体一般不干扰 ABO 反定型,但可能干扰正定型(被检细胞吸收温抗体),出现
正反定型不符,Rh 定型也可能出现假阳性(要改用放散后的细胞)。

（4）自身抗体吸收如用 Oc 吸收，吸收后的血清可用于检验 ABO 血型，不宜用于抗体筛查及交叉配血等试验，因随机 Oc 有可能吸收掉同种抗体之可能，必须用自身细胞吸收后才能用于抗体筛查及交叉配血试验。

（5）与冷凝集素综合征有关的最常见的特异性抗体是抗-I，但有时也见抗-Pr。有些抗-I 与 H 抗原强的细胞（O 细胞，A_2 细胞）反应也强，抗体称为抗-IH。细胞经酶处理后能增强抗-IH 的反应，而抗-Pr 反应减弱；抗-Pr 与未经酶处理的细胞反应相同，如与经酶处理后的细胞（成人细胞和脐血细胞）出现弱得多的反应，首先要考虑抗-Pr。

（四）临床意义

血清中有冷自身抗体存在时会干扰 ABO 血型检验和交叉配血，有些情况下自身抗体的存在会掩盖同时存在的有临床意义的不规则抗体。吸收后的血清用于 ABO 血型检验、抗体筛查及交叉配血等试验，结果准确可信。

三、放散试验的概念

抗原和抗体的结合是可逆的，如果改变某些物理条件（如温度）或化学条件（如 pH 时），抗体又可以从结合的红细胞上解脱下来，称之为放散试验。

四、放散试验的方法和应用

放散试验是把结合到红细胞膜上的抗体解离下来，用于其他目的。放散的方法多种多样，没有一个方法适合各种情况（不同 Ig 类别，不同的抗体特异性等）。如果某种方法放散的效果不满意，可以换另一种方法。一般来讲，ABO 抗体首选热放散的方法；Rh 抗体首选乙醚放散的方法；保留红细胞首选 45 ℃热放散、二磷酸氯喹放散的方法。

（一）常用的放散方法

1.热放散法

采用提高温度，使抗体从红细胞上解离下来为热放散。

（1）器材：10 mm×75 mm 透明光洁试管，移液器（或滴管，矫正为每滴 50 μL），放大镜或显微镜，水浴箱，血清学专用水平离心机。

（2）试剂与材料：生理盐水，AB 试剂血清或 6％清蛋白，被检抗凝血样。

（3）操作步骤：①将被检抗凝红细胞用生理盐水洗涤 3～6 次，每次洗涤用生理盐水 3.5～4.0 mL（不超过 4 mL，否则生理盐水加入量过多，容易溢出）。末次 1 000 g 离心至少 5 分钟，弃尽上清液，制备压积红细胞，保留末次洗涤液。②取 1 支试管，加入压积细胞 1 mL，加生理盐水（或 AB 血清，或 6％清蛋白）1 mL。③混匀，56 ℃水浴中不停地振荡 10～15 分钟。④1 000 g 离心 2 分钟，如果可能，则使用预加热过的离心杯。⑤立即分离上清液得到放散液。⑥用放散液进行所需的检测，并用末次洗涤液做平行对照。

（4）注意事项：①放散时应严格注意温度和时间，温度过高，抗体可能变性；温度过低，抗体从红细胞上解离不完全。②放散液中抗体容易变性，故应立即进行检验。若要保存，应在放散液加入 AB 血清或牛清蛋白液，至终浓度为 6％。③45 ℃热放散 15 分钟，可以保留较多的红细胞，洗涤后可以用于红细胞血型检验。④可以检测末次洗涤液中是否有残存抗体来判定洗涤是否充分。如果末次洗涤液中检出了残存抗体，表明洗涤不充分，会影响放散效果。

（5）适用范围：常用于 ABO 抗体放散，如新生儿溶血病试验。

2.冰冻放散法

采用降低温度,使抗体从红细胞上解离下来为冰冻放散。

(1)器材:10 mm×75 mm 透明光洁试管,移液器(或滴管,矫正为每滴 50 μL),放大镜或显微镜,-20~-70 ℃冰箱,37 ℃水浴箱,血清学专用水平离心机。

(2)试剂与材料:生理盐水,AB 试剂血清或 6% 清蛋白,被检抗凝血样。

(3)操作步骤:①将被检抗凝红细胞用生理盐水洗涤 3~6 次,每次洗涤用生理盐水 3.5~4.0 mL(不超过 4 mL,否则生理盐水加入量过多,容易溢出)。末次 1 000 g 离心至少 5 分钟,弃尽上清液,制备压积红细胞,保留末次洗涤液。②取 1 支试管,加入压积细胞 1 mL,加生理盐水(或 AB 血清,或 6% 清蛋白)1 mL。③混匀,-70~-20 ℃快速冰冻 10 分钟。④取出并放于 37 ℃水浴箱充分融化。⑤1 000 g 离心2分钟,如果可能,则使用预加热过的离心杯。立即分离上清液得到放散液。⑥用放散液进行所需的检测,并用末次洗涤液做平行对照。

(4)注意事项:①可以检测末次洗涤液中是否有残存抗体来判定洗涤是否充分。如果末次洗涤液中检出了残存抗体,表明洗涤不充分,会影响放散效果。②操作时,要使内容物全部充分冰冻以得到更多的放散液。③放散液检测时要将放散液平均分配在检测细胞中,以提高检出率。④冰冻放散法和热放散法的效果基本相同,可根据各自实验室的条件进行选择。⑤冰冻放散和热放散液中有 Hb 放出,色深红,应用时注意尽量去除红细胞沉淀。

(5)适用范围:常用于 ABO 抗体放散,如新生儿溶血病试验。

3.乙醚放散法

乙醚为有机溶剂,可以破坏红细胞膜,解离 IgG 抗体。该方法制备的放散液,抗体回收率较高。

(1)器材:10 mm×75 mm 透明光洁试管,移液器(或滴管,矫正为每滴 50 μL),放大镜或显微镜,37 ℃水浴箱,血清学专用水平离心机。

(2)试剂与材料:生理盐水,乙醚(分析纯),被检抗凝血样。

(3)操作步骤:①将被检抗凝红细胞用生理盐水洗涤 3~6 次,每次洗涤用生理盐水 3.5~4.0 mL(不超过 4 mL,否则生理盐水加入量过多,容易溢出)。末次 1 000 g 离心至少 5 分钟,弃尽上清液,制备压积红细胞,保留末次洗涤液。②取 1 支试管,加入压积细胞 1 份、生理盐水 1 份、乙醚 2 份。③用塞子塞紧试管口,用力振摇 1 分钟,其间取下塞子数次,便于乙醚挥发。④1 000 g 离心 10 分钟。离心后内容物分为3层,上层是乙醚(无色),中层是红细胞基质(红色),下层是含抗体的放散液(深红)。⑤吸出下层放散液至另一试管中。⑥将放散液置于 37 ℃水浴中加热 10~30 分钟,其间摇动数次,使乙醚彻底挥发。⑦1 000 g 离心 2 分钟,分离上清液,即为放散液。⑧用放散液进行所需的检测,并用末次洗涤液做平行对照。

(4)注意事项:①乙醚蒸发时应防止放散液溢出。②乙醚放散液中的抗体检测最好使用抗人球蛋白技术。③可以检测末次洗涤液中是否有残存抗体来判定洗涤是否充分。如果末次洗涤液中检出了残存抗体,表明洗涤不充分,会影响放散效果。

(5)适用范围:适用于解离红细胞上致敏的 Rh 抗体,可用放散液在特殊情况下配血,如有温自身抗体的患者。

4.三氯甲烷/三氯乙烯放散法

使用三氯甲烷/三氯乙烯可以解离红细胞上致敏的 IgG 抗体和 IgM 抗体。制备的放散液在最上层,不易被有机溶剂污染,但放散过程中会破坏红细胞的结构。

(1)器材:10 mm×75 mm 透明光洁试管,移液器(或滴管,矫正为每滴 50 μL),放大镜或显微镜,血清学专用水平离心机。

(2)试剂与材料:等体积的三氯甲烷和三氯乙烯混合物,被检抗凝血样,生理盐水。

(3)操作步骤:①将被检者抗凝红细胞用生理盐水洗涤 3~6 次,每次洗涤用生理盐水 3.5~4.0 mL(不超过 4 mL,否则生理盐水加入量过多,容易溢出)。末次 1 000 g 离心至少 5 分钟,弃尽上清液,制备压积红细胞,保留末次洗涤液。②取 1 支试管,加入压积红细胞 1 mL、IgG 抗 D 试剂血清 1 mL,混匀。37 ℃孵育 30~60 分钟,其间混匀数次,使其充分吸收,然后 1 000 g 离心 2 分钟,移除上层血清。③用生理盐水洗涤红细胞至少 6 次,末次 1 000 g 离心至少 5 分钟,弃尽上清液,制备吸收后压积红细胞。④取吸收后压积红细胞 1 份,加生理盐水 1 份,混匀,再加入三氯甲烷/三氯乙烯混合物 2 份。⑤用塞子塞紧试管口,用力振摇 10 秒,倒置 1 分钟充分混匀。⑥打开塞子,37 ℃水浴 5 分钟,其间摇动数次。⑦500 g 离心 5 分钟,吸取最上层液体即为放散液(注意不要混入中层或下层液体)。⑧用放散液进行所需的检测,并用末次洗涤液做平行对照。

(4)适用范围:解离红细胞上致敏的 IgG 抗体和 IgM 抗体均适用。

5.二磷酸氯喹放散法

当红细胞被 IgG 严重包被时,即 DAT 试验阳性的红细胞,很难检测红细胞上的抗原。使用二磷酸氯喹可以解离红细胞上致敏的 IgG 抗体,并能在一定程度上保持红细胞膜的完整性和抗原的活性。

(1)器材:10 mm×75 mm 透明光洁试管,移液器(或滴管,矫正为每滴 50 μL),放大镜或显微镜,血清学专用水平离心机。

(2)试剂与材料:二磷酸氯喹溶液,IgG 致敏的红细胞,生理盐水,被检抗凝血样,对照红细胞(抗原已知)。

(3)操作步骤:①将被检抗凝红细胞用生理盐水洗涤 3~6 次,每次洗涤用生理盐水 3.5~4.0 mL(不超过 4 mL,否则生理盐水加入量过多,容易溢出)。末次 1 000 g 离心至少 5 分钟,弃尽上清液,制备压积红细胞,用同样方法处理对照血样。②取 1 支试管,加入压积红细胞 0.2 mL、二磷酸氯喹溶液 0.8 mL,混匀,置室温孵育 30 分钟。③取二磷酸氯喹处理后红细胞 50 μL,用生理盐水洗涤 4 次,配成 2%~5% 的红细胞悬液做直接抗人球蛋白试验。④若直接抗人球蛋白试验阴性,可洗涤全部经二磷酸氯喹处理的红细胞。⑤若直接抗人球蛋白试验阳性,则重复②~③两步,直到抗人球蛋白试验阴性。

(4)结果分析和判定:①直接抗人球蛋白试验阴性,表明细胞膜上的抗体被完全解离。②直接抗人球蛋白试验阳性,表明细胞膜上的抗体没有被完全解离。

(5)适用范围:在不破坏膜的完整性或不改变抗原表达方式情况下,解离 DAT 试验阳性红细胞膜上的 IgG 抗体后,红细胞可用于抗原检验。

(6)注意事项:①用二磷酸氯喹处理被检红细胞时,要同时用已知抗原红细胞做对照,以证实在处理过程中未丢失抗原。②若抗体没有被完全解离,要重复孵育和检测,但总的孵育时间不要超过 2 小时。延长孵育时间或在 37 ℃孵育可引起溶血或红细胞抗原丢失。③此方法不能将补体从红细胞膜上放散下来。对 DAT 强阳性的标本,往往只能减弱直接抗人球蛋白实验的强度,不能从红细胞上完全去除抗体。

(二)特殊用途的放散技术

1.冷酸放散

使用冷的甘氨酸-HCl可以解离红细胞上致敏的IgG抗体。该方法能对除Duff y系统以外的大部分IgG抗体进行有效放散,并且抗体解离后,仍能保持红细胞的结构不被破坏。

(1)器材:10 mm×75 mm透明光洁试管,移液器(或滴管,矫正为每滴50 μL),放大镜或显微镜,血清学专用水平离心机。

(2)试剂与材料:0.1M pH3.0甘氨酸-HCl,pH8.2磷酸缓冲液,生理盐水,被检抗凝血样,IgG致敏的红细胞,对照抗凝红细胞(抗原已知)。

(3)操作步骤:①将被检抗凝红细胞用生理盐水洗涤6次,每次洗涤用生理盐水3.5~4.0 mL(不超过4 mL,否则生理盐水加入量过多,容易溢出)。末次1 000 g离心至少5分钟,弃尽上清液,制备压积红细胞,保留末次洗涤液。取压积红细胞1 mL放于4 ℃冰浴5分钟。②加冷生理盐水1 mL和冷的甘氨酸-HCl 2 mL到冰浴后的红细胞中,混匀,再冰浴1分钟,1 000 g离心2~3分钟。③将上述放散液移入另一个试管中,每毫升放散液加pH8.2磷酸缓冲液0.1 mL。④混匀,1 000 g离心2~3分钟。⑤分离上清液,即为放散液。⑥用放散液进行所需的检测,并用末次洗涤液做平行对照。

(4)注意事项:①本实验过程中的甘氨酸应保持在冰浴条件下,以维持正确稳定的pH。②磷酸缓冲液应预先保存在2~8 ℃。③加入磷酸缓冲液使酸性放散液恢复成中性,因酸性放散液可造成试剂红细胞溶血,此时可加入22%的清蛋白与放散液1∶4混合,可减少这种溶血。

(5)适用范围:解离红细胞膜上致敏的IgG抗体,对红细胞进行抗原检验。

2.柠檬酸放散

使用柠檬酸可以解离红细胞上致敏的IgG抗体。该方法放散后能保持红细胞的结构不破坏,可以进行血型检验,但对Kell系统的抗原破坏较彻底。柠檬酸放散过程中要用碎冰来保持低温。

(1)器材:10 mm×75 mm透明光洁试管,移液器(或滴管,矫正为每滴50 μL),放大镜或显微镜,血清学专用水平离心机。

(2)试剂与材料:pH 2.7柠檬酸溶液,中性液,pH试纸,被检抗凝血样,生理盐水。

(3)操作步骤:①将被检抗凝红细胞用生理盐水洗涤6次,每次洗涤用生理盐水3.5~4.0 mL(不超过4 mL,否则生理盐水加入量过多容易溢出)。末次1 000 g离心至少5分钟,弃尽上清液,制备压积红细胞,保留末次洗涤液。②在试管中加预冷的压积红细胞1体积,预冷的柠檬酸溶液2体积,充分振荡2分钟。③在最短时间内离心细胞悬液,离心条件:1 000 g、离心15秒,以便将红细胞和上清液完全分开。④取上清液(放散液)至另一个试管中。⑤将中性液滴加到放散液中,调节pH至6.8~7.2。⑥1 000 g离心1分钟,取上清液(放散液)至另一个试管中。⑦用放散液进行所需的检测,并用末次洗涤液做平行对照。

(4)注意事项:①除中性液保存在室温,其他所有试剂和被检红细胞都要在4 ℃条件下预冷。②本放散法可破坏Kell系统抗原,特别是K抗原,因此本法放散后的细胞不能进行Kell系统定型试验。

(5)适用范围:解离红细胞膜上致敏的IgG抗体,对红细胞进行抗原检验。Kell系统检验除外。

3.甘氨酸-盐酸/EDTA放散

使用甘氨酸-盐酸/EDTA可以解离红细胞上致敏的除Duffy系统以外的大部分IgG抗体。

抗体解离后,仍能保持红细胞的结构。

(1)器材:10 mm×75 mm 透明光洁试管,移液器(或滴管,矫正为每滴 50 μL),放大镜或显微镜,血清学专用水平离心机。

(2)试剂与材料:Na_2-EDTA(10%,m/V),甘氨酸-HCl(0.1 mol/L,pH 1.5),Tris 碱,DAT 阳性红细胞。

(3)操作步骤:①将被检抗凝红细胞用生理盐水洗涤 6 次,每次洗涤用生理盐水 3.5~4.0 mL(不超过 4 mL,否则生理盐水加入量过多,容易溢出)。末次 1 000 g 离心至少 5 分钟,弃尽上清液,制备压积红细胞,保留末次洗涤液。②取压积红细胞 1 mL,加入甘氨酸-盐酸 4 mL 和 EDTA 1 mL,混匀。③室温孵育 1~2 分钟。④1 000 g 离心 2~3 分钟。⑤取上清液(放散液)至另一试管中,用 1 mol/L Tris 碱调 pH 至 7.5。⑥混匀,1 000 g 离心 2~3 分钟。⑦取上清放散液到另一试管中。⑧用放散液进行所需的检测,并用末次洗涤液做平行对照。

(4)注意事项:①用甘氨酸-盐酸/EDTA 处理可使 Kell 系统抗原变性。②用甘氨酸-盐酸/EDTA 从致敏红细胞上放散出抗体后,仍能保持红细胞的结构,这样对放散后的红细胞仍能检验其血型。

(5)适用范围:解离红细胞膜上致敏的 IgG 抗体,对红细胞进行抗原检验。该方法也可用于自身抗体的吸收。

4.微波放散法

利用微波加热,使红细胞上致敏的抗体解离下来为微波放散。该方法无须化学试剂,简便易行并可缩短实验时间。

(1)器材:10 mm×75 mm 透明光洁试管,移液器(或滴管,矫正为每滴 50 μL),放大镜或显微镜,微波炉,血清学专用水平离心机。

(2)试剂与材料:生理盐水,被检抗凝血样。

(3)操作步骤:①将被检抗凝红细胞用生理盐水洗涤 3~6 次,每次洗涤用生理盐水 3.5~4.0 mL(不超过 4 mL,否则生理盐水加入量过多,容易溢出)。末次 1 000 g 离心至少 5 分钟,弃尽上清液,制备压积红细胞,保留末次洗涤液。②取试管 1 支,加入压积红细胞 500 μL、生理盐水 500 μL,充分混匀。③取一个 100 mL 的烧杯,加入 37 ℃温水 50 mL。④将试管置于烧杯中,放入微波炉加热,选择输出功率为 750 W 时间 1.5~2.0 分钟,温度控制在 50~56 ℃。⑤加热完成后立即 1 000 g 离心 1 分钟,如果可能,则使用预加热过的离心杯。⑥立即分离上清液得到放散液。⑦用放散液进行所需的检测,并用末次洗涤液做平行对照。

(4)注意事项:①放散时应严格注意微波炉加热的温度和时间,时间过长或温度过高都对红细胞破坏严重,不利于放散液的检验。②放散液中抗体容易变性,故应立即进行检验。③微波放散后,红细胞有部分破坏,放散液为浅红色。

(5)适用范围:常用于致敏的 IgG 抗体放散。

5.二甲苯放散法

二甲苯为有机溶剂,可以破坏红细胞膜,解离 IgG 抗体。

(1)器材:10 mm×75 mm 透明光洁试管,移液器(或滴管,矫正为每滴 50 μL),放大镜或显微镜,水浴箱,血清学专用水平离心机。

(2)试剂与材料:生理盐水,二甲苯(分析纯),被检抗凝血样。

(3)操作步骤:①将被检抗凝红细胞用生理盐水洗涤 3~6 次,每次洗涤用生理盐水 3.5~

4.0 mL(不超过 4 mL,否则生理盐水加入量过多容易溢出)。末次 1 000 g 离心至少 5 分钟,弃尽上清液,制备压积红细胞,保留末次洗涤液。②取压积细胞 1 份,加生理盐水 1 份、二甲苯 2 份。③用塞子塞紧试管口,用力振摇 2 分钟,移去塞子。④将试管置于 56 ℃水浴箱中加热 10～15 分钟,其间不断搅拌内容物。⑤立即 1 000 g 离心至少 10 分钟。离心后内容物分为 3 层,上层是二甲苯,中层是红细胞基质,下层是含抗体的放散液。⑥弃掉上层二甲苯及中层红细胞基质,留取下层放散液。⑦用放散液进行所需的检测,并用末次洗涤液做平行对照。

(4)注意事项:①振摇时应防止液体溢出。②放散液中的抗体检测最好使用抗人球蛋白技术。③可以检测末次洗涤液中是否有残存抗体来判定洗涤是否充分。如果末次洗涤液中检出了残存抗体,表明洗涤不充分,会影响放散效果。④二甲苯有毒,试验操作应该在生物安全柜中进行。

(5)适用范围:适用于解离红细胞上致敏的 IgG 抗体。

6.洋地黄皂苷酸放散法

使用洋地黄皂苷酸可以解离红细胞上致敏的 IgG 抗体。

(1)器材:10 mm×75 mm 透明光洁试管,移液器(或滴管,矫正为每滴 50 μL),放大镜或显微镜,水浴箱,血清学专用水平离心机。

(2)试剂与材料:生理盐水,洋地黄皂苷酸,0.1 M 甘氨酸,pH 8.2 磷酸缓冲液、牛血清清蛋白、被检抗凝血样。

(3)操作步骤:①将试剂置于 37 ℃水浴箱,加热至 37 ℃。②将被检抗凝红细胞用生理盐水洗涤 3～6 次,每次洗涤用生理盐水 3.5～4 mL(不超过 4 mL,否则生理盐水加入量过多容易溢出)。末次 1 000 g 离心至少 5 分钟,弃尽上清液,制备压积红细胞,保留末次洗涤液。③取压积细胞 1 份,加生理盐水 9 份、洋地黄皂苷 0.5 份,颠倒混匀,使红细胞全部溶血。④立即 1 000 g 离心 5 分钟,弃去上清液。⑤洗涤红细胞基质至少 5 次,直至出现白色。⑥弃去上清液,在基质中加入 2 mL 甘氨酸,颠倒混匀至少 1 分钟。⑦立即 500 g 离心 5 分钟。⑧取出上清液,加入 0.2 mL pH 8.2 磷酸缓冲液,混匀。⑨立即 500 g 离心 5 分钟。⑩留取上清液,即为放散液,用放散液进行所需的检测,并用末次洗涤液做平行对照。

(4)注意事项:①试剂在使用前要预温至 37 ℃。②每次颠倒混匀都要充分,以保证试验结果的准确。③可以检测末次洗涤液中是否有残存抗体来判定洗涤是否充分。如果末次洗涤液中检出了残存抗体,表明洗涤不充分,会影响放散效果。

(5)适用范围:适用于解离红细胞上致敏的 IgG 抗体。

五、吸收放散试验的概念

先使抗体与对应抗原在适合的条件下结合,再改变某些物理或化学条件,使抗体从结合的红细胞上解脱下来的试验方法称为吸收放散试验。根据试验的目的不同,吸收试验与放散试验可以联合使用,也可以分开应用。

六、吸收放散试验的应用

(一)证实红细胞的弱抗原[以弱 A(或 B)抗原的检验为例]

1.原理

有些弱 A 或弱 B 抗原的红细胞不能被抗-A 或抗-B 抗体所凝集,但可以吸收这种抗体。若能从致敏红细胞上放散出该抗体,便可证实红细胞上有弱 A 或弱 B 抗原的存在。

2.器材

10 mm×75 mm 透明光洁试管,移液器,放大镜或显微镜,4 ℃冰箱,37 ℃水浴箱,血清学专用水平离心机。

3.试剂与材料

人血清(多克隆)抗-A 和/或抗-B(注:因为一些单克隆 ABO 定型试剂,对 pH 及渗透压的变化敏感,所以不适用于吸收放散试验)、生理盐水、被检抗凝血样、2%~5%的 A、B、O 型试剂红细胞。

4.操作步骤

(1)取被检抗凝红细胞 1 mL,用生理盐水洗涤 3~6 次,每次洗涤用生理盐水 3.5~4 mL(不超过4 mL,否则生理盐水加入量过多容易溢出)。末次 1 000 g 离心至少 5 分钟,要尽量弃尽上清液,得压积红细胞。

(2)如怀疑是弱 A 抗原,在压积红细胞中加入 1 mL 抗-A 试剂血清;如怀疑是弱 B 抗原,则加入 1 mL 抗-B 试剂血清。

(3)充分混匀,放于 4 ℃冰箱 1 小时,其间轻摇试管几次,使其充分作用。

(4)离心混合物,取上清液至另一个试管中(用于比较吸收前后抗-A、抗-B 试剂血清的效价)。

(5)用 4 ℃冷盐水至少洗涤红细胞 6 次,保留末次洗涤液做游离抗体检测。

(6)用"热放散法",从细胞上放散下抗体。

(7)1 000 g 离心 1 分钟,将上层放散液转入另一试管中。

(8)检测放散液,同时用末次洗涤液做平行对照。

(9)取试管 6 支做好标记,分别在小试管中加入放散液或末次洗涤液 100 μL,再分别加入 2%~5%的 A、B、O 型试剂红细胞悬液各 50 μL。

(10)1 000 g 离心 15 秒观察结果,亦可将试管放置 4 ℃冰箱 30 分钟或 4 ℃冰箱过夜后离心观察结果。

5.结果分析和判定

结果分析和判定见表 3-4。

表 3-4　吸收放散试验判定弱 A(或 B)抗原

末次洗涤液与试剂红细胞的凝集反应			放散液与试剂红细胞的凝集反应			ABO 血型结果判定
A 细胞	B 细胞	C 细胞	A 细胞	B 细胞	C 细胞	
0	0	0	0	0	0	/
0	0	0	+	0	0	A
0	0	0	0	+	0	B
0	0	0	+	+	0	AB

注:+表示凝集;0 表示无凝集。

(1)末次洗涤液与 A 型或 B 型红细胞不凝集,放散液与 A 型和/或 B 型红细胞凝集,判断为阳性,表明放散液中存在抗-A 和/或抗-B,是被检红细胞吸收了试剂血清中的抗-A 和/或抗-B 所致,由此判断被检红细胞上带有 A 和/或 B 抗原。

(2)放散液不与 A 或 B 型试剂红细胞发生凝集,表明被检细胞上不带有 A 和/或 B 抗原,没有吸收抗-A 和/或抗-B;或是放散液制备失误所造成,因此不能判断是否为 O 型。

(3)如放散液与 O 型试剂红细胞发生凝集,表明在吸收放散过程中,重新获得了一些其他的或附加的抗体。

(4)如果末次洗涤液与 A 型或 B 型红细胞凝集(检出残存抗体),表明洗涤不充分,或结合的抗体在洗涤过程中发生了分离,结果不可信。

6.适用范围

弱 A(或 B)抗原的检验,间接判定 ABO 血型。

7.注意事项

(1)吸收过程中应尽可能使用人源(多克隆)血清。如没有人源血清,可将试剂血清稀释(效价以 32 为宜)后使用。因为如果血清效价太高,经红细胞吸收后效价下降不明显,难以判断结果。

(2)红细胞经洗涤压积,盐水应尽量去尽,以免稀释试剂血清。

(3)放散时应严格注意温度和时间,弱 A(或弱 B)抗原检测,吸收温度以 4 ℃为宜。温度过高,红细胞易溶解;温度过低,抗体从红细胞上放散不完全。

(4)加大吸收用的试剂血清量,放散液内可以得到更多的抗体。

(二)分离抗体

从含有多种抗体的血清中分离出一种已知抗体,采用本法最可靠。如从一份含有抗-B、抗-M 的血清中分离抗-M,可用 B(一)M(+)细胞吸收血清后做放散,便得到单一的抗-M。但本法只能分离混合抗体,不能分离复合抗体(复合抗体只与复合抗原起反应,不能通过吸收放散试验分开)。如可以分离抗-E ＋抗-c,不适用于分离抗-cE。如从一份含有抗 Ce 血清中分离不出抗-M。

1.器材

10 mm×75 mm 透明光洁试管,移液器(或滴管,矫正为每滴 50 μL),放大镜或显微镜,4 ℃冰箱,37 ℃水浴箱,血清学专用水平离心机。

2.试剂与材料

生理盐水,被检血清,带特定表型的抗凝红细胞。

3.操作步骤

(1)将带某种特定表型抗凝红细胞用盐水洗涤 3～6 次,每次洗涤用生理盐水 3.5～4.0 mL(不超过4 mL,否则生理盐水加入量过多容易溢出)。末次 1 000 g 离心至少 5 分钟,要尽量弃尽上清液,得压积红细胞。

(2)取 1 mL 压积红细胞,加 1 mL 被检血清,根据抗体的性质选择 4 ℃或 37 ℃孵育 30～60 分钟,吸收期间混匀数次,让要吸收的某种特异性抗体被充分吸收,然后对吸收的抗体进行放散,由此某种特异性抗体被保留在血清中,某种特异性抗体被转移在放散液中,被检血清中可能存在的多种特异性抗体得到分离。

(3)采用适当技术(如使用盐水试验或间接抗人球蛋白试验)分别鉴定保留在血清中和放散液中的抗体特异性。IgM 性质抗体用盐水试验,IgG 性质抗体用间接抗人球蛋白试验。

例如,如果被检血清中含抗-B 和抗-M,则:①取 1 mL B(+)M(一)表型的压积红细胞,加 1 mL 被检血清,置于 4 ℃孵育 30～60 分钟,吸收被检血清中的抗-B,保留抗-M。②对吸收有抗-B 的细胞做热放散试验,获得含有抗-B 的放散液。③取 2 支试管做好标记,各管分别加入吸收后的血清(含抗-M)100 μL,一管加入2%～5%B(+)M(-)表型红细胞悬液50 μL,另一管加入2%～5%B(-)M(+)表型红细胞悬液50 μL,1 000 g离心15秒观察结果。④取另2支试管做好标记,各管分别加入放散液(含抗-B)100 μL,一管加入2%～5%B(+)M(-)表型红细胞悬液50 μL,另一管加入2%～5%B(-)M(+)表型红细胞悬液50 μL,1 000 g离心15秒观察结果。

4.结果分析和判定

结果分析和判定见表3-5。

表3-5　多种特异性抗体的分离和判定(以分离抗-B和抗-M为例)

	吸收以后的血清			放散液
红细胞表型	B(-)M(+)	B(+)M(-)	B(-)M(+)	B(+)M(-)
凝集反应	0	+	+	0
结果判定	抗-B分离		抗-M分离	

注:+表示凝集;0表示无凝集。

(1)凝集格局符合上表,表示抗体被分离。

(2)凝集格局不符合上表,表示抗体没有被完全分离。

(3)若抗体没有被完全分离,重复操作步骤(1)～(2)。

5.适用范围

(1)适用于从含有多种抗体的血清中分离或提取出一种抗体(若血清中IgM和IgG类型的抗体并存时,要先做中和抑制试验)。

(2)只适用于分离"混合抗体"(如抗-E+抗-c),不适用于分离"复合抗体"(如抗-cE)。

6.注意事项

(1)在分离混合抗体时,选择吸收用的红细胞很重要。吸收用的红细胞含有与欲吸收抗体发生反应的对应抗原,而缺乏与欲保留抗体发生反应的对应抗原。例如,被检血清中含抗-c+抗-E,可以用c(+)E(-)或c(-)E(+)的红细胞吸收抗-c或抗-E,保留抗-E或抗-c,然后再把抗-c或抗-E放散下来。如果被检血清足够多,也可以把被检血清分为两份,一份用c(+)E(-)的红细胞吸收抗-c,然后再把抗-c放散下来;另一份用c(-)E(+)的红细胞吸收抗-E,然后再把抗-E放散下来。

(2)用于吸收的细胞量必须足够,被检血清与细胞的比例,取决于移出抗体的浓度。一般细胞:血清=1:1。但对于高效价的抗体,往往要增加细胞与血清比例,或反复多次吸收,但反复多次吸收有可能稀释抗体效价。

(3)该方法也可用于证实血清中存在的抗体。用已知抗原的细胞吸收待检血清,如果该细胞能够吸收待检血清中的抗体,并放散下来,说明待检血清中含有已知抗原相应的抗体;否则说明待检血清中不含有相应抗体。

(雷云静)

第三节　抗　原　检　验

抗原是能刺激机体免疫系统引起特异性免疫应答的非己物质。它可以在体内或体外与其对应的特异性抗体或致敏淋巴细胞结合,产生免疫反应,因此可以利用已知特异性的抗体检验抗原的特异性。抗原检验中通常应用红细胞凝集试验,必要时做凝集抑制试验和吸收放散试验。因临床输血中,常规只要求检验 ABO、Rh(D)血型,故本节重点讨论 ABO、Rh 血型系统抗原检验的有关问题。

一、ABO 血型系统抗原检验

根据红细胞膜上有无 A 抗原和/或 B 抗原,将血型分为 A 型、B 型、AB 型及 O 型 4 种。A 型人血清中含抗-B 抗体,B 型人血清中含抗-A 抗体,O 型人血清中含抗-A 和抗-B 抗体,AB 型人血清中不含 ABO 抗体。

可采用抗 A 和抗 B 试剂血清检验红细胞上有无对应的 A 抗原/B 抗原(正定型),采用 A 型试剂红细胞和 B 型试剂红细胞检测血清中有无对应的抗-A/抗-B 抗体(反定型),必须同时从正定型和反定型两项实验来检验样本的 ABO 血型。

(一)玻片检验法

1.器材

玻片或专用凹形硬纸片,移液器(或滴管,矫正为每滴 50 μL),竹签或塑料棒。

2.试剂与材料

抗-A、抗-B 和抗-A、B 试剂血清、被检抗凝血样(最好为 1 管抗凝血样,用于制备生理盐水红细胞悬液;1 管不抗凝血样,用于分离血清;如果只有 1 管抗凝血样,分离抗凝充分的血浆备用,然后制备生理盐水红细胞悬液)、2%～5%的 A、B 和 O 型试剂红细胞悬液(3～5 人份同型红细胞经洗涤 3 次后混合配制而成)。

3.操作步骤

(1)先用记号笔在玻片上画成方格,再在方格或凹形硬纸片上分别标明抗-A、抗-B、抗-A、B 和 A、B、O 型红细胞(如图 3-2 所示)。

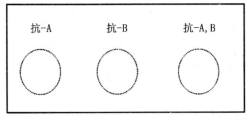
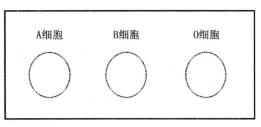

图 3-2　玻片检验法

(2)在标明抗-A、抗-B 和抗-A、B 的方格里加对应的试剂血清,具体用量遵照试剂血清说明书。如标记为抗-A 的方格里加抗-A 试剂血清,依此类推。

(3)各方格里再分别加入 2%～5%被检红细胞悬液 50 μL(红细胞悬液的浓度通常为 2%～

5％,但也可以使用全血或更高浓度,具体要求遵照试剂血清说明书)。

(4)分别用干净的竹签或塑料棒(各孔竹签或塑料棒不可混淆)将血清和红细胞悬液充分混合均匀涂开,使其覆盖面积大约 20 mm×20 mm。

(5)缓慢连续倾斜转动玻片或纸片,1～5 分钟内观察结果。

(6)在标明 A、B 和 O 型红细胞的方格里分别加被检血清(或血浆)100 μL。

(7)再在对应的方格里加 A、B 和 O 型试剂红细胞悬液各 50 μL,如标记为 A 型的方格里加 A 型试剂红细胞悬液 50 μL,依此类推。

(8)分别用干净的竹签或塑料棒将红细胞悬液和试剂血清充分混合,并把混合物均匀涂开,使其覆盖面积大约 20 mm×20 mm。

(9)缓慢连续倾斜转动玻片或纸片,1～5 分钟内观察结果。

4.结果分析和判定

(1)出现凝集或溶血判为阳性。

(2)在 1～5 分钟后红细胞仍呈均匀混悬状态判为阴性。

(3)结果可疑者或正反定型不一致的,用试管法复检。

(4)结果判定标准见表 3-6。

表 3-6　ABO 血型判定标准

被检者红细胞与试剂血清的凝集反应			被检者血清与试剂红细胞的凝集反应			ABO 血型结果判定
抗-A	抗-B	抗-A,B	Ac	Bc	Oc	
0	0	0	+	+	0	O
+	0	+	0	+	0	A
0	+	+	+	0	0	B
+	+	+	0	0	0	AB

注:+:表示凝集;0:表示无凝集。

5.适用范围

适用于常规 ABO 血型检测。

(二)试管检验法

1.器材

10 mm×75 mm 透明光洁试管,移液器(或滴管,矫正为每滴 50 μL),放大镜或显微镜,4 ℃冰箱,血清学专用水平离心机。

2.试剂与材料

抗-A、抗-B 和抗-A,B 试剂血清,被检抗凝血样(最好为 1 管抗凝血样,用于制备被检红细胞生理盐水悬液;1 管不抗凝血样,用于分离血清;如果只有 1 管抗凝血样,分离抗凝充分的血浆备用,然后制备生理盐水红细胞悬液),2％～5％A、B 和 O 型试剂红细胞悬液。

3.操作步骤

(1)取 10 mm×75 mm 试管若干支,分别标明抗-A、抗-B 和抗-A,B 及 A、B 和 O 型红细胞,亚型检验还需要标记抗-A1 和抗-H。

(2)在标记好的试管底部加入对应的试剂血清,具体用量遵照试剂血清说明书要求。如标记为抗-A 的试管里加抗-A 试剂血清 100 μL,依此类推。

（3）每支试管里再分别加入2%～5%被检红细胞悬液50 μL。亚型检验时将试剂血清和被检细胞在室温或4 ℃孵育30分钟，以增强抗原与抗体的结合。

（4）在标明A、B和O型红细胞的试管底部分别加入被检血清（或血浆）100 μL。

（5）再在对应的试管底部加入5%的A、B和O型试剂红细胞悬液各50 μL，如标记为A型的试管里加A型试剂红细胞悬液50 μL，依此类推。

（6）混匀，除亚型检验外，立即离心，1 000 g离心15秒。

4.结果分析和判定

（1）先以肉眼观察上清液有无溶血现象，然后再轻轻摇动试管，使沉于管底的细胞扣悬浮，检查有无凝集块。

（2）溶血或凝集都判定为阳性结果。

（3）重悬红细胞扣后的红细胞均匀悬浮无凝集判定为阴性结果。

（4）正常样本的ABO血型，正反定型的结果是相符的，结果判定标准见表3-6。

（5）ABO亚型的判定需要综合分析，判定标准遵循疑难血型鉴定与疑难配血标准。

5.适用范围

ABO血型检验（包括ABO亚型的检验）。

（三）仪器自动化检验法

1.原理

用全自动样本处理系统将样本（红细胞悬液/血浆）和试剂（试剂血清/试剂红细胞）加于96孔微量板上，然后将微量板离心、振荡后，用酶标仪扫描微量板M型孔底中线上40个点的透光度，通过与设定的阳性参考曲线和阴性参考曲线比较，根据程序设定的ABO正反定型模式统计判定样本的ABO血型。

2.器材

样本处理系统（如TECAN RSP150），普通离心机，平板离心机，振荡混匀器，TECA N酶标仪。

3.试剂与材料

抗-A、抗-B试剂血清，待检抗凝血样，生理盐水，2%～5%A、B和O型试剂红细胞悬液（3～5人份同型红细胞经洗涤3次后混合配制而成），96孔板（U形底），96孔板（平底）。

4.操作步骤

（1）样本处理：①将待检样本2 000 g离心10分钟。②将样本去盖后装于样本处理系统的样本架上并扫描样本条码。

（2）程序参数设定：①在参数设置程序中，设定待检样本红细胞悬液制备的参数，生理盐水量为495 μL，压积红细胞量为5 μL，浓度为1%。②在参数设置程序中，设定正定型检测的参数，抗A、抗B试剂血清量均为25 μL，待检红细胞悬液量为50 μL。③在参数设置程序中，设定反定型的参数，A型、B型、O型试剂红细胞悬液的量均为25 μL，待检血浆量为50 μL。

（3）自动加样。①正定型加样：仪器按设定程序在96孔U形板中按顺序加入抗A、抗B试剂血清。然后吸取生理盐水、压积RBC，在96孔平底板中预稀释板配制RBC悬液，再将配制好的悬液分别加入有试剂血清的96孔U形板孔中。②反定型加样：仪器按程序分别将每份待测血浆加入U形微板孔中，按先后顺序加入A型、B型、O型试剂红细胞悬液。

（4）离心：将加样完的96孔U形板放入平板离心机离心，190 g，2分钟，取出将其放入振荡仪1 000 r/min振荡30秒,静置1～3分钟。

5.结果分析和判定

(1)用测定波长为620 nm酶标仪扫描微孔底40个点的透光度值。

(2)设定参考曲线:①红细胞凝块聚集于微量板孔中央,透光度小;外周很少甚至没有游离的红细胞,透光度大,透光度曲线呈"U"形,此类曲线设定为阳性参考曲线。②红细胞均匀分布于微量板孔内,透光度曲线平缓呈"一"形,此类曲线设定为阴性参考曲线。

(3)结果判定:微孔板在酶标仪上读数后计算出每一孔的吸光度曲线并与设定的参考曲线相比较,从而确定出每一孔的阴阳性。然后根据预先设定在酶标仪中的 ABO 血型判定标准,仪器自动确定每个样本的血型结果。

6.注意事项

(1)样本要充分抗凝,否则将会引起加样针堵塞、加样量不准。

(2)反定型使用的试剂红细胞悬液,最好为新鲜配制,浓度控制在 2%～5%,否则容易给酶标仪判读造成困难。

(3)U 形板底有异物或划痕时,容易误判,最好使用一次性微量板。

7.技术优点

(1)采用自动化加样,加样量精确、迅速,避免了手工加样的人为误差。

(2)酶标仪判读,血型结果自动打印,克服了手工检验血型无原始记录的漏洞。

(四)毛细管检验法

1.原理

刚释放出来的年轻红细胞比重接近 1.078,随着红细胞的成熟和衰老,比重变为 1.114 左右。利用比重差异,将年轻红细胞和衰老红细胞分开,制备年轻红细胞悬液,检测年轻红细胞的血型。

2.器材

10 mm×75 mm 透明光洁试管、4 mm×75 mm 毛细管、毛细管血液离心机、橡皮泥、小砂轮。

3.试剂与材料

被检者血样(要求用 EDTA 抗凝,采血后 24 小时内使用;输血后 3 天或更长时间后的血样分离效果较好);生理盐水。

4.操作步骤

(1)将被检者 EDTA 抗凝血 3 mL 离心,取压积红细胞充满毛细管。

(2)拿橡皮泥堵住毛细管的两侧,放入毛细管血液离心机。

(3)离心,1 000 g,2～3分钟。

(4)取出毛细管,将毛细管中有少量血浆的部分拿小砂轮割掉。

(5)拿小砂轮割掉毛细管头(近心端)、尾(远心端)各 1 cm,剩余部分放入标记好的试管中。

(6)用生理盐水洗涤 3 次,配制 2%～5%的红细胞生理盐水悬液,待用。

(7)以下同试管检验法的操作步骤(1)～(6)。

5.结果分析和判定

同试管检验法。

6.适用范围

(1)用于近期输血患者的血型鉴定。

（2）用于骨髓移植后患者的血型鉴定。

7.临床意义

近期输血的患者，供者红细胞和自身红细胞混合存在，但输入的供者红细胞往往比患者自己的年轻红细胞老化，使用毛细管法制备自身红细胞，可准确鉴定患者的血型。

（五）注意事项

1.ABO 定型试剂要符合国家标准

（1）ABO 正定型试剂血清必须符合下列要求：抗-A、抗-B 要有国家有关部门的批准文号，符合国家标准；抗-A、B、抗-A1、抗-H 要符合行业标准。

（2）每批试剂血清在使用前必须做质量监控，包括外观、效价和亲和力等，若有不符合标准者，不能投入使用。试剂血清要在有效期内使用，保存条件（如保存温度）和使用条件（如试剂血清与被检红细胞的比例，反应温度）严格按照试剂血清说明书要求。

（3）ABO 反定型细胞必须符合下列要求：3～5 个正常供者的 ABO 同型红细胞经洗涤 3 次后混合，配制为 2％～5％红细胞生理盐水悬液，4 ℃保存。每次使用前确认无溶血、无浑浊或絮状物，并用抗 A、抗 B 试剂血清复查血型，观察凝集强度是否正常（4＋）。

ABO 正定型要用抗凝的血样，（用生理盐水洗涤 3 次）配制 2％～5％红细胞生理盐水悬液。避免从凝集的血块上洗下红细胞做实验；ABO 反定型所用的被检血清，必须充分凝血；如果使用血浆则必须充分抗凝，以避免实验过程中纤维蛋白析出干扰结果判定。

ABO 正定型要同时用抗-A、抗-B、抗-A、B 三种试剂血清，不能只用抗-A、抗-B。因抗-A、B 有助于发现弱 A/B 抗原及验证抗-A/抗-B 是否被漏加及是否失效等。ABO 反定型要用 O 型红细胞，这样可以提示抗-H（如孟买型）、某些 IgM 类不规则抗体，冷凝素或自身抗体。

操作时，先加血清后加红细胞，以便容易核实是否漏加血清。

婴儿出生后 6 个月左右才产生抗体，故新生儿不必做反定型（仅供参考）。新生儿 ABO 抗原较弱，分析结果时要考虑到这个因素。

2.如果出现以下情况，应排除 ABO 亚型

（1）正定型凝集弱于 2＋；反定型凝集弱于 1＋。

（2）正反定型不一致。

（3）抗-A、B 与抗-A/抗-B 的凝集强弱不平行或凝集呈 mf。

如怀疑 A 抗原和/或 B 抗原因各种原因减弱（如年龄、疾病、治疗用药），可以采用下列技术证实红细胞带有的弱 A 抗原和/或 B 抗原：①试剂血清与被检红细胞混合，室温静置 1 小时或 4 ℃孵育 30～60 分钟。②检查被检者唾液中的 ABH 物质做参考，见本章第一节凝集抑制试验。③用吸收放散试验证实红细胞上的抗原，见本章第二节吸收放散试验。④用低离子（LISS）液增强反应。

（六）临床意义

ABO 血型检验是临床输血的第一步骤，是安全有效输血的基础，ABO 血型不合的输血可能导致严重的输血反应甚至死亡。ABO 血型检验也可用于新生儿溶血病诊断。

二、Rh 血型系统抗原检验

Rh 抗原有 D、C、c、E、e 5 种，可分别用抗-D、抗-C、抗-c、抗-E、抗-e 5 种 Rh 试剂血清，检查红细胞上是否存在对应的抗原，用 5 种 Rh 试剂血清检验，结果可有 18 种表型。在临床输血中，因

D抗原的抗原性最强,《临床输血技术规范》只要求做D抗原检验。凡被检红细胞和抗D试剂凝集者判定为RhD阳性/Rh阳性;无凝集者判定为初检RhD阴性/Rh阴性,排除弱D/极弱D表型后方可报告阴性结果。

(一)玻片检验法

1.器材

玻片或专用凹形硬纸片,移液器(或滴管,矫正为每滴50 μL)。

2.试剂与材料

抗-D试剂血清(必须是盐水凝集试剂),2%～5%被检红细胞悬液(也可以用全血或更高浓度的红细胞,具体要求必须遵照试剂血清说明书),RhD阳性红细胞悬液,正常AB型血清。

3.操作步骤

(1)先用记号笔在玻片上画成方格,再在方格或凹形硬纸片上分别标明抗-D、阳性对照和阴性对照。

(2)在标明抗-D和阳性对照格中加入抗-D试剂血清,用量按照厂家说明书操作。阴性对照格中加入正常AB型血清100 μL。

(3)阳性和阴性格中各加入RhD阳性红细胞悬液50 μL,抗-D格中加入被检红细胞悬液50 μL。

(4)分别用干净的竹签或塑料棒(各孔竹签或塑料棒不可混淆)将血清和红细胞悬液充分混合均匀涂开,使其覆盖面积大约20 mm×20 mm。

(5)缓慢连续倾斜转动玻片或纸片1～5分钟内观察结果。

4.结果分析和判定

(1)当阳性对照格出现凝集,阴性对照格未出现凝集时,被检红细胞格出现凝集,判定结果为阳性,表示受检者红细胞上带有D抗原。

(2)当阳性对照格出现凝集,阴性对照格未出现凝集时,被检红细胞格未出现凝集,判定结果为阴性,表示受检者红细胞上未带有D抗原。

(3)当阳性对照格未出现凝集,或阴性对照格出现凝集时,被检格的结果不可信,不能发出报告,必须复检分析原因。

(4)结果判定标准见表3-7。

表3-7　RhD抗原判定标准

被检项目	试剂血清和红细胞	凝集反应	
RhD	正常AB型血清加RhD阳性红细胞	0	0
	抗D血清加RhD阳性红细胞	+	+
	抗D血清加被检红细胞	+	0
	结果判定	RhD阳性	RhD阴性

注:①+:表示凝集;0:表示无凝集。②RhC、Rhc、RhE、Rhe的判定标准和RhD相同。

(5)本方法检验为RhD阴性者,只能判定为初检RhD阴性。

(二)试管检验法

1.器材

10 mm×75 mm透明光洁试管,移液器(或滴管,矫正为每滴50 μL),放大镜或显微镜,血清学专用水平离心机。

2.试剂与材料

抗-D 试剂血清,2%～5%被检红细胞悬液,RhD 阳性红细胞悬液[3 个 O 型 RhD 阳性红细胞经洗涤 3 次后混合配制而成的 2%～5%的红细胞悬液],正常 AB 型血清。

3.操作步骤

(1)取 10 mm×75 mm 试管 3 支,分别标记为"抗-D 被检""阳性对照"和"阴性对照"。

(2)在标明抗-D 被检和阳性对照的管中分别加入抗-D 试剂血清(用量按照厂家说明书操作),阴性对照管中加入 AB 型血清 100 μL。

(3)阳性和阴性管中分别加入 RhD 阳性红细胞悬液 50 μL,抗 D 被检管中加入被检红细胞悬液 50 μL。

(4)轻轻混匀,1 000 g 离心,15～30 秒。

(5)观察上清液有无溶血,并轻轻摇动试管,使沉于管底的细胞扣浮起,观察有无凝集。

4.结果分析和判定

(1)当阳性对照管出现凝集,阴性对照管无凝集时,加有被检红细胞的管出现凝集,判定结果为阳性,表示受检者红细胞上带有 D 抗原。

(2)当阳性对照管出现凝集,阴性对照管无凝集时,加有被检红细胞的管未出现凝集,判定结果为阴性,表示受检者红细胞上未带有 D 抗原。

(3)当阳性对照管无凝集,或阴性对照管出现凝集时,被检管的结果不可信,不能发出报告,必须复检分析原因。

(4)结果判定标准见表3-8。

表 3-8　RhD 阴性确认试验判定标准

| 检测项目 | 盐水凝集试验 | | | 间接抗人球蛋白试验 | | | 结果判定 |
抗 D 血清批号	1	2	3	1	2	3	
被检 1#	0	0	0	0	+	0	RhD 阳性 (部分 D 或弱 D)
被检 2#	0	0	0	0	+	+	RhD 阴性
被检 3#	0	0	0	0	0	0	
阴性对照	0	0	0	0	0	0	
阳性对照	0	0	0	+	+	+	

注:+:表示凝集;0:表示无凝集。

(5)本方法检验为 RhD 阴性者,只能判定为初检 RhD 阴性。

5.适用范围

(1)本方法只适用于室温条件下、盐水介质中,使用化学修饰的低蛋白或单克隆混合型 IgM/IgG 试剂血清、单克隆/多克隆低蛋白的 Rh 试剂血清检测 Rh 抗原。

(2)本方法不适用使用 IgG 型 Rh 试剂血清做 Rh 抗原检验。对于 IgG 型 Rh 试剂血清,要采用酶、抗人球蛋白、聚凝胺或微柱凝胶等试验技术进行检验。

(3)也可以分别用抗-C、抗-c、抗-E、抗-e 试剂血清检测被检红细胞的 C、c、E、e 抗原。这时要用 C、c、E、e 阳性红细胞悬液(配制方法同 RhD 阳性红细胞),做对应试验的阳性对照,RhC、Rhc、RhE、Rhe 的判定标准和 RhD 相同。

（4）初检为 RhD 阴性者，需要进一步做 RhD 阴性确认；RhC、Rhc、RhE、Rhe 阴性者，不需要做阴性确认。

6.注意事项

（1）目前多数商品 Rh 定型试剂为化学修饰低蛋白或单克隆混合型 IgM/IgG Rh 定型试剂，或单克隆/多克隆低蛋白定型试剂，可以采用盐水凝集试验。

（2）Rh 抗原的检测必须严格遵照试剂血清的说明书操作，如试剂血清和红细胞的比例及孵育温度和时间。

（3）如果直接抗人球蛋白试验（直抗）阳性的标本，使用单克隆混合型 IgM/IgG Rh 定型试剂，检测 Rh 血型可能发生抗原遮断现象，出现假阴性结果。因此对于此类表标本（如新生儿溶血病标本）要用 IgG Rh 定型试剂血清检测。操作方法参见本节"RhD 阴性确认试验"。

（4）也可以分别用抗-C、抗-c、抗-E、抗-e 试剂血清（必须是盐水凝集试剂）检测被检红细胞的 C、c、E、e 抗原。这时要用 C、c、E、e 阳性细胞做对应试验的阳性对照（配制方法同 RhD 阳性红细胞）。基层实验室在常规试验中，多不具备 RhD、RhC、Rhc、RhE、Rhe 阳性和阴性标准细胞，故采用 3 人份混合的 O 型红细胞加抗-D 做阳性对照、加正常 AB 型血清做阴性对照。

（5）一种特定的试剂血清可能和具有相应抗原的变异型红细胞不起反应。

7.临床意义

Rh 血型检验是临床输血的第一步骤，是安全有效输血的基础，Rh 血型不合的输血可能导致严重的输血反应甚至死亡；Rh 血型检验也可用于新生儿溶血病诊断、亲子鉴定和家系研究。

（三）RhD 阴性确认试验

RhD 抗原的表达分为正常 D、增强 D、弱 D、极弱 D（或放散 D、D$_{el}$）、部分 D、D 阴性 6 种。初检为 RhD 阴性者，需经 RhD 阴性确认试验后，才能发出 RhD 阴性的报告。由于 D 抗原是多个表位的嵌合体，其抗原数量减少或抗原结构产生变异所产生的一些弱 D 和不完全 D 红细胞，它们虽然有 RhD 抗原，但与初筛使用的抗 D 试剂血清可能无凝集或弱凝集而漏检。这些红细胞上 D 抗原的检测，需用人源性的 IgG 抗 D 试剂血清做抗人球蛋白试验；极弱 D（放散 D，D$_{el}$）是一种非常弱的 D 抗原，只能通过吸收放散试验或基因检测技术确认/排除。

1.弱 D 的确认/排除

（1）器材：10 mm×75 mm 透明光洁试管，移液器（或滴管，矫正为每滴 50 μL），放大镜或显微镜，37 ℃水浴箱，血清学专用水平离心机。

（2）试剂与材料：生理盐水，不同厂家或批号的 IgG 抗-D 试剂血清 3 份（可以更多，但要注意几个厂家的抗-D 不能为同一来源的细胞株或来自同一个人），抗人球蛋白试剂（要使用最适稀释度的抗人球蛋白试剂），IgG 致敏红细胞，2%～5% 被检者红细胞生理盐水悬液，Rh(D) 阳性红细胞悬液，正常 AB 型血清。

（3）操作步骤：①取试管 7 支，3 支分别标明 3 种不同的抗 D 试剂血清，3 支标明阳性对照，1 支标明阴性对照。②在标记好的抗-D 试剂血清管和阳性对照管中分别加入不同批号的抗-D 试剂血清（用量遵照试剂血清说明书），阴性对照管中加入正常 AB 型血清 100 μL。③在各抗-D 管中分别加入被检红细胞悬液 50 μL，对照管中加入 Rh 阳性红细胞悬液 50 μL。④混匀，在 37 ℃孵育 30～60 分钟（遵照试剂厂家的说明书操作）后，1 000 g 离心 15～30 秒。⑤轻轻重新悬浮细胞扣，用生理盐水洗涤细胞 3～4 次（每次洗涤用生理盐水 3.5～4 mL（不超过 4 mL，否则生理盐水加入量过多容易溢出）；末次洗涤后，弃尽上清液，用滤纸吸尽试管口边缘残余液体。

⑥每管加最适稀释度的抗人球蛋白试剂血清 50～100 μL(遵照试剂说明书要求),轻轻混匀,然后 1 000 g 离心 15～30 秒。⑦轻轻摇动细胞扣,观察有无凝集。⑧如果抗-D 管无凝集,则加入 IgG 致敏红细胞 50 μL,再次离心(1 000 g,15～30 秒),以确认阴性结果。

(4)结果分析和判定。①确认阴性结果:无凝集的抗-D 管中加入 IgG 致敏红细胞后离心,出现凝集,判定阴性结果正确,否则可能是红细胞洗涤不充分而呈假阴性,必须重新试验。②如果阳性对照管未出现凝集或阴性对照管出现凝集,抗-D 管的结果不可信,不能发出报告,必须复检分析原因。③如果阳性对照管出现凝集,阴性对照管未出现凝集 3 个抗-D 管中只要有 1 管出现凝集,判定为 RhD 阳性(部分 D 或弱 D 抗原)。④如果阳性对照管出现凝集,阴性对照管未出现凝集,3 个抗-D 管均无凝集,判定为 RhD 阴性。⑤结果判定标准见表 3-8。

(5)注意事项:①确认试验中所选用的抗 D 试剂所识别的 D 表位应与初筛使用的抗-D 识别的 D 表位不同。部分 D 的确认/排除,理论上应当用一套包含全部 D 表位的单克隆试剂血清检测,但基层实验室难以具备,实际操作中难以办到,故用几个不同厂家/批号的 IgG 抗-D 试验。一般使用 3 种以上抗不同 D 表位的试剂血清做实验。但由于国内抗-D 尚未统一管理,可能几个厂家/不同批号的抗-D 血站是来自同一个人/细胞株。②理想的阴性对照是用相应的试剂血清和 RhD 阴性红细胞反应,如果无 RhD 阴性红细胞,可用正常 AB 型血清加 3 人份混合的 O 型 RhD 阳性红细胞替代。

2.极弱 D(放散 D,D$_{el}$)的确认/排除

(1)器材:10 mm×75 mm 透明光洁试管,移液器(或滴管,矫正为每滴 50 μL),放大镜或显微镜,37 ℃水浴箱,血清学专用水平离心机。

(2)试剂与材料:生理盐水,等体积三氯甲烷和三氯乙烯的混合物(三氯甲烷和三氯乙烯要用分析纯),人源性 IgG 抗 D 试剂血清,抗人球蛋白试剂,IgG 致敏红细胞,RhD 阳性红细胞悬液[3 个 O 型 RhD 阳性红细胞经洗涤 3 次后混合配制而成的 2％～5％红细胞悬液],正常 AB 型血清,被检样本(抗凝血)。

(3)操作步骤:①将被检者抗凝红细胞用生理盐水洗涤 3 次,每次洗涤用生理盐水 3.5～4.0 mL(不超过 4 mL,否则生理盐水加入量过多,容易溢出),末次离心至少 5 分钟,弃尽上清液,制备压积红细胞。②取 1 mL 压积红细胞加入 IgG 抗-D 试剂血清 1 mL,混匀,于 37 ℃孵育 30～60 分钟,其间混匀数次,使其充分吸收,然后 1 500 g 离心 2 分钟,移除上层血清。③用生理盐水洗涤红细胞至少 6 次,末次离心至少 5 分钟,弃尽上清液,制备吸收后压积红细胞。④取吸收后压积红细胞 1 份加生理盐水 1 份混匀,再加入三氯甲烷-三氯乙烯混合物 2 份。⑤用塞子塞紧试管口,用力振摇 10 秒,倒置 1 分钟充分混匀。⑥打开塞子,37 ℃水浴 5 分钟,其间摇动数次,让三氯甲烷-三氯乙烯挥发。⑦1 500 g 离心 5 分钟,吸取最上层液体即为放散液(注意不要吸取中层或下层深红色液体)。⑧另取试管 4 支,标记为"被检""阳性对照""阴性对照""平行对照",被检管中加入放散液 100 μL、Rh 阳性红细胞悬液 50 μL;阳性对照管中加入抗 D 试剂血清 100 μL、Rh 阳性红细胞悬液 50 μL;阴性对照管中加入正常 AB 型血清 100 μL、Rh 阳性红细胞悬液 50 μL;平行对照管中加入末次洗涤液 100 μL、Rh 阳性红细胞悬液 50 μL,做间接抗人球蛋白试验。⑨检查和记录凝集结果。

(4)结果分析与判定。①确认阴性结果:无凝集管中加入 IgG 致敏红细胞后离心,出现凝集,确认阴性结果正确,否则可能是红细胞洗涤不充分而呈假阴性,必须重新试验。②如果阳性对照管未出现凝集或阴性对照管出现凝集,结果不可信,不能发出报告,必须复检分析原因。

③如果阳性对照管出现凝集,阴性对照管未出现凝集,放散液与 Rh 阳性红细胞凝集表明被检者红细胞上有 D 抗原,判定为 D_{el} 型。④如果阳性对照管出现凝集,阴性对照管未出现凝集,放散液与 Rh 阳性红细胞未出现凝集表明被检者红细胞上不带有 D 抗原,判定为 RhD 阴性。⑤结果判定标准见表 3-9。

表 3-9 极弱 D 抗原(D_{el})判定标准

被检项目	放散液/试剂血清＋红细胞		凝集反应
RhD	正常 AB 型血清＋Rh 阳性红细胞	0	0
	抗 D 试剂血清＋Rh 阳性红细胞	＋	＋
	末次洗涤液＋Rh 阳性红细胞	0	0
	放散液＋ Rh 阳性红细胞	＋	＋
结果判断		极弱 D 抗原(Del)	Rh 阴性

注:＋表示凝集;0 表示无凝集。

(5)注意事项:①可以检测末次洗涤液中是否有残存抗体来判定洗涤是否充分。如果末次洗涤液中检出了残存抗体,表明洗涤不充分,会影响放散效果。②IgG 抗-D 试剂血清效价不宜过高(以效价为 8 为宜),需要提前标化。③可以用基因检测技术鉴定 D_{el} 抗原,但尚处于研究阶段。

3.临床意义

受血者标本一般只做抗-D 的直接凝集试验,献血者标本必须要再做弱 D 和极弱 D 的排除;弱 D 和极弱 D 供者的血液标记为 RhD 阳性,初检 RhD 阴性的受者要输注经过 RhD 确认的阴性血液,否则如果误输入弱 D 或极弱 D 供者的血液,会发生溶血性输血反应。

(雷云静)

第四节 不规则抗体筛查与检验

一、抗体的概念

抗体是机体在外来抗原物质的刺激下,经免疫应答而产生的一组具有免疫功能的球蛋白。此类免疫球蛋白可以在体外发生特异性抗原抗体反应。

二、抗体的分类

按照产生的原因,可将抗体分为 3 类:天然抗体、免疫抗体和自身抗体。

天然抗体是机体在没有可察觉抗原刺激下产生的抗体;免疫抗体是通过输血、妊娠或主动免疫(注射)等途径,由于同一种属的不同个体间红细胞抗原特异性不同而导致的同种免疫所产生(也称同种抗体);自身免疫性疾病患者血液循环中产生针对自身组织器官、细胞及细胞内成分的抗体,称为自身抗体。自身抗体的种类很多,抗红细胞抗体主要分为冷自身抗体和温自身抗体。

三、ABO 血型抗体和不规则抗体

ABO 系统的抗-A、抗-B 抗体,一般称为天然抗体(也称规则抗体),多数为 IgM 性质,在 2～

24 ℃范围内有较高的活性,盐水介质中能凝集相应红细胞;不规则抗体是指不符合 ABO 血型系 Landsteiner 法则的血型抗体,包括 ABO 亚型抗体和非 ABO 血型系统的抗体,多数为免疫性抗体(IgG 性质),在 37 ℃具有较高的活性,在盐水中不能凝集红细胞,必须通过其他介质,如酶、低离子强度溶液、抗人球蛋白、聚凝胺等才能使致敏的红细胞出现凝集。

四、不规则抗体筛查和检验方法

目前不规则抗体筛查和检验是采用已知抗原表型的 O 型试剂红细胞组,在不同温度下、采用不同介质筛查被检血清中有无不规则抗体,若筛查出不规则抗体,要检验不规则抗体的特异性。若发现有临床意义的不规则抗体,输血时要输入无对应抗原的红细胞,避免抗原抗体发生免疫反应,以达到安全输血之目的。

抗体筛查/检验(被检者血清加筛查/谱细胞),相当于被检者血清和筛查/谱细胞进行配血。使用的方法有盐水凝集试验、抗人球蛋白试验、酶试验;聚凝胺试验等,可按照抗体的血清学特性和实验室条件自行选择,但必须做抗人球蛋白试验;也可按照表 3-10、表 3-11 所列举的试验条件进行。

依据表 3-10 中各试验条件,将被检血清与筛查细胞反应的凝集强度记录于表格中的相应位置。

依据表 3-11 中各试验条件,将被检血清与谱细胞反应的凝集强度记录于表格中的相应位置。

表 3-10　不规则抗体筛查

试验条件	被检血清加筛查细胞			被检血清加自身红细胞
	I	II	III	
盐水试验				
聚凝胺试验				
酶试验				
抗人球蛋白试验				

表 3-11　不规则抗体检验

试验条件	被检血清加谱细胞									
	1	2	3	4	5	6	7	8	9	10
盐水试验										
聚凝胺试验										
酶试验										
抗人球蛋白试验										

五、抗体筛查和检验的影响因素

没有一种最理想的方法适用于所有标本,能检出所有的抗体。通常需要结合临床诊断资料综合判断,根据不同情况和要求综合运用盐水试验、抗人球蛋白试验、吸收放散试验、中和抑制试验等方法。

(一)抗体筛查和检验细胞的质量

1.用于抗体筛查的试剂红细胞

用于抗体筛查的试剂红细胞称筛查细胞。

(1)一套筛查细胞的抗原性由 2～3 人的 O 型红细胞提供,包含 D、C、c、E、e、M、N、S、s、Jk^a、Jk^b、Di^a、Di^b、K、k、P、Fy^a、Fy^b、Le^a 和 Le^b 等抗原,且抗原互补。

(2)筛查细胞要单独分装(单一的红细胞较混合红细胞敏感性更高)。

(3)Rh、MNSs、Duffy 和 Kidd 系统的多数抗体均表现有剂量效应,如抗-E、抗-C、抗-M、抗-S,故试剂红细胞上相应的抗原应为纯合子。

(4)筛查细胞大多不包括低频率抗原,不能检出低频率抗原抗体。

2.用于抗体检验的试剂红细胞

用于抗体检验的试剂红细胞也称配组细胞,又称谱细胞。

(1)一套谱细胞应包括尽可能多的抗原,以及一些缺乏某种抗原的红细胞。每一种血型抗原在谱细胞上保持一定的阴性和阳性比例,从统计学上保证对抗体特异性的确认。使用某抗原的试剂红细胞应为1个以上,仅用 1 个红细胞是不能证实抗体特异性的。

(2)由 8～16 人份 O 型红细胞组成一套谱细胞,包含 D、C、c、E、e、M、N、S、s、Jk^a、Jk^b、Di^a、Di^b、K、k、P、Fy^a、Fy^b、Le^a 和 Le^b 等抗原,能检验 Rh、MNSs、Kell、Diego、Kidd、P、Duffy 及 Lewis 等血型系统的抗体。

(3)Rh、MNSs、Duffy 和 Kidd 系统的多数抗体均表现有剂量效应,如抗-E、抗-C、抗-M、抗-S,故试剂红细胞上相应的抗原应为纯合子。

(4)能检验大多数单一抗体和多种混合抗体,能区分复合抗体和混合抗体(如复合抗-Ce 与混合抗-C 和抗-e)。

(5)标明 Rh 基因型(如 R1R1、R1R2)。

(6)注明对低频率抗原及高频率抗原是阴性还是阳性。

3.抗体筛查/检验细胞的来源

血型参比实验室或血液中心从经详细挑选和广泛检测血型抗原的 O 型供血者中获得,献血者定期献血,或一次献血后甘油冷冻保存,使用时用保养液配成浓度为 2%～5% 红细胞悬液,4 ℃可以保存 1 个月左右。商品化的试剂可直接使用。

4.抗体筛查/检验细胞的局限性

(1)实际操作中很难找到符合以上要求的筛查细胞,商品化的细胞有很多缺陷,实验前了解所用筛查/鉴定细胞的局限性是非常必要的。

(2)一些抗体与具有双剂量抗原的细胞反应较好,杂合子的细胞(单剂量)可能反应弱或不反应。目前市售的抗体筛查/检验细胞的 Rh、MNSs、Duff y 和 Kidd 等系统多数不是纯合子,可能会造成弱抗体的漏检。

(3)细胞储存时,一些抗原会变质,不能保证所有抗原阳性的细胞都与含有该抗原特异性抗体的被检血清反应。

(4)由于人种的差异,对输血产生影响的不规则抗体也有所不同,临床上很难找到完全覆盖所有抗原的筛查/检验细胞。因此在选择不规则抗体筛查/检验细胞时,应符合本地区不规则抗体分布的特点。

(二)试验方法

凝集试验的反应条件(孵育时间和温度)、检测凝集的方法(如裸视、镜检、分子筛等)、增强剂(低离子介质、清蛋白、聚乙二醇)的使用,都会影响到凝集反应的强度。

IgM抗体在4℃,凝集强度明显大于室温,37℃会有减弱。抗人球蛋白试验的敏感性大于聚凝胺试验,酶技术对Rh、Kidd血型系统的检出效果最好,但对某些抗原的破坏性比较大,如M、N、S、Fy^a、Fy^b,要考虑到可能造成的漏检。

(三)抗体的特异性

(1)抗体筛查为阴性,并不意味着被检血清中一定没有抗体,而只是在使用这些技术时缺乏与筛查细胞反应的抗体。这时要结合临床资料进行分析,以防止低亲和力和低效价抗体的漏检。如怀疑为弱抗体引起的溶血性输血反应或新生儿溶血病时,需增加血清与红细胞的比例重复进行试验,一般将血清从2体积增加到10体积或20体积。

(2)筛查细胞漏检ABO亚型抗体(如抗-A_1),若被检血清中存在抗-A_1,可以通过正反定型不符提示。

(3)有些抗体(如抗-Le^a,抗-Jk^a)在盐水介质中可溶解抗原不配合的红细胞,出现溶血现象。

(4)要在标本采集后的48小时内完成试验,放置时间过久,可能造成抗体减弱导致漏检。

(5)对补体依赖性抗体的检测不适于用血浆标本。

六、临床意义

对受者和特殊供者(有妊娠史、输血史)进行不规则抗体筛查和检验可以有效预防输血反应的发生,确保输血安全。同时也可用于新生儿溶血病的诊断和输血反应的检测和研究。

(雷云静)

第四章

交叉配血试验

第一节 盐水介质交叉配血试验

盐水介质交叉配血试验是用生理盐水作为红细胞抗原和血清抗体之间的反应介质,通过离心来观察抗原抗体反应情况。盐水介质配血试验是最古老的一种配血试验,临床上多与其他能检出不规则抗体的配血试验(如抗球蛋白试验等)联合使用。

一、标本

受血者不抗凝静脉血 2 mL,供血者交叉管血 2 mL。

二、原理

人类 ABO 血型抗体是以天然 IgM 类血型抗体为主(包括 MN、P 等血型抗体),这种血型抗体在室温盐水介质中与对应的红细胞抗原相遇,出现红细胞凝集反应,或激活补体,导致红细胞膜损伤,出现溶血。进行交叉配血试验时,观察受血者血清与供血者红细胞及受血者红细胞与供血者血清之间有无凝集和溶血现象,判断供、受者之间有无 ABO 血型不相合的情况。

三、器材

试管架、小试管、塑料吸管、离心机、显微镜、载玻片、记号笔等。

四、试剂

(1)0.9%生理盐水。

(2)5%红细胞生理盐水悬液:取洗涤后压积红细胞 1 滴,加入生理盐水 8 滴,此时是约为10%的红细胞悬液。取此悬液 1 滴,加入生理盐水 5 滴,即为 5%红细胞生理盐水悬液。

五、操作步骤

(1)取受血者和供血者的血液标本,以 3 000 r/min 离心 3 分钟,分离上层受、供者血清,并将压积红细胞制成 5%受、供者红细胞生理盐水悬液。

(2)受血者血清标记为 Ps(patient serum),供血者血清标记为 Ds(donor serum)。

(3)受血者5%红细胞生理盐水悬液标记为Pc(patient cel),供血者5%红细胞生理盐水悬液标记为Dc(doner cel)。

(4)取2支小试管,分别标明主、次,即主侧配血管和次侧配血管。按表4-1进行交叉配血试验。

表4-1 ABO血型交叉配血试验

主侧配血	次侧配血
受者血清+供者红细胞	受者红细胞+供者血清
Ps 2滴+Dcl滴	Pcl滴+Ds 2滴

(5)混匀,以1 000 r/min离心1分钟。

(6)小心取出试管后,肉眼观察上清液有无溶血现象,再轻轻摇动试管,直至红细胞成为均匀的混悬液。

(7)取载玻片一张,用两根吸管分别从主侧管和次侧管内吸取红细胞悬液1滴于载玻片两侧,用显微镜观察结果。

六、结果判断

ABO同型配血,主侧和次侧均无溶血及凝集反应表示配血相合,可以输用。任何一侧凝集、溶血或两侧均凝集、溶血为配血不合,禁忌输血。

七、注意事项

(1)配血前严格查对患者姓名、性别、年龄、科别、床号及血型,确保标本准确无误,同时,要复检受血者和供血者的ABO血型是否相符。

(2)配血试管中发生溶血现象是配血不合,表明有抗原抗体反应,同时还有补体参与,必须高度重视。

(3)试验中,每次滴加不同人血清或红细胞时,都应当更换吸管,或将吸管放置在生理盐水中反复洗涤3次,防止血清中抗体拖带,影响试验结果。

(4)红细胞加入血清以后,立即离心并观察结果,不宜在室温下放置,以免影响试验结果。

(5)观察结果时,如果存在纤维蛋白时,可以去除纤维蛋白块,主要观察混合液中有无凝集。

(6)室温控制在(22±2)℃,防止冷抗体引起凝集反应,影响配血结果的判断。

(7)患者一次接受大量输血(10个以上献血者),则献血者之间亦应进行交叉配血试验。

(8)盐水介质配血试验操作简单,是最常用的配血方法,可以发现最重要的ABO血型不合。但只能检出不相合的IgM类完全抗体,而不能检出IgG类免疫性的不完全抗体。对有输血史(特别是有过输血反应的患者)、妊娠、免疫性疾病史和器官移植史等患者,必须增加另外一种可以检测IgG类抗体的方法,保证输血安全。

八、结果报告

在完成各项输血前的血液免疫学检查并找到相配合的血液后,打印或填写输血记录单(表4-2)。此表一试两份,一份输血科保存,另一份病历存档。

表 4-2 ××××医院临床输血记录单

申请单号：_____ 姓名：_____ 性别：_____ 年龄：_____

住院号：_____ 科室：_____ 床号：_____ 血型：_____

预定输血成分：_____ 输血性质：_____

复检血型结果：_____ 交叉配血试验结果：_____

不规则抗体筛选结果：_____ 其他检查结果：_____

血型：_____ 血代号：_____ 血量：_____

配血者：

发血者：

取血者：

发血时间：

输血核对记录：

输血不良反应：

医护人员签字：

（雷云静）

第二节　酶介质交叉配血试验

酶介质交叉配血试验既能检出不相合的完全抗体，又能检出不相合的不完全抗体。从而使 ABO 系统抗体以外其他血型系统的绝大多数 IgG 类抗体得以检出，提高了输血的安全性。

一、标本

受血者不抗凝静脉血 2 mL，供血者交叉管血 2 mL。

二、原理

蛋白水解酶（木瓜酶或菠萝蛋白酶等）可以破坏红细胞表面带负电荷的唾液酸，使红细胞失去产生相互排斥的负电荷，导致红细胞表面的 Zeta 电势减小、排斥力减弱、距离缩短。同时酶还可以改变红细胞表面的部分结构，使某些隐蔽的抗原暴露出来。这样，IgG 类抗体可与经过酶处理的红细胞在盐水介质中发生凝集。

三、器材

试管架、小试管、吸管、离心机、显微镜、载玻片、37 ℃水浴箱、记号笔等。

四、试剂

(1)生理盐水。

(2)1％木瓜酶或 0.5％菠萝蛋白酶。

(3)5％不完全抗 D 致敏的 Rh 阳性红细胞悬液。

(4)5％O 型红细胞生理盐水悬液。

(5)抗球蛋白血清试剂。

五、操作步骤

(1)取受血者和供血者的血液标本,以3 000 r/min离心3分钟,分离上层受、供者血清,并将压积红细胞制成5%受、供者红细胞生理盐水悬液。

(2)取6支小试管,分别标明主侧管、次侧管、阳性对照管、阴性对照管、盐水对照1管和2管。

(3)主侧管加受血者血清和供血者5%红细胞盐水悬液各1滴;次侧管加供血者血清和受血者5%红细胞盐水悬液各1滴,主、次侧管各加1%木瓜酶或0.5%菠萝蛋白酶1滴。

(4)阳性对照管加5%不完全抗D致敏的Rh阳性红细胞悬液1滴和抗球蛋白血清1滴;阴性对照管加5%O型红细胞盐水悬液1滴和抗球蛋白血清1滴;盐水对照1管加供血者5%红细胞盐水悬液1滴和等渗盐水1滴;盐水对照2管加受血者5%红细胞盐水悬液1滴和等渗盐水1滴。

(5)混匀,置37 ℃水浴中孵育15分钟。

(6)以1 000 r/min离心1分钟,先用肉眼观察,再用显微镜确证,并记录结果。

六、结果判断

轻轻转动试管观察结果,如阳性对照管凝集,阴性对照管和盐水对照管不凝集,主、次侧管均不凝集,表明配血相合,可以输用。

七、注意事项

(1)1%木瓜酶或0.5%菠萝蛋白酶应用液4 ℃可保存一周,用完后立即放回冰箱。

(2)红细胞经蛋白酶修饰后可以改变红细胞悬液的物理性质,在交叉配血试验中可以出现非特异性自身凝集,因此必须做阳性对照、阴性对照和自身盐水对照。

(3)样本和试剂加完后,也可置37 ℃水浴中孵育30分钟,不必离心,直接观察结果。

(4)酶介质交叉配血试验敏感性高,对Rh血型抗体的检出尤为显著。但由于木瓜酶或菠萝蛋白酶不能检出MNS和Dufy血型系统中的某些抗体,存在输血安全隐患,而且酶会产生非特异性凝集,可得到假阳性或假阴性结果,因此目前临床上很少使用此试验。

（雷云静）

第三节　抗球蛋白介质交叉配血试验

抗球蛋白介质交叉配血试验主要检测IgG类性质的不完全抗体,避免因ABO以外的血型抗体引起的输血反应。

一、标本

受血者不抗凝静脉血2 mL,供血者交叉管血2 mL。

二、原理

IgG 类抗体相邻两个结合抗原的 Fab 片段最大距离是 14 nm,而在盐水介质中的红细胞间的距离约为 25 nm,所以 IgG 抗体不能在盐水介质里与相应的红细胞发生凝集,仅使红细胞处于致敏状态。由于抗人球蛋白试剂是马或兔抗人球蛋白抗体,可与致敏在红细胞膜上的 IgG 型血型抗体结合反应,经抗球蛋白抗体的"搭桥"作用,使二者结合,出现红细胞凝集现象。因此,为了检出 IgG 类性质的不完全抗体,需要使用抗球蛋白交叉配血试验。

三、器材

试管架、小试管、记号笔、塑料吸管、载玻片、离心机、37 ℃水浴箱、显微镜等。

四、试剂

(1)生理盐水。

(2)多特异性抗球蛋白血清(IgG,C_{3d})。

(3)人源性 IgG 型抗 D 血清。

(4)AB 型血清。

(5)O 型 RhD 阳性红细胞。

五、操作步骤

(1)取受血者和供血者的血液标本,以 3 000 r/min 离心 3 分钟,分离上层受、供者血清,并将压积红细胞制成 5%受、供者红细胞生理盐水悬液。

(2)取 2 支小试管,分别标明主侧和次侧,主侧管加受血者血清 2 滴和供血者 5%红细胞盐水悬液 1 滴,次侧管加供血者血清 2 滴和受血者 5%红细胞盐水悬液 1 滴。

(3)阳性对照管加 5%人源性 IgG 型抗 D 致敏的 RhD 阳性红细胞悬液 1 滴。

(4)阴性对照管加正常人 AB 型血清作为稀释剂的 5%RhD 阳性红细胞悬液 1 滴。

(5)盐水对照 1 管加供血者 5%红细胞盐水悬液 1 滴和生理盐水 1 滴;盐水对照 2 管加受血者 5%红细胞盐水悬液 1 滴和生理盐水 1 滴。

(6)各试管轻轻混匀,置 37 ℃水浴箱中致敏 1 小时后,取出用生理盐水离心洗涤 3 次,倾去上清液(阳性对照管不必洗涤)。

(7)加多特异性抗球蛋白血清 1 滴,混匀,1 000 r/min 离心 1 分钟,取出后轻轻转动试管,先用肉眼观察结果,再用显微镜确证。

六、结果判断

阳性对照管红细胞凝集,阴性对照管红细胞不凝集;受血者、供血者盐水对照管不凝集;主、次侧管红细胞均不凝集,表明配血相合,可以输用。

阳性对照管红细胞凝集,阴性对照管红细胞不凝集;受血者、供血者盐水对照管不凝集;主、次侧管红细胞一管或两管凝集,表明配血不相合,禁忌输血。

七、注意事项

(1)抗球蛋白介质交叉配血试验是检查不完全抗体最可靠的方法,该方法还可以克服因血浆蛋白或纤维蛋白原增高对正常配血的干扰。但操作烦琐,耗时较多,仅用于特殊需要的检查。

(2)如果阳性对照管红细胞凝集,阴性对照管红细胞不凝集,但盐水对照管凝集,表明反应系统有问题,试验结果不可信,应当分析原因,重新试验。

(3)为了除去红细胞悬液中混杂的血清蛋白,以防止假阴性结果,受、供者的红细胞一定要用生理盐水洗涤3次。

(4)如果试验结果阴性,要对该试验进行核实。可以在试验结束后,在主侧和次侧管中各加入1滴IgG型抗D致敏的O型红细胞,离心后应当出现红细胞凝集现象,表示试管内的抗球蛋白试剂未被消耗,阴性结果可靠;如果没有出现红细胞凝集则表示交叉配血结果无效,必须重新试验。

(5)抗球蛋白试剂应按说明书最适稀释度使用,否则,可产生前带或后带现象而误认为阴性结果。

(6)红细胞上吸附抗体太少或Coombs试验阴性的自身免疫性溶血性贫血患者,直接抗球蛋白试验可呈假阴性反应。

(7)全凝集或冷凝集血液标本及脐血标本中含有Wharton胶且洗涤不充分、血液标本中有很多网织红细胞且抗球蛋白试剂中含有抗转铁蛋白时,均可使红细胞发生凝集。

(8)如需了解体内致敏红细胞的免疫球蛋白类型,则可分别以抗IgG、抗IgM或抗C_3单价抗球蛋白试剂进行试验。

(雷云静)

第四节　聚凝胺介质交叉配血试验

1980年Lalezari和Jiang首先将聚凝胺应用在输血工作中,1983年Fisher比较盐水法、酶法、低离子盐水抗球蛋白法及聚凝胺法四种不同的方法检出特异性抗体的能力,发现聚凝胺法测出特异性抗体的灵敏度高出其他方法2~250倍,而且快速。因此,目前临床输血实验中多以聚凝胺介质交叉配血试验配血。

一、标本

受血者静脉血2 mL,供血者交叉管血2 mL。

二、原理

聚凝胺是带有高价阳离子的多聚季铵盐$(C_{13}H_{30}BR_2N_2)_X$,溶解后能产生很多正电荷,可以大量中和红细胞表面的负电荷,减弱红细胞之间的排斥力,使红细胞彼此间的距离缩小,出现正常红细胞可逆性的非特异性凝集;低离子强度溶液降低了红细胞的Zeta电位,进一步增加抗原抗体间的引力,增强了血型抗体凝集红细胞的能力。当血清中存在IgM或IgG类血型抗体时,在上述条件下,与红细胞紧密结合,出现特异性的凝集,此时加入枸橼酸盐解聚液以消除聚凝胺的正电荷,由IgM或IgG类血型抗体与红细胞产生的凝集不会散开,如血清中不存在IgM或IgG类血型抗体,加入解聚液可使非特异凝集解散。

79

三、器材

试管架、小试管、塑料吸管、载玻片、记号笔、离心机、显微镜等。

四、试剂

(1)低离子强度液(low ion strength solution,LISS 液)。
(2)聚凝胺液(polybrene solution)。
(3)解聚液(resupension solution)。

五、操作步骤

(1)取受血者和供血者的血液标本,以 3 000 r/min 离心 3 分钟,分离上层受、供者血清或血浆,并将压积红细胞制成 5% 受、供者红细胞生理盐水悬液。

(2)取 2 支小试管,标明主、次侧,主侧管加患者血清(血浆)2 滴,加供血者 5% 红细胞悬液(洗涤或不洗涤均可)1 滴,次侧管反之。

(3)每管各加 LISS 液 0.7 mL,混合均匀,室温孵育 1 分钟。

(4)每管各加聚凝胺液 2 滴,混合均匀后静置 15 秒。

(5)以 3 400 r/min 离心 15 秒钟,然后把上清液倒掉,不要沥干,让管底残留约 0.1 mL 液体。

(6)轻轻摇动试管,目测红细胞有无凝集,如无凝集,必须重做;如有凝集,则进行下一步。

(7)加入解聚液 2 滴,轻轻转动试管混合并同时观察结果。如果在 30 秒内凝集解开,表示聚凝胺引起的非特异性聚集,配血结果相合;如凝集不散开,则为红细胞抗原抗体结合的特异性反应,配血结果不合。

(8)当上述结果反应可疑时,可取载玻片一张,用吸管取红细胞悬液 1 滴于载玻片上,用显微镜观察结果。

六、结果判断

如主侧管和次侧管内红细胞凝集散开,则为聚凝胺引起的非特异性反应,表示配血相合,可以输用。

如主侧管和次侧管或单独一侧管内红细胞凝集不散开,则为抗原抗体结合的特异性反应,表示配血不相合,禁忌输血。

七、注意事项

(1)若受血者用血量大,需要 10 个献血员以上时,献血员间也要进行交叉配血。

(2)溶血标本不能用于交叉配血,因为配血试管中发生溶血现象,表明有抗原抗体反应,同时还有补体参与,是配血不合的严重情况。

(3)血清中存在冷凝集素时,可影响配血结果的判断。此时可在最后滴加解聚液时,将试管立即放入 37 ℃水浴中,轻轻转动试管,并在 30 秒内观察结果。

(4)聚凝胺介质交叉配血试验中,可以用 EDTA 的血浆标本代替血清使用。

(5)当解聚液加入以后,应尽快观察结果,以免反应减弱或消失。

(6)聚凝胺是一种抗肝素试剂,若患者血液标本中含有肝素,如血液透析患者,须多加几滴聚凝胺液以中和肝素。

(雷云静)

第五章

红细胞检验

第一节　红细胞计数

红细胞计数(red blood cell count,RBC)可采用自动化血液分析仪或显微镜检查法进行检测,以前者最为常用。血液分析仪进行红细胞计数的原理是电阻抗原理,在仪器计数结果不可靠(如红细胞数量较低、存在干扰等)需要确认、不具备条件使用血液分析仪时,可采用显微镜检查法进行红细胞计数。

一、检测方法

(一)血液分析仪检测法

1.原理

主要使用电阻抗原理进行检测。有的仪器采用流式细胞术加二维激光散射法进行检测,全血经专用稀释液稀释后,使自然状态下的双凹盘状扁圆形红细胞成为球形并经戊二醛固定,这种处理不影响红细胞的平均体积,红细胞通过测量区时,激光束以低角度前向光散射测量单个红细胞的体积和红细胞总数,可使红细胞计数结果更加准确。

2.仪器与试剂

血液分析仪及配套试剂(如稀释液、清洗液)、配套校准物、质控物。

3.操作

使用稀释液和特定装置定量稀释血液标本;检测稀释样本中的细胞数量;将稀释样本中的细胞数量转换为最终报告结果,即每升全血中的红细胞数量。不同类型血液分析仪的操作程序依照仪器说明书规定。

4.参考区间

以仪器法,静脉采血为标准:成年男性为$(4.3\sim5.8)\times10^{12}/L$,成年女性为$(3.8\sim5.1)\times10^{12}/L$。

(二)显微镜计数法

1.原理

显微镜检查方法用等渗稀释液将血液按一定倍数稀释并充入细胞计数板(又称牛鲍计数板)的计数池,在显微镜下计数一定体积内的红细胞数,经换算得出每升血液中红细胞的数量。

2.试剂与器材

(1)赫姆(Hayem)液:氯化钠 1.0 g,结晶硫酸钠($Na_2SO_4 \cdot 10H_2O$)5.0 g(或无水硫酸钠 2.5 g),氯化汞 0.5 g,分别用蒸馏水溶解后混合,再用蒸馏水加至 200 mL,混匀、过滤后备用;如暂无赫姆(Hayem)液,可用无菌生理盐水替代。

(2)改良 Neubauer 血细胞计数板、盖玻片。

(3)普通显微镜。

3.操作

(1)取中号试管 1 支,加红细胞稀释液 2.0 mL。

(2)用清洁干燥微量吸管取末梢血或抗凝血 10 μL,擦去管外余血后加至红细胞稀释液底部,再轻吸上层清液清洗吸管 2~3 次,然后立即混匀。

(3)混匀后,用干净微量吸管将红细胞悬液充入计数池,不得有空泡或外溢,充池后静置 2~3 分钟后计数。

(4)高倍镜下依次计数中央大方格内四角和正中 5 个中方格内的红细胞。对压线红细胞按"数上不数下、数左不数右"的原则进行计数。

4.结果计算

红细胞数$/L$=5 个中方格内红细胞数$\times 5\times 10\times 200\times 10^6$=5 个中方格内红细胞数$\times 10^{10}$=$\dfrac{5 \text{ 个中方格内红细胞数}}{100}\times 10^{12}$

式中,$\times 5$:5 个中方格换算成 1 个大方格;$\times 10$:1 个大方格容积为 0.1 μL,换算成 1.0 μL;$\times 200$:血液的实际稀释倍数应为 201 倍,按 200 是便于计算;$\times 10^6$:由 1 μL 换算成 1 L。

5.注意事项

(1)显微镜计数方法由于计数细胞数量有限,检测结果的精密度较差,适用于红细胞数量较低标本的检测。

(2)红细胞的聚集可导致计数不准确。

(3)如计数板不清洁或计数板中的稀释液蒸发,也会导致结果增高或错误。

(4)配制的稀释液应过滤,以免杂质、微粒等被误认为细胞。

二、方法学评价

临床实验室主要使用血液分析仪进行红细胞计数,不仅操作简便、检测快速,重复性好,而且能够同时得到多个红细胞相关参数。使用配套校准物或溯源至参考方法的定值新鲜血实施校准后,可确认或改善检测结果的准确性。某些病理状态下(如白细胞数过高、巨大血小板、红细胞过小、存在冷凝集素等),仪器检测结果易受干扰,需使用手工法进行确认。手工法是传统方法,无须特殊设备,但操作费时费力,结果重复性较差,在常规检测中已较少使用。

三、临床意义

(一)生理性降低
主要见于生理性贫血,如婴幼儿、妊娠中后期孕妇及造血功能减退的老年人等。

(二)病理性降低
见于各种贫血,常见原因:①骨髓造血功能障碍,如再生障碍性贫血、白血病、骨髓瘤、骨髓纤维化;②造血物质缺乏或利用障碍,如缺铁性贫血、铁粒幼细胞贫血、巨幼细胞贫血;③急慢性失血,如手术或创伤后急性失血、消化道溃疡、寄生虫病;④血细胞破坏过多,如溶血性贫血;⑤其他疾病造成或伴发的贫血。

(三)生理性增高

见于生活在高原地区的居民、胎儿及新生儿、剧烈运动或重体力劳动的健康人。

(四)病理性增高

分为相对性增高和绝对性增高。相对性增高通常是由于血浆容量减少,致使血液中有形成分相对增多形成的暂时性假象,常由严重呕吐、多次腹泻、大面积烧伤、尿崩症、大剂量使用利尿药等引起。绝对性增高多与组织缺氧、血中促红细胞生成素水平升高、骨髓加速释放红细胞有关,见于以下几种。①原发性红细胞增多症:为慢性骨髓增殖性肿瘤,临床较为常见。②继发性红细胞增多症:见于肺源性心脏病、慢性阻塞性肺气肿及异常血红蛋白病等;与某些肿瘤和肾脏疾病有关,如肾癌、肝细胞癌、卵巢癌、肾移植后;此外,还见于家族性自发性促红细胞生成素浓度增高,药物(雌激素、皮质类固醇等)引起的红细胞增多等。

(雷云静)

第二节 血红蛋白测定

氰化高铁血红蛋白(hemoglobin cyanide,HiCN)分光光度法是世界卫生组织和国际血液学标准化委员会(International Council for Standardization in Haematology,ICSH)推荐的参考方法,该方法的测定结果是其他血红蛋白测定方法的溯源标准。常规实验室多使用血液分析仪或血红蛋白计进行测定,无论采用何种原理的测定方法,均要求实验室通过使用血液分析仪配套校准物或溯源至参考方法的定值新鲜血实施校准,以保证 Hb 测定结果的准确性。

一、检测方法

(一)氰化高铁血红蛋白分光光度法

1.原理

血红蛋白(除硫化血红蛋白外)中的亚铁离子(Fe^{2+})被高铁氰化钾氧化成高铁离子(Fe^{3+}),血红蛋白转化成高铁血红蛋白。高铁血红蛋白与氰根离子(CN^-)结合,生成稳定的氰化高铁血红蛋白(HiCN)。用分光光度计检测时,氰化高铁血红蛋白在波长 540 nm 处有一个较宽的吸收峰,它在 540 nm 处的吸光度同它在溶液中的浓度成正比。

2.试剂

氰化钾(KCN)0.050 g、高铁氰化钾[$K_3Fe(CN)_6$]0.200 g、无水磷酸二氢钾(KH_2PO_4)0.140 g、非离子表面活性剂[可用 Triton X-100,Saponic218 等]0.5~1.0 mL 分别溶于蒸馏水中,混合,再加蒸馏水至 1 000 mL,混匀。试剂为淡黄色透明溶液,pH 在 7.0~7.4,用冰点渗透压仪测定的渗透量应在 6~7 mmol/(kg·H_2O)。血红蛋白应在 5 分钟内完全转化为高铁血红蛋白。

3.操作

(1)标准曲线制备:将氰化高铁血红蛋白(HiCN)参考液稀释为四种浓度(200 g/L,100 g/L,

50 g/L,25 g/L),然后以 HiCN 试剂调零,分别测定其在 540 nm 处的吸光值。以血红蛋白浓度(g/L)为横坐标,其对应的吸光度为纵坐标,在坐标纸上描点。用 $Y(A_{540})=a+bX(C)$ 进行直线回归处理。

(2)常规检测血红蛋白:先将 20 μL 血用 5.0 mL HiCN 试剂稀释,混匀,静置 5 分钟后,测定待检标本在 540 nm 下的吸光值,按下面公式计算,从而得出待检标本的血红蛋白浓度。

$$C=\frac{A_{540}-a}{b}=(A_{540}-a)\div\frac{1}{b}$$

式中:A_{540} 为患者待测 HiCN 在波长为 540 nm 的吸光值;C 为血红蛋白浓度,g/L;a 为截距;b 为斜率。

4.注意事项

(1)血红蛋白测定方法很多,但无论采用何种方法,都应溯源至氰化高铁血红蛋白分光光度法的结果。

(2)试剂应贮存在棕色硼硅有塞玻璃瓶中,不能贮存于塑料瓶中,否则会使 CN^- 丢失,造成测定结果偏低。

(3)试剂应置于 2~8 ℃保存,不可冷冻,结冰可引起高铁氰化钾破坏,使试剂失效。

(4)试剂应保持新鲜,至少一个月配制一次。

(5)氰化钾是剧毒品,配试剂时要严格按剧毒品管理程序操作。

(6)脂血症或标本中存在大量脂蛋白可产生浑浊,可引起血红蛋白假性升高。白细胞数 $>20\times10^9$/L、血小板计数$>700\times10^9$/L 及异常球蛋白增高也可出现浑浊,均可使血红蛋白假性升高。煤气中毒或大量吸烟引起血液内碳氧血红蛋白增多,也可使测定值增高。若因白细胞数过多引起的浑浊,可离心后取上清液比色;若因球蛋白异常增高(如肝硬化患者)引起的浑浊,可向比色液中加入少许固体氯化钠(约 0.25 g)或碳酸钾(约 0.1 g),混匀后可使溶液澄清。

(7)测定后的 HiCN 比色液不能与酸性溶液混合(目前大都用流动比色,共用 1 个废液瓶,尤须注意这一点),因为氰化钾遇酸可产生剧毒的氢氰酸气体。

(8)为防止氰化钾污染环境,比色测定后的废液集中于广口瓶中处理。废液处理:①首先以水稀释废液(1∶1),再按每升上述稀释废液加入次氯酸钠 35 mL,充分混匀后敞开容器口放置15 小时以上,使 CN^- 氧化成 CO_2 和 N_2 挥发,或水解成 CO_3^{2-} 和 NH_4^+,再排入下水道;②碱性硫酸亚铁除毒:硫酸亚铁和 KCN 在碱性溶液中反应,生成无毒的亚铁氰化钾,取硫酸亚铁($FeSO_4 \cdot 7H_2O$)50 g,氢氧化钠 50 g,加水至 1 000 mL,搅匀制成悬液。每升 HiCN 废液,加上述碱性硫酸亚铁悬液 40 mL,不时搅匀,置 3 小时后排入下水道,但该方法的除毒效果不如前者好。

(9)HiCN 参考液的纯度检查:①波长 450~750 nm 的吸收光谱曲线形态应符合文献所述;②A_{540nm}/A_{504nm} 的吸光度比值应为 1.59~1.63;③用 HiCN 试剂作空白,波长 710~800 nm 处,比色杯光径 1.0 cm 时,吸光度应小于 0.002。

(10)血液标本使用静脉血,静脉血用乙二胺四乙酸二钾(EDTA-K_2)抗凝。

(二)十二烷基硫酸钠血红蛋白测定法

由于 HiCN 法会污染环境,对环境保护不利。为此各国均相继研发不含 KCN 测定血红蛋白的方法,如十二烷基硫酸钠血红蛋白(sodium lauryl sulfate hemoglobin,SLSHb)测定方法,但其测定结果应溯源到 HiCN 分光光度法。

1.原理

除硫化血红蛋白(SHb)外,血液中各种血红蛋白均可与十二烷基硫酸钠(sodium lauryl sulfate,SLS)作用,生成 SLS-Hb 棕色化合物,SLS-Hb 波峰在 538 nm,波谷在 500 nm。本法可用 HiCN 法定值的新鲜血,对血液分析仪进行校准或绘制标准曲线。

2.试剂

(1)血液分析仪商品试剂。

(2)自配试剂。①60 g/L 十二烷基硫酸钠的磷酸盐缓冲液:称取 60 g 十二烷基硫酸钠溶解于 33.3 mmol/L 磷酸盐缓冲液(pH 7.2)中,加 Triton X-100 70 mL 于溶液中混匀,再加磷酸盐缓冲液至 1 000 mL,混匀;②SLS 应用液:将上述 60 g/L SLS 原液用蒸馏水稀释 100 倍,SLS 最终浓度为 2.08 mmol/L。

3.操作

(1)按血液分析仪操作说明书的要求进行操作。

(2)末梢血检测方法(适用于婴幼儿、采血困难的肿瘤患者等):准确吸取 SLS 应用液 5.0 mL 置于试管中,加入待测血 20 μL,充分混匀。5 分钟后置 540 nm 下以蒸馏水调零,读取待测管吸光度值,查标准曲线即得 SLS-Hb 结果。

(3)标准曲线绘制:取不同浓度血红蛋白的全血标本,分别用 HICN 法定值。再以这批已定值的全血标本,用 SLS-Hb 测定,获得相应的吸光度值,绘制出标准曲线。

4.参考区间

以仪器法,静脉采血为标准:成年男性,130～175 g/L;成年女性,115～150 g/L;新生儿,180～190 g/L;婴儿,110～120 g/L;儿童,120～140 g/L。

5.注意事项

(1)注意选用 CP 级以上的优质十二烷基硫酸钠[$CH_3(CH_2)_3SO_4Na$,MW 288.38]。

(2)本法配方溶血力很强,不能用同一管稀释标本同时测定血红蛋白和白细胞计数。

(3)其他环保的血红蛋白测定方法还很多,如碱羟基血红蛋白测定法等。

(4)建议各临床实验室对参考区间进行验证后,采纳使用。

(5)为保证结果的可靠性,应尽可能使用静脉血进行检测。

二、临床意义

(一)生理性降低

主要见于生理性贫血,如生长发育迅速而导致造血原料相对不足的婴幼儿、妊娠中后期血容量明显增加而引起血液稀释的孕妇,以及造血功能减退的老年人。

(二)病理性降低

见于各种贫血,常见原因:①骨髓造血功能障碍,如再生障碍性贫血、白血病、骨髓瘤、骨髓纤维化;②造血物质缺乏或利用障碍,如缺铁性贫血、铁粒幼细胞贫血、巨幼细胞贫血(叶酸及维生素 B_{12} 缺乏);③急慢性失血,如手术或创伤后急性失血、消化道溃疡、寄生虫病;④血细胞破坏过多,如遗传性球形红细胞增多症、阵发性睡眠性血红蛋白尿、异常血红蛋白病、溶血性贫血;⑤其他疾病(如炎症、肝病、内分泌系统疾病)造成或伴发的贫血。

(三)生理性增高

见于生活在高原地区的居民、胎儿及初生儿、健康人进行剧烈运动或从事重体力劳动时。

(四)病理性增高

分为相对性增高和绝对性增高。相对性增高通常是由于血浆容量减少,致使血液中有形成分相对增多形成的暂时性假象,多见于脱水血浓缩时,常由严重呕吐、多次腹泻、大量出汗、大面积烧伤、尿崩症、大剂量使用利尿药等引起。绝对性增高多与组织缺氧、血中促红细胞生成素水平升高、骨髓加速释放红细胞有关,见于:①原发性红细胞增多症:为慢性骨髓增生性疾病,临床较为常见,其特点为红细胞及全血容量增加导致皮肤黏膜暗红,脾大同时伴有白细胞和血小板增多。②继发性红细胞增多症:见于肺源性心脏病、阻塞性肺气肿、发绀型先天性心脏病及异常血红蛋白病等;与某些肿瘤和肾脏疾病有关,如肾癌、肝细胞癌、子宫肌瘤、卵巢癌、肾胚胎瘤和肾积水、多囊肾、肾移植后;此外,还见于家族性自发性促红细胞生成素浓度增高,药物(雌激素、皮质类固醇等)引起的红细胞增多等。

在各种贫血时,由于红细胞内血红蛋白含量不同,红细胞和血红蛋白减少程度可不一致。血红蛋白测定可以用于了解贫血的程度,如需要了解贫血的类型,还需做红细胞计数和红细胞形态学检查,以及与红细胞其他相关的指标测定。

(安玉志)

第三节 血细胞比容测定

血细胞比容(hematocrit,Hct)可采用离心法或血液分析仪进行测定。微量离心法是国际血液学标准化委员会(ICSH)推荐的参考方法。临床实验室主要使用血液分析仪测定 Hct,血液分析仪的检测结果应通过校准溯源至参考方法。

一、检测方法

(一)血液分析仪检测法

1.原理

仪器检测 Hct 的原理分为两类:一类是通过累积细胞计数时检测到的脉冲信号强度得出;另一类是通过测定红细胞计数和红细胞平均体积的结果计算得出,Hct＝红细胞计数×红细胞平均体积。

2.仪器与试剂

血液分析仪及配套试剂、校准物、质控物、采血管等耗材。

3.操作

按血液分析仪说明书的要求进行操作。

4.参考区间

以仪器法,静脉采血为标准:成年男性,0.40～0.50;成年女性,0.35～0.45。

5.注意事项

血标本中有凝块、溶血、严重脂血等因素可导致检测结果不可靠。

(二)毛细管离心法

1.原理

离心法是将待测标本吸入孔径一致的标准毛细玻璃管并进行离心,血细胞与血浆分离并被压紧,通过测量血细胞柱和血浆柱的长度即可计算出血细胞占全血的体积比。

2.试剂与器材

(1)抗凝剂:以 EDTA-K$_2$ 为最好。

(2)毛细管:毛细管用钠玻璃制成,长度为 75 mm±0.5 mm;内径为 1.155 mm±0.085 mm;管壁厚度为 0.20 mm,允许范围为 0.18～0.23 mm。

(3)毛细管密封胶:应使用黏土样密封胶或符合要求的商品。

(4)高速离心机:离心半径应大于 8.0 cm,能在 30 秒内加速到最大转速,在转动圆盘周边的 RCF 为 10 000～15 000 g 时,转动 5 分钟,转盘的温度不超过 45 ℃。

(5)刻度读取器,如微分卡尺。

3.操作

(1)将血标本与抗凝剂混匀时,动作应轻柔,避免血液中产生过多气泡。

(2)利用虹吸作用将抗凝静脉血吸入毛细管内,反复倾斜毛细管,使血柱离毛细管两端的距离分别大于 0.5 cm。

(3)将毛细管未吸血液的一端垂直插入密封胶,封口。密封胶柱长度为 4～6 mm。

(4)将毛细管编号,按次序放置于离心机上。密封的一端朝向离心机圆盘的周边一侧。

(5)RCF 至少为 10 000 g,离心 5 分钟。

(6)取出毛细管,测量其中红细胞柱、全细胞柱和血浆柱的长度。红细胞柱的长度除以全细胞柱和血浆柱的长度之和,即为血细胞比容。

4.注意事项

(1)采血应顺利,防止溶血及组织液混入。

(2)同一标本的测量结果之差不可大于 0.015。

(3)测量红细胞柱的长度时,不能将白细胞和血小板层计算在内。

(4)离心机应符合要求。

二、方法学评价

临床实验室主要使用血液分析仪进行 Hct 检测,其优点是检测速度快,精密度良好,适合批量标本的检测,使用配套校准物或溯源至参考方法的定值新鲜血实施校准后,可确认或改善检测结果的准确性;常规条件使用的离心法操作简单,但检测速度较慢,结果准确性易受离心条件的影响,在临床实验室较少使用。

三、临床意义

Hct 不仅与红细胞数量的多少有关,而且与红细胞的体积大小及血浆容量的改变有关。Hct 是诊断贫血的主要实验室检查指标之一,也是影响全血黏度的重要因素和纠正脱水及酸碱平衡失调时治疗的参考指标。

(一)Hct 增高

常导致全血黏度增加,呈现血液高黏滞综合征。临床研究表明,高血细胞比容与血栓形成密切相关,在诊断血管疾病的血栓前状态中也有显著意义。Hct 增高临床常见于:①各种原因所致的血液浓缩,使红细胞数量相对增多,如严重呕吐、腹泻、大量出汗、大面积烧伤等;②真性红细胞增多症;③继发性红细胞增多(如高原病、慢性肺源性心脏病等)的患者红细胞数量绝对增多,

Hct 可显著增高。

(二)Hct 减低

见于：①正常孕妇；②各种类型贫血，如急慢性出血、缺铁性贫血和再生障碍性贫血，但 Hct 减少的程度与 RBC、Hb 的减少程度并非完全一致；③继发性纤维蛋白溶解症患者；④应用干扰素、青霉素、吲哚美辛(消炎痛)、维生素 A 等药物的患者。

（安玉志）

第四节　红细胞平均指数测定

一、原理

临床不仅要根据红细胞计数、血红蛋白浓度及血细胞比容的变化对贫血进行诊断，还要利用 RBC、Hb 及 Hct 的数值，计算出红细胞平均指数，帮助对贫血做形态学分类，初步判断贫血的原因及对贫血进行鉴别诊断。红细胞平均指数分别为平均红细胞体积(mean corpuscular volume, MCV)、平均红细胞血红蛋白量(mean corpuscular hemoglobin, MCH)和平均红细胞血红蛋白浓度(mean corpuscular hemoglobin concentration, MCHC)。

二、计算方法

(一)平均红细胞体积(MCV)

平均红细胞体积是指每个红细胞的平均体积，以飞升(fl)为单位。

$$MCV = \frac{每升血液中红细胞比容(L) \times 10^{15}}{每升血液红细胞数(个)}$$

(二)平均红细胞血红蛋白含量(MCH)

平均红细胞血红蛋白含量是指每个红细胞内所含血红蛋白的平均量，以皮克(pg)为单位。

$$MCH = \frac{每升血液中血红蛋白浓度(g) \times 10^{12}}{每升血液红细胞数(个)}$$

(三)平均红细胞血红蛋白浓度(MCHC)

平均红细胞血红蛋白浓度是指平均每升红细胞中所含血红蛋白浓度(g/L)。

$$MCHC = \frac{每升血液中血红蛋白克数(g/L) \times 10^{15}}{每升血液红细胞比容(L/L)}$$

三、参考区间及临床意义

正常人和各型贫血时，红细胞平均指数的参考区间和临床意义见表 5-1。

(一)MCV

MCV 增高见于红细胞体积增大时，见于各种造血物质缺乏或利用不良引起的巨幼细胞贫血、酒精性肝硬化、获得性溶血性贫血、出血性贫血再生之后和甲状腺功能减退等。MCV 降低见于红细胞减小时，见于慢性感染、慢性肝肾疾病、慢性失血、珠蛋白生成障碍性贫血(地中海贫血)、铁缺乏及铁利用不良等引起的贫血等;其他原因引起的贫血 MCV 一般正常,如再生障碍性贫血、急性失血性贫血和某些溶血性贫血等。

表 5-1　正常成人静脉血红细胞平均指数的参考区间及临床意义

贫血类型	MCV(fl,82~100)*	MCH(pg,27~34)*	MCHC(g/L,316~354)*	常见原因或疾病
正常细胞性贫血	正常	正常	正常	急性失血、急性溶血、再生障碍性贫血、白血病等
大细胞性贫血	>正常	>正常	正常	叶酸、维生素 B_{12} 缺乏或吸收障碍
单纯小细胞性贫血	<正常	<正常	正常	慢性炎症、尿毒症
小细胞低色素性贫血	<正常	<正常	<正常	铁缺乏、维生素 B_6 缺乏、珠蛋白肽链合成障碍、慢性失血等

注:* 引自卫生行业标准 WS/T 405—2012《血细胞分析参考区间》。

（二）MCH

增高见于各种造血物质缺乏或利用不良的大细胞性贫血(如巨幼细胞贫血)、恶性贫血、再生障碍性贫血、网织红细胞增多症、甲状腺功能减退等。MCH 降低见于慢性感染、慢性肝肾疾病、慢性失血等原因引起的单纯小细胞性贫血和铁缺乏及铁利用不良等原因引起的小细胞低色素性贫血,也可见于妊娠、口炎性腹泻等,急性失血性贫血和某些溶血性贫血的 MCH 检测结果多为正常。

（三）MCHC

增高见于红细胞内血红蛋白异常浓缩,如烧伤、严重呕吐、频繁腹泻、慢性一氧化碳中毒、心脏代偿功能不全、遗传性球形红细胞增多症和相对罕见的先天性疾病。MCHC 降低主要见于小细胞低色素性贫血,如缺铁性贫血和珠蛋白生成障碍性贫血。患者的 MCHC 结果通常变化较小,可用于辅助监控血液分析仪检测结果的可靠性和标本异常等情况,如 MCHC 高于 400 g/L 提示仪器检测状态可能有错误,也可能是标本出现了冷凝集。

四、注意事项

(1)由于以上三个参数都是间接算出的,因此红细胞数、血红蛋白浓度和血细胞比容的检测数据必须准确,否则误差很大。

(2)应结合红细胞形态学进行贫血种类的分析。

（雷云静）

第六章

白细胞检验

第一节　白细胞形态学检验

一、检测原理

血涂片经染色后,在普通光学显微镜下作白细胞形态学观察和分析。常用的染色方法有瑞氏染色法、吉姆萨染色法、迈格吉染色法、詹纳染色法、李斯曼染色法等。

二、方法学评价

(一)显微镜分析法

对血液细胞形态的识别,特别是异常形态,推荐采用人工方法。

(二)血液分析仪法

不能直接提供血细胞质量(形态)改变的确切信息,需进一步用显微镜分析法进行核实。

三、临床意义

(一)正常白细胞形态

瑞氏染色正常白细胞的细胞大小、核和质的特征见表 6-1。

表 6-1　外周血 5 种白细胞形态特征

细胞类型	大小(μm)	外形	细胞核		细胞质	
			核形	染色质	着色	颗粒
中性杆状核粒细胞	10~15	圆形	弯曲呈腊肠样,两端钝圆	深紫红色,粗糙	淡橘红色	量多,细小,均匀布满胞质,浅紫红色
中性分叶核粒细胞	10~15	圆形	分为 2~5 叶,以3叶为多	深紫红色,粗糙	淡橘红色	量多,细小,均匀布满胞质,浅紫红色
嗜酸性粒细胞	11~16	圆形	分为 2 叶,呈眼镜样	深紫红色,粗糙	淡橘红色	量多,粗大,圆而均匀,充满胞质,鲜橘红色

续表

细胞类型	大小(μm)	外形	细胞核		细胞质	
			核形	染色质	着色	颗粒
嗜碱性粒细胞	10～12	圆形	核结构不清,分叶不明显	粗而不均	淡橘红色	量少,大小和分布不均,常覆盖核上,蓝黑色
淋巴细胞	6～15	圆形或椭圆形	圆形或椭圆形,着边	深紫红色,粗块状	透明淡蓝色	小淋巴细胞一般无颗粒,大淋巴细胞可有少量粗大不均匀、深紫红色颗粒
单核细胞	10～20	圆形或不规则形	不规则形,肾形,马蹄形,或扭曲折叠	淡紫红色,细致疏松呈网状	淡灰蓝色	量多,细小,灰尘样紫红色颗粒弥散分布于胞质中

(二)异常白细胞形态

1.中性粒细胞

(1)毒性变化:在严重传染病、化脓性感染、中毒、恶性肿瘤、大面积烧伤等情况下,中性粒细胞有下列形态改变。大小不均(中性粒细胞大小相差悬殊)、中毒颗粒(比正常中性颗粒粗大、大小不等、分布不均匀、染色较深、呈黑色或紫黑色)、空泡(单个或多个,大小不等)、Döhle 体(是中性粒细胞胞质因毒性变而保留的嗜碱性区域,呈圆形、梨形或云雾状,界限不清,染成灰蓝色,直径为 $1\sim2~\mu m$,亦可见于单核细胞)、退行性变(胞体肿大、结构模糊、边缘不清晰、核固缩、核肿胀、核溶解等)。上述变化反映细胞损伤的程度,可以单独出现,也可同时出现。

毒性指数:计算中毒颗粒所占中性粒细胞(100 个或 200 个)的百分率。1 为极度,0.75 为重度,0.5 为中度,<0.25 为轻度。

(2)巨多分叶核中性粒细胞:细胞体积较大,直径为 $16\sim25~\mu m$,核分叶常在5叶以上,甚至在 10 叶以上,核染色质疏松。见于巨幼细胞贫血、抗代谢药物治疗后。

(3)棒状小体(Auer 小体):细胞质中出现呈紫红色细杆状物质,长为 $1\sim6~\mu m$,一条或数条,见于急性白血病,尤其是颗粒增多型早幼粒细胞白血病(M3 型),可见数条到数十条呈束棒状小体。急性单核细胞白血病可见一条细长的棒状小体,而急性淋巴细胞白血病则不出现棒状小体。

(4)Pelger-Hüet 畸形:细胞核为杆状或分 2 叶,呈肾形或哑铃形,染色质聚集成块或条索网状。为常染色体显性遗传性异常,也可继发于某些严重感染、白血病、骨髓增生异常综合征、肿瘤转移、某些药物(如秋水仙胺、磺胺二甲基异噁唑)治疗后。

(5)Chediak-Higashi 畸形:细胞质内含有数个至数十个包涵体,直径为 $2\sim5~\mu m$,呈紫蓝、紫红色。见于 Chediak-Higashi 综合征,为常染色体隐性遗传。

(6)Alder-Reilly 畸形:细胞质内含有巨大的、深染的、嗜天青颗粒,染深紫色。见于脂肪软骨营养不良、遗传性黏多糖代谢障碍,为常染色体隐性遗传。

(7)May-Hegglin 畸形:细胞质内含有淡蓝色包涵体,为常染色体显性遗传。

2.淋巴细胞

(1)异型淋巴细胞:在淋巴细胞性白血病、病毒感染(如传染性单核细胞增多症、病毒性肺炎、病毒性肝炎、传染性淋巴细胞增多症、流行性腮腺炎、水痘、巨细胞病毒感染)、百日咳、布鲁菌病、梅毒、弓形虫感染、药物反应等情况下,淋巴细胞增生,出现某些形态学变化,称为异型淋巴细胞。

分为 3 型。

Ⅰ型(空泡型,浆细胞型):胞体比正常淋巴细胞稍大,多为圆形、椭圆形、不规则形。核圆形、肾形、分叶状,常偏位。染色质粗糙,呈粗网状或小块状,排列不规则。胞质丰富,染深蓝色,含空泡或呈泡沫状。

Ⅱ型(不规则型,单核细胞型):胞体较大,外形常不规则,可有多个伪足。核形状及结构与Ⅰ型相同或更不规则,染色质较粗糙致密。胞质丰富,染淡蓝或灰蓝色,有透明感,边缘处着色较深,一般无空泡,可有少数嗜天青颗粒。

Ⅲ型(幼稚型):胞体较大,核圆形、卵圆形。染色质细致呈网状排列,可见1~2个核仁。胞质深蓝色,可有少数空泡。

(2)放射线损伤后淋巴细胞形态变化:淋巴细胞受电离辐射后出现形态学改变,核固缩、核破碎、双核、卫星核淋巴细胞(胞质中主核旁出现小核)。

(3)淋巴细胞性白血病时形态学变化:在急、慢性淋巴细胞白血病,出现各阶段原幼细胞,并有形态学变化。

3.浆细胞

正常浆细胞直径为 8~9 μm,胞核圆、偏位,染色质粗块状,呈车轮状或龟背状排列;胞质灰蓝色、紫浆色,有泡沫状空泡,无颗粒。如外周血出现浆细胞,见于传染性单核细胞增多症、流行性出血热、弓形体病、梅毒、结核病等。异常形态浆细胞有以下 3 种。

(1)Mott 细胞:浆细胞内充满大小不等、直径为 2~3 μm 的蓝紫色球体,呈桑葚样。见于反应性浆细胞增多症、疟疾、黑热病、多发性骨髓瘤。

(2)火焰状浆细胞:浆细胞体积大,胞质红染,边缘呈火焰状。见于 IgA 型骨髓瘤。

(3)Russell 小体:浆细胞内有数目不等、大小不一、直径为 2~3 μm 红色小圆球。见于多发性骨髓瘤、伤寒、疟疾、黑热病等。

(韩　东)

第二节　单核细胞计数

单核细胞占白细胞总数的 3%~8%,骨髓多能造血干细胞分化为髓系干细胞和粒-单系祖细胞之后进而发育为原单核细胞、幼单核细胞及单核细胞,后者逐渐可释放至外周血中。循环血内的单核细胞并非终末细胞,它在血中的停留只是暂时的,3~6 天后进入组织或体腔内,可转变为幼噬细胞,再成熟为巨细胞。因此单核细胞与组织中的巨噬细胞构成单核巨噬细胞系统,而发挥防御功能。

一、原理

单核细胞具有强烈的非特异性酯酶活性,在酸性条件下,可将稀释液中 α-醋酸萘酯水解,产生 α-萘酚,并与六偶氮副品红结合成稳定的红色化合物,沉积于单核细胞内,可与其他白细胞区别。因此将血液稀释一定倍数,然后滴入计数盘,计数一定范围内单核细胞数,即可直接求得每升血液中单核细胞数。

二、参考值

参考值为$(0.196\pm0.129)\times10^9/L$。

三、临床意义

(一)单核细胞增多

1.生理性增多

正常儿童外周血中的单核细胞较成人稍多,平均为9%,出生后2周的婴儿可呈生理性单核细胞增多,可达15%或更多。

2.病理性增多

单核-巨噬细胞系统的防御作用是通过以下3个环节来完成的。

(1)对某些病原体如EB病毒、结核杆菌、麻风杆菌、沙门菌、布鲁斯菌、疟原虫和弓形体等,均有吞噬和杀灭的作用。

(2)能清除损伤或已死亡的细胞,在炎症组织中迅速出现多数中性粒细胞与单核细胞,前三天中性粒细胞占优势,以后或更晚则以单核细胞为主,由于单核细胞和巨噬吞噬残余的细菌和已凋亡的粒细胞,使炎症得以净化。

(3)处理抗原,在免疫反应的某些阶段协助淋巴细胞发挥其免疫作用等。

临床上单核细胞增多常见于:①某些感染,如亚急生感染性心内膜炎、疟疾、黑热病等;急性感染的恢复期可见单核细胞增多;在活动性肺结核如严重的浸润性的粒性结核时,可致血中单核细胞明显增多,甚至呈单核细胞类白血病反应,白细胞数常达$20\times10^9/L$以上,分类时单核细胞可达30%以上,以成熟型为主,但亦可见少数连续剧单核细胞。②某些血液病,粒细胞缺乏症的恢复期,常见单核细胞一过性增多,恶性组织细胞病、淋巴瘤时可见幼单核细胞增多,成熟型亦见增多。骨髓增生异常综合征时除贫血、白细胞数减少之外,白细胞分类时常见核细胞数增多。

(二)单核细胞减少

单核细胞减少的意义不大。

（韩　东）

第三节　淋巴细胞计数

成人淋巴细胞约占白细胞的$1/4$,为人体主要免疫活性细胞。淋巴细胞来源于多能干细胞,在骨髓、脾、淋巴结和其他淋巴组织生成中发育成熟者称为B淋巴细胞,在血液中占淋巴细胞的$20\%\sim30\%$。B细胞寿命较短,一般仅$3\sim5$天,经抗原激素活后分化为浆细胞,产生特异性抗体,参与体液免疫。在胸腺、脾、淋巴结和其他组织,依赖胸腺素发育成熟者称为T淋巴细胞,在血液中占淋巴细胞的$60\%\sim70\%$。寿命较长,可达数月,甚至数年。T细胞经抗原体致敏后,可产生多种免疫活性物质,参与细胞免疫。此外还有少数NK细胞、(杀伤细胞)、N细胞(裸细胞)、D细胞双标志细胞。但在普通光学显微镜下,淋巴细胞各亚群形态相同,不能区别。观察淋巴细胞的数量变化,有助于了解机体的免疫功能状态。直接半数比间接推算的结果更为可靠。

一、原理

用淋巴细胞稀释液血液稀释一定倍数,同时破坏红细胞并将白细胞胞质染淡红色,使核与胞质清晰可辨。结合淋巴细胞形态特点,在中倍和低倍镜下容易识别。稀释后滴入计数盘中,计数一定范围内淋巴细胞数,即可直接求得每升血液中淋巴细胞数。

二、参考值

(1)成人:$(1.684 \pm 0.404) \times 10^9 / L$。

(2)学龄前儿童:$(3.527 \pm 0.727) \times 10^9 / L$。

(孙新颜)

第四节　嗜酸性粒细胞计数

嗜酸性粒细胞起源于骨髓内 CFU-S。经过单向嗜酸性祖细胞(CFU-EO)阶段,在有关生成素诱导下逐步分化,成熟为嗜酸性粒细胞,在正常人外周血中少见,仅为 $0.5\% \sim 5\%$。

嗜酸性粒细胞有微弱的吞噬作用,但基本上无杀菌力,它的主要作用是抑制嗜碱性粒细胞和肥大细胞合成与释放其活性物质,吞噬其释出颗粒,并分泌组胺酶破坏组胺,从而起到限制变态反应的作用。此外,实验证明它还参加与对蠕虫的免疫反应。嗜酸性粒细胞的趋化因子至少有六大来源:①从肥大细胞或嗜碱性粒细胞而来的组胺;②由补体而来的 C3a、C5a、C567,其中以 C5a 最为重要;③从致敏淋巴细胞而来的嗜酸性粒细胞趋化因子;④从寄生虫而来的嗜酸性粒细胞趋化因子;⑤从某些细菌而的嗜酸性粒细胞趋化因子(如乙型溶血性链球菌等);⑥从肿瘤细胞而来的嗜酸性粒细胞趋化因子。以上因素均可引起的嗜酸性粒细胞增多。由于嗜酸性粒细胞在外周血中百分率很低,故经白细胞总数和嗜酸性粒细胞百分率换算而来的绝对值误差较大,因此,在临床上需在了解嗜酸性粒细胞的变化时,应采用直接计数法。

一、原理

用嗜酸性粒细胞稀释液将血液稀释一定倍数,同时破坏红细胞和大部分其他白细胞,并将嗜酸性粒细胞着色,然后滴入细胞计数盘中,计数一定范围内嗜酸性粒细胞数,即可求得每升血液中嗜酸性粒细胞数。嗜酸性粒细胞稀释液种类繁多,但作用大同小异。分为保护嗜酸性粒细胞而破坏其他细胞的物质和着染嗜酸性粒细胞的物质(如溴甲酚紫、伊红、石楠红等),可根据本实验室的条件选择配制。

二、参考值

嗜酸性粒细胞参考值为 $(0.05 \sim 0.5) \times 10^9 / L$。

三、临床意义

(一)生理变化

在劳动、寒冷、饥饿、精神刺激等情况下,交感神经兴奋,通过下丘脑刺激垂体前叶,产生促肾上腺皮质激素(ACTH)使肾上腺皮质产生肾上腺皮质激素。肾上腺皮质激素可阻止骨髓释放嗜酸性粒细胞,并促使血中嗜酸性粒细胞向组织浸润,从而导致外周血中嗜酸性粒细胞减少。因此正常人嗜酸性粒细胞白天较低,夜间较高。上午波动较大,下午比较恒定。

(二)嗜酸性粒细胞增多

嗜酸性粒细胞增多可见于以下疾病。

1.过敏性疾病

如在支气管哮喘、血管神经性水肿、食物过敏、血清病时均可见血中嗜酸性粒细胞增多。肠寄生虫抗原与肠壁内结合 IgE 的肥大细胞接触时,使后者脱颗粒而稀放组胺,导致嗜酸性粒细胞增多。在某些钩虫病患者,在某些钩虫病患者,其血中嗜酸性粒细胞明显增多,白细胞总数高达数万,分类中 90% 以上为嗜酸性粒细胞,而呈嗜酸性粒细胞型类白血病反应,但其嗜酸性粒细胞均属成熟型,随驱虫及感染消除而血象逐渐恢复正常。

2.某些传染病

一般急性传染病时,血中嗜酸性粒细胞均减少,唯猩红热时反而增高,现已知这可能因该病病原菌(乙型溶血性链球菌)所产生的酶能活化补体成分,继而引起嗜酸性粒细胞增多所致。

3.慢性粒细胞性白血病

此时嗜酸性粒细胞常可高达 10% 以上,并可见有幼稚型。罕见的嗜酸性粒细胞性白血病时其白血病性嗜酸粒细胞可达 90% 以上,以幼稚型居多,且其嗜性颗粒大小不均,着色不一,分布紊乱,并见空泡等形态学改变。某些恶性肿瘤,特别是淋巴系统恶性疾病,如霍奇金病及某些上皮系肿瘤如肺癌时,均可见嗜酸性粒细胞增多,一般在 10% 左右。

(三)嗜酸性粒细胞减少

见于伤寒、副伤寒、手术后严重组织损伤以及应用肾上腺皮质激素或促肾上腺此质激素后。

(四)嗜酸性粒细胞计数的其他应用

1.观察急性传染病的预后

肾上腺皮质有促进抗感染的能力,因此当急性感染(如伤寒)时,肾上腺皮质激素分泌增加,嗜酸性粒细胞随之减少,恢复期嗜酸性粒细胞又逐渐增多。若临床症状严重,而嗜酸性粒细胞不减少,说明肾上腺皮质功能衰竭;如嗜酸性粒细胞持续下降,甚至完全消失,说明病情严惩反之,嗜酸性粒细胞重新出现,甚至暂时增多,则为恢复的表现。

2.观察手术和烧伤患者的预后

手术后 4 小时嗜酸性粒细胞显著减少,甚至消失,24～48 小时后逐渐增多,增多速度与病情变化基本一致。大面积烧伤患者,数小时后嗜酸性粒细胞完全消失,且持续时间较长,若大手术或面积烧伤后,患者嗜酸性粒细胞不下降或下降很少,均表明预后不良。

3.测定肾上腺皮同功能

ACTH 可使肾上腺皮质产生肾上腺皮质激素,造成嗜酸性粒细胞减少。嗜酸性粒细胞直接计数后,随即肌内注射或静脉滴注 ACTH 25 mg,直接刺激肾上腺皮质,或注射 0.1% 肾上腺素 0.5 mL,刺激垂体前叶分泌 ACTH,间接刺激肾上腺皮质。肌内注射后 4 小时或静脉滴注开始后8小时,再用嗜酸性粒细胞计数。结果判断:①在正常情况下,注射ACTH或肾上腺素后,嗜酸性粒细胞比注射前应减少50%以上;②肾上腺皮质功能正常,而垂体前叶功能不良者,则直接刺激时下降50%以上,间接刺激时不下降或下降很少;③垂体功能亢进时,直接和间接刺激均可下降80%～100%;④垂体前叶功能正常,而肾上腺皮质功能不良者则直接间接刺激下降均不到50%。艾迪生病,一般下降不到20%,平均仅下降4%。

（孙新颜）

第五节　嗜碱性粒细胞计数

嗜碱性粒细胞胞质中含有大小不等的嗜碱性颗粒,这些颗粒中含有丰富的组胺、肝素,后者可以抗血凝和使血脂分散,而组按则可改变毛细血管的通透性,它反应快而作用时间短,故又称快反应物质。颗粒中还含有缓慢作用物质,它可以改变血管和通透性,并使平滑肌收缩,特别是使支气管的平滑肌收缩而引起的哮喘。近年来已证实嗜碱性粒细胞参与特殊的免疫反应,即第三者型变态反应。

一、方法学评价

嗜碱性粒细胞数量很少,通常仅占白细胞的1/300～1/200。在一般白细胞分类计数中很难见到。自1953年Moore首次报告直接计数法以后对嗜碱性粒细胞在外周血变化的临床意义才逐渐了解。目前常用方法有两种,即甲苯胺蓝和中性红法。

此两种方法操作步骤完全相同,即分别用甲苯胺蓝稀释液或中性红稀释液将血液稀释一定倍数,同时破坏红细胞并使嗜碱性细胞分别染成紫红色或红色。然后滴入细胞计数盘,计数一定范围内嗜碱性粒细胞数,即可直接求得每升血液中嗜碱性粒细胞数。

二、参考值

嗜碱性粒细胞参考值为$(0.02～0.05)×10^9/L$。

三、临床意义

(一)增多

常见于慢性粒细胞性白血病、真性红细胞增多症、黏液性水肿、溃疡性结肠炎、变态反应、甲状腺功能减退等。

(二)减少

见于速发型变态反应(荨麻疹、过敏性休克等)、促肾上腺皮质激素及糖皮质激素过量、应激反应(心肌梗死、严重感染、出血等)、甲状腺功能亢进症、库欣综合征等。

在临床上嗜碱性粒细胞计数,常用于慢性粒细胞白血病与类白血病反应的鉴别和观察变态反应。

（杜海芳）

第七章

凝 血 检 验

第一节　血小板形态学检验

一、原理

当血小板离体后,尚有活性时,可用活体染色法将细胞质内结构显示出来,并观察其活动能力。

二、结果

(一)正常形态

呈圆盘状、圆形或椭圆形,少数呈梭形或形态不整齐;一般有 1～3 个突起。血小板可分为透明区及颗粒区,无明显界线,颗粒呈深蓝色或蓝绿色折光;透明区为淡蓝色折光,无有形成分。大血小板($>3.4~\mu m$)占11.1%;中型($2.1～3.3~\mu m$)占 67.5%;小型($<2.0~\mu m$)占 21.4%,颗粒一般$<7\%$。

(二)非典型形态

1.幼年型

大小正常,边缘清晰,浆为淡蓝色或淡紫色,个别含颗粒而无空泡,应与淋巴细胞相区别。

2.老年型

大小正常,浆较少,带红色,边缘不规则,颗粒粗而密,呈离心性,有空泡。

3.病理性幼稚型

通常较大,浆淡蓝色,几乎无颗粒,为未成熟巨核细胞所脱落,无收缩血块作用,可见于原发性和反应性血小板疾病及粒细胞白血病。

4.病理刺激型

血小板可达 $20～50~\mu m$,形态不一,可呈圆形、椭圆形或香肠型、哑铃形、棍棒形、香烟形、尾形、小链形等。浆蓝色或紫红色,颗粒多。见于血小板无力症。

三、临床意义

血小板形态变化可反映血小板黏附和凝聚功能。形态异常见于再生障碍性贫血、急性白血病、血小板病、血小板无力症、血小板减少性紫癜。巨大血小板综合征中 50％～80％ 的血小板如淋巴细胞大小。

（杜海芳）

第二节　血小板计数

一、血小板计数常规法

(一)原理

血小板计数(platelet count,PLT)是测定全血中的血小板数量,与血液红(白)细胞计数相同。普通显微镜直接计数法是根据使用稀释液的不同,血小板计数方法可分为破坏红细胞稀释法和不破坏红细胞稀释法。相差显微镜直接计数法是利用光线通过物体时产生的相位差转化为光强差、从而增强被检物体立体感,有助于识别血小板。

(二)器材和试剂

1.1％草酸铵稀释液

分别用少量蒸馏水溶解草酸铵 1.0 g 和 EDTA-Na$_2$ 0.012 g,合并后加蒸馏水至 100 mL,混匀,过滤后备用。

2.器材

显微镜、改良 Neubauer 计数板和盖玻片、微量吸管等。

(三)操作

(1)取清洁小试管 1 支,加入血小板稀释液 0.38 mL。

(2)准确吸取毛细血管血 20 μL。擦去管外余血,置于血小板稀释液内,吸取上清液洗 3 次,立即充分混匀。待完全溶血后再次混匀 1 分钟。

(3)取上述均匀的血小板悬液 1 滴,充入计数池内,静置 10～15 分钟,使血小板下沉。

(4)用高倍镜计数中央大方格内四角和中央共 5 个中方格内血小板数。

(5)计算:血小板数/L＝5 个中方格内血小板数×10^9/L。

(四)方法学评价

1.干扰因素

普通光学显微镜直接计数血小板的技术要点是从形态上区分血小板和小红细胞、真菌孢子及其他杂质。用相差显微镜计数经草酸铵稀释液稀释后的血小板,易于识别,还可照相后核对计数结果,因而国内外将本法作为血小板计数的参考方法。

2.质量保证

质量保证原则是避免血小板被激活、破坏,避免杂物污染。①检测前:采血是否顺利(采血时血流不畅可导致血小板破坏,使血小板计数假性减低)、选用的抗凝剂是否合适(肝素不能用于血小板计数标本抗凝;EDTA 钾盐抗凝血标本取血后 1 小时内结果不稳定,1 小时后趋向平稳)、储存时间是否适当(血小板标本应于室温保存,低温可激活血小板,储存时间过久可导致血小板计数偏低)。②检测中:定期检查稀释液质量;计数前先做稀释液空白计数,以确认稀释液是否存在

98

细菌污染或其他杂质。③检测后:核准结果,常用同1份标本制备血涂片染色镜检观察血小板数量,用参考方法核对;同1份标本2次计数,误差小于10%,取2次均值报告,误差大于10%需做第3次计数,取2次相近结果的均值报告。

二、血小板计数参考方法

血小板计数参考方法见于国际血液学标准委员会下发的文件。

(一)血液标本

(1)用合乎要求的塑料注射器或真空采血系统采集健康人的静脉血标本。

(2)使用 EDTA-K$_2$ 抗凝剂,浓度为每升血中含 3.7～5.4 μmol(每毫升血中含 1.5～2.2 mg)。

(3)盛有标本的试管应有足够的剩余空间以便于血标本的混匀操作。标本中不能有肉眼可见的溶血或小凝块。

(4)标本置于 18～22 ℃室温条件下,取血后 4 小时之内完成检测。

(5)为了保证 RBC 和 PLT 分布的均一性,在预稀释和加标记抗体前动作轻柔地将采血管反复颠倒,充分混匀标本。

(二)试剂和器材

1.器材

为避免血小板黏附于贮存容器或稀释器皿上,在标本检测的整个过程中必须使用聚丙烯或聚苯乙烯容器,不得使用玻璃容器和器皿。

2.稀释液

用磷酸盐缓冲液(PBS)作为稀释液,浓度为 0.01 mol/L,pH 为 7.2～7.4,含 0.1% 的牛血清蛋白(BSA)。

3.染色液

使用异硫氰酸荧光素标记的 CD41 和 CD61 抗体,这两种抗体可以与血小板膜糖蛋白 Ⅱa/Ⅲb 复合物结合,用于检测血小板。实验室应确认该批号抗体是否能得到足够的染上荧光的血小板,抗体应能得到足够高的血小板的荧光信号以便通过 log FL1(528 nm 处的荧光强度)对 log FS(前向散射光)的图形分析,将血小板从噪声、碎片和 RBC 中分辨出来。

(三)仪器性能

(1)使用流式细胞仪,通过前向散射光和荧光强度来检测 PLT 和 RBC。仪器在检测异硫氰酸荧光素标本的直径为 2 μm 的球形颗粒时必须有足够的敏感度。

(2)用半自动、单通道、电阻抗原理的细胞计数仪检测 RBC,仪器小孔管的直径为 80～100 μm,小孔的长度为直径的 70%～100%,计数过程中吸入稀释标本体积的准确度在 1% 以内(溯源至国家或国际计量标准)。

(四)检测方法

(1)用加样器加 5 μL 充分混匀(至少轻柔颠倒标本管 8 次)的血标本于 100 μL 已过滤的 PBS-BSA 稀释液中。

(2)加 5 μL CD41 抗体和 5 μL CD61 抗体染液,在室温 18～22 ℃、避光条件下放置15分钟。

(3)加 4.85 mL PBS-BSA 稀释液制备成 1∶1 000 的稀释标本,轻轻颠倒混匀以保证 PLT 和 RBC 充分混匀。

(4)用流式细胞仪检测时,应至少检测 5 000 个信号,其中 PLT 应多于 1 000,流式细胞仪的设定必须保证每秒计数少于 3 000 个信号。如果同时收集到 RBC 散射光的信号和血小板的荧光信号应被视为 RBC-PLT 重叠,计数结果将被分别计入 RBC 和 PLT。直方图或散点图均可被采用,但推荐使用散点图。检测过程中推荐使用正向置换移液器。

(5)血小板计数值的确定:使用流式细胞仪确定 RBC/PLT 的比值。R=RBC/PLT,用 RBC 数除以 R 值得到 PLT 计数值。

三、参考值

$(100\sim300)\times10^9/L$。

四、临床意义

血小板数量随时间和生理状态的不同而变化,午后略高于早晨;春季较冬季低;平原居民较高原居民低;月经前减低,月经后增高;妊娠中晚期增高,分娩后减低;运动、饱餐后增高,休息后恢复。静脉血血小板计数比毛细血管高 10%。

血小板减低是引起出血常见的原因。当血小板在 $(20\sim50)\times10^9/L$ 时,可有轻度出血或手术后出血;低于 $20\times10^9/L$,可有较严重的出血;低于 $5\times10^9/L$ 时,可导致严重出血。血小板计数超过 $400\times10^9/L$ 为血小板增多。病理性血小板减少和增多的原因及意义见表 7-1。

表 7-1　病理性血小板减少和增多的原因及意义

血小板	原因	临床意义
减少	生成障碍	急性白血病、再生障碍性贫血、骨髓肿瘤、放射性损伤、巨幼细胞贫血等
	破坏过多	原发性血小板减少性紫癜、脾功能亢进、系统性红斑狼疮等
	消耗过多	DIC、血栓性血小板减少性紫癜
	分布异常	脾肿大、血液被稀释
	先天性	新生儿血小板减少症、巨大血小板综合征
增多	原发性	慢性粒细胞白血病、原发性血小板增多症、真性红细胞增多症等
	反应性	急性化脓性感染、大出血、急性溶血、肿瘤等
	其他	外科手术后、脾切除等

(杜海芳)

第三节　血小板功能检验

血小板在止凝血方面具有多种功能。当血小板与受损的血管壁、血管外组织接触或受刺激剂激活,血小板被活化,产生黏附、聚集和释放反应,并分泌多种因子,在止血和血栓形成中起着非常重要的作用。血小板功能检查的各项试验,对血小板疾病的诊断和治疗以及血栓前状态与血栓性疾病的诊断、预防、治疗监测等有着重要的意义。

一、血小板黏附试验

(一)原理

血小板黏附试验(platelet adhension test,PAdT)是利用血小板在体外可黏附于玻璃的原理设计的。可用多种方法,包括玻珠柱法、玻球法等。方法为用一定量的抗凝血与一定表面积的玻璃接触一定时间,计数接触前、后的血中血小板数,计算出血小板黏附率。

$$血小板黏附率(\%)=\frac{黏附前血小板数-黏附后血小板数}{黏附前血小板数}\times100\%$$

(二)参考区间

玻璃珠柱法:53.9%~71.1%;旋转玻球法(12 mL 玻瓶):男性为 28.9%~40.9%,女性为34.2%~44.6%。

(三)临床应用

1.方法学评价

本试验是检测血小板功能的基本试验之一,用于遗传性与获得性血小板功能缺陷疾病的诊断、血栓前状态和血栓性疾病检查及抗血小板药物治疗监测。但由于特异性差,操作较复杂,且易受许多人为因素的影响,如静脉穿刺情况、黏附血流经过玻璃的时间、黏附玻璃的面积、试验过程中所用的容器性能、血小板计数的准确性等,致使其在临床的实际应用受限。

2.临床意义

(1)减低:见于先天性和继发性血小板功能异常(以后者多见),如血管性血友病、巨大血小板综合征、爱-唐综合征、低(无)纤维蛋白血症、异常纤维蛋白血症、急性白血病、骨髓增生异常综合征、骨髓增生性疾病、肝硬化、尿毒症、服用抗血小板药物等。

(2)增加:见于血栓前状态和血栓形成性疾病,如高血压病、糖尿病、妊娠期高血压疾病、肾小球肾炎、肾病综合征、心脏瓣膜置换术后、心绞痛、心肌梗死、脑梗死、深静脉血栓形成、口服避孕药等。

二、血小板聚集试验

(一)原理

血小板聚集试验(platelet aggregation test,PAgT)通常用比浊法测定(即血小板聚集仪法,分为单通道、双通道、四通道)。用贫血小板血浆(platelet poor plasma,PPP)及富含血小板血浆(platelet rich plasma,PRP)分别将仪器透光度调整为 100% 和 0%。在 PRP 的比浊管中加入诱导剂激活血小板后,用血小板聚集仪测定 PRP 透光度的变化(即血小板聚集曲线)。通过分析血小板聚集曲线的最大聚集率(MAR)、达到最大幅度的时间、达到 1/2 最大幅度的时间、2 分钟的幅度、4 分钟的幅度、延迟时间、斜率参数判断血小板的聚集功能。

(二)参考区间

血小板聚集曲线见图 7-1,血小板聚集曲线常有双峰,第一个峰反映了血小板聚集功能,第二个峰反映了血小板的释放和聚集功能。不同浓度的诱导剂诱导的血小板聚集曲线各不相同。每个实验室的参考区间相差较大,各实验室应根据自己的实验具体情况及实验结果调节诱导剂的浓度,建立自己的参考区间。中国医学科学院血液研究所常用的体外诱导剂测得的 MAR 为11.2 μmol/L ADP 液 53%~87%;5.4 μmol/L 肾上腺素 45%~85%;20 mg/L 花生四烯酸

56％～82％；1.5 g/L 瑞斯托霉素 58％～76％；20 mg/L 胶原 47％～73％。

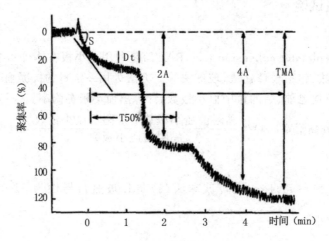

图 7-1　血小板聚集曲线的参数分析

2A：2 分钟幅度；4A：4 分钟的幅度；TMA：达到最大幅度的时
间；T50％：达到 1/2 最大的时间；Dt：延迟时间；S：斜率

(三)临床应用

1.方法学评价

本试验也是检测血小板功能的基本试验之一,用于血小板功能缺陷疾病的诊断、血栓前状态和血栓性疾病检查及抗血小板药物治疗监测。

本试验在临床上开展比较广泛,简便、快速,成本低廉。但由于操作过程需对标本进行离心,可能导致血小板体外低水平活化,且易受试验过程中所用的容器性能、PRP 中血小板数量、测定温度(25 ℃)、诱导剂的质量及某些药物等影响。在一般疾病的诊断中,以至少使用两种诱导剂为宜。

2.临床意义

(1)减低：血小板无力症、血小板贮存池病(无第二个峰)、血管性血友病(瑞斯托霉素作为诱导剂时,常减低)、巨大血小板综合征、低或无纤维蛋白原血症、急性白血病、骨髓增生异常综合征、骨髓增生性疾病、肝硬化、尿毒症、服用抗血小板药物、特发性血小板减少性紫癜、细菌性心内膜炎、维生素 B_{12} 缺乏症等。

(2)增加：见于血栓前状态和血栓形成性疾病,如糖尿病、肾小球肾炎、肾病综合征、心脏瓣膜置换术后、心绞痛、心肌梗死、脑梗死、深静脉血栓形成、抗原-抗体复合物反应、高脂饮食、口服避孕药、吸烟等。

三、血块收缩试验

(一)原理

血块收缩试验(clot retraction test,CRT)分为定性法、定量法和血浆法。其原理为全血或血浆凝固后,由于血小板收缩使血清从纤维蛋白网眼中挤出而使血块缩小,观察血清占原有全血量(如定量法、试管法)或血浆量(如血浆法)的百分比(即血块收缩率),可反映血块收缩程度。

(二)参考区间

定性法：1 小时开始收缩,24 小时完全收缩；定量法：48％～64％；血浆法：大于 40％。

（三）临床应用

（1）方法学评价：CRT除与血小板收缩功能有关外，还与血小板数量、纤维蛋白原、纤维蛋白稳定因子量等有关，而且试管清洁度、试验温度对它影响较大，故有时试验结果与血小板功能障碍程度不一定平行，临床上已较少使用。

（2）临床意义：①下降，见于血小板减少症、血小板增多症、血小板无力症、低或无纤维蛋白原血症、严重凝血功能障碍、异常球蛋白血症、红细胞增多症（定量法及试管法）等；②增加，纤维蛋白稳定因子（因子ⅩⅢ）缺乏症、严重贫血（定量法及试管法）。

四、血小板活化指标检测

健康人循环血液中的血小板基本处于静止状态，当血小板受刺激剂激活或与受损的血管壁、血管外组织接触后，血小板被活化。活化血小板膜糖蛋白重新分布，分子结构发生变化，导致血小板发生黏附、聚集，同时发生释放反应。血小板内的储存颗粒与质膜融合，将其内容物释放入血浆。

（一）血浆 β-血小板球蛋白和血小板第 4 因子检测

1.原理

血小板活化后，α-颗粒内的 β-血小板球蛋白（β-TG）和血小板第 4 因子（PF_4）可释放到血浆中，使血浆中 β-TG 和 PF_4 的浓度增高。用双抗体夹心法（ELISA）可进行检测。将 β-TG 或抗 PF_4 抗体包被在酶标板上，加入待测标本（或不同浓度的标准液），再加入酶联二抗，最后加底物显色，显色深浅与 β-TG、PF_4 浓度呈正比。根据标准曲线可得出待测标本的 β-TG/PF_4 浓度。

2.参考区间

不同试剂盒略有不同，β-TG：$6.6\sim26.2\ \mu g/L$，PF_4：$0.9\sim5.5\ \mu g/L$。

3.临床应用

（1）方法学评价：β-TG、PF_4 的半衰期较短，且易受机体代谢功能和血小板破坏的影响，采血及后续实验步骤必须尽可能保证血小板不被体外激活或破坏。在难以确定 β-TG、PF_4 浓度增加是来自体内还是体外激活时，可计算 β-TG/PF_4 比率。一般情况下，来自体内激活者 β-TG/PF_4 之比约为 5：1，来自体外激活者 β-TG/PF_4 之比约为 2：1。

（2）临床意义：①减低见于先天性或获得性 α-贮存池病；②增高表明血小板活化，释放反应亢进，见于血栓前状态及血栓性疾病，如糖尿病伴血管病变、妊娠期高血压疾病、系统性红斑狼疮、血液透析、肾病综合征、尿毒症、大手术后、心绞痛、心肌梗死、脑梗死、弥散性血管内凝血、深静脉血栓形成等；③β-TG 主要由肾脏排泄，肾功能障碍时可导致血中 β-TG 明显增加，PF_4 主要由血管内皮细胞清除，内皮细胞的这种功能受肝素的影响，因此肝素治疗时血中 PF_4 增加。

（二）血浆 P-选择素检测

1.原理

P-选择素又称血小板 α-颗粒膜蛋白-140（GMP-140），是位于血小板 α-颗粒和内皮细胞 Weibel-Palade 小体的一种糖蛋白，当血小板被活化后，P-选择素在血小板膜表面表达并释放到血中，故测定血浆或血小板表面的 P-选择素可判断血小板被活化的情况。血浆 P-选择素测定常用 ELISA 法，原理同血浆中 β-TG 或 PF_4 测定。

2.参考区间

$9.2\sim20.8\ \mu g/L$。

3.临床应用

(1)方法学评价:由于 P-选择素也存在于内皮细胞的 W-P 小体中,血浆中可溶性 P-选择素,除来源于活化血小板外,也可来源于内皮细胞,分析时应加以注意。测定血小板膜表面 P-选择素的含量,能更真实地反映血小板在体内活化的情况。

(2)临床意义:增加见于血栓前状态及血栓形成性疾病,如心肌梗死、脑血管病变、糖尿病伴血管病变、深静脉血栓形成、自身免疫性疾病等。

(三)血浆血栓烷 B_2(TXB_2)和 11-脱氢-血栓烷 B_2(11-DH-TXB_2)检测

血小板被激活后,血小板膜磷脂花生四烯酸代谢增强。血栓烷 A_2(TXA_2)是代谢产物之一,是血小板活化的标志物。但由于 TXA_2 半衰期短,不易测定,通常通过测定其稳定代谢物 TXB_2 的血浆浓度来反映体内血小板的活化程度。DH-TXB_2 是 TXB_2 在肝脏氧化酶作用下形成的产物。

1.原理

ELISA 法(双抗夹心法)。

2.参考区间

TXB_2:28.2~124.4 ng/L;DH-TXB_2:2.0~7.0 ng/L。

3.临床应用

(1)方法学评价:血浆 TXB_2 测定是反映血小板体内被激活的常用指标(常与 6-K-$PGF_{1\alpha}$ 同时检测),但采血及实验操作过程中造成的血小板体外活化等因素会影响 TXB_2 的含量。而 DH-TXB_2 不受体外血小板活化的影响,是反映体内血小板活化的理想指标。

(2)临床意义。①减低:见于服用阿司匹林类等非甾体抗炎药物或先天性环氧化酶缺乏等;②增加:见于血栓前状态及血栓形成性疾病,如糖尿病、肾病综合征、妊娠期高血压疾病、动脉粥样硬化、高脂血症、心肌梗死、心绞痛、深静脉血栓形成、大手术后、肿瘤等。

(四)血小板第 3 因子有效性检测

血小板第 3 因子有效性检测(platelet factor 3 availability test,PF3α test),也称血小板促凝活性测定。PF_3 是血小板活化过程中形成的一种膜表面磷脂成分,是血小板参与凝血过程的重要因子,可加速凝血活酶的生成,促进凝血过程。

1.原理

利用白陶土作为血小板的活化剂促进 PF_3 形成,用氯化钙作为凝血反应的启动剂。将正常人和受检者的 PRP(富含血小板血浆)和 PPP(贫血小板血浆)交叉组合(表 7-2),测定各自的凝固时间,比较各组的时间,了解受检者 PF_3 是否有缺陷。

表 7-2 PF_3 有效性测定分组

组别	患者血浆(mL)		正常血浆(mL)	
	PRP	PPP	PRP	PPP
1	0.1			0.1
2		0.1	0.1	
3	0.1	0.1		
4			0.1	0.1

2.参考区间

第3组、第4组分别为患者和正常人(作为对照组),患者PF_3有缺陷或内源凝血因子有缺陷时,第3组凝固时间比第4组长。当第1组较第2组凝固时间延长5秒以上,即为PF_3有效性减低。

3.临床应用

(1)减低:见于先天性血小板PF_3缺乏症、血小板无力症、肝硬化、尿毒症、弥散性血管内凝血、异常蛋白血症、系统性红斑狼疮、特发性血小板减少性紫癜、骨髓增生异常综合征、急性白血病及某些药物影响等。

(2)增加:见于高脂血症、食用饱和脂肪酸、一过性脑缺血发作、心肌梗死、动脉粥样硬化、糖尿病伴血管病变等。

五、血小板膜糖蛋白检测

血小板膜表面糖蛋白(glucoprotein,GP)是血小板功能的分子基础,主要包括GPⅡb/Ⅲa复合物(CD41/CD61)、GPIb/Ⅸ/Ⅴ复合物(CD42b/CD42a/CD42c)、GPIa/Ⅱa复合物(CD49b/CD29)、GPIc/Ⅱa复合物(CD49c/CD49f/CD29)、GPⅣ(CD36)和GPⅥ。GP分子数量或结构异常均可导致患者发生出血或血栓形成。活化血小板与静止血小板相比,膜糖蛋白的种类、结构、含量等亦呈现显著变化。

(一)原理

以往大都采用单克隆抗体与血小板膜表面糖蛋白结合后,用放免法测定血小板膜糖蛋白含量。现在由于流式细胞技术的发展以及荧光标记的各种血小板特异性单克隆抗体的成功制备,临床工作中已广泛使用流式细胞术(FCM)分析血小板膜糖蛋白。原理是选用不同荧光素标记的血小板膜糖蛋白单克隆抗体与受检者血小板膜上的特异性糖蛋白结合,在流式细胞仪上检测荧光信号,根据荧光的强弱分析,计算出阳性血小板的百分率或者定量检测血小板膜上糖蛋白含量。

(二)参考区间

GPⅠb(CD42b)、GPⅡb(CD41)、GPⅢa(CD61)、GPⅤ(CD42d)、GPⅨ(CD42a)阳性血小板百分率>98%。

定量流式细胞分析:①GPⅢa(CD61):$(53\pm12)\times10^3$分子数/血小板;②GPⅠb(CD42b):$(38\pm11)\times10^3$分子数/血小板;③GPⅠa(CD49b):$(5\pm2.8)\times10^3$分子数/血小板。

(三)临床应用

1.方法学评价

用FCM分析血小板的临床应用还包括:循环血小板活化分析(血小板膜CD62P(血小板膜P选择素)、CD63(溶酶体完整膜糖蛋白,LIMP)、PAC-1(活化血小板GPⅡb/Ⅲa复合物)的表达以及血小板自身抗体测定、免疫血小板计数等。

由于血小板极易受到环境因素的影响发生活化,FCM分析血小板功能时需特别注意样本的采集、抗凝剂的选择、血液与抗凝剂的混匀方式、样本的运送与贮存、固定剂的种类和时间等,尤其还要合理设定各种对照,以避免各种因素可能造成的假阳性或假阴性反应。

2.临床意义

GPⅠb(CD42b)缺乏见于巨大血小板综合征,GPⅡb/Ⅲa(CD41/CD61)缺乏见于血小板无力症。

六、血小板自身抗体和相关补体检测

在某些免疫性疾病或因服用某些药物、输血等情况下，机体可产生抗血小板自身抗体或补体（platelet associated complement，PAC），导致血小板破坏过多或生成障碍，使循环血小板数减少，从而引发出血性疾病。血小板自身抗体可分为血小板相关免疫球蛋白（platelet associated immunoglobulin，PAIg），包括 PAIgG、PAIgA、PAIgM 和特异性膜糖蛋白自身抗体、药物相关自身抗体、抗同种血小板抗体等。测定血小板自身抗体或补体的表达有助于判断血小板数减少的原因。

（一）原理

血小板免疫相关球蛋白常用的检测方法为 ELISA 及流式细胞术。抗血小板膜糖蛋白抗体一般用 ELISA 检测，FCM 分析方法尚不成熟。

（二）参考区间

ELISA 法：PAIgG （0～78.8） $ng/10^7$ 血小板；PAIgA （0～2） $ng/10^7$ 血小板；PAIgM（0～7）$ng/10^7$ 血小板；PAC_3（0～129）$ng/10^7$ 血小板。FCM 法：PAIg<10%。

（三）临床应用

（1）90% 以上的特发性血小板减少性紫癜（ITP）患者 PAIgG 增加，同时测定 PAIgA、PAIgM 及 PAC_3 阳性率达 100%。治疗后有效者上述指标下降，复发则增加。ITP 患者在皮质激素治疗后，PAIgG 不下降可作为切脾的指征。其他疾病如同种免疫性血小板减少性紫癜（如多次输血）、Evans 综合征、药物免疫性血小板减少性紫癜、慢性活动性肝炎、结缔组织病、系统性红斑狼疮、恶性淋巴瘤、慢性淋巴细胞白血病、多发性骨髓瘤等 PAIg 也可增加。

（2）特异性抗血小板膜糖蛋白的自身抗体阳性对诊断 ITP 有较高的特异性，其中以抗 GPⅡb/Ⅲa、GPⅠb/Ⅸ复合物的抗体为主。

七、血小板生存时间检测

本试验可反映血小板生成与破坏之间的平衡，是测定血小板在体内破坏或消耗速度的一项重要试验。

（一）原理

阿司匹林可使血小板膜花生四烯酸（AA）代谢中的关键酶（环氧化酶）失活，致血小板 AA 代谢受阻，代谢产物丙二醛（MDA）和血栓烷 B_2（TXB_2）生成减少。而新生血小板未受抑制，MDA 和 TXB_2 含量正常。故根据患者口服阿司匹林后血小板 MDA 和 TXB2 生成量的恢复曲线可推算出血小板的生存时间。MDA 含量可用荧光分光光度计法测定，TXB2 可以用 ELISA 法测定。

（二）参考区间

MDA 法：6.6～15 天；TXB2 法：7.6～11 天。

（三）临床应用

血小板生存期缩短，见于以下疾病。①血小板破坏增多性疾病：如原发性血小板减少性紫癜、同种和药物免疫性血小板减少性紫癜、脾功能亢进、系统性红斑狼疮；②血小板消耗过多性疾病：如 DIC、血栓性血小板减少性紫癜（TTP）、溶血尿毒症综合征（HUS）；③各种血栓性疾病：如

心肌梗死、糖尿病伴血管病变、深静脉血栓形成、肺梗死、恶性肿瘤等。

八、血小板钙流检测

血小板活化时,储存于血小板致密管道系统和致密颗粒内的 Ca^{2+} 释放出来,胞质内 Ca^{2+} 浓度升高形成 Ca^{2+} 流。Ca^{2+} 流信号随即促进血小板的花生四烯酸代谢、信号传导、血小板的收缩及活化等生理反应。

(一)原理

利用荧光探针如 Fura2、Fluro3-AM 等标记血小板内钙离子,在诱导剂作用下,血小板的钙离子通道打开,用共聚焦显微镜或流式细胞术观察血小板荧光强度变化,以分析血小板胞内钙流的变化。

(二)参考区间

正常血小板内 Ca^{2+} 浓度为 $20\sim90$ nmol/L,细胞外钙浓度为 $1.1\sim1.3$ nmol/L。

(三)临床应用

测定血小板胞内 Ca^{2+} 的方法可用于临床诊断与 Ca^{2+} 代谢有关的血小板疾病,也可用于判断钙通道阻滞剂的药理作用。

（杜海芳）

第四节　凝血系统检验

凝血系统由内源性凝血途径、外源性凝血途径和共同凝血途径三部分组成,各部分常用的凝血系统检测方法介绍如下。

一、内源凝血系统的检验

(一)全血凝固时间测定

1.原理

静脉血与异物表面(如玻璃、塑料等)接触后,因子Ⅻ被激活,启动了内源凝血系统,最后生成纤维蛋白而使血液凝固,其所需时间即凝血时间(coagulation time,CT),是内源凝血系统的一项筛选试验。目前采用静脉采血法,有 3 种检测方法。

(1)活化凝血时间(activated clotting time,ACT)法:在待检全血中加入白陶土-脑磷脂悬液,以充分激活因子Ⅻ和Ⅺ,并为凝血反应提供丰富的催化表面,启动内源凝血途径,引发血液凝固。

(2)硅管凝血时间测定法(silicone clotting time,SCT):涂有硅油的试管加血后,硅油使血液与玻璃隔离,凝血时间比普通试管法长。

(3)普通试管法(Lee-White 法):全血注入普通玻璃试管而被激活,从而启动内源性凝血。

2.参考区间

每个实验室都应建立其所用测定方法的相应参考区间。ACT 为 $1.2\sim2.1$ 分钟;SCT 为 $15\sim32$ 分钟;普通试管法为 $5\sim10$ 分钟。

3.临床应用

(1)方法学评价:静脉采血法由于血液中较少混入组织液,因此对内源凝血因子缺乏的灵敏度比毛细血管采血法要高。①普通试管法:仅能检出FⅧ促凝活性水平低于2%的重型血友病患者,本法不敏感,目前趋于淘汰;②硅管法:较敏感,可检出FⅧ促凝活性水平低于45%的血友病患者;③ACT法:是检出内源凝血因子缺陷敏感的筛检试验之一,能检出FⅧ促凝活性水平低至45%的血友病患者,ACT法也是体外监测肝素治疗用量较好的实验指标之一。

上述测定凝血时间的诸方法,在检测内源性凝血因子缺陷方面,ACT的灵敏度和准确性最好。

(2)质量控制:ACT试验不是一个标准化的试验,此试验的灵敏度与准确度受多种因素的影响,如激活剂种类、仪器判定血液凝固的原理(如电流法、光学法和磁珠法等)等。不同的激活剂如硅藻土和白陶土,凝固时间不同,较常用硅藻土作激活剂,因白陶土有抵抗抑肽酶(一种抗纤溶药物,可减低外科手术后出血)的作用,不适宜用于与此药有关的患者。各种方法之间必须与现行的标准方法进行相关性和偏倚分析,以便调节ACT监测肝素浓度所允许的测定时间。

理论上,CT能检出APTT所能检出的凝血因子及血小板磷脂的缺陷,而事实上,只要有微量的Ⅱa形成,就足以发生血液凝固;即使患者有极严重的血小板减低症,少量PF3就足以促进Ⅱa形成,故血小板减低症患者CT可正常,只在极严重的凝血因子缺乏时CT才延长。CT的改良方法如塑料试管法、硅化试管法、活化凝固时间法等,虽然灵敏度有所提高,但不能改变上述的局限性。因此,作为内源凝血筛检试验,CT测定已被更好的检测内源性凝血异常的指标APTT所替代。

(3)临床意义:CT主要反映内源凝血系统有无缺陷。①CT延长:除FⅦ和FⅧ外,所有其他凝血因子缺乏,CT均可延长,主要见于FⅧ、FⅨ显著减低的血友病和FⅪ缺乏症;vWD;严重的FⅤ、FⅩ、纤维蛋白原和FⅡ缺乏,如肝病、阻塞性黄疸、新生儿出血症、吸收不良综合征、口服抗凝剂、应用肝素及低(无)纤维蛋白原血症和纤溶亢进使纤维蛋白原降解增加;DIC,尤其在失代偿期或显性DIC时CT延长;病理性循环抗凝物增加,如抗FⅧ抗体或抗FⅨ抗体、SLE等。②监测肝素抗凝治疗的用量:行体外循环时,由于APTT试验不能反映体内肝素的安全水平,因而用ACT监测临床肝素的应用。③CT缩短见于血栓前状态如DIC高凝期等,但敏感性差;血栓性疾病,如心肌梗死、不稳定心绞痛、脑血管病变、糖尿病血管病变、肺梗死、深静脉血栓形成、妊娠期高血压疾病、肾病综合征等。

(二)活化部分凝血活酶时间测定

1.原理

37℃条件下,以白陶土(激活剂)激活因子Ⅻ和Ⅺ,以脑磷脂(部分凝血活酶)代替血小板提供凝血的催化表面,在Ca^{2+}参与下,观察贫血小板血浆凝固所需时间,即为活化部分凝血活酶时间(activatedpartial thromboplastin time,APTT),是内源凝血系统较敏感和常用的筛选试验。有手工法和仪器法。

仪器法即指血液凝固分析仪,主要有3种判断血浆凝固终点的方法。

(1)光学法:当纤维蛋白原逐渐变成纤维蛋白时,经光照射后产生的散射光(散射比浊法)或透射光(透射比浊法)发生变化,根据一定方法判断凝固终点。

(2)电流法(钩方法):根据纤维蛋白具有导电性,利用纤维蛋白形成时的瞬间电路连通来判断凝固终点。

（3）黏度法（磁珠法）：血浆凝固时血浆黏度增高，使正在磁场中运动的小铁珠运动强度减弱，以此判断凝固终点。

还有一种适用于床边检验的血液凝固仪是采用干化学测定法，其原理是将惰性顺磁铁氧化颗粒（paramagnetic iron oxide particle，PIOP）均匀分布于产生凝固或纤溶反应的干试剂中，血液与试剂发生相应的凝固或纤溶反应时，PIOP 随之摆动，通过检测其引起的光量变化即可获得试验结果。

2.参考区间

20～35 秒（通常小于 35 秒），每个实验室应建立所用测定方法相应的参考区间。

3.临床应用

（1）方法学评价：手工法虽重复性差一点，且耗时，但操作简便，有相当程度准确性，现仍作为参考方法。仪器法快速、敏感和简便，所用配套的试剂、质控物、标准品均保证了试验的高精度；但在诊断的准确性方面，仪器法并不比手工法更高；且仪器本身也会产生一定误差。

APTT 是一个临床常用、较为敏感的检测内源凝血因子缺乏的简便试验，已替代普通试管法 CT 测定。但 APTT 对诊断血栓性疾病和血栓前状态缺乏敏感性，也无特异性，临床价值有限。

新生儿由于凝血系统尚未发育完善，多种凝血因子尤其是维生素 K 依赖凝血因子（FⅡ、FⅦ、FⅨ、FⅩ）和接触系统凝血因子（FⅪ、FⅫ、PK、HMWK）血浆水平不到成人的 50%，其 APTT 检测将延长，一般出生后半年凝血因子可达正常成人水平。

（2）质量控制：标本采集、抗凝剂用量、仪器和试剂、实验温度等均对 APTT 试验的准确性产生重要的影响，故对实验的要求基本与 PT 相同（见 PT 测定）。由于缺乏标准的试剂和技术，APTT 测定的参考区间也随所用的检测方法、仪器和试剂而变化，因此，按仪器和试剂要求进行认真检测比选择测定的方法更为重要。①激活剂和部分凝血活酶试剂：来源及制备不同，均可影响测定结果；常用的激活剂有白陶土（此时 APTT 又称为 kaolinpartial thromboplastin time，KPTT），还可以用硅藻土、鞣花酸；应根据不同目的的检验选用合理的激活剂：对凝血因子相对敏感的激活剂是白陶土，对肝素相对敏感的是硅藻土；对狼疮抗凝物相对敏感的是鞣花酸；部分凝血活酶（磷脂）主要来源于兔脑组织（脑磷脂），不同制剂质量不同，一般选用 FⅧ、FⅨ 和 FⅪ 的血浆浓度为 200～250 U/L 时敏感的试剂。②标本采集和处理：基本要求同 PT 试验。注意冷冻血浆可减低 APTT 对狼疮抗凝物以及对 FⅫ、FⅪ、HMWK、PK 缺乏的灵敏度；室温下，FⅧ易失活，须快速检测；高脂血症可使 APTT 延长。

（3）临床意义：APTT 反映内源凝血系统凝血因子（Ⅻ、Ⅺ、Ⅸ、Ⅷ），共同途径中 FⅠ、FⅡ、FⅤ 和 FⅩ 的水平。虽然，APTT 测定的临床意义基本与凝血时间相同，但灵敏度较高，可检出低于正常水平15%～30%凝血因子的异常。APTT 对 FⅧ 和 FⅨ 缺乏的灵敏度比对 FⅪ、FⅫ 和共同途径中凝血因子缺乏的灵敏度高。必须指出，单一因子（如因子 FⅧ）活性增高就可使 APTT 缩短，其结果则可能掩盖其他凝血因子的缺乏。

APTT 超过正常对照10 秒即为延长。主要见于：①轻型血友病，可检出 FⅧ 活性低于 15% 的患者，对 FⅧ 活性超过 30% 和血友病携带者灵敏度欠佳；在中、轻度 FⅧ、FⅨ、FⅪ 缺乏时，APTT 可正常。②vWD，Ⅰ型和Ⅲ型患者 APTT 可显著延长，但不少Ⅱ型患者 APTT 并不延长。③血中抗凝物如凝血因子抑制物、狼疮抗凝物、华法林或肝素水平增高，FⅡ、FⅤ 及 FⅨ、FⅩ 缺乏时灵敏度略差。④纤溶亢进，大量纤维蛋白降解产物（FDP）抑制纤维蛋白聚合，使

APTT 延长,DIC 晚期时,伴随凝血因子大量被消耗,APTT 延长更为显著。⑤其他如肝病、DIC、大量输入库血等。

APTT 缩短见于血栓前状态及血栓性疾病、DIC 早期(动态观察 APTT 变化有助于 DIC 的诊断)。APTT 对血浆肝素的浓度较敏感,是目前广泛应用的肝素治疗监测指标。此时,要注意 APTT 测定结果必须与肝素治疗范围的血浆浓度呈线性关系,否则不宜使用。一般在肝素治疗期间,APTT 维持在正常对照的 1.5～3.0 倍为宜。

(三)血浆因子Ⅷ、Ⅸ、Ⅺ和Ⅻ促凝活性测定

1.原理

一期法:受检血浆中分别加入乏 FⅧ、FⅨ、FⅪ和 FⅫ的基质血浆、白陶土脑磷脂悬液和钙溶液,分别记录开始出现纤维蛋白丝所需的时间。从各自的标准曲线中,分别计算出受检血浆中 FⅧ:C、FⅨ:C、FⅪ:C 和 FⅫ:C 相当于正常人的百分率(%)。

2.参考区间

FⅧ:C,103%±25.7%;FⅨ:C,98.1%±30.4%;FⅪ:C,100%±18.4%;FⅫ:C,92.4%±20.7%。

3.临床应用

(1)方法学评价:本试验是在内源凝血筛选试验的基础上,省略以往逐级筛选和纠正试验,直接检测各相应凝血因子促凝活性的较为理想和直观的实验方法,同时也是血友病评价和分型的重要指标之一。

(2)质量控制:急性时相反应及严重肝实质损伤时,FⅧ:C 可明显增加,但在 vWF 缺陷时,FⅧ:C 降低,因此需与 vWF 含量同时测定。加入的基质血浆中缺乏因子应小于 1%,而其他因子水平必须正常,放置于-80～-40 ℃冰箱中保存,每次测定都应作标准曲线,正常标准血浆要求 20 人以上混合血浆,分装冻干保存于-40～-20 ℃,可用 2～3 个月。

(3)临床意义:①增高,主要见于血栓前状态和血栓性疾病,如静脉血栓形成、肺栓塞、妊娠期高血压疾病、晚期妊娠、口服避孕药、肾病综合征、恶性肿瘤等;②减低,见于 FⅧ:C 减低见于血友病甲(其中重型≤1%;中型 2%～5%;轻型 6%～25%;亚临床型 26%～45%)、血管性血友病(尤其是Ⅰ型和Ⅲ型)、DIC、血中存在因子Ⅷ抗体(此情况少见);FⅨ:C 减低见于血友病乙(临床分型同血友病甲)、肝脏疾病、DIC、维生素 K 缺乏症和口服抗凝剂等;FⅪ:C 减低见于 FⅪ因子缺乏症、DIC、肝脏疾病等;FⅫ:C 减低见于先天性 FⅫ缺乏症、DIC 和肝脏疾病等。

二、外源凝血系统的检验

(一)血浆凝血酶原时间测定(一期法)

1.原理

在受检血浆中加入过量的组织凝血活酶(人脑、兔脑、胎盘及肺组织等制品的浸出液)和钙离子,使凝血酶原变为凝血酶,后者使纤维蛋白原转变为纤维蛋白。观察血浆凝固所需时间即凝血酶原时间(prothrombin time,PT)。该试验是反映外源凝血系统最常用的筛选试验。有手工和仪器检测两类方法。仪器法判断血浆凝固终点的方法和原理与 APTT 检测时基本相同。

2.参考区间

每个实验室应建立所用测定方法相应的参考区间。①成人:10～15 秒,新生儿延长 2～3 秒,早产儿延长 3～5 秒(3～4 天后达到成人水平);②凝血酶原时间比值(prothrombin time ratio,

PTR):0.85～1.15;③国际标准化比值(international normalized ration,INR):口服抗凝剂治疗不同疾病时,需不同的INR。

3.临床应用

(1)方法学评价。①手工法:常用普通试管法,曾用毛细血管微量法,后者虽采血量少,但操作较烦琐,已淘汰;也可用表面玻皿法,尽管准确性较试管法高,但操作不如后者方便;手工法虽重复性差一些,耗时,但仍有相当程度的准确性,且操作简便,故仍在临床应用,并可作为仪器法校正的参考方法。②仪器法:血凝仪可连续记录凝血过程引起的光、电或机械运动的变化,其中,黏度法(磁珠法)可不受影响因素(黄疸、乳糜、高脂血症、溶血等)的干扰。半自动仪器法(加样、加试剂仍为手工操作)提高了PT测定的精确度和速度,但存在标本交叉污染的缺点。全自动仪器法(加样、加试剂全部自动化)使检测更加精确、快速、敏感和简便;同时,仪器法所用的试剂、质控物、标准品均有可靠的配套来源,保证了试验的高精度。但在临床诊断的准确性方面,仪器法并不比手工法更高。凝血仪干化学法测定,操作简单,特别有助于床边DIC的诊断,但价格较贵,尚未能普及。

(2)质量控制:血液标本采集、抗凝剂用量、仪器和试剂、实验温度及PT检测的报告方式均对PT试验的准确性和实用性产生重要影响。

标本采集和处理:患者应停用影响止凝血试验的药物至少1周。抗凝剂为10^9 mmol/L枸橼酸钠,其与血液的容积比为1:9。若血标本的Hct异常增高或异常减低,推荐矫正公式:抗凝剂用量=0.001 85×血量(mL)×(100－患者Hct)。在采血技术和标本处理时应注意止血带使用时间要短,采血必须顺利快捷,避免凝血、溶血和气泡(气泡可使Fg、FV、FⅧ变性和引起溶血,溶血又可引起FⅫ激活,使PT缩短);凝血检测用的血标本最好单独采集,并立即分离血浆,按规定的离心力除去血小板;创伤性或留置导管的血标本及溶血、凝血不适宜做凝血试验;对于黄疸、溶血、脂血标本如用光学法测定,结果应扣除本底干扰,标本送检时应注意储存温度和测定时间。低温虽可减缓凝血因子的失活速度,但可活化FⅦ、FⅪ。如储存血标本,也要注意有效时间,储存时间过长,凝血因子(尤其FⅧ)的活性明显减低,因此,从标本采集到完成测定的时间通常不宜超过2小时。

组织凝血活酶试剂质量:该试验灵敏度的高低依赖于组织凝血活酶试剂的质量。试剂可来自组织抽提物,应含丰富的凝血活酶(TF和磷脂);现也用纯化的重组TF(recombinant-tissue factor,r-TF)加磷脂作试剂,r-TF比动物性来源的凝血活酶对FⅡ、FⅦ、FⅩ灵敏度更高。组织凝血活酶的来源及制备方法不同,使各实验室之间及每批试剂之间PT结果差异较大,可比性差,特别影响对口服抗凝剂患者治疗效果的判断,因此,应使用标有国际敏感指数(international sensitivity index,ISI)的试剂。

国际敏感指数和国际标准化比值:为了校正不同组织凝血活酶之间的差异,早在1967年,世界卫生组织就将人脑凝血活酶标准品(批号67/40)作为以后制备不同来源组织凝血活酶的参考物,并要求计算和提供每批组织凝血活酶的ISI。ISI值越低,试剂对有关凝血因子降低的敏感度越高。目前,各国大体是用国际标准品标化本国标准品。对口服抗凝剂的患者必须使用国际标准化比值(international normalization ratio,INR)作为PT结果报告形式,并用以作为抗凝治疗监护的指标。INR=患者凝血酶原时间/正常人平均凝血酶原时间。

正常对照:必须来自20名以上男女各半的混合血浆所测结果。目前,许多试剂制造商能提供100名男女各半的混合血浆作为对照用的标准血浆。

报告方式:一般情况下,可同时报告受检者 PT(s)和正常对照 PT(s)以及凝血酶原比率(PTR),PTR=被检血浆 PT/正常血浆 PT。当用于监测口服抗凝剂用量时,则必须同时报告 INR 值。

(3)临床意义:PT 是检测外源性凝血因子有无缺陷较为敏感的筛检试验,也是监测口服抗凝剂用量的有效监测指标之一。

PT 延长指 PT 超过正常对照 3 秒以上或 PTR 超过参考区间。主要见于:①先天性 FⅡ、FⅤ、FⅦ、FⅩ 减低(较为少见,一般在低于参考人群水平的 10%以下时才会出现 PT 延长,PTR 增大)、纤维蛋白原缺乏(Fg<500 mg/L)或无纤维蛋白原血症、异常纤维蛋白原血症;②获得性凝血因子缺乏,如 DIC、原发性纤溶亢进症、阻塞性黄疸和维生素 K 缺乏、循环抗凝物质增多等。香豆素治疗(注意药物如氨基水杨酸、头孢菌素等可增强口服抗凝药物的药效,而巴比妥盐等可减弱口服抗凝药物的药效)时,当 FⅡ、FⅤ、FⅦ、FⅩ 浓度低于正常人水平 40%时,PT 即延长。

PT 对 FⅦ、FⅩ 缺乏的敏感性较对 FⅠ、FⅡ 缺乏的要高,但对肝素的敏感性不如 APTT。此外,发现少数 FⅨ 严重缺乏的患者,由于 FⅦa 活化 FⅨ 的途径障碍,也可导致 PT 延长,但其延长程度不如 FⅦ、FⅩ、凝血酶原和纤维蛋白原缺乏时显著。

PT 缩短见于:①先天性 FⅤ 增多;②DIC 早期(高凝状态);③口服避孕药、其他血栓前状态及血栓性疾病。

PT 是口服抗凝药的实验室监测的首选指标。临床上,常将 INR 为 2~4 作为口服抗凝剂治疗时剂量适宜范围。当 INR 大于 4.5 时,如 Fg 和血小板数仍正常,则提示抗凝过度,应减低或停止用药。当 INR 低于 4.5 而同时伴有血小板减低时,则可能是 DIC 或肝病等所致,也应减低或停止口服抗凝剂。口服抗凝剂达有效剂量时的 INR 值:预防深静脉血栓形成为 1.5~2.5;治疗静脉血栓形成、肺栓塞、心脏瓣膜病为 2.0~3.0;治疗动脉血栓栓塞、心脏机械瓣膜转换、复发性系统性栓塞症为 3.0~4.5。

(二)血浆因子Ⅱ、Ⅴ、Ⅶ、Ⅹ 促凝活性检测

1.原理

一期法:受检血浆分别与凝血因子Ⅱ、Ⅴ、Ⅶ、Ⅹ 基质血浆混合,再加兔脑粉浸出液和钙溶液,分别作血浆凝血酶原时间测定。将受检者血浆测定结果与正常人新鲜混合血浆比较,分别计算出各自的因子 FⅡ:C、FⅤ:C、FⅦ:C 和 FⅩ:C 促凝活性。

2.参考区间

FⅡ:C,97.7%±16.7%;FⅤ:C,102.4%±30.9%;FⅦ:C,103%±17.3%;FⅩ:C,103%±19.0%。

3.临床应用

(1)方法学评价:本试验是继外源凝血系统筛选试验异常,进而直接检测诸因子促凝活性更敏感、更可靠指标,也是诊断这些因子缺陷的主要依据。

(2)质量控制:同凝血因子Ⅷ、Ⅸ、Ⅺ 和Ⅻ促凝活性测定。

(3)临床意义:活性增高主要见于血栓前状态和血栓性疾病。活性减低见于肝病变、维生素 K 缺乏(FⅤ:C 除外)、DIC 和口服抗凝剂;血循环中存在上述因子的抑制物等;先天性上述因子缺乏较罕见。

目前 FⅡ:C,FⅤ:C,FⅦ:C,FⅩ:C 的测定主要用于肝脏受损的检查,因子 FⅦ:C 下降在肝病的早期即可发生;因子 FⅤ:C 的测定在肝损伤和肝移植中应用较多。

(三)血浆组织因子活性测定

1.原理

发色底物法:组织因子(Tissue factor,TF)与 F Ⅶ结合形成 TF-F Ⅶ复合物,激活 F Ⅹ和 F Ⅸ,活化的 F Ⅹa 水解发色底物(S-2222),释放出对硝基苯胺(PNA),405 nm 波长下测其吸光度(A),PNA 颜色的深浅与血浆组织因子活性(TF:A)成正比。

2.参考区间

81%～114%。

3.临床应用

(1)方法学评价:相比于组织因子含量的测定,组织因子活性测定更能反映组织因子在外源性凝血途径中所发挥的作用。发色底物法,技术成熟,操作简单,适用于临床检测。

(2)质量控制:对于黄疸、溶血、脂血标本,读取结果时应扣除本底吸光度值或重新抽血。每次测定前都应作标准曲线,正常标准血浆要求 20 人以上混合血浆,分装冻干保存在－40～－20 ℃,可用 2～3 个月。

(3)临床意义:组织因子活性增加见于内毒素血症、严重创伤、广泛手术、休克、急性呼吸窘迫综合征(acute respiratory distress syndrome,ARDS)、DIC、急性白血病等。

三、共同凝血途径的检查

(一)纤维蛋白原测定

1.原理

(1)Clauss 法(凝血酶法):受检血浆中加入过量凝血酶,将血浆中的纤维蛋白原(fibrinogen,Fg)转变为纤维蛋白,使血浆凝固,其时间长短与 Fg 含量成负相关。受检血浆的 Fg 含量可从国际标准品 Fg 参比血浆测定的标准曲线中获得。

(2)免疫法。①免疫火箭电泳法(Laurell 法):在含 Fg 抗血清的琼脂板中,加入一定量的受检血浆(抗原),在电场作用下,抗原体形成火箭样沉淀峰,峰的高度与 Fg 含量成正比;②酶联免疫法:用抗 Fg 的单克隆体、酶联辣根过氧化酶抗体显色、酶联免疫检测仪检测血浆中的 Fg 含量。

(3)比浊法(热沉淀比浊法):血浆经磷酸二氢钾-氢氧化钠缓冲液稀释后,加热至 56 ℃,使 Fg 凝集,比浊测定其含量。

(4)化学法(双缩脲法):用 12.5%亚硫酸钠溶液将血浆中的 Fg 沉淀分离,然后以双缩脲试剂显色测定。

2.参考区间

成人,2～4 g/L;新生儿,1.25～3 g/L。

3.临床应用

主要用于出血性疾病(包括肝病)或血栓形成的诊断以及溶栓治疗的监测。

(1)方法学评价:①Clauss 法为功能检测,操作简单、结果可靠,故被 WHO 推荐为测定 Fg 的参考方法,当凝血仪通过检测 PT 方法来换算 Fg 浓度时,结果可疑,则应用 Clauss 法复核确定;②免疫法、比浊法和化学法操作较烦琐,均非 Fg 功能检测法,故与生理性 Fg 活性不一定总是呈平行关系。

(2)质量控制:Clauss 法参与血浆必须与检测标本同时测定,以便核对结果;如标本中存在肝素、FDP增加或罕见的异常 Fg,则 Clauss 法测定的 Fg 含量可假性减低,此时,需用其他方法核实。由于凝血酶的活性将直接影响 Clauss 法所测定的 Fg 含量,因此对凝血酶试剂应严格保存,一般应在低温保存。稀释后,在塑料(聚乙烯)试管中置 4 ℃可保存活性 24 小时。

(3)临床意义。①增高:见于急性时相反应,可出现高纤维蛋白原血症,如炎症、外伤、肿瘤等,慢性活动性炎症反应,如风湿病、胶原病等,Fg 水平超过参考区间上限是冠状动脉粥样硬化心脏病和脑血管病发病的独立危险因素之一。②减低:见于纤维蛋白原合成减少或结构异常性疾病,如先天性低(无)蛋白原血症;异常纤维蛋白原血症(但用免疫法检测抗原可正常);严重肝实质损伤,如肝硬化、酒精中毒等;纤维蛋白原消耗增多,如 DIC(纤维蛋白原定量可作为 DIC 的筛查试验);原发性纤溶亢进,如中暑、缺氧、低血压等;药物,如雌激素、鱼油、高浓度肝素、纤维蛋白聚合抑制剂等。③可用于溶栓治疗(如用 UK、t-PA)、蛇毒治疗(如用抗栓酶、去纤酶)的监测。

(二)凝血因子 XIII 定性试验和亚基抗原检测

1.凝血因子 XIII 定性试验

(1)原理:受检血浆加入钙离子后,使 Fg 转变成 Fb 凝块,将此凝块置入 5 mol/L 尿素溶液或 2% 单氨(碘)醋酸溶液中,如果受检血浆不缺乏因子 XIII,则形成的纤维蛋白凝块不溶于尿素溶液或 2% 单氨(碘)醋酸溶液;反之,则易溶于尿素溶液或 2% 单氨(碘)醋酸溶液中。

(2)参考区间:24 小时内纤维蛋白凝块不溶解。

(3)临床应用。①方法学评价:本试验简单、可靠,是十分实用的过筛试验,在临床上,若发现伤口愈合缓慢、渗血不断或怀疑有凝血因子 XIII 缺陷者,均可首先选择本试验;②质量控制:由于凝块对结果判断有直接影响,因此抽血时要顺利,不应有溶血及凝血,且采血后应立即检测,不宜久留,加入的钙离子溶液应新鲜配制;③临床意义:若纤维蛋白凝块在 24 小时内,尤其 2 小时内完全溶解,表示因子 XIII 缺乏,见于先天性因子 XIII 缺乏症和获得性因子 XIII 明显缺乏,后者见于肝病、SLE、DIC、原发性纤溶症、转移性肝癌、恶性淋巴瘤以及抗 FXIII 抗体等。

2.凝血因子 XIII 亚基抗原检测

(1)原理(免疫火箭电泳法):分别提纯人血小板和血浆中的 XIIIα 亚基和 XIIIβ 亚基,用以免疫家兔,产生抗体。在含 FXIIIα 亚基和 FXIIIβ 亚基抗血清的琼脂凝胶板中,加入受检血浆(抗原),在电场作用下,出现抗原抗体反应形成的火箭样沉淀峰,此峰的高度与受检血浆中 FXIII 亚基的浓度成正比。根据沉淀峰的高度,从标准曲线中计算出 FXIIIα:Ag 和 FXIIIβ:Ag 相当于正常人的百分率。

(2)参考区间:FXIIIα 为 $100.4\% \pm 12.9\%$;FXIIIβ 为 $98.8\% \pm 12.5\%$。

(3)临床应用:血浆凝血因子 XIII 亚基抗原的检测,对凝血因子 XIII 四聚体的缺陷性疾病诊断和分类具有十分重要价值。①先天性因子 XIII 缺乏症:纯合子型者的 FXIIIα:Ag 明显减低($\leqslant 1\%$),FXIIIβ:Ag 轻度减低;杂合子型者的 FXIIIα:Ag 减低(常$\leqslant 50\%$),FXIIIβ:Ag 正常。②获得性因子 XIII 减少症:见于肝疾病、DIC、原发性纤溶症、急性心肌梗死、急性白血病、恶性淋巴瘤、免疫性血小板减少紫癜、SLE 等。一般认为,上述疾病的 FXIIIα:Ag 有不同程度的降低,而 XIIIβ:Ag 正常。

(三)凝血酶生成的分子标志物检测

1.血浆凝血酶原片段 $1+2(F_{1+2})$ 测定

(1)原理(ELISA 法):以抗 F_{1+2} 抗体包被酶标板,加入标准品或待测标本后,再加入用辣根过氧化物酶标记的凝血酶抗体,与游离 F_{1+2} 抗原决定簇结合,充分作用后,凝血酶抗体上带有的辣根过氧化物酶在 H_2O_2 溶液存在的条件下分解加入的邻苯二胺,使之显色,溶液颜色的深浅与

样本中的 F_{1+2} 含量成正比。

（2）参考区间：0.4～1.1 nmoL/L。

（3）临床应用。①方法学评价：凝血酶的半衰期极短，因此不能直接测定；凝血酶原被凝血酶（由 FXa、FVa、Ca^{2+} 和磷脂组成）作用转化为凝血酶时，凝血酶原分子的氨基端（N 端）释放出 F_{1+2}，通过测定 F_{1+2} 可间接反映凝血酶的形成及活性，是体内凝血酶活化的分子标志物，对血液高凝状态的检查有重要意义；但目前因采用 ELISA 法测定，一般适用于批量标本检测，而且耗时太长，使临床急诊使用时受到一定限制。②质量控制：血液采集与保存将直接影响血浆 F_{1+2} 的测定结果，且止血带太紧或压迫时间太长，都可导致采血过程的人工凝血活化，因此采血过程要求尽量顺利。③临床意义：血浆 F_{1+2} 增高见于高凝状态，血栓性疾病如 DIC、易栓症、急性心肌梗死、静脉血栓形成等；溶栓、抗凝治疗 AMI 时，若溶栓治疗有效，缺血的心肌成功实现再灌注，则 F_{1+2} 可锐减；用肝素治疗血栓性疾病时，一旦达到有效治疗浓度，则血浆 F_{1+2} 可由治疗前的高浓度降至参考区间内；口服华法林，血浆 F_{1+2} 浓度可降至参考区间以下，当用 F_{1+2} 作为低剂量口服抗凝剂治疗的监测指标时，浓度在 0.4～1.2 nmol/L 时，可达到最佳抗凝治疗效果。

2.血浆纤维蛋白肽 A 测定

（1）原理：待检血浆用皂土处理，以除去纤维蛋白原，含纤维蛋白肽 A（FPA）标本先与已知过量的兔抗人 FPA 抗体结合，部分液体被转移至预先包被 FPA 的酶标板上，上步反应中剩余的为结合 FPA 抗体可与 FPA 结合，结合于固相的兔抗人 FPA 抗体被羊抗兔（带有辣根过氧化物酶）IgG 结合，在 H_2O_2 溶液存在的条件下使邻苯二胺（OPD）基质显色，颜色的深浅与 FPA 含量呈负相关关系。

（2）参考区间：男性不吸烟者为 $1.83\ \mu g/L \pm 0.61\ \mu g/L$；女性不吸烟、未服用避孕药者为 $2.24\ \mu g/L \pm 1.04\ \mu g/L$。

（3）临床应用：FPA 是纤维蛋白原转变为纤维蛋白过程中产生的裂解产物之一，因此，若待检血浆中出现 FPA 则表明有凝血酶生成。FPA 升高见于深静脉血栓形成、DIC、肺栓塞、SLE、恶性肿瘤转移、肾小球肾炎等。

3.可溶性纤溶蛋白单体复合物测定

（1）原理：根据酶免疫或放射免疫的检测原理，用抗纤维蛋白单克隆抗体测定血浆中可溶性纤维蛋白单体复合物（soluble fibrin monomer complex，sFMC）的含量。

（2）参考区间：ELISA 法为 $48.5\ mg/L \pm 15.6\ mg/L$；放射免疫法为 $50.5\ mg/L \pm 26.1\ mg/L$。

（3）临床应用：纤维蛋白单体是纤维蛋白原转变为纤维蛋白的中间体，是凝血酶水解纤维蛋白原使其失去 FPA 和 FPB 而产生的。当凝血酶浓度低时，纤维蛋白单体不足以聚合形成纤维蛋白凝块，它们自行和纤维蛋白原或纤维蛋白降解产物结合形成复合物。sFMC 是凝血酶生成的另一标志物。sFMC 升高多见于肝硬化失代偿期、急性白血病（M_3 型）、肿瘤、严重感染、多处严重创伤、产科意外等。

（杜海芳）

第五节　抗凝与纤溶系统检测

一、生理性抗凝物质检测

(一)抗凝血酶活性及抗原测定

1.抗凝血酶活性(antithrombin activity,AT∶A)检测

(1)检测原理(发色底物法):受检血浆中加入过量凝血酶,使 AT 与凝血酶形成 1∶1 复合物,剩余的凝血酶作用于发色底物 S-2238,释出显色基团对硝基苯胺(PNA)。显色的深浅与剩余凝血酶呈正相关,而与 AT 呈负相关,根据受检者所测得吸光度(A 值)从标准曲线计算出 AT∶A。

(2)参考区间:108.5%±5.3%。

(3)临床应用:AT 活性或抗原测定是临床上评估高凝状态良好的指标,尤其是 AT 活性下降。AT 抗原和活性同时检测,是遗传性 AT 缺乏的分型主要依据。

遗传性 AT 缺乏分为两型:①交叉反应物质(cross reaction material,CRM)阴性型(CRM-)即抗原与活性同时下降;②CRM+型,抗原正常,活性下降。

获得性 AT 缺乏或活性减低主要原因:①AT 合成降低,主要见于肝硬化、重症肝炎、肝癌晚期等,可伴发血栓形成;②AT 丢失增加,见于肾病综合征;③AT 消耗增加,见于血栓前期和血栓性疾病,如心绞痛、脑血管疾病、DIC 等。在疑难诊断 DIC 时,AT 水平下降具有诊断价值。而急性白血病时 AT 水平下降更可看作是 DIC 发生的危险信号。

AT 水平和活性增高见于血友病、白血病和再生障碍性贫血等疾病的急性出血期及口服抗凝药治疗过程中。在抗凝治疗中,如怀疑肝素治疗抵抗,可用 AT 检测来确定。抗凝血酶替代治疗时,也应首选 AT 检测来监护。

(二)抗凝血酶抗原(antithrombin antigen,AT∶Ag)检测

1.原理

(1)免疫火箭电泳法:受检血浆中 AT 在含 AT 抗血清的琼脂糖凝胶中电泳,抗原和抗体相互作用形成火箭样沉淀峰。沉淀峰的高度与血浆中 AT 的含量成正相关。从标准曲线中计算出受检血浆中 AT 抗原的含量。

(2)酶联免疫吸附法:将抗 AT 抗体包被在固相板上,标本中的 AT 与固相的抗 AT 抗体相结合,再加入酶标的抗 AT 抗体,则形成抗体-抗原-酶标抗体的复合物,加入显色基质后,根据发色的深浅来判断标本中的 AT 含量。

2.参考区间

(0.29±0.06)g/L。

3.临床评价

见血浆 AT 活性检测。在免疫火箭电泳法中样品不可用肝素抗凝,只可用枸橼酸盐抗凝而且样本不可以反复冻融。

(三)凝血酶-抗凝血酶复合物(thrombin-antithrombin,TAT)测定

1.原理

酶联免疫吸附法:抗凝血酶包被于固相,待测血浆中的 TAT 以其凝血酶与固相上的 AT 结合,然后加入过氧化物酶标记的抗 AT,后者与结合于固相的 TAT 结合,并使底物显色。反应液颜色的深浅与 TAT 浓度呈正相关。

2.参考区间

健康成人枸橼酸钠抗凝血浆(n=196):1.0~4.1 μg/L,平均为 1.5 μg/L。

3.临床应用

(1)方法学评价:TAT 一方面反映凝血酶生成的量,同时也反映抗凝血酶被消耗的量。

(2)质量控制:在 2~8 ℃环境下,共轭缓冲液、工作共轭液和样本缓冲液可保存 4 周,稀释过的洗涤液可在 1 周内使用。稀释过的标准血浆和质控血浆在 15~25 ℃下,可放置 8 小时。工作共轭液须避光保存,且应在 1 小时内使用。共轭缓冲液、标准血浆、质控血浆和样本缓冲液在 -20 ℃可保存 3 个月。剩余的工作共轭液应在配置后 30 分钟内冻存,2 周内使用。血浆样本采集不当可影响检测结果,溶血、脂血、含类风湿因子的血浆样本不可使用。

(3)临床意义:血浆 TAT 含量增高,见于血栓形成前期和血栓性疾病,如 DIC、深静脉血栓形成、急性心肌梗死、白血病、肝病等。脑血栓在急性期 TAT 可较正常值升高 5~10 倍,DIC 时 TAT 升高的阳性率达 95%~98%。

二、病理性抗凝物质检测

(一)复钙交叉试验(cross recalcification test,CRT)

1.原理

血浆复钙时间延长可能是由于凝血因子缺乏或血液中存在抗凝物质所致。延长的复钙时间如能被 1/10 量正常血浆纠正,则提示受检血浆中缺乏凝血因子;如果不被纠正,则提示受检血浆中存在抗凝物质。

2.参考区间

若受检血浆与 1/10 量正常血浆混合,血浆复钙时间不在正常范围内(2.2~3.8 分钟),则认为受检血浆中存在异常抗凝物质。

3.临床应用

本试验可区别血浆复钙时间延长的原因,除可鉴别有无血液循环抗凝物质外,还可筛选内源性凝血系统的功能异常,但由于其敏感性不如 APTT,同时受血小板数量和功能的影响,目前主要用来筛检病理性抗凝物质增多。另外,复钙交叉试验对受检血浆中低浓度的肝素及类肝素物质不敏感,必要时可考虑做肝素定量试验。

血浆中存在异常的抗凝物质,见于反复输血的血友病患者、肝病患者、系统性红斑狼疮、类风湿关节炎及胰腺疾病等。

抽血应顺利,不应有溶血及凝血;取血后应立即检测,血浆在室温中放置不超过 2 小时。

(二)血浆肝素水平测定

1.原理

发色底物法:AT 是血浆中以丝氨酸蛋白酶为活性中心凝血因子(凝血酶、FⅩa 等)的抑制物,在正常情况下,AT 的抑制作用较慢,而肝素可与 AT 结合成 1:1 的复合物,使 AT 的精氨酸反应中心暴露,此反应中心与凝血酶、FⅩa的丝氨酸活性部位相作用,从而使激活的因子灭活,这样 AT 的抑制作用会大大增强。低分子量肝素(LMWH)对 FⅩa 和 AT 间反应的催化作用较其对凝血酶和 AT 间反应的催化更容易,而标准肝素对两者的催化作用相同。在 AT 和 FⅩa 均过量的反应中,肝素对 FⅩa 的抑制速率直接与其浓度成正比,用特异性 FⅩa 发色底物法检测剩余 FⅩa 的活性,发色强度与肝素浓度成负相关。

2.参考区间

本法检测肝素的范围是 0～800 U/L,正常人的血浆肝素为 0 U/L。

3.临床应用

在用肝素防治血栓性疾病以及血液透析、体外循环的过程中,可用本试验对肝素的合理用量进行检测。在过敏性休克、严重肝病或 DIC、肝叶切除或肝移植等患者的血浆中,肝素亦增多。另需注意:①采血与离心必须细心,以避免血小板激活,导致血小板第 4 因子(PF₄)释放,后者可抑制肝素活力;②反应中温育时间和温度均应严格要求,否则将影响检测结果;③严重黄疸患者检测中应设自身对照;④制作标准曲线的肝素制剂应与患者使用的一致。

（三）凝血酶时间及其纠正试验

1.凝血酶时间(thrombin time,TT)检测

(1)原理:受检血浆中加入“标准化”的凝血酶溶液后,测定开始出现纤维蛋白丝所需要的时间为 TT。

(2)参考区间:10～18 秒(手工法和仪器法有很大不同,凝血酶浓度不同差异更大),各实验室应建立适合自己的参考区间。

(3)临床应用:TT 是凝血酶使纤维蛋白原转变为纤维蛋白所需要的时间,它反映了血浆中是否含有足够量的纤维蛋白原以及纤维蛋白原的结构是否符合人体的正常生理凝血要求。在使用链激酶、尿激酶进行溶栓治疗时,可用 TT 作为监护指标,以控制在正常值的 3～5 倍。

凝血酶时间延长:即受检 TT 值延长超过正常对照 3 秒以上,以 DIC 时纤维蛋白原消耗为多见,也有部分属于先天性低(无)纤维蛋白原血症、原发性纤溶及肝脏病变,也可见于肝素增多或类肝素抗凝物质增多及 FDP 增多。

凝血酶时间缩短:主要见于某些异常蛋白血症或巨球蛋白血症时,此外,较多的是技术原因,如标本在 4 ℃环境中放置过久,组织液混入血浆等。另外,血浆在室温下放置不得超过 3 小时;不宜用 EDTA 和肝素作抗凝剂;凝血酶时间的终点,若用手工法,以出现浑浊的初期凝固为准。

2.凝血酶时间纠正试验(甲苯胺蓝纠正试验)

(1)原理:甲苯胺蓝可纠正肝素的抗凝作用,在凝血酶时间延长的受检血浆中加入少量的甲苯胺蓝,若延长的凝血酶时间恢复正常或明显缩短,则表示受检血浆中肝素或类肝素样物质增多,否则为其他类抗凝物质或者是纤维蛋白原缺陷。

(2)参考区间:在 TT 延长的受检血浆中,加入甲苯胺蓝后 TT 明显缩短,两者相差 5 秒以上,提示受检血浆中肝素或类肝素样物质增多,否则提示 TT 延长不是由于肝素类物质所致。

(3)临床应用:单纯的甲苯胺蓝纠正试验有时对肝素类物质不一定敏感,而众多的肝素类物质增多的病理状态,往往伴有高水平的 FDP、异常纤维蛋白原增多等情况,因此,最好与正常血浆、鱼精蛋白等纠正物同时检测。

血中类肝素物质增多,多见于过敏性休克、严重肝病、肝叶切除、肝移植、DIC,也可见于使用氮芥以及放疗后的患者。

凝血酶溶液在每次操作时都需要作校正实验,使正常血浆的 TT 值在 16～18 秒。

(四)凝血因子Ⅷ抑制物测定

1.原理

受检血浆与一定量正常人新鲜血浆混合,在 37 ℃温育一定时间后,测定混合血浆的Ⅷ因子活性,若受检血浆中存在Ⅷ因子抑制物,则混合血浆的Ⅷ因子活性会降低,以 Bethesda 单位来计算抑制物的含量,1 个Bethesda 单位相当于灭活 50％因子Ⅷ活性。

2.参考区间

正常人无因子Ⅷ抑制物,剩余因子Ⅷ：C 为 100％。

3.临床应用

Bethesda 法不仅可用于因子Ⅷ抑制物检测,还可用于其他因子(Ⅸ、Ⅹ、Ⅺ)抑制物的检测。本法对同种免疫引起的因子抑制物测定较为敏感,对自身免疫、药物免疫、肿瘤免疫和自发性凝血因子抑制物则不敏感。Ⅷ因子抑制物的确定,最终需要进行狼疮样抗凝物质的检测进行排除。

血浆因子Ⅷ抑制物的出现常见于反复输血或接受抗血友病球蛋白治疗的血友病 A 患者,也可见于某些免疫性疾病和妊娠期的妇女。

三、纤维蛋白溶解活性检测

(一)组织纤溶酶原激活物活性及抗原测定

1.组织纤溶酶原激活物活性(t-PA：A)检测

(1)原理(发色底物法)：在组织型纤溶酶原激活物(t-PA)和共价物作用下,纤溶酶原转变为纤溶酶,后者使发色 S-2251 释放出发色基团 PNA,显色的深浅与 t-PA：A 呈正比关系。

(2)参考区间：300～600 U/L。

2.组织纤溶酶原激活物抗原(t-PA：Ag)检测

(1)原理(酶联免疫吸附法)：将纯化的 t-PA 单克隆抗体包被在固相载体上温育,然后加含有抗原的标本,标本中的 t-PA 抗原与固相载体上的抗体形成复合物,此复合物与辣根过氧化物酶标记的 t-PA 单克隆抗体起抗原抗体结合反应,形成双抗体夹心免疫复合物,后者可使邻苯二胺基质液呈棕色反应,其反应颜色深浅与标本中的 t-PA 含量呈正比关系。

(2)参考区间：1～12 μg/L。

(3)临床应用：①t-PA 抗原或活性增高表明纤溶活性亢进,见于原发及继发性纤溶症,如DIC,也见于应用纤溶酶原激活物类药物；②t-PA 抗原或活性减低表示纤溶活性减弱,见于高凝状态和血栓性疾病。

(二)纤溶酶原活化抑制物活性及抗原测定

1.血浆纤溶酶原活化抑制物活性(PAI：A)检测

(1)原理(发色底物法)：过量的纤溶酶原激活物(t-PA)和纤溶酶原加入待测血浆中,部分t-PA 与血浆中的 PAI 作用形成无活性的复合物,剩余的 t-PA 作用于纤溶酶原,使其转化为纤溶酶,后者水解发色底物 S-2251,释放出对硝基苯胺(PNA),显色强度与 PAI 活性呈负相关。

(2)参考区间：100～1 000 U/L。

(3)临床应用：目前,PAI 的检测主要是为观察 PAI 与 t-PA 的比例及了解机体的潜在纤溶活性。因此,PAI 与 t-PA 应同时检测,单纯检测 PAI,不管是抗原含量还是活性,意义都不大。①增高：见于高凝状态和血栓性疾病；②减低：见于原发性和继发性纤溶。

2.血浆纤溶酶原活化抑制物抗原(PAI：Ag)检测

(1)原理。①酶联免疫吸附法：双抗体夹心法同 t-PA：Ag 检测；②SDS-PAGE 凝胶密度法：受检血浆中加入过量纤溶酶原激活物(PA)与血浆中 PAI 形成 PA-PAI 复合物，然后将作用后的血浆于 SDS 凝胶平板上电泳，同时用已知标准品进行对照，确定复合物的电泳位置，电泳完毕后染色，再置于自动凝胶板密度扫描仪上扫描，可得知样品中 PAI 含量。

(2)参考区间：酶联免疫吸附法 4～43 g/L；SDS-PAGE 凝胶密度法＜100 U/L。

(3)临床应用：同 PAI 活性测定。酶联免疫吸附法应采用缺乏血小板血浆标本，否则将影响检测结果。SDS-PAGE 凝胶密度法试剂中丙烯酰胺、双丙酰胺、TEMED 是有毒物质，操作中应注意避免与皮肤接触。

(三)血浆纤溶酶原活性及抗原测定

1.血浆纤溶酶原活性(PLG：A)检测

(1)原理(发色底物法)：纤溶酶原在链激酶或尿激酶作用下转变为纤溶酶，纤溶酶作用于发色底物S-2251，释放出对硝基苯胺(PNA)而显色。颜色深浅与纤溶酶活性呈正相关。

(2)参考区间：85.55％±27.83％。

(3)临床应用：PLG 测定可替代早先的优球蛋白溶解时间测定和染色法进行的纤溶酶活性测定，尤其是 PLG 活性测定，在单独选用时较为可靠。在溶栓治疗时，因使用的链激酶类不同，在治疗开始阶段 PLG 含量和活性的下降，不一定是纤溶活性增高的标志，应同时进行 FDP 的测定，以了解机体内真正的纤溶状态。先天性纤溶酶原缺乏症必须强调抗原活性和含量同时检测，以了解是否存在交叉反应物质。①增高：表示其激活物的活性(纤溶活性)减低，见于血栓前状态和血栓性疾病；②减低：表示纤溶活性增高，常见于原发性纤溶症和 DIC 外，还见于前置胎盘、胎盘早剥、肿瘤扩散、严重感染、大手术后、重症肝炎、肝硬化、肝移植、门静脉高压、肝切除等获得性纤溶酶原缺乏症；③PLG 缺陷症可分为交叉反应物质阳性(CRM＋)型(PLG：Ag 正常和 PLG：A 减低)和 CRM-型(PLG：Ag 和 PLG：A 均减低)。

2.血浆纤溶酶原抗原(PLG：Ag)检测

(1)原理(酶联免疫吸附法)：将纯化的兔抗人纤溶酶原抗体包被在酶标反应板上，加入受检血浆，血浆中的纤溶酶原(抗原)与包被在反应板上的抗体结合，然后加入酶标记的兔抗人纤溶酶原抗体，酶标抗体与结合在反应板上的纤溶酶原结合，最后加入底物显色，显色的深浅与受检血浆中纤溶酶原的含量呈正相关。根据受检者测得的 A 值，从标准曲线计算标本中 PLG 的抗原含量。

(2)参考区间：0.22 g/L±0.03 g/L。

(3)临床应用：同纤溶酶原活性测定。

四、纤维蛋白降解产物检测

(一)血浆鱼精蛋白副凝固试验(plasma protamine paracoagulation test,3P)

1.原理

在凝血酶的作用下，纤维蛋白原释放出肽 A、B 后转变为纤维蛋白单体(FM)，纤维蛋白在纤溶酶降解的作用下产生纤维蛋白降解产物(FDP)，FM 与 FDP 形成可溶性复合物，鱼精蛋白可使该复合物中 FM 游离，后者又自行聚合呈肉眼可见的纤维状、絮状或胶冻状，反映 FDP 尤其是碎片 X 的存在。

2.参考区间

正常人为阴性。

3.临床应用

(1)阳性:DIC 的早期或中期。本试验假阳性常见于大出血(创伤、手术、咯血、呕血)和样品置冰箱等。

(2)阴性:正常人、DIC 晚期和原发性纤溶症。

(二)纤维蛋白(原)降解产物测定

1.原理

胶乳凝集法:用抗纤维蛋白(原)降解产物(FDP)抗体包被的胶乳颗粒与 FDP 形成肉眼可见的凝集物。

2.参考区间

小于 5 mg/L。

3.临床应用

(1)原发性纤溶亢进时,FDP 含量可明显升高。

(2)高凝状态、DIC、器官移植的排异反应、妊娠期高血压疾病、恶性肿瘤,以及心、肝、肾疾病和静脉血栓、溶栓治疗等所致的继发性纤溶亢进时,FDP 含量升高。

另外,试剂应储存于 2~8 ℃,用前取出置于室温中;包被抗体的乳胶悬液,每次用前需充分混悬状态;待测血浆用 0.109 mol/L 枸橼酸钠抗凝,每分钟 3 000 转离心 15 分钟。当类风湿因子强阳性存在时,可产生假阳性反应。样本保存时间为 20 ℃24 小时,−20 ℃1 个月。

(三)D-二聚体定性及定量测定

1.原理

(1)定性测定(乳胶凝集法):抗 D-二聚体单克隆抗体包被在乳胶颗粒上,受检血浆若含有 D-二聚体,通过抗原-抗体反应,乳胶颗粒发生聚集,形成肉眼可见的粗大颗粒。

(2)定量测定(酶联免疫吸附法):一种单抗包被于聚苯乙烯塑料板上,另一种单抗标记辣根过氧化物酶。加入样品后在孔内形成特异抗体-抗原-抗体复合物,可使基质显色,显色深浅与标本中 D-二聚体含量成正比。

2.参考区间

定性:正常人阴性。定量:正常为 0~0.256 mg/L。

3.临床应用

(1)质量控制:定量试验需注意以下几点。①第一份样品与最后一份样品的加入时间相隔不宜超过15分钟,包括标准曲线在内不超过 20 分钟;②加标准品和待测样品温育 90 分钟后,第一次洗涤时,切勿使洗涤液漏出,以免孔与孔之间交叉污染而影响定量的准确性;③血浆样品,常温下保存 8 小时,4 ℃下4 天,−20 ℃以下 1 个月,临用前 37 ℃水浴中快速复溶;④所用定量移液管必须精确;⑤操作过程中尽量少接触酶标板的底部,以免影响板的光洁度而给检测带来误差,读数前用软纸轻轻擦去底部可能附着的水珠或纸痕;⑥如样品 D-二聚体含量超过标准品上限值,则将样品作适当稀释后再检测,含量则需再乘稀释倍数。

(2)临床意义:①D-二聚体是交联纤维蛋白降解中的一个特征性产物,在深静脉血栓、DIC、心肌梗死、重症肝炎、肺栓塞等疾病中升高,也可作为溶栓治疗有效的观察指标;②凡有血块形成的出血,D-二聚体均呈阳性或升高,该试验敏感度高,但缺乏特异性,陈旧性血栓患者 D-二聚体并不高;③大量循证医学证据表明,D-二聚体阴性是排除深静脉血栓(DVT)和肺栓塞(PE)的重要试验。

(四)纤维蛋白单体(TM)测定

1.原理

醛化或鞣酸化的"O"型人红细胞作为固相载体与特异性抗纤维蛋白单体 IgG 结合,形成固相抗体,加入血浆后,与可溶性纤维蛋白单体发生抗原抗体反应,使红细胞发生凝聚,从而可间接测得血浆中存在的纤维蛋白单体的含量。

2.参考区间

红细胞凝聚为阳性反应,正常人为阴性。

3.临床应用

临床各种易诱发高凝状态的疾病都可能出现阳性结果,如败血症、感染性疾病(细菌与病毒感染)、休克、组织损伤、肿瘤、急性白血病、肝坏死、急性胰腺炎及妊娠期高血压疾病等。DIC 患者为强阳性反应。

（杜海芳）

第八章

排泄物检验

第一节　尿　液　检　验

一、尿量测定

(一)适应证

(1)用于肾脏疾病的诊断、鉴别诊断和监测。

(2)用于其他系统疾病的辅助诊断。

(二)参考区间

成年人:1 000～2 000 mL/24 h。

(三)临床意义

1.增多

24小时尿量超过2 500 mL,称为多尿。尿量增多见于:①暂时性多尿,如水摄入过多、应用利尿剂和某些药物等。②内分泌疾病,如糖尿病,尿糖增多引起的溶质性利尿。③尿崩症,由于垂体分泌的抗利尿激素(ADH)不足或肾小管对ADH反应性降低,影响尿液浓缩导致多尿。还可见于肾脏疾病,如慢性肾盂肾炎、慢性肾间质肾炎、慢性肾衰早期,急性肾衰多尿期等,均可出现多尿。

2.减少

成年人尿量低于400 mL/24 h或17 mL/h,称为少尿;低于100 mL/24 h,则称为无尿。常见于休克、心衰、脱水及其他引起有效血容量减少、各种肾脏实质性改变而导致的少尿,结石、尿路狭窄、肿瘤压迫引起尿路梗阻或排尿功能障碍所致。

二、外观检查

(一)适应证

(1)用于肾脏疾病的诊断、鉴别诊断和监测。

(2)用于其他系统疾病的辅助诊断。

(二)参考区间

新鲜尿液清澈透明。

（三）临床意义

尿液颜色受食物、尿色素、药物等影响，一般呈淡黄色至深黄色。病理性尿液外观可见下列情况。

1.血尿

每升尿液中含血量超过 1 mL，即可出现淡红色，称肉眼血尿。如尿液外观变化不明显，离心沉淀后，镜检时每高倍镜视野红细胞平均＞3 个，称为镜下血尿。血尿多见于泌尿系统炎症、结石、肿瘤、结核、外伤等，也可见于血液系统疾病，如血友病、血小板减少性紫癜等。

2.血红蛋白尿

正常尿液不含血红蛋白，隐血试验为阴性。当血红蛋白和肌红蛋白出现于尿中，可使尿液呈浓茶色、红葡萄酒色或酱油色。血红蛋白尿主要见于严重的血管内溶血，如溶血性贫血、血型不合的输血反应、阵发性睡眠性血红蛋白尿等。

3.胆红素尿

尿内含有大量的结合胆红素，尿液呈豆油样改变，振荡后出现黄色泡沫且不易消失，常见于阻塞性黄疸和肝细胞性黄疸。

4.脓尿和菌尿

当尿内含有大量的脓细胞、炎性渗出物或细菌时，新鲜尿液呈白色浑浊（脓尿）或云雾状（菌尿）。加热或加酸均不能使浑浊消失。脓尿和菌尿见于泌尿系统感染，如肾盂肾炎、膀胱炎等。

5.乳糜尿

尿中混有淋巴液而呈稀牛奶状称为乳糜尿，若同时混有血液，称为乳糜血尿。见于丝虫病及肾周围淋巴管梗阻。脂肪尿见于脂肪挤压损伤、骨折和肾病综合征等。

三、尿比重测定

（一）适应证

（1）用于肾脏疾病的诊断、鉴别诊断和监测。

（2）用于其他系统疾病的辅助诊断。

（二）参考区间

晨尿：1.015～1.025；随机尿：1.003～1.030。

（三）临床意义

尿比重受尿中可溶性物质的量及尿量的影响。尿比重测定可粗略地判断肾小管的浓缩和稀释功能。

1.增高

见于血容量不足导致的肾前性少尿、糖尿病、急性肾小球肾炎、肾病综合征等。

2.降低

见于大量饮水、慢性肾小球肾炎、慢性肾衰竭、肾小管间质疾病、尿崩症等。

四、尿酸碱度测定

（一）适应证

（1）用于肾脏疾病的诊断、鉴别诊断和监测。

（2）用于其他系统疾病的辅助诊断。

(二)参考区间

pH 约 6.5,波动在 4.5～8.0。

(三)临床意义

尿液的酸碱度改变受疾病、用药及饮食的影响,尿液放置过久细菌分解尿素,可使酸性尿变成碱性尿。

1.尿 pH 增高

见于碱中毒、尿潴留、膀胱炎、应用利尿剂、肾小管性酸中毒等。药物干预:尿 pH 可作为用药的一个指标,用氯化铵酸化尿液,可促使碱性药物中毒时从尿中排出;而用碳酸氢钠碱化尿液,可促使酸性药物中毒时从尿中排出。

2.尿 pH 降低

见于酸中毒、高热、痛风、糖尿病及口服氯化铵、维生素 C 等酸性药物。低钾性代谢性碱中毒排酸性尿为其特征之一。

五、尿葡萄糖测定

(一)适应证

(1)用于糖尿病的辅助诊断和监测。

(2)用于其他系统疾病的辅助诊断。

(二)参考区间

定性试验:阴性;定量:0.56～5.00 mmol/24 h。

(三)临床意义

正常人尿中可有微量的葡萄糖,当血糖浓度超过肾糖阈值(一般为8.88 mmol/L)时或血糖虽未升高但肾糖阈值降低,即导致尿中出现大量的葡萄糖。

1.血糖增高性糖尿

血糖超过肾糖阈值为主要原因。如糖尿病、库欣综合征、甲状腺功能亢进、嗜铬细胞瘤、肢端肥大症等。

2.血糖正常性糖尿

又称肾性糖尿,常见于慢性肾炎、肾病综合征、间质性肾炎和家族性糖尿等。

3.暂时性糖尿

如生理性糖尿、应激性糖尿等。

4.其他糖尿

如乳糖、半乳糖、果糖、甘露糖及戊糖等,进食过多或体内代谢失调使血中浓度升高时,可出现相应的糖尿。

六、尿蛋白测定

(一)适应证

(1)用于肾脏疾病的诊断、鉴别诊断和监测。

(2)用于其他系统疾病的辅助诊断。

(二)参考区间

定性试验:阴性;定量试验:0～80 mg/24 h。

(三)临床意义

尿蛋白定性试验阳性或定量试验超过 150 mg/24 h 尿时,称为蛋白尿。

1.生理性蛋白尿

机体在剧烈运动、发热、寒冷、精神紧张、交感神经兴奋及血管活性剂等刺激下所致血流动力学改变,肾血管痉挛、充血,导致肾小球毛细血管壁通透性增加而出现的蛋白尿。

2.病理性蛋白尿

因各种肾脏及肾外疾病所致的蛋白尿,多为持续性蛋白尿。

(1)肾小球性蛋白尿:见于肾小球肾炎、肾病综合征等原发性肾小球损害性疾病;糖尿病、高血压、系统性红斑狼疮、妊娠高血压综合征等继发性肾小球损害性疾病。

(2)肾小管性蛋白尿:见于肾盂肾炎、间质性肾炎、肾小管性酸中毒、重金属中毒、药物及肾移植术后。

(3)混合性蛋白尿:见于肾小球肾炎或肾盂肾炎后期,以及可同时累及肾小球和肾小管的全身性疾病,如糖尿病、系统性红斑狼疮等。

(4)溢出性蛋白尿:血红蛋白尿、肌红蛋白尿等,见于溶血性贫血和挤压综合征等;本-周蛋白尿见于多发性骨髓瘤、浆细胞病、轻链病等。

(5)组织性蛋白尿:由于肾组织被破坏或肾小管分泌蛋白增多所致的蛋白尿,多为低分子量蛋白尿,以 T-H 糖蛋白为主要成分。

此外,由于尿中混有大量血、脓、黏液等成分而导致蛋白定性试验阳性,一般不伴有肾本身的损害,经治疗后很快恢复正常。肾以下泌尿道疾病如膀胱炎、尿道炎、尿道出血及尿内掺入阴道分泌物时,尿蛋白定性试验亦可呈阳性。

七、尿隐血试验

(一)适应证

用于泌尿系统出血性疾病的诊断、鉴别诊断和监测。

(二)参考区间

尿隐血试验参考区间为阴性。

(三)临床意义

尿隐血试验阳性:见于泌尿系统出血、溶血性贫血、血型不合的输血反应、疟疾等。当尿液中含有强氧化剂、肌红蛋白会造成假阳性,含有高浓度维生素 C 时会造成假阴性。

八、尿白细胞酯酶定性试验

(一)适应证

用于泌尿系统感染性疾病的诊断、鉴别诊断和监测。

(二)参考区间

尿白细胞酯酶定性试验参考区间为阴性。

(三)临床意义

阳性:提示尿路炎症,如肾盂肾炎、膀胱炎、尿道炎、前列腺炎等。

九、尿酮体测定

（一）适应证

用于糖尿病酮症酸中毒、胃肠功能紊乱等疾病的诊断、鉴别诊断和监测。

（二）参考区间

尿酮体测定参考区间为阴性。

（三）临床意义

酮体是 β-羟丁酸、乙酰乙酸和丙酮的总称。三者是体内脂肪代谢的中间产物。当体内糖分解代谢不足时，脂肪分解活跃但氧化不完全可产生大量酮体，从尿中排出形成酮尿。

1.糖尿病性酮尿

常伴有酮症酸中毒，酮尿是糖尿病性昏迷的前期指标，此时多伴有高糖血症和糖尿，而对接受苯乙双胍（降糖灵）等双胍类药物治疗者，虽然出现酮尿，但血糖、尿糖正常。

2.非糖尿病性糖尿

见于高热、严重呕吐、腹泻、长期饥饿、禁食、过分节食、妊娠剧吐、乙醇性肝炎、肝硬化等，因糖代谢障碍而出现酮尿。

十、尿胆原定性测定

（一）适应证

用于黄疸、肝脏等疾病的诊断、鉴别诊断和监测。

（二）参考区间

尿胆原定性测定参考区间为阴性或弱阳性。

（三）临床意义

（1）增高：见于肝细胞性黄疸和溶血性黄疸。

（2）减少：见于胆汁淤积性黄疸。

十一、尿胆红素定性测定

（一）适应证

用于黄疸、肝脏等疾病的诊断、鉴别诊断和监测。

（二）参考区间

尿胆红素定性测定参考区间为阴性。

（三）临床意义

（1）增高：见于急性黄疸型肝炎、胆汁淤积性黄疸、门静脉周围炎、纤维化及药物所致的胆汁淤积、先天性高胆红素血症、Dubin-Johnson 综合征和 Rotor 综合征。

（2）减少：见于溶血性黄疸。

十二、尿亚硝酸盐定性测定

（一）适应证

用于尿路感染性疾病的诊断、鉴别诊断和监测。

(二)参考区间

尿亚硝酸盐定性测定参考区间为阴性。

(三)临床意义

亚硝酸盐试验是诊断尿路感染的过筛试验,与病原微生物种类、体内适量硝酸盐的存在和尿液标本留取的时间有关。因此,尿亚硝酸盐试验阴性的患者不能排除尿路感染的可能;尿亚硝酸盐试验阳性的患者也不能完全肯定泌尿系统感染。标本放置过久或污染可呈假阳性,应结合临床表现和其他尿液分析结果,综合分析得出正确的判断。此外,某些药物也影响试验结果,如硝基呋喃可能降低亚硝酸盐反应的灵敏性导致尿亚硝酸盐试验出现假阴性;若患者尿液中含有大量维生素 C 可竞争性抑制作用使亚硝酸盐试验可出现假阴性结果。

阳性:见于尿路细菌感染,如大肠埃希菌属、克雷伯菌属、变形杆菌属、假单胞菌属感染等。

十三、尿维生素 C 定性测定

(一)适应证

用于监测尿隐血、胆红素、亚硝酸盐、葡萄糖等项目检测结果的准确性。

(二)参考区间

尿维生素 C 定性测定参考区间为阴性或阳性。

(三)临床意义

(1)增高:见于服用大剂量维生素 C 后。

(2)降低:见于维生素 C 缺乏症、Moller-Barlow 病(骨病变加小儿维生素 C 缺乏病)、潜在维生素 C 缺乏症。

此外,维生素 C 测定还可用于监控其对其他条带区检测反应的干扰。

十四、尿红细胞检查

(一)适应证

用于泌尿系统出血、感染性疾病的诊断、鉴别诊断和监测。

(二)参考区间

尿红细胞检查参考区间为 $0 \sim 3/HP$。

(三)临床意义

尿沉渣镜检红细胞>3/HP,具有临床意义。常见于急性肾小球肾炎、急进性肾炎、慢性肾炎、紫癜性肾炎、狼疮性肾炎、肾结石、泌尿系统肿瘤、肾盂肾炎、多囊肾、急性膀胱炎、肾结核等。如出现不均一性红细胞提示为非肾小球性血尿。

十五、尿白细胞检查

(一)适应证

用于泌尿系统感染性疾病的诊断、鉴别诊断和监测。

(二)参考区间

尿白细胞检查参考区间为 $0 \sim 5/HP$。

(三)临床意义

增高见于泌尿系统感染,如肾盂肾炎、肾结核、膀胱炎或尿道炎等。成年女性生殖系统有炎症时,常有阴道分泌物混入尿内,除有成团脓细胞外,并伴有多量扁平上皮细胞。有时尿液中也可见到脓细胞,脓细胞是在炎症过程中破坏或死亡的中性粒细胞。

十六、尿上皮细胞检查

(一)适应证
用于泌尿系统感染性疾病的诊断、鉴别诊断和监测。

(二)参考区间
可少量存在复层扁平上皮细胞,不见或偶见移行上皮细胞,无肾小管上皮细胞。

(三)临床意义
尿液中上皮细胞来自肾至尿道的整个泌尿系统,包括肾小管上皮细胞、移行上皮细胞和复层扁平上皮细胞。

1.复层扁平上皮细胞增多

大量出现或片状脱落且伴有白细胞、脓细胞,见于尿道炎。

2.移行上皮细胞增多

见于输尿管炎、膀胱炎、尿道炎等。

3.肾小管上皮细胞出现

见于肾小管坏死等肾小管疾病。

十七、尿吞噬细胞检查

(一)适应证
用于泌尿系统感染性疾病的诊断、鉴别诊断和监测。

(二)参考区间
尿吞噬细胞检查参考区间为阴性。

(三)临床意义
尿液中吞噬细胞来源主要分为两类:来自中性粒细胞的小吞噬细胞,为白细胞的 2~3 倍,主要吞噬细菌等微小物体;来自组织细胞的大吞噬细胞,为白细胞的 3~6 倍。

尿吞噬细胞可见于泌尿系统急性炎症,如急性肾盂肾炎、膀胱炎、尿道炎等,且常伴白细胞增多,并伴有脓细胞和细菌。尿吞噬细胞的多少常与炎症程度有密切关系。

十八、尿肿瘤细胞检查

(一)适应证
用于泌尿系统肿瘤性疾病的诊断、鉴别诊断和监测。

(二)参考区间
尿肿瘤细胞检查参考区间为阴性。

(三)临床意义
肾脏、输尿管及膀胱肿瘤时,尿液中可找到肿瘤细胞。尿液脱落细胞检查癌细胞阳性率约为 70%。

十九、尿管型检查

(一)适应证
用于肾脏疾病的诊断、鉴别诊断和监测。

(二)参考区间
无管型或偶见透明管型。

(三)临床意义
管型是蛋白质、细胞或碎片在肾小管、集合管中凝固而成的圆柱形蛋白聚体。

1.透明管型

在运动、重体力劳动、麻醉、用利尿剂、发热时可出现一过性增多。在肾病综合征、慢性肾炎、恶性高血压和心力衰竭时可见增多。

2.颗粒管型

分为粗颗粒管型和细颗粒管型,开始时多为粗大颗粒,在肾脏停滞时间较长后,粗颗粒碎化为细颗粒。粗颗粒管型,在蛋白基质内含有较多粗大而致密的颗粒,外形较宽易断裂,可吸收色素而呈黄褐色,见于慢性肾炎、肾盂肾炎或某些(药物中毒等)原因引起的肾小管损伤。细颗粒管型,在蛋白基质内含有较多细小而稀疏颗粒,见于慢性肾炎或急性肾小球肾炎后期。

3.细胞管型

肾小管上皮细胞管型,在各种原因所致的肾小管损伤时出现;红细胞管型:常与肾小球性血尿同时存在,临床意义与血尿相似;白细胞管型:常见于肾盂肾炎、间质性肾炎等;混合管型:同时含有各种细胞和颗粒物质的管型,可见于各种肾小球疾病。

4.蜡样管型

见于慢性肾小球肾炎晚期、重症肾小球肾炎。提示有严重的肾小管变性坏死,预后不良。

5.脂肪管型

见于肾病综合征、慢性肾小球肾炎急性发作及其他肾小管损伤性疾病。

6.宽大管型

见于慢性肾衰竭少尿期,提示预后不良,又称肾功能不全管型。

7.细菌性管型

见于感染性肾疾病。

二十、尿结晶检查

(一)适应证
(1)用于肾脏疾病的诊断、鉴别诊断和监测。
(2)用于临床用药的监测。

(二)参考区间
可含有少量代谢性结晶。

(三)临床意义
尿液经离心沉淀后,在显微镜下观察到形态各异的盐类结晶。结晶体经常出现于新鲜尿中并伴有较多红细胞应怀疑患有肾结石的可能。易在碱性尿中出现的结晶体有磷酸钙、碳酸钙和尿酸钙晶体等。易在酸性尿中出现的结晶体有尿酸晶体、草酸钙、胆红素、酪氨酸、亮氨酸、胱氨酸、胆固醇、磺胺结晶等。

（1）磷酸盐结晶：大量出现见于慢性膀胱炎、前列腺肥大。

（2）碳酸钙结晶：常与磷酸盐结晶同时出现。

（3）胆红素结晶：见于阻塞性黄疸、肝硬化、肝癌等。

（4）亮氨酸、酪氨酸结晶：见于急性有机磷、氯仿中毒和急性重型肝炎、肝硬化等。

（5）胱氨酸结晶：见于先天性胱氨酸尿症。

（6）胆固醇结晶：见于肾淀粉样改变、尿路感染、乳糜尿患者。

（7）磺胺类药物结晶：见于服用较多磺胺类药物。大量出现并伴有红细胞应考虑结石的可能。

（8）草酸钙结晶：大量出现并伴有红细胞应考虑结石的可能。

二十一、1 小时尿沉渣计数

（一）适应证

用于肾炎、肾盂肾炎等疾病的诊断、鉴别诊断和监测。

（二）参考区间

（1）红细胞：男性＜30 000/h，女性＜40 000/h。

（2）白细胞：男性＜70 000/h，女性＜140 000/h。

（3）管型：＜3 400/h。

（三）临床意义

（1）红细胞增高：见于肾炎，并可查到管型。

（2）白细胞增高：见于肾盂肾炎。

二十二、乳糜尿试验

（一）适应证

（1）用于丝虫病等的辅助诊断和监测。

（2）用于其他系统疾病的辅助诊断。

（二）参考区间

乳糜尿试验参考区间为阴性。

（三）临床意义

乳糜尿是因从肠道吸收的乳糜液未经正常的淋巴道引流入血而逆流进入尿中所致。尿液中的乳糜是一种脂肪微滴，可使尿外观呈不同程度的乳白色。

阳性：见于丝虫病，也可由于结核、肿瘤、胸腹部创伤或某些原因引起的肾周淋巴循环受阻，淋巴管阻塞而致乳糜液进入尿液所致。

二十三、尿含铁血黄素试验

（一）适应证

用于慢性血管内溶血、阵发性睡眠性血红蛋白尿（PNH）等疾病的辅助诊断和监测。

（二）参考区间

尿含铁血黄素试验参考区间为阴性。

(三)临床意义

尿含铁血黄素试验又称尿 Rous 试验。阳性提示慢性血管内溶血,尿中有铁排出。无论有无血红蛋白尿,只要存在慢性血管内溶血如 PNH、慢性血管内溶血、恶性疟疾、血型不合的输血等,本试验结果即呈阳性,并可持续数周。但在溶血初期,虽然有血红蛋白尿,上皮细胞内尚未形成可检出的含铁血黄素,此时本试验可呈阴性反应。

二十四、尿妊娠试验

(一)适应证

用于早孕、不完全流产、异位妊娠等的诊断、鉴别诊断和监测。

(二)参考区间

尿妊娠试验参考区间为阴性。

(三)临床意义

尿妊娠试验俗称早早孕试验,是通过检测尿中是否含有一定的人绒毛膜促性腺激素(human chorionic gonadotropin,HCG),从而判定是否怀孕。正常非妊娠女性呈现阴性,妊娠女性则为阳性。一般在停经 35 天尿妊娠试验就会呈阳性反应。

阳性:见于早孕、葡萄胎、恶性葡萄胎、绒毛膜上皮细胞癌、异位妊娠、不完全流产、畸胎瘤等。

二十五、尿本-周蛋白测定

(一)适应证

用于多发性骨髓瘤、良性单克隆免疫球蛋白血症、巨球蛋白血症、肾淀粉样变、淋巴瘤、慢性肾炎、慢性肾盂肾炎、转移癌等疾病的诊断和鉴别诊断。

(二)参考区间

尿本-周蛋白测定参考区间为阴性。

(三)临床意义

本-周蛋白(Bence-Jones protein,B-J)又称凝溶蛋白,是一种免疫球蛋白的轻链或其聚合体。此种蛋白在 pH 4.9 条件下加热至 $40\sim60$ ℃时有沉淀发生,温度升高至 100 ℃时,沉淀消失,再冷却时又可重现沉淀。当血浆中浓度异常升高时可从尿液中排出。

尿本-周蛋白增高可见于以下几种情况。

(1)浆细胞恶性增殖:此时可能有较多的轻链产生或重链的合成被抑制,致使过多的轻链通过尿液排出。

(2)多发性骨髓瘤:约 50% 的患者其尿液可出现本-周蛋白。

(3)巨球蛋白血症:约 15% 的患者其尿液可出现本-周蛋白。

(4)肾淀粉样变、慢性肾盂肾炎、淋巴瘤等。

二十六、24 小时尿蛋白测定

(一)适应证

(1)用于肾脏、肝脏疾病的辅助诊断和监测。

(2)用于多发性骨髓瘤、巨球蛋白血症等其他疾病的辅助诊断。

（二）参考区间

24 小时尿蛋白测定参考区间为 0～1.5 g/24 h。

（三）临床意义

（1）增高：见于脱水和血液浓缩、多发性骨髓瘤（主要是球蛋白合成增多）、巨球蛋白血症等。

（2）降低：见于肝脏疾病、消耗性疾病、营养不良、严重烧伤、肾病综合征、腹水形成、溃疡性结肠炎等。

二十七、24 小时尿钾测定

（一）适应证

（1）用于肾上腺皮质功能、肾功能不全性疾病的诊断、鉴别诊断和监测。

（2）用于碱中毒等其他系统疾病的辅助诊断。

（二）参考区间

（1）酶法：25～100 mmol/24 h。

（2）离子选择电极法：25～125 mmol/24 h。

（三）临床意义

尿钾测定可反映肾脏病变情况。

1.增高

见于饥饿初期、库欣综合征、原发性或继发性醛固酮增多症、肾性高血压、糖尿病酮症、原发性肾脏疾病，以及摄入促肾上腺皮质激素、两性霉素 B、庆大霉素、青霉素、利尿剂等药物。尿钾高于 20 mmol/L 与肾性病因有关。

2.降低

见于艾迪生病、严重肾小球肾炎、肾盂肾炎、肾硬化、急性或慢性肾衰竭，以及摄入麻醉剂、肾上腺素、丙氨酸、阿米洛利等药物。尿钾低于 20 mmol/L 与非肾性状态有关。

二十八、24 小时尿钠测定

（一）适应证

（1）用于肾上腺皮质功能、肾脏等疾病的诊断、鉴别诊断和监测。

（2）用于电解质紊乱等其他疾病的辅助诊断。

（二）参考区间

酶法法：130～260 mmol/24 h。

离子选择电极法：127～387 mmol/24 h。

（三）临床意义

当血钠超过 130 mmol/L 时，可从尿中排出多余的钠。

1.增高

见于进食含钠过多的食物、严重的肾盂肾炎、急性肾小管坏死、肾病综合征、急性肾衰竭或慢性肾衰竭、碱中毒，以及摄入咖啡因、利尿剂、肝素、锂盐、大剂量黄体酮等药物。

2.降低

见于进食含钠过少的食物、月经前、库欣综合征、原发性醛固酮增多症、慢性肾衰竭晚期、腹泻、吸收不良等，以及摄入皮质类固醇、肾上腺素、普萘洛尔等药物。

二十九、24 小时尿钙测定

(一)适应证

(1)用于甲状旁腺功能性疾病、维生素 D 状态的辅助诊断和监测。

(2)用于脂肪泻、尿毒症等其他疾病的辅助诊断。

(二)参考区间

邻甲酚酞络合铜比色法、离子选择电极法:2.7~7.5 mmol/24 h。

(三)临床意义

尿钙的变化可反映血钙的变化,但尿钙值变化很大,钙、蛋白质的摄入和磷的排出可影响钙的排出,尿磷高则尿钙低。

1.增高

见于高钙血症、甲状旁腺功能亢进、维生素 D 中毒、多发性骨髓瘤、白血病、恶性肿瘤骨转移、肾小管酸中毒,以及摄入大量氯化钠、皮质类固醇、生长激素、甲状旁腺激素等药物。

2.降低

见于妊娠晚期、低钙血症、甲状旁腺功能低下、维生素 D 缺乏、肾病综合征、尿毒症、脂肪泻、急性胰腺炎,以及摄入利尿剂、雌激素、新霉素、口服避孕药等药物。

三十、24 小时尿磷测定

(一)适应证

(1)用于甲状旁腺功能性疾病的辅助诊断和监测。

(2)用于脂肪泻、维生素 D 状态等其他疾病的辅助诊断。

(二)参考区间

硫酸亚铁磷钼蓝比色法:16.14~41.98 mmol/24 h。

(三)临床意义

(1)增高:见于甲状旁腺功能亢进、范可尼综合征、骨质软化症、代谢性酸中毒、糖尿病等。

(2)降低:见于甲状旁腺功能减退、肾功能不全并发酸中毒、维生素 D 缺乏症、佝偻病、肢端肥大症、脂肪泻等。

三十一、24 小时尿氯测定

(一)适应证

用于电解质代谢紊乱、代谢性酸中毒等疾病的辅助诊断和监测。

(二)参考区间

离子选择电极法:100~250 mmol/24 h。

(三)临床意义

(1)增高:见于高钠血症、高氯血症、失水大于失盐、代谢性酸中毒、过量注射生理盐水等。

(2)降低:见于低氯血症、严重呕吐、腹泻,胃液、胰液或胆汁大量丢失,长期限制氯化钠的摄入(如艾迪生病、抗利尿素分泌增多的稀释性低钠),脑脊液低氯症等。

三十二、尿苯丙酮酸测定

(一)适应证

用于苯丙酮尿症的诊断和监测。

(二)参考区间

阴性。

(三)临床意义

阳性:见于苯丙酮尿症患者。

三十三、尿卟啉试验

(一)适应证

(1)用于卟啉病、重金属中毒的辅助诊断和监测。

(2)用于肝病、心肌梗死等疾病的辅助诊断。

(二)参考区间

Haining 法:阴性。

(三)临床意义

阳性:见于先天性卟啉病、迟发性皮肤型卟啉病、急性卟啉病、铅及重金属中毒、肝病、某些溶血性贫血、心肌梗死等。

三十四、尿淀粉酶测定

(一)适应证

用于胰腺疾病的诊断和监测。

(二)参考区间

(1)亚乙基-4-NP-麦芽庚糖苷(EPS)法:≤1 200 U/L(37 ℃)。

(2)碘-淀粉比色法:100～1 200 U/L。

(三)临床意义

淀粉酶为胰腺所分泌的消化酶,经胰导管随胰液排入十二指肠。测定尿淀粉酶主要用于胰腺炎的诊断。

1.增高

见于急性胰腺炎,一般在发病后 12 小时开始增高,持续 3～10 天恢复正常。尿中淀粉酶持续时间比血中略长 5～7 天。慢性胰腺炎急性发作时呈中度升高。还可见于失水、休克、继发性肾功能障碍、胰腺癌、胰腺外伤、胆总管阻塞、胆石症、胃溃疡穿孔、流行性腮腺炎、乙醇中毒等。

2.减少

见于重症肝炎、肝硬化、胆囊炎、糖尿病等。

三十五、尿胰蛋白酶Ⅱ测定

(一)适应证

用于急性胰腺炎的辅助诊断和监测。

（二）参考区间

免疫层析法:阴性。

（三）临床意义

阳性:见于急性胰腺炎。胰腺癌患者血清胰蛋白酶Ⅱ含量增高,但尿胰蛋白酶Ⅱ定性阴性。有时可见胆管炎患者尿胰蛋白酶Ⅱ呈阳性。

三十六、尿碘测定

（一）适应证

用于碘缺乏及甲状腺疾病的辅助诊断。

（二）参考区间

$100\sim300~\mu g/L$。建议各实验室应根据年龄、性别、饮食等因素建立自己的参考区间。

（三）临床意义

碘是合成甲状腺激素不可缺少的重要原料。正常人体内含有 $15\sim20$ mg 碘,大部分存在于甲状腺内,人体通过饮食、空气、水等方式摄入的碘,$80\%\sim90\%$ 由肾脏排出,10% 经粪便,约 5% 通过汗液、毛发及肺排出。尿碘是一种反映人体碘营养水平的重要指标。

（1）降低:见于地方性甲状腺肿、地方性克汀病（地方性呆小症）、甲状腺功能减退等。

（2）增高:见于高碘性地方性甲状腺肿、甲状腺功能亢进、甲状腺炎及服用碘剂（如长期服用胺碘酮等）过量者。

（3）孕妇:若孕妇体内缺碘则可导致胎儿和婴幼儿的脑损伤,造成不可逆转的智力低下和精神运动功能障碍,表现为呆、傻、聋哑、瘫和抽象思维能力差的缺陷。因此,为保护儿童智力发育不受缺碘的危害,应分别于孕早期（$0\sim3$ 个月）、孕中期（$4\sim6$ 个月）和孕晚期（$7\sim9$ 个月）进行尿碘水平检测。如果发现尿碘含量偏低,说明孕妇体内碘营养不足,应及时补碘。

（马全成）

第二节 粪 便 检 验

一、量测定

（一）适应证

用于消化系统疾病的辅助诊断和监测。

（二）参考区间

正常人每天排便 1 次,为 $100\sim300$ g。

（三）临床意义

正常人粪便随食物种类、进食量及消化器官功能状态而异,如进食粗粮及含纤维素较多的食物,粪便量相对较多,进食细粮或以肉食为主时,粪便量相对较少。在病理情况下,如胃肠、肝胆、胰腺有病变或肠道功能紊乱时,粪便的量及次数均可发生变化。

二、外观检查

(一)适应证
用于消化系统疾病的辅助诊断和监测。

(二)参考区间
成年人:黄褐色圆柱形软便;婴儿:黄色或金黄色糊状便。

(三)临床意义
病理情况可见如下改变。

1.鲜血便

见于直肠息肉、直肠癌、肛裂及痔疮等。痔疮时常在排便之后有鲜血滴落,而其他疾病则鲜血附着于粪便表面。

2.柏油样便

稀薄、黏稠、漆黑、发亮的黑色粪便,形似柏油称柏油样便,见于消化道出血。服用活性炭、铋剂等之后也可排出黑便,但无光泽且隐血试验阴性;若食用较多动物血、肝或口服铁剂等也可使粪便呈黑色,隐血试验亦可阳性,应注意鉴别。

3.白陶土样便

见于各种原因引起的胆管阻塞患者,也可见于钡餐检查后。

4.脓性及脓血便

当肠道下段有病变,如痢疾、溃疡性结肠炎、局限性肠炎、结肠或直肠癌常表现为脓性及脓血便,脓或血的多少取决于炎症类型及其程度。阿米巴痢疾以血为主,血中带脓,呈暗红色稀果酱样;细菌性痢疾则以黏液及脓为主,脓中带血。

5.黏液便

正常粪便中的少量黏液与粪便均匀混合不易察觉。小肠炎症时增多的黏液均匀的混于粪便中;大肠病变时因粪便已逐渐形成,黏液不易与粪便混合;来自直肠的黏液则附着于粪便的表面。单纯黏液便的黏液无色透明,稍黏稠,脓性黏液便则呈黄白色不透明,见于各类肠炎、细菌性痢疾、阿米巴痢疾等。

6.米泔样便

粪便呈白色淘米水样,内含有黏液片块,量大、稀水样,见于霍乱、副霍乱患者。

7.稀糊状或水样便

见于各种感染性和非感染性腹泻。小儿肠炎时粪便呈绿色稀糊状;大量黄绿色稀汁样便(3 000 mL或更多),并含有膜状物时见于假膜性肠炎;艾滋病患者伴发肠道隐孢子虫感染时,可排出大量稀水样粪便;副溶血性弧菌食物中毒,排出洗肉水样便;出血坏死性肠炎排出红豆汤样便。

8.细条样便

排出细条样或扁片状粪便,提示直肠狭窄,多见于直肠癌。

9.乳凝块

乳儿粪便中见有黄白色乳凝块,亦可见蛋花汤样便,常见于婴儿消化不良、婴儿腹泻。

三、气味检查

(一)适应证

用于消化系统疾病的辅助诊断和监测。

(二)参考区间

有一定臭味。

(三)临床意义

粪便的臭味因粪便含蛋白质分解产物,如吲哚、粪臭素、硫醇、硫化氢等所致,肉食者味重,素食者味轻。

(1)恶臭:见于慢性肠炎、胰腺疾病、结肠或直肠癌溃烂时。

(2)特殊血腥臭味:见于阿米巴肠炎。

(3)酸臭味:见于脂肪、糖类消化或吸收不良时。

四、酸碱度测定

(一)适应证

用于消化系统感染性疾病的辅助诊断和监测。

(二)参考区间

中性、弱酸或弱碱性(pH 6.9～7.2)。

(三)临床意义

(1)酸性:见于多食糖类及脂肪时。体内糖类和脂类异常发酵时呈强酸性;阿米巴痢疾及病毒性肠炎时粪便常呈弱酸性。

(2)碱性:见于多食肉类者。蛋白质高度腐败时呈强碱性;细菌性痢疾、血吸虫病时呈弱碱性。

五、寄生虫检查

(一)适应证

用于消化系统寄生虫病的诊断。

(二)参考区间

寄生虫检查参考区间为阴性。

(三)临床意义

蛔虫、蛲虫及绦虫等较大虫体或其片段肉眼即可分辨,钩虫虫体需将粪便冲洗过筛方可见到。服驱虫剂后应查粪便中有无虫体,怀疑绦虫感染时应仔细寻找其头节。

六、结石检查

(一)适应证

结石检查用于消化系统结石症的诊断。

(二)参考区间

结石检查参考区间为阴性。

（三）临床意义

粪便中可见到胆石、胰石、胃石、肠石等，最重要且最常见的是胆石，常见于应用排石药物或碎石术后。

七、白细胞检查

（一）适应证

用于消化系统感染性疾病的辅助诊断、鉴别诊断和监测。

（二）参考区间

不见或偶见。

（三）临床意义

肠道炎症时增多，其数量多少与炎症轻重及部位有关。小肠炎症时白细胞数量一般<15/HP；细菌性痢疾，可见大量白细胞、脓细胞和小吞噬细胞；过敏性肠炎、肠道寄生虫病时可见较多嗜酸性粒细胞。

八、红细胞检查

（1）适应证：用于消化系统感染、出血性疾病的辅助诊断和监测。

（2）参考区间：无。

（3）临床意义：当下消化道出血、痢疾、溃疡性结肠炎、结肠和直肠癌时，粪便中可见到红细胞。细菌性痢疾时红细胞少于白细胞，散在分布，形态正常；阿米巴痢疾时红细胞多于白细胞，多成堆出现并有残碎现象。

九、巨噬细胞检查

（1）适应证：用于消化系统感染性疾病的辅助诊断、鉴别诊断和监测。

（2）参考区间：无。

（3）临床意义：粪便巨噬细胞检查是诊断急性细菌性痢疾的依据。也可见于急性出血性肠炎，偶见于溃疡性结肠炎。

十、上皮细胞检查

（1）适应证：用于消化系统感染性疾病的辅助诊断、鉴别诊断和监测。

（2）参考区间：不易发现。

（3）临床意义：结肠炎、假膜性肠炎时可见上皮细胞增多。

十一、肿瘤细胞检查

（1）适应证：用于消化系统肿瘤的诊断、鉴别诊断和监测。

（2）参考区间：无。

（3）临床意义：出现肿瘤细胞，主要见于乙状结肠癌、直肠癌患者。

十二、寄生虫卵检查

（1）适应证：用于消化系统寄生虫病的诊断和监测。

(2)参考区间:无。

(3)临床意义:肠道寄生虫感染时,从粪便中能见到的相应病原体,如阿米巴、鞭毛虫卵、孢子虫等单细胞寄生虫;蠕虫包括吸虫卵、绦虫卵、线虫卵等成虫虫体或虫卵。

十三、细菌检查

(一)适应证
用于消化系统感染性疾病的辅助诊断和监测。

(二)参考区间
(1)粪便中细菌极多,占干重 1/3,多属正常菌群。

(2)成年人粪便中以大肠埃希菌、厌氧菌和肠球菌为主要菌群,约占80%;婴幼儿主要是双歧杆菌、拟杆菌、肠杆菌、肠球菌、葡萄球菌等。

(3)粪便中球菌(G^+)和杆菌(G^-)比例为 1:10。

(三)临床意义
(1)疑为假膜性肠炎时,粪便涂片革兰染色镜检可见到革兰阴性杆菌减少或消失,而革兰阳性葡萄球菌、念珠菌或厌氧性难辨芽孢杆菌增多。

(2)疑为霍乱、副霍乱,取粪便于生理盐水中做悬滴试验,可见鱼群穿梭样运动活泼的弧菌。某些腹泻患者稀汁样粪便涂片可见人体酵母样菌。

(3)疑为肠结核或小儿肺结核不能自行咳痰者,可行粪便抗酸染色涂片查找抗酸阳性杆菌。若能进行粪便培养(普通培养、厌氧培养或结核分枝杆菌培养)则更有助于确诊及菌种鉴定。

十四、结晶检查

(一)适应证
用于消化系统疾病的辅助诊断、鉴别诊断和监测。

(二)参考区间
可见到磷酸钙、草酸钙、碳酸钙、胆固醇等结晶。

(三)临床意义
(1)夏科-雷登结晶:见于阿米巴痢疾及过敏性肠炎患者。

(2)血晶:见于胃肠道出血患者。

(3)脂肪酸结晶:见于阻塞性黄疸患者。

十五、食物残渣检查

(一)适应证
用于消化系统疾病的辅助诊断和监测。

(二)参考区间
偶见淀粉颗粒和脂肪小滴等。

(三)临床意义
腹泻者的粪便中易见到淀粉颗粒,慢性胰腺炎、胰腺功能不全时增多。在急、慢性胰腺炎及胰头癌或因肠蠕动亢进、腹泻、消化不良综合征等,脂肪小滴增多。在胃蛋白酶缺乏时粪便中较多出现结缔组织。肠蠕动亢进、腹泻时,肌肉纤维、植物细胞及植物纤维增多。

十六、粪便隐血试验

(一)适应证

用于上消化道出血、胃肠道溃疡、肿瘤性疾病的辅助诊断、鉴别诊断和监测。

(二)参考区间

阴性。

(三)临床意义

隐血试验是消化道恶性肿瘤普查的一个重要筛选指标,对消化道出血的鉴别诊断有重要价值。

(1)阳性:见于急性胃黏膜病变、肠结核、克罗恩病、溃疡性结肠炎、钩虫病及流行性出血热等。

(2)间歇性阳性:见于胃肠道溃疡。

(3)持续性阳性:见于消化道恶性肿瘤,如胃癌、结肠癌。

十七、粪便胆色素定性试验

(一)适应证

用于肠道炎症、腹泻等疾病的辅助诊断和监测。

(二)参考区间

粪胆红素定性试验阴性。

粪胆原及粪胆素定性试验阳性。

(三)临床意义

肠蠕动加速或婴幼儿,因排入十二指肠的胆红素不能及时转化为粪胆原、粪胆素即排出体外,粪便呈深黄色,胆红素试验常为强阳性。胆道梗阻时,胆红素不能排入肠道,粪胆原、粪胆素缺如,两者的定性试验皆可呈阴性,粪便外观呈白陶土色,部分梗阻则可能呈弱阳性。溶血性黄疸时,粪胆原、粪胆素的含量会增加,粪色加深,定性试验呈强阳性。

(马全成)

第九章

糖类及其代谢产物检验

第一节　糖代谢概述

一、糖代谢途径

(一)糖的无氧酵解途径(糖酵解途径)

糖的无氧酵解是在无氧情况下,葡萄糖或糖原分解生成乳酸的过程,它是体内糖代谢最主要的途径。糖酵解途径包括三个阶段。

第一阶段:引发阶段。葡萄糖的磷酸化、异构化:①葡萄糖磷酸化成为葡萄糖-6-磷酸,由己糖激酶催化,为不可逆的磷酸化反应,酵解过程关键步骤之一,是葡萄糖进入任何代谢途径的起始反应,消耗1分子ATP;②葡萄糖-6-磷酸转化为果糖-6-磷酸,磷酸己糖异构酶催化;③果糖-6-磷酸磷酸化,转变为1,6-果糖二磷酸,由6磷酸果糖激酶催化,消耗1分子ATP,是第二个不可逆的磷酸化反应,酵解过程关键步骤之二,是葡萄糖氧化过程中最重要的调节点。

第二阶段:裂解阶段。1,6-果糖二磷酸折半分解成2分子磷酸丙糖(磷酸二羟丙酮和3-磷酸甘油醛),醛缩酶催化,二者可互变,最终1分子葡萄糖转变为2分子3-磷酸甘油醛。

第三阶段:氧化还原阶段。能量的释放和保留:①3-磷酸甘油醛的氧化和NAD^+的还原,由3-磷酸甘油醛脱氢酶催化,生成1,3-二磷酸甘油酸,产生一个高能磷酸键,同时生成NADH用于第七步丙酮酸的还原。②1,3-二磷酸甘油酸的氧化和ADP的磷酸化,生成3-磷酸甘油酸和ATP。磷酸甘油酸激酶催化。③3-磷酸甘油酸转变为2-磷酸甘油酸。④2-磷酸甘油酸经烯醇化酶催化脱水,通过分子重排,生成具有一个高能磷酸键的磷酸烯醇式丙酮酸。⑤磷酸烯醇式丙酮酸经丙酮酸激酶催化将高能磷酸键转移给ADP,生成烯醇式丙酮酸和ATP,为不可逆反应,酵解过程关键步骤之三。⑥烯醇式丙酮酸与酮式丙酮酸的互变。⑦丙酮酸还原生成乳酸。

分子的葡萄糖通过无氧酵解可净生成2个分子三磷酸腺苷(ATP),这一过程全部在胞质中完成。

生理意义:①是机体在缺氧或无氧状态获得能量的有效措施;②机体在应激状态下产生能量,满足机体生理需要的重要途径;③糖酵解的某些中间产物,是脂类、氨基酸等的合成前体,并与其他代谢途径相联系。

依赖于糖酵解获得能量的组织细胞有红细胞、视网膜、角膜、晶状体、睾丸、肾髓质等。

（二）糖的有氧氧化途径

葡萄糖或糖原在有氧条件下彻底氧化成水和二氧化碳称为有氧氧化,有氧氧化是糖氧化的主要方式。绝大多数细胞都通过有氧氧化获得能量。肌肉进行糖酵解生成的乳酸,最终仍需在有氧时彻底氧化为水及二氧化碳。

有氧氧化可分为两个阶段。

第一阶段:胞液反应阶段。糖酵解产物 NADH 不用于还原丙酮酸生成乳酸,二者进入线粒体氧化。

第二阶段:线粒体中的反应阶段。丙酮酸经丙酮酸脱氢酶复合体氧化脱羧生成乙酰 CoA,是关键性的不可逆反应。其特征是丙酮酸氧化释放的能量以高能硫酯键的形式储存于乙酰 CoA 中,这是进入三羧酸循环的开端;三羧酸循环及氧化磷酸化。三羧酸循环是在线粒体内进行的一系列酶促连续反应,从乙酰 CoA 和草酰乙酸缩合成柠檬酸到草酰乙酸的再生,构成一次循环过程,其间共进行四次脱氢氧化产生 2 分子二氧化碳,脱下的 4 对氢,经氧化磷酸化生成水和 ATP。三羧酸循环的特点:①从柠檬酸的合成到 α-酮戊二酸的氧化阶段为不可逆反应,故整个循环是不可逆的;②在循环转运时,其中每一成分既无净分解,也无净合成,但如移去或增加某一成分,则将影响循环速度;③三羧酸循环氧化乙酰 CoA 的效率取决于草酰乙酸的浓度;④每次循环所产生的 NADH 和 FADH2 都可通过与之密切联系的呼吸链进行氧化磷酸化,以产生 ATP;⑤该循环的限速步骤是异柠檬酸脱氢酶催化的反应,该酶是变构酶,ADP 是其激活剂,ATP 和 NADH 是其抑制剂。

线粒体内膜上分布有紧密相连的两种呼吸链,即 NADH 呼吸链和琥珀酸呼吸链。呼吸链的功能是把代谢物脱下的氢氧化成水,同时产生大量能量以驱动 ATP 合成。1 个分子的葡萄糖彻底氧化为二氧化碳和水,可生成 36 或 38 个分子的 ATP。

（三）糖原的合成途径

糖原是动物体内糖的储存形式,是葡萄糖通过 α-1,4 和 α-1,6 糖苷键相连而成的具有高度分支的聚合物。机体摄入的糖大部分转变成脂肪(甘油三酯)后储存于脂肪组织内,只有一小部分以糖原形式储存。糖原是可以迅速动用的葡萄糖储备。肌糖原可供肌肉收缩的需要,肝糖原则是血糖的重要来源。

糖原合成酶是糖原合成中的关键酶,受 G-6-PD 等多种因素调控。葡萄糖合成糖原是耗能的过程,合成 1 分子糖原需要消耗 2 个 ATP。

（四）糖异生

由非糖物质(如乳酸、甘油、丙酮酸等三碳化合物和生糖氨基酸)转变为糖的过程称为糖异生,是体内单糖生物合成的唯一途径。肝脏是糖异生的主要器官,长期饥饿、酸中毒时肾脏的异生作用增强。

糖异生的途径基本上是糖酵解的逆向过程,但不是可逆过程。酵解过程中三个关键酶催化的反应是不可逆的,故需通过糖异生的 4 个关键酶(葡萄糖-6-磷酸酶、果糖-1,6-二磷酸酶、丙酮酸羧化酶、磷酸烯醇式丙酮酸激酶)绕过糖酵解的三个能障生成葡萄糖。

生理意义:①作为补充血糖的重要来源,以维持血糖水平恒定。②防止乳酸中毒。③协助氨基酸代谢。

（五）磷酸戊糖途径

在胞质中进行,存在于肝脏、乳腺、红细胞等组织。

生理意义:①提供 5-磷酸核糖,用于核苷酸和核酸的生物合成。②提供 NADPH 形式的还原力,参与多种代谢反应,维持谷胱甘肽的还原状态等。

(六)糖醛酸途径

其生理意义在于生成有活性的葡萄糖醛酸(UDP 葡萄糖醛酸)。它是生物转化中重要的结合剂,可与多种代谢产物(胆红素、类固醇等)、药物和毒物等结合;还是葡萄糖醛酸的供体,葡萄糖醛酸是蛋白聚糖的重要组成成分,如硫酸软骨素、透明质酸、肝素等。

二、血糖的来源与去路

糖类是体内绝大多数细胞的主要能源,其中具有重要医学意义的是葡萄糖。血液中的葡萄糖常称为血糖,生理状态下浓度相当恒定,空腹时血糖浓度为 $3.89 \sim 6.11$ mmol/L。

血糖浓度之所以能维持相对恒定,是由于其来源与去路能保持动态平衡的结果。

(一)血糖来源

(1)糖类消化吸收:食物中的糖类被淀粉酶分解释放出葡萄糖后被消化道吸收,这是血糖最主要的来源。

(2)糖原分解:短期饥饿后,肝中储存的糖原分解成葡萄糖进入血液,此乃糖原分解作用。

(3)糖异生作用:在较长时间饥饿后,氨基酸、甘油等非糖物质在肝内转变成葡萄糖。

(4)其他单糖的转化。

(二)血糖去路

(1)氧化分解:葡萄糖在组织细胞中通过有氧氧化和无氧酵解产生 ATP,为细胞代谢供给能量,此为血糖的主要去路。

(2)合成糖原:进食后,肝和肌肉等组织将葡萄糖合成糖原以储存。

(3)转化成非糖物质:转化为甘油、脂肪酸以合成脂肪;转化为氨基酸以合成蛋白质。

(4)转变成其他糖或糖衍生物,如核糖、脱氧核糖、氨基多糖等。

(5)血糖浓度高于肾阈($8.9 \sim 10$ mmol/L,$160 \sim 180$ mg/dL)时可随尿排出一部分。

三、血糖浓度的调节

人体液(血液,细胞内、外液)中葡萄糖是处在不断变化、调节之中,血糖的来源与去路能保持动态平衡是因为有神经系统、激素和器官 3 个方面的调节作用。

(一)激素的调节作用

参与血糖浓度调节的激素有两类:一类是降低血糖的激素,主要是胰岛素,另外胰岛素样生长因子也能使血糖降低;另一类是升高血糖的激素,这类激素包括肾上腺素、胰高血糖素、皮质醇、生长激素等。它们对血糖浓度的调节是通过对糖代谢途径中一些关键酶的诱导、激活或抑制来实现的。这两类激素的作用互相对立又互相制约,使调节效能加强。

1.胰岛素

胰岛素是主要的降血糖激素,是由胰岛 β 细胞所产生,主要作用:①促进细胞摄取葡萄糖;②促进糖原合成,减少糖原分解;③促进糖氧化和分解,加速糖的利用;④促进甘油三酯的合成和储存;⑤阻止糖异生作用;⑥刺激蛋白质合成并抑制蛋白质分解。高血糖、高氨基酸、胰泌素、胰升糖素和迷走神经兴奋等都可促进胰岛素的释放。

2.胰高血糖素

胰高血糖素是升高血糖浓度的最重要的激素,是由胰岛 α 细胞合成和分泌的 29 个氨基酸组成的肽类激素。胰高糖素主要通过提高靶细胞内 cAMP 含量达到调节血糖浓度的目的。细胞内的 cAMP 可激活依赖 cAMP 的蛋白激酶,后者通过酶蛋白的共价修饰改变细胞内酶的活性:①激活糖原分解和糖异生的关键酶,促进肝糖原分解成血糖,促进糖异生作用。②抑制糖原合成和糖氧化的关键酶,使血糖升高。低血糖、低氨基酸可刺激胰高血糖素释放。

3.糖皮质激素和生长激素

糖皮质激素和生长激素主要刺激糖异生作用,肾上腺素主要促进糖原分解。这三个激素和胰高血糖素的主要作用是为细胞提供葡萄糖的来源。

胰岛素和胰高血糖素是调节血糖浓度的主要激素,而血糖水平保持恒定则不仅是糖本身,还有脂肪、氨基酸代谢的协调作用共同完成。

(二)神经系统的调节作用

神经系统对血糖的调节主要通过下丘脑和自主神经系统调节其所控激素的分泌,进而再影响血糖代谢中关键酶的活性,达到调节血糖浓度的作用。

1.下丘脑的腹内侧核

通过兴奋交感神经:①作用于肾上腺髓质,引起肾上腺素释放;②作用于胰岛 α 细胞,分泌胰高血糖素;③直接作用于肝,活化肝细胞的磷酸化酶,促进肝糖原分解和糖异生,从而使血糖浓度升高。

2.下丘脑外侧核

作用与内侧核相反,它通过兴奋迷走神经:①促进胰岛 β 细胞分泌胰岛素,促进糖氧化;②又可直接作用于肝,活化糖原合成酶,促进糖合成肝糖原;③抑制糖异生途径,从而使血糖浓度降低。

(三)肝的调节作用

肝脏是维持血糖恒定的关键器官。肝脏具有双向调控功能,它通过肝糖原的合成,糖的氧化分解,转化为其他非糖物质或其他糖类,以及肝糖原分解,糖异生和其他单糖转化为葡萄糖来维持血糖的相对恒定。肝脏维持血糖浓度相对恒定的作用是通过神经体液机制和一系列酶促反应来实现的。

肝是实行血糖调节的重要器官,肝具有许多糖代谢的特异酶,许多糖代谢过程如糖原的合成和分解、糖异生作用都是在肝细胞内完成的。当机体需要时,通过神经、激素的作用,使肝细胞内各种糖代谢酶活性发生改变,以达到维持血糖恒定的目的,所以肝是维持血糖恒定的关键器官。肝功能受损时,可能影响糖代谢而易出现血糖的波动。

四、胰岛素的合成、分泌与调节

胰岛素是胰岛 β 细胞分泌的一种由 51 个氨基酸组成的多肽类激素。胰岛 β 细胞首先在粗面内质网生成含 102 个氨基酸的前胰岛素原,其 N 末端的氨基酸顺序引导此多肽穿过内质网膜,同时切除 16 个氨基酸的引导序列而成为含 86 个氨基酸的胰岛素原,形成由许多高尔基囊组成的胰岛 β 颗粒。当 β 细胞接受刺激后,β 颗粒移向细胞膜,并在蛋白水解酶的作用下,使胰岛素原分解脱下一段含 35 个氨基酸残基(第 31 位至第 65 位氨基酸)的连接肽并进一步在其氨基端和羧基端分别切下精-赖、精-精两对氨基酸,形成含 31 个氨基酸的 C 肽,和以 β 链(30 个氨基酸残基)C 末端与 α 链 N 末端(21 个氨基酸残体基)以两对二硫键相连接构成的胰岛素。因此在分泌胰岛素的同时,总是有等摩尔数的 C 肽和少量的胰岛素原分泌。C 肽既无胰岛素的生物活性,也无胰岛素的免疫原性质,但对保证胰岛素的正常结构却是必需的。虽然胰岛素和 C 肽等摩尔数分泌入血,但由于 C 肽的半衰期更长(约 35 分钟),因此在禁食后血浆 C 肽的浓度比胰岛素高5～10 倍。C 肽主要在肾脏中降解,部分以原形从尿液排出。而胰岛素原有 3% 的胰岛素活性,在免疫效应方面与胰岛素有交叉反应。

正常人体中胰岛素呈脉冲式分泌,基础分泌量约为 1 U/h,每天总量约为 40 U。健康人在葡萄糖的刺激下,胰岛素呈二时相脉冲式分泌:静脉注射葡萄糖后的 1～2 分钟是第一时相,10 分钟内结束,这一时相呈尖而高的分泌峰,代表贮存胰岛素的快速释放。第二时相紧接第一时相,持续 60～120 分钟,直到血糖水平回到正常,代表了胰岛素的合成和持续释放能力。

胰岛素分泌的主要生理刺激因子是高血糖,其他如血液中的高氨基酸、脂肪酸、酮体、胃肠道激素(胃泌素、胰泌素、胃肠道多肽等)、胰高血糖素、迷走神经兴奋以及一些药物(磺酰尿、异丙肾上腺素)也可刺激胰岛素分泌。胰岛素相对分子量为 5.8 KD。释放入门静脉的胰岛素流经肝脏时,50% 以上被肝细胞摄取,继而降解,少量由肾小球滤过后在近曲小管重吸收和降解。胰岛素的血循环半寿期为 5～10 分钟。

胰岛素发挥作用首先要与靶细胞表面的特殊蛋白受体结合。胰岛素生物活性效应的强弱取决于:①到达靶细胞的胰岛素浓度;②靶细胞表面的受体的绝对或相对数目;③受体与胰岛素的亲和力;④胰岛素与受体结合后细胞内的代谢变化。胰岛素受体有 2 个作用:与胰岛素特异地高亲和力地结合;转移信息引起细胞内代谢途径的变化。此受体是一个胰岛素敏感的酪氨酸特异蛋白激酶,胰岛素增加激酶的最大反应速率,促进受体的自身磷酸化,即将高能磷酸化合物的磷酸基团转移并结合于 β-亚基的酪氨酸残基上,从而导致信息转移并出现放大效应。

胰岛素受体广泛分布于哺乳动物的细胞表面。主要分布于脑细胞、性腺细胞、红细胞和血管内皮细胞。受体的结构虽然有微小差异,但生物学作用相同。受体降解可能在溶酶体中进行,与受体介导的胞饮作用有关。胰岛素或抗受体抗体与受体结合后可促进受体降解,使细胞受体数目减少。但多数内吞的受体可逃避降解,重新返回细胞膜,经几次循环后方被降解。

胰岛素对代谢的作用:①使肌肉和脂肪组织细胞膜对葡萄糖的通透性增加,促进葡萄糖通过肌肉和脂肪细胞的转运速率加快,使组织摄取葡萄糖增多;②诱导葡萄糖激酶、磷酸果糖激酶和丙酮酸激酶的合成,促进葡萄糖磷酸化和氧化分解;③抑制磷酸化酶和糖异生关键酶而使糖异生减少;④激活糖原合成酶和丙酮酸脱氢酶系,促进葡萄糖合成糖原、蛋白质和脂肪。以上作用的总效应是使血糖去路增加,来源减少,血糖水平降低。

(潘 静)

第二节 血 糖 测 定

一、概念

血糖是指血清(或血浆)中的葡萄糖含量,通常以 mmol/L(mg/dL)计。血糖检测是诊断糖尿病(diabetes mellitus,DM)的主要方法和依据,空腹血糖浓度反映胰岛 β 细胞分泌胰岛素的能力。部分患者尤其是疑有 T₂DM 患者,如果空腹血糖不高,应测定餐后 2 小时血糖或行口服葡萄糖耐量试验(OGTT)。

二、方法

血糖测定分为空腹血糖与餐后血糖,空腹血糖测定要求隔夜空腹(至少 8 小时未进食任何糖类,饮水除外),餐后血糖指从第一口进餐开始计算时间到 2 小时准时抽血测定血糖值。

三、正常参考值

(一)空腹血糖
葡萄糖氧化酶法 3.9～6.1 mmol/L,邻甲苯胺法 3.9～6.4 mmol/L。

(二)餐后血糖
餐后血糖<7.8 mmol/L。

四、注意事项

(一)取样时间及取样部位
测静脉血糖一般从肘静脉取血,止血带压迫时间不宜过长,应在几秒钟内抽出血液,以免血糖数值不准。若用血浆或全血,将血样品放入含有枸橼酸钠及氟化钠混合物的试管中,以防止血液凝固及红细胞内葡萄糖的分解。血标本最好立即测定,若要过夜,需将血浆样品冰冻。毛细血管血糖测定一般从耳垂、手指或足趾由针刺取血。毛细血管血的成分与动脉血相近,其血糖含量在清晨空腹时与静脉血基本相符;而在进食碳水化合物后 2 小时内比静脉血高,因此时组织正在利用餐后升高的血糖。正常人口服葡萄糖 100 g 后,毛细血管血和静脉血葡萄糖含量的差值为 8～61 mg/dL,平均 24 mg/dL。在服糖 3 小时后一般两者差别很小,但也有报道空腹时两者的差别也很大(范围 0～20 mg/dL)。

(二)全血与血浆血糖、血清糖
因葡萄糖只能溶于水,红细胞含水量比血浆少,因此红细胞内的葡萄糖含量比血浆要低。而且红细胞又占据一定的容积,故全血糖含量受血细胞比容的影响。血细胞比容下降 10%,血糖值增加 3～4 mg/dL;相反,如比积增高,测得的结果相反。若采用血浆则没有这种影响。用全血糖折算成血浆糖时,可将全血血糖数值增加 15%(注意不是 15 mg/dL)。血浆与血清糖数值相等,但血浆比血清稳定。如用枸橼酸钠及氟化钠抗凝,则离心后血浆含有除血细胞以外的全部物质。当血浆通过自动分析仪时,纤维蛋白容易沉淀使管道阻塞。若用血清不会出现此种现象。在收集血清时,全血的凝固和血凝块收缩需 2～3 小时,在此期间有 30～40 mg/L 的血糖降解而损失。为避免这种损失,取血后应迅速冰冻。最好在 30 分钟内(最多不超过 1 小时)离心取出血清。若用肝素或 EDTA 抗凝,血浆也要迅速离心,以减少糖的自然降解所产生的误差。

(三)引起血糖变化的药物
引起血糖升高的药物主要有 TRH、ACTH、GH、甲状腺激素、糖皮质激素、儿茶酚胺、可乐定、可的松、咖啡因、氯噻酮、二氯甲嗪、呋塞米、依他尼酸、噻嗪类利尿药、吲哚美辛(消炎痛)、胰高血糖素、生长抑素、异烟肼、口服避孕药、酚妥拉明、三环内酯抗抑郁药、苯妥英钠等。引起血糖下降的药物主要有胰岛素、IGF-1、amylin、双胍类、促泌剂、格列酮类、α-糖苷酶抑制剂、乙醇、单胺氧化酶抑制剂、甲巯咪唑(他巴唑)、保泰松、对氨水杨酸类、丙磺舒、普萘洛尔、磺胺类等。

五、临床评估

空腹血糖高于 6.1 mmol/L,称为高血糖,餐后 2 小时血糖高于 7.8 mmol/L,也可以称为高血糖。高血糖不是一种疾病的诊断,只是一种血糖监测结果的判定,血糖监测是一时性的结果,高血糖不完全等于糖尿病。

(一)血糖升高的原因

(1)肝炎、肝硬化等各种肝脏疾病引起肝糖原储备减少时,可出现餐后血糖一过性升高。如积极治疗肝脏疾病,血糖便可恢复正常。

(2)应激状态下的急性感染、创伤、脑血管意外、烧伤、心肌梗死、剧烈疼痛等,使血糖升高。当应激状态消除后血糖会降至正常。

(3)饥饿时和慢性疾病患者体力下降时,可引起糖耐量减低,使血糖升高。积极治疗慢性疾病,改善体质可使血糖恢复正常。

(4)一些内分泌性疾病如肢端肥大症、皮质醇增多症、甲状腺功能亢进症等,可引起继发性血糖升高。原发病得到有效控制后,血糖可逐渐降至正常。

(5)服用某些药物,如泼尼松、地塞米松等会引起高血糖的药物。

(6)当空腹血糖≥7.0 mmol/L 和/或餐后 2 小时血糖≥11.1 mmol/L,并排除上述原因导致的血糖升高,即可考虑糖尿病的诊断。

(二)血糖降低

1.生理性或暂时性低血糖

运动后和饥饿时、妊娠、哺乳期、注射胰岛素后和服降糖药后,血糖会降低。

2.病理性低血糖

(1)胰岛素分泌过多,如胰岛 β 细胞瘤。

(2)升高血糖激素分泌减少,如垂体功能减退、肾上腺功能减退和甲状腺功能减退。

(3)血糖来源减少,肝糖原贮存不足,如长期营养不良、肝炎、肝坏死、肝癌、糖原累积病等。

(潘 静)

第三节 口服葡萄糖耐量试验

口服葡萄糖耐量试验(oral glucose tolerance test,OGTT)是在口服一定量葡萄糖后 2 小时内做系列血糖测定,可用于评价个体的血糖调节能力,判断有无糖代谢异常,是诊断糖尿病的指标之一,有助于早期发现空腹血糖轻度增高但未达到糖尿病诊断标准的糖耐量异常患者。

一、原理

正常人在服用一定量葡萄糖后,血液葡萄糖浓度升高(一般不超过 8.9 mmol/L 或 160 mg/dL),刺激胰岛素分泌增多,使血液葡萄糖浓度短时间内恢复至空腹水平,此现象称为耐糖现象。若因内分泌失调等因素引起糖代谢异常时,口服一定量葡萄糖后,血液葡萄糖浓度可急剧升高或升高不明显,而且短时间内不能恢复至空腹血葡萄糖浓度水平,称为糖耐量异常。

二、操作

WHO 推荐的标准化 OGTT 如下。

(1)试验前 3 天,受试者每天食物中含糖量不低于 150 g,且维持正常活动,停用影响试验的药物(如胰岛素)。

(2)空腹 10~16 小时后,坐位抽取静脉血,测定血葡萄糖浓度(称空腹血浆葡萄糖,FPG)。

(3)将 75 g 无水葡萄糖(或 82.5 g 含 1 分子水的葡萄糖)溶于 250~300 mL 水中,5 分钟之内饮完。妊娠妇女用量为 100 g;儿童按 1.75 g/kg 体重计算口服葡萄糖用量,总量不超过 75 g。

(4)服糖后,每隔 30 分钟取血 1 次,测定血浆葡萄糖浓度共 4 次,历时 2 小时(必要时可延长血标本的收集时间,可长达服糖后 6 小时)。其中,2 小时血浆葡萄糖浓度(2 小时 PG)是临床诊断的关键。

(5)根据各次测得的血葡萄糖浓度与对应时间作图,绘制糖耐量曲线。

三、参考区间

成人(酶法):FPG<6.1 mmol/L;服糖后 0.5~1 小时血糖升高达峰值,但<11.1 mmol/L;2 小时 PG<7.8 mmol/L。

四、结果计算

(一)正常糖耐量
FPG<6.1 mmol/L,且 2 小时 PG<7.8 mmol/L。

(二)空腹血糖受损(IFG)
FPG≥6.1 mmol/L,但<7.0 mmol/L,2 小时 PG<7.8 mmol/L。

(三)糖耐量减低(IGT)
FPG<7.0 mmol/L,同时 2 小时 PG≥7.8 mmol/L,但<11.1 mmol/L。

(四)糖尿病(DM)
FPG≥7.0 mmol/L,且 2 小时 PG≥11.1 mmol/L。

五、注意事项

(一)试验前准备
整个试验过程中不可吸烟、喝咖啡、喝茶或进食。

(二)影响因素
对于糖尿病的诊断,OGTT 比空腹血糖测定更灵敏,但易受样本采集时间、身高、体重、年龄、妊娠和精神紧张等多因素影响,重复性较差,除第一次 OGTT 结果明显异常外,一般需多次测定。

(三)临床应用
临床上大多数糖尿病患者会出现空腹血糖增高,且血糖测定步骤简单,准确性较高,因此首先推荐空腹血糖测定用于糖尿病的诊断。但我国流行病学研究结果提示仅查空腹血糖,糖尿病的漏诊率较高(40%),所以建议只要是已达到糖调节受损(IGR)的人群,即空腹血糖受损(IFG)

或糖耐量受损（IGT）的患者均应行 OGTT 检查,以降低糖尿病的漏诊率。但 OGTT 检查不能用于监测血糖控制的效果。

(四)静脉葡萄糖耐量试验

对于不能承受大剂量口服葡萄糖、胃切除后及其他可致口服葡萄糖吸收不良的患者,为排除葡萄糖吸收因素的影响,可按 WHO 的方法进行静脉葡萄糖耐量试验。

六、临床意义

(1)OGTT 是诊断糖尿病的指标之一,其中 FPG 和 2 小时 PG 是诊断的主要依据。糖尿病患者 FPG 往往超过正常,服糖后血糖更高,恢复至空腹血糖水平的时间延长。

(2)有无法解释的肾病、神经病变或视网膜病变,其随机血糖<7.8 mmol/L,可用 OGTT 了解糖代谢状况。

(3)其他内分泌疾病如垂体功能亢进症、甲状腺功能亢进、肾上腺皮质功能亢进等均可导致糖耐量异常,且各有不同的特征性 OGTT 试验曲线。

(4)急性肝炎患者服用葡萄糖后在 0.5~1.5 小时血糖会急剧增高,可超过正常。

（潘　静）

第四节　糖化血红蛋白测定

成人的血红蛋白(Hb)通常由 HbA(97%)、HbA_2(2.5%)和 HbF(0.5%)组成。HbA 又可分为非糖化血红蛋白,即天然血红蛋白 HbA_0(94%)和糖化血红蛋白 HbA_1(6%)。根据糖化位点和反应参与物的不同,HbA_1 可进一步分为 HbA_{1a}、HbA_{1b} 和 HbA_{1c} 等亚组分。其中血红蛋白 A_{1c}(hemoglobin A_{1c},HbA_{1c})占 HbA_1 的 80%,化学结构为具有特定六肽结构的血红蛋白分子。其形成过程是血红蛋白 β 链 N 末端缬氨酸与葡萄糖的醛基首先发生快速加成反应形成不稳定的中间产物醛亚胺(西佛氏碱),继而经过 Amadori 转位,分子重排缓慢形成稳定不可逆的酮胺化合物,即 HbA_{1c}。HbA_{1c} 浓度相对恒定,故临床常用 HbA_{1c} 代表总的糖化血红蛋白水平,能直接反映机体血糖水平,是临床监控糖尿病患者血糖控制水平的较好的检测指标。

糖化血红蛋白(glycated hemoglobin,GHb)测定方法多达 60 余种,主要分为两大类:①基于电荷差异的检测方法,包括离子交换层析、高效液相色谱分析(HPLC)和电泳法等;②基于结构差异的检测方法,包括亲和层析法和免疫法等。临床上多采用免疫比浊法和 HPLC 法。其中 HPLC 法,是国际临床化学联合会(IFCC)推荐的测定糖化血红蛋白的参考方法。

一、检测方法

(一)HPLC 法

用偏酸性的缓冲液处理 Bio-Rex70 阳离子交换树脂,使之带负电荷,与带正电荷的 Hb 有亲和力。HbA 与 HbA_1 均带正电荷,但 HbA_1 的两个 β 链的 N 末端正电荷被糖基清除,正电荷较 HbA 少,造成二者对树脂的附着力不同。用 pH 6.7 的磷酸盐缓冲液可首先将带正电荷较少、吸附力较弱的 HbA_1 洗脱下来,用紫外可见分光光度计测定洗脱液中的 HbA_1 占总 Hb 的百分数。

　　HPLC法是基于高效液相层析法原理,使用阳离子交换柱通过与不同带电离子作用来将血红蛋白组分分离。利用3种不同盐浓度所形成的梯度洗脱液使得包括HbA_{1c}在内的血红蛋白中的多种成分很快被分离成6个部分,并用检测器对分离后的各种血红蛋白组分的吸光度进行检测。分析结束后,以百分率表示各种血红蛋白组分结果。

　　1.手工检测

　　(1)试剂。①0.2 mol/L 磷酸氢二钠溶液:称取无水 Na_2HPO_4 28.396 g,溶于蒸馏水并加至1 L(即试剂1)。②0.2 mol/L 磷酸二氢钠溶液:称取 $NaH_2PO_4 \cdot 2H_2O$ 31.206 g,溶于蒸馏水并加至1 L(即试剂2)。③溶血剂:pH 4.62,取 25 mL 试剂2,加 0.2 mL Triton X-100,加蒸馏水至100 mL。④洗脱剂Ⅰ(磷酸盐缓冲液,pH 6.7):取 100 mL 试剂1,150 mL 试剂2,于 1 000 mL 容量瓶内,加蒸馏水至1L。⑤洗脱剂Ⅱ(磷酸盐缓冲液,pH 6.4):取 300 mL 试剂1,700 mL 试剂2,加蒸馏水 300 mL,混匀即成。⑥Bio-Rex70 阳离子交换树脂:200～400 目,钠型,分析纯级。

　　(2)操作。①树脂处理:称取 Bio-Rex70 阳离子交换树脂 10 g,加 0.1 mol/L NaOH 溶液 30 mL,搅匀,置室温 30 分钟,其间搅拌 2～3 次。然后,加浓盐酸数滴,调至 pH 6.7,弃去上清液,用约 50 mL 蒸馏水洗 1 次,用洗脱剂Ⅱ洗 2 次,再用洗脱剂Ⅰ洗 4 次即可。②装柱:将上述处理过的树脂加洗脱剂Ⅰ,搅匀,用毛细滴管吸取树脂,加入塑料微柱内,使树脂床高度达到30～40 mm 即可,树脂床填充应均匀,无气泡无断层即可。③溶血液的制备:将 EDTA 抗凝血或毛细管血 20 μL,加于 2 mL 生理盐水中,摇匀,离心,吸弃上清液,仅留下红细胞,加溶血剂 0.3 mL,摇匀,置 37 ℃水浴中 15 分钟,以除去不稳定的 HbA_1。④柱的准备:将微柱颠倒摇动,使树脂混悬,然后去掉上下盖,将柱插入 15 mm×150 mm 的大试管中,让柱内缓冲液完全流出。⑤上样:用微量加样器取 100 μL 溶血液,加于微柱内树脂床上,待溶血液完全进入树脂床后,将柱移入另一支 15 mm×150 mm 的空试管中。⑥层析洗脱:取 3 mL 洗脱剂Ⅰ,缓缓加于树脂床上,注意勿冲动树脂,收集流出物,此即为 HbA_1(测定管)。⑦对照管:取上述溶血液 50 μL,加蒸馏水 7.5 mL,摇匀,此即为总 Hb 管。⑧比色:用紫外可见分光光度计,波长 415 nm,比色杯光径 10 mm,以蒸馏水作空白,测各管吸光度。⑨微柱的清洗和保存:用过的柱先加洗脱剂Ⅱ 3 mL,使 Hb 全部洗下,再用洗脱剂Ⅰ洗 3 次,每次 3 mL,最后加洗脱剂Ⅰ 3 mL,加上下盖,保存备用。

　　(3)结果计算所用公式如下。

$$HbA_1(\%) = \frac{测定管\ A}{对照管\ A \times 5} \times 100\%$$

　　2.自动化分析仪检测

　　(1)试剂:试剂主要成分参阅手工试剂。各商品试剂组分及浓度存在一定差异。

　　(2)操作:不同实验室具体反应条件会因所使用的仪器和试剂而异,在保证方法可靠的前提下,应按仪器和实际说明书设定测定条件,进行定标品、质控品和样品分析。

　　(3)参考区间(成人):$HbA_1(\%)$5.0%～8.0%,$HbA_{1c}(\%)$3.6%～6.0%。

　　3.注意事项

　　(1)环境要求:层析时环境温度对结果有较大影响,规定的标准温度为 22 ℃,需要严格控制温度。

　　(2)标本类型及稳定性:抗凝剂 EDTA 和氟化物不影响测定结果,肝素可使结果增高。标本置于室温超过 24 小时,可使结果增高,于 4 ℃冰箱可稳定 5 天。

(3)干扰因素:溶血性贫血患者由于红细胞寿命短,HbA$_{1c}$可降低。HbF、HbH 及 Hb Bart's 可与 HbA$_1$一起洗脱下来,使结果假阳性;有 HbC 和 HbS 的患者,结果可偏低。

(二)亲和层析法

用于分离糖化和非糖化 Hb 的亲和层析凝胶柱,是交联间-氨基苯硼酸的琼脂糖珠。硼酸与结合在 Hb 分子上葡萄糖的顺位二醇基反应,形成可逆的五环化合物,使样本中的糖化 Hb 选择性地结合于柱上,而非糖化的 Hb 则被洗脱。再用山梨醇解离五环化合物以洗脱糖化 Hb,在波长 415 nm 处分别测定解析液的吸光度,计算糖化血红蛋白的百分率。

1.试剂

(1)洗涤缓冲剂(wash buffer,WB)含 250 mmol/L 醋酸铵,50 mmol/L 氯化镁,200 mg/L 叠氮钠,调节至 pH 8.0,贮于室温。

(2)洗脱缓冲剂(elution buffer,EB)含 200 mmol/L 山梨醇,100 mmol/L Tris,200 mg/L 叠氮钠,调节至 pH 8.5,贮于室温。

(3)0.1 mol/L 及 1 mol/L 盐酸溶液。

(4)HbA$_{1c}$测定试剂。①R1 试剂:0.025 mol/L MES(2-morpholino ethanesulfonic acid,2-吗啉乙基磺酸)缓冲液;0.015 mol/L Tris 缓冲液(pH 6.2);HbA$_{1c}$抗体(绵羊血清,≥0.5 mg/mL)和稳定剂。②R2 试剂:0.025 mol/L MES 缓冲液;0.015 mol/L Tris 缓冲液(pH 6.2);HbA$_{1c}$多聚半抗原(≥8 μg/mL)和稳定剂。③标准液:人血和绵羊血制备的溶血液,9 g/L TTAB 和稳定剂。

(5)Hb 测定试剂:0.02 mol/L 磷酸盐缓冲液(pH 7.4)和稳定剂。

(6)溶血试剂:9 g/L TTAB 溶液。

(7)质控物:正常值或异常值两种。

(8)0.9% NaCl。

2.操作

(1)标本:静脉采血,EDTA 或肝素抗凝,充分混匀,置 4 ℃可保存 1 周。

(2)溶血液制备:将抗凝全血离心,吸去血浆、白细胞及血小板层。吸 100 μL 压积红细胞至小试管中,加 2 mL 蒸馏水充分混匀,静置 5 分钟后,重新混匀,离心,上清液应清亮。

(3)层析柱准备:层析柱装 0.5 mL 固相凝胶(glyco-gel B),保存于 4 ℃,防止直射阳光。如凝胶变为紫红色应弃去。测定前取出置室温,拔去顶塞,倾去柱中液体,再除去底帽,将层析柱插入试管中,加 2 mL 洗涤缓冲剂(WB),让洗涤液自然流出并弃去。当液体水平面在凝胶面上成盘状时即停止。

(4)非结合部分(NB)的洗脱:将上述经平衡洗涤过的层析柱插入 15 mm×150 mm 标为"NB"的试管中。加 50 μL 清亮的溶血液至盘状液面的顶部,让其流出。加 0.5 mL WB 液,让其流出。此步应确保样品完全进入凝胶。加 5 mL WB 液,让其流出。以上洗脱液总体积为 5.55 mL,混合。

(5)结合或糖化部分(B)的洗脱:将上述层析柱转入标为"B"的试管中。加 3 mL EB 液,让其流出,混匀。

(6)比色:紫外可见分光光度计,波长 415 nm,以蒸馏水调"0"点,分别测定 NB 及 B 管的吸光度。

(7)层析柱的再生:用过的层析柱应尽快再生。加 0.1 mol/L HCl 5 mL,让其流出并弃去;再加 1 mol/L HCl 3 mL,让其流出并弃去;最后加 1 mol/L HCl 3 mL,塞上顶塞,并盖上层析柱尖端的底帽。在层析柱上标注用过的次数,放置 4 ℃冰箱暗处保存。一般用 5 次后即弃去。

详细操作应严格按照试剂盒说明书要求。

3.结果计算

$$HbA_1(\%)=\frac{3.0\,A_B}{5.55\,A_{NB}\times 3.0\,A_B}\times 100\%$$

4.参考区间

成人糖化血红蛋白:5.0%～8.0%。

5.注意事项

(1)方法学特点:环境温度对本法影响很小。不受异常血红蛋白的影响。不稳定的 HbA_1 的干扰可以忽略不计。

(2)标本类型及稳定性:抗凝剂选择 EDTA 和肝素均可,于 4 ℃冰箱可保存一周。

(三)免疫比浊法

利用 TTAB(tetradecyltrimethylammonium bromide,四癸基三甲铵溴化物)作为溶血剂,用来消除白细胞物质的干扰(TTAB 不溶解白细胞)。血液样本不需要去除不稳定 HbA_1 的预处理,用浊度抑制免疫学方法测定。

先加入抗体缓冲液,样本中的糖化血红蛋白(HbA_{1c})和其抗体反应形成可溶性的抗原-抗体复合物,因为在 HbA_{1c} 分子上只有一个特异性的 HbA_{1c} 抗体结合位点,不能形成凝集反应。然后,加入多聚半抗原缓冲液,多聚半抗原和反应液中过剩的抗 HbA_{1c} 抗体结合,生成不溶性的抗体-多聚半抗原复合物,再用比浊法测定。

同时在另一通道测定 Hb 浓度,溶血液中的血红蛋白转变成具有特征性吸收光谱的血红蛋白衍生物,用重铬酸盐作为标准参照物,进行比色测定 Hb 浓度。

根据 Hb 含量和 HbA_{1c} 含量,计算出 HbA_{1c} 的百分比。

1.操作

(1)于小试管中,加溶血试剂 1 mL,加入人 EDTA 或肝素抗凝血 10 μL,轻轻旋涡混匀,避免形成气泡,待溶血液的颜色由红色变为棕绿色后(1～2 分钟)即可使用。此溶血液于 15～25 ℃可稳定 4 小时,2～8 ℃可稳定 24 小时。

(2)根据不同型号生化分析仪及配套试剂设定参数,测定 HbA_{1c} 浓度和测定 Hb 浓度。详细操作程序,必须根据仪器和配套试剂盒的说明书。

2.结果计算

(1)IFCC 计算方案: $HbA_1(\%)=\dfrac{HbA_{1c}}{Hb}\times 100\%$ 。

(2)DCCT/NGSP 计算方案(糖尿病控制和并发症试验/美国糖化血红蛋白标准化方案):

$$HbA_{1c}(\%)=87.6\times\frac{HbA_{1c}}{Hb}+2.27。$$

3.参考区间

IFCC 计算方案(成人 HbA_{1c}):2.8%～3.8%。DCCT/NGSP 计算方案(成人 HbA_{1c}):4.8%～6.0%。

4.注意事项

(1)定标:当更换试剂批号、更换比色杯和质控结果失控时需要重新定标。

(2)不需用溶血试剂预处理。

(3)干扰因素:胆红素浓度<855 μmol/L,甘油三酯<9.12 mmol/L,类风湿因子<750 U/mL,抗坏血酸<2.84 mmol/L 时对本法无干扰。

(四)酶法

用直接酶法测定样本中 HbA_{1c} 的百分比,而不需另外检测总血红蛋白,处理后的样本与氧化还原剂反应,去除小分子和高分子干扰物质,变性后的全血样本在蛋白酶作用下分解出氨基酸,其中包括糖化血红蛋白 β 链上的缬氨酸,糖化的缬氨酸作为果糖缬氨酸氧化酶(FVO)的底物,被特异地清除 N-末端缬氨酸,并且产生过氧化氢,在过氧化物酶的作用下氧化色原底物而呈色,进行比色法测定。

1.试剂

试剂主要成分包括 CHES 缓冲剂、还原剂、蛋白酶、FVO 酶、辣根过氧化物酶、底物等。

2.操作

(1)EDTA 抗凝全血,2～8 ℃保存可稳定 24～36 小时,使用前混匀;将 20 μL 全血与 250 μL 溶血剂混合,避免产生泡沫,室温孵育 15～20 分钟,其间轻轻混匀几次,当其变为澄清的深红色液体时,证明全血已完全溶解,处理后的样本要于当天检测,室温可稳定 4 小时。

(2)参数:温度 37 ℃,主波长 700 nm,反应模式为二点终点法。

不同实验室具体反应条件会因所使用的仪器和试剂而异,在保证方法可靠的前提下,应按仪器和试剂说明书设定测定条件,进行定标品、质控样品和样品分析。

3.结果计算

$$HbA_{1c}(\%) = \frac{\Delta A_{测定}}{\Delta A_{标准}} \times 标准液浓度$$

4.参考区间

成人 HbA_{1c}:3.6%～6.0%。

5.注意事项

甘油三酯<7.6 mmol/L,总胆红素<450 μmol/L,血红蛋白<200 g/L,葡萄糖<75.2 mol/L 时对本法无显著干扰,高 HbF(>10%)可能致测定结果不准确。

二、临床意义

(1)HbA_{1c} 与红细胞寿命和平均血糖水平相关,是评价糖尿病患者长期血糖控制较理想的指标,可反映过去 2～3 个月的平均血糖水平,不受每天血糖波动的影响。

(2)与微血管和大血管并发症的发生关系密切。HbA_{1c} 水平升高,糖尿病视网膜病变、肾脏病变、神经病变、心血管事件发生风险均相应增加。

(3)HbA_{1c} 对于糖尿病发生有较好的预测能力。

美国糖尿病协会(ADA)发布的糖尿病诊治指南中正式采纳以 $HbA_{1c} \geqslant 6.5\%$ 作为糖尿病的诊断标准之一。HbA_{1c} 水平在 5.7%～6.4% 为糖尿病高危人群,预示进展至糖尿病前期阶段,患糖尿病和心血管疾病风险均升高。世界卫生组织(WHO)也推荐 $HbA_{1c} \geqslant 6.5\%$ 作为糖尿病诊断切点。

(潘 静)

第十章

脂代谢检验

第一节 血脂测定

临床血脂测定时,要特别重视试剂的合理选择和应用,并且应使测定结果符合一定要求,达到所规定的技术目标。此外,还要注意基质效应对测定结果的影响。所选择的测定方法应具有良好的精密度与准确度、灵敏度和检测范围,特异性好,试剂稳定等特点。

一、总胆固醇测定

(一)生理与生物化学

人体胆固醇除来自食物以外,还可在体内合成,提供内源性胆固醇的 90%。胆固醇的主要功能有:胆固醇是所有细胞膜和亚细胞器膜上的重要组成成分;是胆汁酸的唯一前体;是所有类固醇激素,包括性腺和肾上腺激素的前体等。血浆胆固醇在 LDL 中最多,其次是 HDL 和 VLDL,CM 中最少。血浆胆固醇包括 CE 和 FC,分别约占 70%与 30%。两者合称为 TC,换句话说,TC 是指血液中各脂蛋白所含胆固醇之总和。

(二)检测方法

血清 TC 测定一般可分为化学法和酶法两大类。化学法一般包括抽提、皂化、毛地黄皂苷沉淀纯化和显色比色 4 个阶段。其中省去毛地黄皂苷沉淀纯化步骤的化学抽提法——ALBK 法为目前国际上通用的参考方法。国内由北京老年医学研究所生化室建立的高效液相层析法也推荐作为我国 TC 测定的参考方法。化学法曾在很长一段时间在临床常规使用,但由于操作复杂,干扰因素多,现多已不用,而由酶法代替。

目前建议酶法如胆固醇氧化酶-过氧化物酶-4-氨基安替比林和酚法(CHOD-PAP 法)作为临床实验室测定血清 TC 的常规方法。此法快速准确,标本用量小,适合在自动生化分析仪上进行批量测定。

TC 测定一般采用静脉血,分离血清或血浆(EDTA 抗凝)后进行测定;特殊情况如体检筛查时也可用末梢血(指血)。对于 TC 测定,建议不精密度≤3%,不准确度≤±3%,总误差≤9%。酶法测定血清 TC 的其他方法性能:①显色剂用酚时,TC 5.17 mmol/L 时的吸亮度 $A_{500\,nm}$ 0.30~0.35,故 $A_{500\,nm}$ =0.005 时的 TC 浓度约 0.08 mmol/L。②血清与酶试剂用量之比为 1:100 时,测定上限为 13 mmol/L,过高地提高血清用量的比例,会使测定上限降低。③血清中多种非胆固醇甾醇(正常人血清中约占 TC 的 1%)会不同程度地与本试剂显色。④血红蛋白含量高于 2 g/L 会引起正干扰,胆红素>0.1 g/L(100 μmol/L)时有明显负干扰。血中抗坏血酸与甲基多巴浓度高于治疗水平时也使结果偏低。⑤在37 ℃反应到达终点时间 37 ℃不应超过 5 分钟。

(三)参考区间

成人 2.85~6.22 mmol/L(110~240 mg/dL)。我国新近修订的《中国成人血脂异常防治指南》TC 切点的制订与美国国家胆固醇教育计划(NCEP)成人治疗专家组第 3 次报告(ATPⅢ)中的标准基本一致,TC<5.18 mmol/L(200 mg/dL)为合适水平,5.18~6.18 mmol/L(200~239 mg/dL)为边缘升高,≥6.22 mmol/L(240 mg/dL)为升高。临床上以往习惯以 TC ≥6.5 mmol/L(250 mg/dL)为高胆固醇血症,≥7.8 mmol/L(300 mg/dL)视为严重的高胆固醇血症。

(四)临床意义

影响 TC 水平的主要因素:①年龄与性别:TC 水平常随年龄而上升,但到 70 岁后不再上升甚或有所下降,中青年期女性低于男性,女性绝经后 TC 水平较同年龄男性高。②饮食习惯:长期高胆固醇、高饱和脂肪酸摄入可造成 TC 升高。③遗传因素:与脂蛋白代谢相关酶或受体基因发生突变是引起 TC 显著升高的主要原因。

高胆固醇血症和 AS 的发生有密切关系,已通过动物试验、人体动脉粥样斑块的组织病理学和化学研究、临床上 AS 患者的血脂检查、遗传性高脂血症易早发冠心病、流行病学研究、干预性预防治疗试验的结果等研究证实。因此认为胆固醇是 AS 的重要危险因素之一。常用作 AS 预防、发病估计、治疗观察等的参考指标。我国的队列研究表明血清 TC(或 LDL-C)升高是冠心病和缺血性脑卒中的独立危险因素之一,人群中约 10% 的缺血性心血管病发病可归因于血清 TC 升高[TC≥5.7 mmol/L(220 mg/dL)]。

TC 升高可见于各种高脂蛋白血症、梗阻性黄疸、肾病综合征、甲状腺功能低下、慢性肾衰竭、糖尿病等时。此外,吸烟、饮酒、紧张、血液浓缩等也都可使 TC 升高。妊娠末 3 个月时,可能明显升高,产后恢复原有水平。TC 降低可见于各种脂蛋白缺陷状态、肝硬化、恶性肿瘤、营养不良、巨细胞性贫血等。此外,在女性月经期也可降低。

二、三酰甘油测定

(一)生理与生物化学

TG 又称中性脂肪,其首要功能是为细胞代谢提供能量。血浆中的甘油酯 90%~95% 是 TG。除 TG 外,还存在甘油二酯、甘油一酯(二者总和不足 TG 的 3%)和游离甘油[约0.11 mmol/L (10 mg/dL)]。饮食中脂肪被消化吸收后,以 TG 形式形成 CM 循环于血液中,CM 中的 80% 以上为 TG。血中 CM 的半寿期仅为 10~15 分钟,进食后 12 小时正常人血中几乎没有 CM,TG 恢复至原有水平。临床上所测定的 TG 是血浆中各脂蛋白所含三酰甘油的总和。TG 水平与种族、年龄、性别以及生活习惯(如饮食、运动等)有关。我国人的 TG 水平显著低于欧美白人。应注意 TG 水平的个体内与个体间变异都比 TC 大,人群调查数据比较分散,呈明显的正偏态分布。

(二)检测方法

血清中的 TG 含量测定,从方法学上大致可分为化学法和酶法两类。目前尚无公认的 TG 测定的参考方法,二氯甲烷-硅酸-变色酸法(Van Handel-Caslson 法)是美国疾病预防与控制中心（CDC）测定 TG 采用的参考方法。用二氧甲烷抽提 TG，同时以硅酸处理去除 PL、游离甘油、甘油一酯和部分甘油二酯，然后经过皂化、氧化、变色酸显色等步骤测定。此法测定值与游离甘油之和可能与决定性方法的总甘油相近。酶法测定血清 TG 的主要优点是操作简便，适合自动分析，线性范围较宽，并且灵敏、精密、相对特异性亦较好，因而目前几乎所有临床实验室均采用此法作为 TG 测定的常规方法。

目前建议甘油磷酸氧化酶-过氧化物酶-4-氨基安替比林和酚法（GPO-PAP 法）作为临床实验室测定血清 TG 的常规方法。

本法为一步 GPO-PAP 法，缺点是结果中包括游离甘油（FG）。为去除 FG 的干扰，可用外空白法（同时用不含 LPL 的酶试剂测定 FG 作空白）和内空白法（两步法，双试剂法——将 LPL 和 4-AAP 组成试剂 2，其余部分为试剂 1）。一般临床实验室可采用一步 GPO-PAP 法，有条件的实验室（如三级以上医院）应考虑开展游离甘油的测定或采用两步酶法。

对于 TG 测定，建议不精密度≤5%，不准确度≤±5%，总误差≤15%。酶法测定血清 TG 的其他方法性能：①灵敏度为 TG 2 mmol/L TG 时 $A_{500 nm}$≥0.2。②线性至少应达 11.3 mmol/L。③LPL 除能水解 TG 外，还能水解甘油一酯和甘油二酯（血清中后两者约占 TG 的 3%），亦被计算在 TG 中，实际上测定的是总甘油酯。④干扰因素与 TC 测定类同，胆红素＞100 μmol/L 或抗坏血酸＞170 μmol/L 时出现负干扰。血红蛋白的干扰是复杂的，它本身的红色会引起正干扰。溶血后，红细胞中的磷酸酶可水解磷酸甘油产生负干扰。当 Hb＜1 g/L 时反映为负干扰；＞1 g/L 时反映出正干扰，但 Hb≤2 g/L 时干扰不显著，明显溶血标本不宜作为 TG 测定。血中抗坏血酸与甲基多巴浓度高于治疗水平时也使结果偏低。⑤酶法测定血清 TG 在 37 ℃反应到达终点时间，37 ℃不应超过 8 分钟。血清 FG 对 TG 测定结果的影响一直是临床十分关注的问题。国外资料显示，正常人体血清 FG 含量为 0.06～0.22 mmol/L，约占总 TG 的 6%～14%。国内的研究结果与此相近，我国正常人血清 FG 水平平均约为 0.08 mmol/L（0.02～0.33 mmol/L），约占总 TG7.19%（0.81%～21.64%）。虽然临床标本中 FG 显著升高者很少见，本法比较适合各级医院的实验室开展 TG 测定，测定结果也基本上能反映体内的 TG 水平，但有些异常或病理情况下如应激反应（肾上腺素激活 LPL 促进体内脂肪水解），剧烈运动，服用含甘油的药物如硝酸甘油，静脉输入含甘油的营养液，肝素治疗，某些严重的糖尿病、肝病与肾病，取血器材或试管塞上带有甘油等时，可见血清 FG 显著升高，并给临床决策带来误导。因此，实验室报告 TG 测定结果时应注明是"未去 FG 的值"，这将有助于临床医师对结果的正确理解。必要时，或是临床医师要求时，可采取测定"真"TG 的方法减少其影响：一种是同时测定总甘油和 FG，两个结果的差值反映了真 TG 浓度（外空白法），另一种是用上文所述的两步酶法直接测定 TG（内空白法）。前者国内外应用较少，后者国外（如日本）使用较多，国内目前已有许多临床实验室开展。

（三）参考区间

成人 0.45～1.69 mmol/L（40～150 mg/dL）。由于种族、饮食等的差异，各国的分类水平也不尽相同。如荷兰认为理想的 TG 浓度为＜1.1 mmol/L，在 1.1～4.0 mmol/L 范围内冠心病发生的危险增加，＞4.0 mmol/L 危险下降，极度升高则患胰腺炎危险高度增加。土耳其的研究表明 TG 中等程度升高（即 1.6～2.5 mmol/L）时冠心病危险增加。我国修订的《中国成人血脂异常防治指南》中 TG ＜1.69 mmol/L（150 mg/dL）为合适水平；1.69～2.25 mmol/L（150～199 mg/dL）为边缘性升高；≥2.26 mmol/L（200 mg/dL）为升高。美国国家胆固醇教育计划（NCEP）成人治疗专家组第 3 次报告（ATPⅢ）强调 TG 水平在高脂血症防治中的重要性，将血清

TG 分为 4 个水平：≥5.64 mmol/L(500 mg/dL)为极高，2.26～5.63 mmol/L(200～499 mg/dL)为升高，1.69～2.25 mmol/L(150～199 mg/dL)为边缘性升高，＜1.69 mmol/L(150 mg/dL)为合适。

(四)临床意义

TG 水平也受遗传和环境因素的双重影响。与 TC 不同，同一个体的 TG 水平受饮食和不同时间等因素的影响较大，所以同一个体在多次测定时，TG 值可能有较大差异。测定血清 TG 水平主要用于了解机体内 TG 代谢状况、高三酰甘油血症诊断和评价冠心病危险、代谢综合征的诊断及应用 Friedewald 公式计算 LDL-C 水平等四方面目的。其中应用 Friedewald 公式计算 LDL-C 有 3 个前提条件，结果的可靠性也受 TG 浓度的影响，随着直接检测 LDL-C 的方法逐渐成熟，该公式应用越来越少。

TG 升高可见于家族性高 TG 血症、家族性混合性高脂血症、冠心病、动脉粥样硬化、糖尿病、肾病综合征、甲状腺功能减退、胆道梗死、糖原累积症、妊娠、口服避孕药、酗酒、急性胰腺炎。人群调查资料表明，血清 TG 水平轻至中度升高者患冠心病的危险性增加。当 TG 重度升高[＞1 000 mg/dL(11.3 mmol/L)]时，常可伴发急性胰腺炎。

高三酰甘油血症是否为冠心病的独立危险因素？对于这一问题，以往学术界存在争议。一些研究发现，在单因素分析中，TG 水平上升与冠心病危险呈正相关。TG 升高常伴随高密度脂蛋白胆固醇(HDL-C)降低，经多因素分析修正 HDL-C 等其他危险因素后，TG 与冠心病危险的相关性在许多情况下会减弱或消失。但近些年许多大规模流行病学和前瞻性研究分析显示，高 TG 也是冠心病的独立危险因素，提示一些 TRLs 被认为是致 AS 因素，TG 和 HDL-C 一样，成为冠心病防治的目标之一。虽然继发性或遗传性因素可升高 TG 水平，但临床中大部分血清 TG 升高见于代谢综合征。鉴于 TG 和冠心病之间的关系，有必要对 TG 水平高低做出分类，为临床诊断治疗提供依据。

TG 降低可见于慢性阻塞性肺疾病、脑梗死、甲状腺功能亢进、甲状旁腺功能亢进、营养不良、吸收不良综合征，以及先天性 α、β 脂蛋白血症等。还可见于过度饥饿、运动等。

三、磷脂测定

(一)生理与生物化学

PL 并非单一的化合物，而是含有磷酸基和多种脂质的一类物质的总称。血清 PL 包括：①卵磷脂(60%)和溶血卵磷脂(2%～10%)。②磷脂酰乙醇胺等(2%)。③鞘磷脂(20%)。磷脂在肝脏合成最活跃，主要由胆汁和肠分泌，自粪便中排出。PL 是脂肪代谢的中间产物，在血液中并非独立存在，而是与其他脂质一起参与脂蛋白的形成和代谢。另外，PL 也是构成和维持细胞膜成分和功能的重要物质。

(二)检测方法

血清 PL 定量方法包括测定无机磷化学法和酶法两大类。化学测定法包括：抽提分离、灰化和显色及比色三个阶段。酶测定法可分别利用磷脂酶 A、B、C、D 等 4 种酶作用，加水分解，测定其产物，对磷脂进行定量，一般多采用磷脂酶 D 法。

酶法检测血浆 PL 的原理：磷脂酶 D 因特异性不高，可作用于含有卵磷脂、溶血卵磷脂和鞘磷脂以及胆碱的磷脂(这三种 PL 约占血清总磷脂的 95%)，释放出胆碱，胆碱在胆碱氧化酶作用下生成甜菜碱和 H_2O_2，在 POD 作用下，H_2O_2、4-AAP、酚发生反应生成红色醌亚胺化合物，其颜色深浅与这三种磷脂的含量成正比。该法快速准确,便于自动化仪器进行批量检测。

推荐采用液体双试剂,高特异性酶促反应,反应能迅速达终点,使用简便,可直接用于自动生化分析仪。以早晨空腹 12 小时采血为宜,在 4 ℃分离血清(浆)尽快测定。如不能及时进行测定可放置 4 ℃ 3 天,-20 ℃半年。技术要求:具有较好准确度和精密度,批内批间均一性好(CV<3%);线性范围:0~1 000 mg/dL;稳定性好,不受胆红素、抗坏血酸、血红素、葡萄糖、尿酸及各类抗凝剂的干扰。

(三)参考区间

化学(消化)法和酶法:1.3~3.2 mmol/L(以脂计)。

(四)临床意义

血清 PL 与胆固醇密切相关,正常人胆固醇/磷脂比值平均为 0.94,两者多呈平行变动,高胆固醇血症时也常有高磷脂血症,但 PL 的增高可能落后于胆固醇;TG 增高时 PL 也会增高。

血清 PL 增高常见于胆汁淤滞(可能与富含磷脂成分的脂蛋白-X 增高有关)、原发性胆汁淤积性肝硬化、高脂血症、LCAT 缺乏症、甲状腺功能减退、特发性高血压、肝硬化、脂肪肝、糖尿病肾损害、肾病综合征等。急性感染性发热、特发性低色素性贫血、甲状腺功能亢进、营养障碍、磷脂合成低下等时血清 PL 会下降。另外,PL 及其主要成分的检测,对未成熟儿(胎儿)继发性呼吸窘迫症出现的诊断有重要意义。

四、脂肪酸测定

(一)生理与生物化学

临床上将 C10 以上的脂肪酸称为游离脂肪酸(FFA)或非酯化脂肪酸(NEFA)。正常血清中含有油酸(C18∶1)占 54%,软脂酸(C16∶1)占 34%,硬脂酸(C18∶1)占 6%,是其主要的 FFA。另外还有月桂酸(C12∶0)、肉豆蔻酸(C14∶0)和花生四烯酸(C20∶1)等含量很少的脂肪酸。与其他脂质比较,FFA 在血中浓度很低,其含量水平极易受脂代谢、糖代谢和内分泌功能等因素影响,血中 FFA 半寿期为 1~2 分钟,极短。血清中的 FFA 是与清蛋白结合进行运输,属于一种极简单的脂蛋白。

(二)检测方法

测定血清 FFA 法有滴定法、比色法、原子分光亮度法、高效液相层析法和酶法等。

前四种方法为非酶法测定,其中前三种方法准确性差,高效液相层析法仪器太昂贵,不便于批量操作。现一般多以酶法测定(主要用脂肪酶测定),可分别测定产物乙酰 CoA、AMP 或辅酶 A(CoA),进行定量。酶法测定结果准确可靠快速,易于批量检测。

FFA 测定必须注意各种影响因素,以早晨空腹安静状态下采血为宜,在 4 ℃分离血清尽快测定。因为血中有各种脂肪酶存在,极易也极快速使血中 TG 和磷脂的酯型脂肪酸分解成非酯化的 FFA,使血中 FFA 值上升。贮存的标本仅限于 24 小时内,若保存 3 天,其值约升高 30%,使结果不准确。此时标本应冷冻保存。肝素可使 FFA 升高,故不可在肝素治疗时(后)采血,也不可用肝素抗凝血作 FFA 测定。

(三)参考区间

滴定法、亮度法、酶法:成人 400~900 μmol/L(各实验室应建立自己的参考范围)。儿童及肥胖成人稍高。

(四)临床意义

正常时血清 FFA 含量极微,因为血中 FFA 水平容易受各种因素(如饥饿、运动及情绪激动等)的影响而变动,所以不能凭一次检测结果作诊断,要对 FFA 的水平做连续的动态观测。FFA 增高主要见于:①糖尿病(未治疗)、甲状腺功能亢进。②肢端肥大症、库欣病、肥胖等。③重症肝疾病、褐色细胞瘤,急性胰腺炎等。④注射肾上腺素或去甲肾上腺素及生长激素,任何疾病影响血中激素水平者均对 FFA 有影响。⑤一些药物如咖啡因、磺胺丁脲、乙醇、肝素、烟碱、避孕药等。

FFA 降低主要见于:①甲状腺功能减低,垂体功能减低。②胰岛瘤,艾迪生病等。③使用阿司匹林、氯贝丁酯、尼克酸及普萘洛尔等药物。

五、过氧化脂质测定

(一)生理与生物化学

机体通过酶系统和非酶系统产生氧自由基,后者能攻击生物膜中的多不饱和脂肪酸(Polyunsaturated fatty acid,PUFA)引发脂质过氧化作用。过氧化脂质(lipid peroxide,LPO)是指作为脂质成分的 PUFA 在酶和 Fe^{2+} 等触酶的存在下,结合了分子态氧而形成的过氧化脂质。LPO 活性高,反应性强,易造成细胞和组织的氧化伤害,引起各种有关的疾病。因其与动脉硬化、老年化及肝脏损伤有关,已引起人们的关注。

(二)检测方法

了解体内 LPO 的最常用的方法是检测脂质过氧化作用的产物。脂质过氧化反应可形成丙二醛(MDA)、乙烷、共轭二烯、荧光产物及其能产生化学荧光的产物。如果这引起产物含量增多,就反映机体内脂质过氧化反应增强。临床上通常测定 MDA 的量反映机体内脂质过氧化的程度,间接地反映出细胞受损的程度。常用方法为硫代巴比妥酸(TBA)比色法:原理是过氧化脂质中的 MDA 可与 TBA 缩合,形成红色化合物。后者在 532 nm 处有极大吸收峰,可用分光亮度法进行定量测定。

注意事项:①比色时液体如发现浑浊,可置 37 ℃片刻,变清后再行比色。②溶血标本不宜做此实验,因血红蛋白使 MDA 检测结果偏高。③若患者为高脂血症或者为严重脂血标本时,可在操作时加入适量无水乙醇处理样本。

本法操作简便、重复性好,是最常见测定 MDA 的方法。本法的线性范围在 5.0~20 mmol/L,回收率较低,为 60%~80%。但本反应缺乏特异性,测定结果以 MDA 的相对含量表示,影响因素较多。

(三)参考区间

荧光法:2~4 μmol/L;比色法:男性 4.14±0.78 μmol/L,女性 3.97±0.77 μmol/L。

(四)临床意义

血浆(清)LPO 水平有随年龄增高而增加的趋势,但 60 岁后又有降低的趋势;男性高于女性,此为生理性改变。LPO 病理性增高见于:①动脉硬化、脑梗死、心肌梗死和高脂血症。②急性肝炎、慢性肝炎活动期、脂肪肝、肝硬化等肝脏疾病。③慢性肾炎和肾功能不全。④糖尿病。⑤恶性肿瘤等。此外,MDA 的测定常常和超氧化物歧化酶(SOD)的测定互相配合,SOD 活力的高低间接反映了机体清除自由基的能力,而 MDA 的高低又间接反映了机体细胞受自由基攻击的严重程度。

(潘 静)

第二节　脂蛋白测定

一、高密度脂蛋白胆固醇测定

(一)生理与生物化学

HDL 是体积最小的脂蛋白,和其他脂蛋白相比,HDL 含蛋白量最大,其主要的载脂蛋白为 apoA I 、A II 及少量的 apoC、E;磷脂是其主要的脂质。由于 HDL 所含成分较多,临床上目前尚无方法全面地检测 HDL 的量和功能,因为 HDL 中胆固醇含量比较稳定,故目前多通过检测其所含胆固醇的量(测定 HDL-C),间接了解血浆中 HDL 的多少,作为 HDL 定量依据。在大多数测定方法中,CE 都被水解成 FC,所以酯化部分也被作为非酯化者计入。准确地说,HDL-C 表示的是与 HDL 结合的胆固醇。许多因素影响 HDL-C 的水平,包括家族史、年龄、性别、遗传、吸烟、运动、饮食习惯、肥胖和某些药物。

(二)检测方法

通常需根据各种脂蛋白的密度、颗粒大小、电荷等应用超速离心法、色谱法、电泳法、化学或免疫沉淀法将 HDL 与其他脂蛋白分离开,测定 HDL 组分中胆固醇含量(HDL-C)。美国疾病控制与预防中心(CDC)测定 HDL-C 的参考方法为超速离心结合 ALBK 法,也为 NCEP 所推荐。此法主要用于靶值的确定及各种 HDL-C 检测方法学评价,但因需特殊仪器,对技术操作要求高,一般实验室难以开展。硫酸葡聚糖-镁沉淀法(dextran sulfate-Mg^{2+} method,DS-Mg^{2+} 法)结合 ALBK 法被美国胆固醇参考方法实验室网络(Cholesterol Reference Method Laboratory Network,CRMLN)作为指定比较方法(designated comparison methods,DCMs)。这种方法相对 CDC 参考方法而言,已大为简化。色谱法和电泳法因仪器、操作要求高等种种原因也临床常规实验室也较少应用,多用于脂蛋白的研究。

临床常规实验室直接分离测定 HDL-C 的方法大致可分为 3 代。第 1 代为化学沉淀法,常用的沉淀剂为多阴离子,如磷钨酸(PTA)、DS、肝素(Hep)或非离子多聚体如聚乙二醇(PEG)与某些两价阳离子(如 Mg^{2+}、Ca^{2+}、Mn^{2+})合用。最早为美国国立卫生研究院(NIH)所采用的肝素-锰沉淀法(HM 法),后多采用 DS-Mg^{2+} 法,欧洲则多采用磷钨酸镁沉淀法(PTA-Mg^{2+} 法)和聚乙二醇沉淀法(PEG 法)。1995 年中华医学会检验分会曾在国内推荐 PTA-Mg^{2+} 沉淀法作为 HDL-C 测定的常规方法。但此方法由于沉淀了含 apoE 的 HDL 组分,存在约 10% 负偏差。与 HM 和 DS-Mg^{2+} 法相比,HDL-C 测定结果偏低。第 2 代采用简便的磁珠 DS-Mg^{2+} 分离法(美国 Reference Diagnostics 公司试剂),省去了离心步骤,但需特殊装置,试剂不适于推广应用。第 3 代为匀相测定法(homogeneous method),标本用量少,不需沉淀处理,可用于自动生化分析仪测定,在准确度和精密度方面都可达到 NCEP 的分析目标,因此在短短的数年里迅速被临床实验室采用。

目前建议用双试剂的直接匀相测定法作为临床实验室测定血清 HDL-C 的常规方法。可供选择的方法主要有:清除法(Clearance method)包括反应促进剂-过氧化物酶清除法(synthetic polymer/detergent HDL-C assay,SPD)和过氧化氢酶清除法(catalase HDL-C assay,CAT),

PEG 修饰酶法（PEG-modified enzyme assay，PEGME），选择性抑制法（polyanion polymer/de-tergent HDL-C assay，PPD 法），免疫分离法（immunoseparation method，IS 法）包括 PEG/抗体包裹法（PEG/antibody wrapping）和抗体免疫分离法（antibody immunoseparation HDL-C assay，AB 法）。以前 3 类方法为目前国内临床实验室最常用。

（1）SPD 法：以日本第一化学药品株式会社（Daiichi pure chemicals Co.）（简称日本第一化学）的 Cholestest N HDL 试剂盒为例，其主要原理是利用脂蛋白与表面活性剂的亲和性差异进行 HDL-C 测定。加入试剂Ⅰ，在反应促进剂（合成的多聚物/表面活性剂）的作用下，血清中 CM、VLDL 及 LDL 形成可溶性复合物，它们表层的 FC 在 CHOD 的催化下发生反应生成过氧化氢，在 POD 的作用下，过氧化氢被清除。加入试剂Ⅱ，在一种特殊的选择性表面活性剂作用下，只有 HDL 颗粒成为可溶，所释放的胆固醇与 CHER 和 CHOD 反应，生成过氧化氢，并作用于 4-AAP 色原体产生颜色反应。

（2）PEG 修饰酶法（PEGME 法）：主要代表性试剂盒有日本协和（Kyowa Medex Co.）、罗氏诊断（Roche Diagnostics）和德国 Centronic GmbH 公司的产品。

（3）过氧化氢酶清除法（CAT 法）：代表试剂盒是日本生研（Denka Seiken Co.）和英国朗道（Randox Laboratories Limited）公司试剂盒。

上述方法的技术指标：①准确度与精密度。NCEP1998 年对 HDL-C 测定的分析目标的新规定是：准确度要求偏差$\leqslant\pm5\%$参考值；精密度要求当 HDL-C<1.09 mmol/L（42 mg/dL）时 SD$\leqslant0.044$ mmol/L（1.7 mg/dL），HDL-C$\geqslant1.09$ mmol/L 时 CV$\leqslant4\%$；总误差$\leqslant13\%$。②特异性。高 LDL-C，高 VLDL-C 对测定结果基本无明显影响，回收率为 $90\%\sim110\%$。③线性。上限至少可达 3.12 mmol/L（120 mg/dL）。④抗干扰能力。TG<5.65 mmol/L（500 mg/dL）、胆红素<513 μmol/L（30 mg/dL）、Hb<5 g/L 时，对测定结果基本无干扰。⑤方法学比较。采用 CRMLN DCM 法进行方法学比较，相关系数 r 在 0.95 以上。

（三）参考区间

成年男性 1.16～1.42 mmol/L（45～55 mg/dL），女性 1.29～1.55 mmol/L（50～60 mg/dL）。我国新近修订的《中国成人血脂异常防治指南》建议：HDL-C<1.04 mmol/L（40 mg/dL）为减低；$\geqslant1.04$ mmol/L（40 mg/dL）为合适水平；$\geqslant1.55$ mmol/L（60 mg/dL）为理想水平。美国 NCEP-ATPⅢ中强调 HDL-C<1.04 mmol/L（40 mg/dL）为减低，低 HDL-C 是 CHD 的主要危险因素；$\geqslant1.30$ mmol/L（50 mg/dL）为理想水平；$\geqslant1.55$ mmol/L（60 mg/dL）具有预防 AS 发生的保护作用。

（四）临床意义

研究表明，HDL 能将外周组织如血管壁内胆固醇转运至肝脏进行分解代谢，提示 HDL 具有抗 AS 作用。流行病学研究表明 HDL-C 与冠心病的发展成负相关关系，血清 HDL-C 每增加 0.4 mmol/L（15 mg/dL），则冠心病危险性降低 $2\%\sim3\%$。若 HDL-C>1.55 mmo/L（60 mg/dL）被认为是冠心病的保护性因素。即 HDL-C 值低的个体患冠心病的危险性增加，相反 HDL-C 水平高者，患冠心病的可能性小，所以 HDL-C 可用于评价患冠心病的危险性。近来，ATPⅢ将 HDL-C<1.03 mmol/L（40 mg/dL）定为低 HDL-C，这一改变反映了低 HDL 重要性的新研究结果和低 HDL 与心脏病之间的联系。

严重营养不良者，伴随血浆 TC 明显降低，HDL-C 也低下。肥胖者 HDL-C 也多偏低。吸烟可使 HDL-C 下降；而少至中量饮酒和体力活动会升高 HDL-C。糖尿病、肝炎和肝硬化等疾病状态可伴有低 HDL-C。高三酰甘油血症患者往往伴以低 HDL-C。HDL-C 降低还可见于急性感染、糖尿病、慢性肾衰竭、肾病综合征等。HDL-C 含量过高(如超过 2.6 mmol/L),也属于病理状态,常被定义为高 HDL 血症,可分为原发性和继发性两类。原发性高 HDL 血症的病因可能有 CETP 缺损、HL 活性降低或其他不明原因。继发性高 HDL 血症病因可能有运动失调、饮酒过量、慢性中毒性疾病、长时间的需氧代谢、原发性胆汁性肝硬化、治疗高脂血症的药物引起及其他不明原因。总之,CETP 及 HL 活性降低是引起高 HDL 血症的主要原因。

二、低密度脂蛋白胆固醇测定

(一)生理与生物化学

LDL 是富含胆固醇的脂蛋白,正常人空腹时血浆中胆固醇的 2/3 是和 LDL 结合,其余的则由 VLDL 携带,也有极少部分在 IDL 和 Lp(a)上。LDL 所含的载脂蛋白主要为 apoB100。血浆中 65%~70% 的 LDL 是依赖 LDL 受体清除的。LDL 是 AS 的主要危险因素之一,LDL 属于致 AS 脂蛋白,血清 LDL-C 水平越高,AS 的危险性越大。与 HDL-C 测定类似,LDL-C 也是测定 LDL 中胆固醇量以表示 LDL 水平。

(二)检测方法

通常需根据各种脂蛋白密度、颗粒大小、电荷或 apoB 含量等,应用超速离心法、色谱法、电泳法、化学或免疫沉淀法将 LDL 与其他脂蛋白分离开,然后测定 LDL 组分中胆固醇含量(LDL-C)。目前尚没有真正意义的测定 LDL-C 的参考方法。CDC 测定 LDL-C 暂定的参考方法为超速离心法(Beta-quantification,β-定量法/BQ 法)即超速离心结合 ALBK 法,也为 NCEP 所推荐。方法基本同 HDL-C 测定。此法测定的 LDL-C,实际上包括脂蛋白(a)[Lp(a)]和中间密度脂蛋白(IDL)的胆固醇含量,也是评价其他检测方法准确性的基础。此法需昂贵的设备、操作复杂、费时且技术要求高,不易在普通实验室开展。Friedewald 公式计算法是目前应用较广的估测 LDL-C 的方法,被 NCEP 推荐为常规测定方法,即 LDL-C=TC-HDL-C-TG/2.2(以 mg/dL 计)或 LDL-C= TC-HDL-C-TG/5(以 mg/dL 计)。其以 VLDL 组成恒定(VLDL-C/TG=0.2,均以 mg/dL 计)的假设为前提,具有简便、直接、快速等优点。应用此公式计算 LDL-C 常受 TC、TG 和 HDL-C 变异的影响,总变异可达 9.5%。但在血清中存在 CM、TG>4.52 mmol/L(400 mg/dL)、存在异常 β 脂蛋白时[Ⅲ型高脂血症(HLP)]时不宜采用 Friedewald 公式法计算。色谱法和电泳法因仪器、操作要求高等种种原因也临床常规实验室也较少应用,多用于脂蛋白的研究。

目前临床常规实验室直接分离测定 LDL-C 的方法大致可分为 3 代。第 1 代为化学沉淀法,常用方法为肝素-枸橼酸钠法、聚乙烯硫酸沉淀法(PVS 法)和多环表面活化阴离子法等。第 2 代方法有两类:一类为免疫分离法,另一类为简便的磁珠肝素分离法。第 3 代为匀相测定法,标本用量少,不需沉淀处理,可用于自动生化分析仪测定,在准确度和精密度方面都可达到 NCEP 的分析目标。

目前建议用匀相测定法作为临床实验室测定血清 LDL-C 的常规方法。可供选择的方法主要有:表面活性剂清除法(surfactant LDL-C assay,SUR 法)、过氧化氢酶清除法(catalase LDL-C assay,CAT 法)、可溶性反应法(solubilization LDL-C assay,SOL 法)、保护性试剂法(protecting reagent LDL-C assay,PRO 法)和杯芳烃法(calixarene LDL-C assay,CAL 法)。以前 3 类试剂为国内临床实验室最常用。

(1)表面活性剂清除法(SUR法):其反应原理为试剂1中的表面活性剂1能改变LDL以外的脂蛋白(HDL、CM和VLDL等)结构并解离,所释放出来的微粒化胆固醇分子与胆固醇酶试剂反应,产生的过氧化氢在缺乏偶联剂时被消耗而不显色,此时LDL颗粒仍是完整的。加试剂2(含表面活性剂2和偶联剂DSBmT),它可使LDL颗粒解离释放胆固醇,参与Trinder反应而显色,因其他脂蛋白的胆固醇分子已除去,色泽深浅与LDL-C量成比例。

(2)过氧化氢酶清除法(CAT法):以日本Denka Seiken公司、英国RANDOX公司和美国Polymedco公司试剂盒为代表。

(3)杯芳烃法(CAL法):为日本国际试药公司研制开发的一种检测试剂,尚未在全球市场广泛销售。

上述方法的技术指标:①准确度与精密度。NCEP对LDL-C测定的分析目标进行了规定,要求总误差≤12%;不精密度要求变异系数CV≤4%,不准确度要求偏差≤4%(与β-定量法测定参考值比较)。②方法学比较。与超速离心法结果一致(相关系数r在0.95以上)。③特异性。高HDL-C、VLDL-C对测定基本无明显影响,回收率为90%～110%。④线性。上限至少为12.93 mmol/L(500 mg/dL)。⑤抗干扰能力。TG<5.65 mmol/L(500 mg/dL)、胆红素<513 μmol/L(30 mg/dL)、血红蛋白<5 000 mg/L时,对测定结果基本无干扰。

应用Friedwald公式计算LDL-C由于方法非常简便,在一般情况下还是比较准确,故较为实用。但是,Friedwald公式计算法存在下列缺点:①Friedwald公式假设VLDL-C与TG之比固定不变。事实上在高三酰甘油血症时,VLDL-C/TG比例变化较大。②只有TC、TG、HDL-C三项测定都准确,而且符合标准化,才能计算得LDL-C的近似值。③当血浆TG>4.5 mmol/L(>400 mg/dL)时,VLDL中胆固醇与TG的比例已不是1:2.2(当以mmol/L为测试单位时)或1:5(当以mg/dL为测试单位时)。若继续采用Friedewald公式,计算所得的LDL-C会明显低于实际的LDL-C浓度。此时应该直接测定LDL-C浓度。此外,采用Friedewald公式计算法所得LDL-C值与直接测定的LDL-C结果有时可能存在差异,前者可能比后者高出15%。

(三)参考区间

成人2.07～3.11 mmol/L(80～120 mg/dL)。我国新近修订的《中国成人血脂异常防治指南》建议:LDL-C<3.10 mmol/L(120 mg/dL)为合适范围;3.10～4.13 mmol/L(120～159 mg/dL)为边缘升高;≥4.16 mmol/L(160 mg/dL)为升高。美国NCEP-ATPⅢ报告将LDL-C分成5个水平用于血脂异常的防治:<2.59 mmol/L(100 mg/dL)为合适水平;2.59～3.34 mmol/L(100～129 mg/dL)为近乎合适水平;3.38～4.13 mmol/L(130～159 mg/dL)为临界高水平;4.16～4.89 mmol/L(160～189 mg/dL)为高水平;≥4.92 mmol/L(190 mg/dL)为极高水平。

(四)临床意义

血清LDL-C水平随年龄增加而升高。高脂、高热量饮食、运动少和精神紧张等也可使LDL-C水平升高。一般情况下,LDL-C与TC相平行,但TC水平也受HDL-C水平的影响,故最好采用LDL-C取代TC作为对冠心病及其他AS性疾病的危险性评估。上述影响TC的因素均可同样影响LDL-C水平。随着LDL-C水平的增加,缺血性心血管病发病的相对危险及绝对危险呈上升趋势,是缺血性心血管病的主要危险因素,也是血脂异常防治的首要靶标。LDL-C升高还可见于家族性高胆固醇血症、家族性apoB缺陷症、混合性高脂血症、糖尿病、甲状腺功能低下、肾病综合征、梗阻性黄疸、慢性肾衰竭、库欣综合征、妊娠、多发性肌瘤、某些药物的使用等。LDL-C降低可见于家族性无β或低β-脂蛋白血症、营养不良、甲状腺功能亢进、消化吸收不良、肝硬化、慢性消耗性疾病、恶性肿瘤、apoB 合成减少等。

三、小而密低密度脂蛋白测定

(一)生理与生物化学

研究发现,每一类血浆脂蛋白都有异质性,即由一系列大小、密度和化学组成各异的颗粒所组成。用不同的技术可将这些不同的颗粒区分开来,称为脂蛋白的亚组分(亚型)。作为血液循环中运载胆固醇的主要脂蛋白,LDL 由 20.0～27.0 nm、密度 1.019～1.063 的颗粒组成。根据 LDL 颗粒大小和密度等特性可将 LDL 分为 3～10 种亚组分(亚型),不同研究的分类方法不同。Austin 等将 LDL 中颗粒大(≥25.5 nm)而密度低(接近 1.02)为主者称为 A 型即大而轻 LDL (large buoyant LDL),颗粒小(≤25.2 nm)而密度高(接近 1.06)为主者归为 B 型即小而密 LDL (small dense LDL),两者之间为中间型,即 I 型。也有人将密度为 1.025～1.034 的 LDL 称 LDL-I,1.035～1.044 称 LDL-II,1.045～1.060 称 LDL-III。相比而言,小而密 LDL 中胆固醇及胆固醇酯的含量低,apoB 的含量相对较高,以至胆固醇与 apoB 含量的比值降低,而 TG 的含量较高,有较强的致动脉粥样硬化的作用。

(二)检测方法

目前临床上尚无准确可靠的实用方法检测小而密 LDL。常用分析方法有分析性超速离心、密度梯度超速离心和非变性梯度凝胶电泳。分析性超速离心是基于脂蛋白的沉降漂浮性 (sf 值);密度梯度超速离心是基于脂蛋白的水合密度;非变性梯度凝胶电泳则是基于颗粒大小和形状来进一步分离,而脂蛋白的 Sf 值、水合密度及颗粒大小有着基本对应的关系。由于 LDL 颗粒大小分布的连续性,亚组分区间规定不尽统一,因而非变性梯度凝胶电泳分离光密度计扫描后的 LDL 亚组分谱特征分析显得尤具意义,也是临床最常用的方法。采用 2%～16% 聚丙烯酰胺凝胶梯度,根据其颗粒大小不同,按照曲线的偏斜频率分布将 LDL 颗粒粗略地分为 A、B 两种(或中间型)。LDL-A 是由直径＞25.5 nm 的大颗粒 LDL 为主峰与小颗粒的次峰组成;LDL-B 则由大颗粒 LDL 为次峰与小颗粒 LDL 主峰构成,主峰位置颗粒直径＜25.5 nm,曲线的斜坡在大颗粒侧。

由于目前尚缺乏简易的小而密 LDL 分析方法,超速离心法所需仪器贵重,非变性梯度凝胶电泳操作较烦琐,耗时,因而影响了该项目的普及。

测定小而密 LDL 最好用空腹 12 小时静脉血分离血清或血浆(EDTA-K2 抗凝),6 小时内完成测定。如不能及时进行测定可放置 4 ℃ 3 天,−20 ℃ 半年,避免反复冻融。因目前 LDL 亚组分标准尚欠统一,用电泳方法测定时最好能同时用一定密度范围的 LDL 进行结果辅助判定。

(三)参考区间

在人群中 80%～85% 可确定有不同的 LDL 亚组分,其余为中间型或混合型。据国外资料报道,男性中以小而密 LDL 亚组分为主者的比例较女性为高,对美国白人的分析结果显示,LDL-B 型在 20 岁以下男性和绝经期前女性中占 10%～15%,成年男性中占 30%～35%,绝经期后女性占 25%～30%。70 岁比 40 岁者小而密 LDL 亚组分含量明显增多。国内缺乏有关方面的报道。

(四)临床意义

LDL 颗粒大小是由遗传因素决定的。但是,其表型的表达也可以受到环境因素的影响,例如,运动、饮食、药物等的影响。在关于运动对 LDL 颗粒大小影响的研究中,显示了运动可以使

LDL 颗粒增大。摄取少量动物脂肪、饱和脂肪酸及胆固醇者，血浆以 LDL-1 为主。调脂药物对 LDL 亚组分也有一定的影响。苯氧芳酸类和烟酸在显著地降低 TG 的同时可以增大 LDL 颗粒。促使小而密 LDL 形成的临床因素有腹部肥胖、2 型糖尿病、口服黄体酮类避孕药、使用 β 受体阻滞剂等。低脂高糖饮食和体力活动少也增加小而密 LDL 的形成。随年龄增大，男女中以小而密 LDL 为主者的比例随之增加。

已证明血浆 TG 水平与 LDL 颗粒结构有关。当 TG<1.7 mmol/L(150 mg/dL)时，大而轻的 LDL 较多，血浆电泳时 LDL 谱呈 A 型；当 TG>1.7 mmol/L 时，小而密 LDL 水平升高，LDL 谱呈 B 型，并伴随血浆 apoB 水平升高，HDL-C 及 apoA I 水平降低。目前认为 sLDL 具有很强的致动脉粥样硬化作用，不少横向与纵向研究均已证明 B 型 LDL 与冠心病的关系最密切。小 LDL 颗粒易进入动脉壁，在内膜下被氧化修饰，而 LDL 发生氧化修饰是动脉粥样硬化病变形成的关键步骤。研究表明，冠心病患者中小而密 LDL 的比例增加，发生冠心病或心肌梗死的危险性增加了 3~6.9 倍，小而密 LDL 是冠心病的一个重要危险因素。一些临床对照试验的统计学处理结果还表明，冠心病患者与对照者之间 LDL 颗粒大小、密度的差别比血浆 LDL-C 水平更为重要。

20 世纪 70 年代发现胆固醇水平是冠心病发病率和病死率的重要危险因素，但仅凭血清胆固醇水平来判定冠心病的危险性还有欠缺。80 年代提出 HDL-C 对冠心病的保护作用，并引起人们的重视，但至今有关高三酰甘油血症是否增加冠心病的危险性仍有争议。发现 LDL 颗粒的不均一性以及小而密 LDL 使人们对三酰甘油水平升高与冠心病的关系有了进一步深入的认识。TG 水平升高是小而密 LDL 产生增多的原因，小而密 LDL 增多的病理意义在于它常与高三酰甘油血症，低 HDL-C 血症并存，在代谢上密切相关，是冠心病患者最常见的脂质紊乱，这一脂质三联症被称为致动脉粥样硬化脂蛋白谱(atherogenic lipoprotein profile/phenotype，ALP)。因此在确定脂质代谢紊乱与动脉粥样硬化的关系时，仅仅注意胆固醇和 LDL-C 是不够的，要重视 TG 和小而密 LDL 亚组分的作用，加强对高三酰甘油血症的治疗。

四、脂蛋白(a)

(一)生理与生物化学

Lp(a)中特殊的抗原成分 apo(a)具有高度多态性，apo(a)多态性的来源可能与糖化的程度及其分子多肽键中所含的含 Kringle 4-2(K4-2)拷贝数 3~40 个不等数目有关，后者是主要的原因。所形成的 apo(a)多态表型按检测方法灵敏度可分为 11~34 种不等，分子量 250~800 kD。血清 Lp(a)浓度主要由基因控制，不受性别、年龄、体重、适度体育锻炼和降胆固醇药物的影响。apo(a)分子大小与血浆中 Lp(a)的浓度通常成反比，后者主要决定于 apo(a)的生成率，高分子量表型的血清 Lp(a)水平低，反之则高。研究发现 apo(a)与纤溶酶原(plasminogen，PLG)具有高度同源性，因而许多学者认为 Lp(a)在 AS 和血栓形成两者之间起一个桥梁作用，认为 Lp(a)不仅是 AS 的危险因素，而且可能与纤溶系统有关。

(二)检测方法

目前尚无公认的血清 Lp(a)测定的参考方法。早期检测 Lp(a)多用电泳法，观察 β 和前 β 脂蛋白之间是否出现额外的 Lp(a)区带，但此法灵敏度低，多用于定性检测。随后相继研制开发出一些直接测定 Lp(a)的免疫化学检测法，如单向免疫扩散法(Radial immunodiffusion，RID)、电免疫测定法(Electroimmunoassay，EIA)、放射免疫测定法(Radioimmunoassay，RIA)、酶联免疫吸附试验（enzymelinked immunoadsordent assay，ELISA）、免疫浊度法［包括免疫散射比浊法（immunonephelometry，INA）和免疫透射比浊法（immunoturbidimetry，ITA）］等。RID 法与 EID 法因操作简便，不需特殊设备，仍有一些基层单位实验室采用，但缺点是灵敏度低。RIA 法的缺点是操作复杂，有放射性核素污染。国内临床实验室最常用的方法为 ELISA 法与免疫浊度法。

目前建议免疫浊度法作为临床实验室测定血清 Lp(a) 的常规方法，试剂所用抗体应为多克隆抗体［抗 Lp(a) 抗体］或混合数株识别 apo(a) 上不同抗原位点的单克隆抗体。测定原理是血清中 Lp(a)［或 apo(a)］与试剂中特异性抗 Lp(a) 多克隆抗体［或抗 apo(a) 单克隆抗体］相结合，形成不溶性免疫复合物，使反应液产生浑浊，浊度高低反映血清样本中 Lp(a) 含量，通过 Lp(a) 校准血清所作的剂量-响应曲线计算血清样本中 Lp(a) 含量。首选免疫透射比浊法（immunoturbidimetry，ITA）法，其次为免疫散射比浊法（immunonephelometry，INA）。这类方法的优点是快速简便、精密度高、易于自动化、适于大批量标本的同时检测。缺点是抗体用量大（为 ELISA 的数倍），对抗体要求高（应具有高特异性、高滴度和高亲和力），颗粒大小不同的 Lp(a) 会产生不一致的光散射与光吸收，而且受标本中的基质的影响较明显。其中 INA 法分速率法和终点法二类，需要专门仪器（散射比浊仪或一些特种蛋白仪，如 Beckman Array 型、Dade Behring BN 100 型等）与专用配套试剂，测定成本较高。ITA 法可用一般半自动、全自动生化分析仪，更易被常规分析所采用。由于大多数生化自动分析仪要求检测反应在 10 分钟内完成，所以对所用试剂要求较高，其必须有高活性的抗血清和合适的反应体系。粒子强化免疫测定（PEIA）法采用聚苯乙烯微粒交联抗 apo(a) 抗体，此种特异性胶乳颗粒与血清中 Lp(a) 结合后聚集增大，通过检测透过光的变化，即可进行定量。此法灵敏度较普通 ITA 法大为提高，且可以减少 apo(a) 多态性对 Lp(a) 测定值的影响。但胶乳的选择、胶乳与抗体的结合直接影响测定的精密度与试剂的稳定性。

推荐用液体双试剂，液体试剂未开封的试剂盒在 2～8 ℃应至少稳定 6 个月，开封后应至少可保存 1 个月。可根据自动分析仪反应进程曲线确定读取终点时间，一般以 8～10 分钟为宜。采用多点定标（5～7 点），用 Log-logit 转换［非线性 Logit-log3P(4P)］或 $Y = AX^3 + BX^2 + CX + D$ 3 次方程回归等方式进行曲线拟合制作剂量-响应曲线计算血清 Lp(a) 含量。质控血清应至少包括有参考范围内水平和病理异常水平的两个值。

检测方法的技术目标如下。①不精密度与不准确度：应分别不大于 4%、10%。②灵敏度：检测下限至少为 5 mg/L。③可检测上限：至少应达 800 mg/L。④特异性：回收率应为 90%～110%，基本不受其他脂蛋白的干扰。⑤干扰因素：TG ＜5.65 mmol/L、胆红素＜513 μmol/L、Hb＜5 g/L 时，对测定结果基本无干扰。

(三)参考区间

Lp(a) 浓度的个体差异大，人群中呈偏态分布，低者为不能检测（定性为阴性，定量测定为零），高者为显著高值（可达 1 000 mg/L 以上）。一般以 300 mg/L 以上作为病理性增高。对同一个体而言，Lp(a) 值极其恒定，新生儿血清 Lp(a) 约为成人的 1/10，出生后 6 个月已达成人水平。Framingham 子代研究（1996 年）结果显示，56% 受试者血浆 Lp(a) 浓度为 0～100 mg/L，女性 Lp(a) 水平显著高于男性。平均值男性为 200±193 mg/L（中位数为 130 g/L），女性为 214±195 mg/L（中位数为 150 mg/L）。各种方法测定 Lp(a) 所得参考范围大致相近，目前国内外所采用的判断标准基本相同。一般认为 300 mg/L 为临界水平，大于 300 mg/L 以上作为病理性增高。虽然世界卫生组织(WHO)-国际临床化学联合会(IFCC)以 nmol/L 作为血清 Lp(a)的质量单位,但目前商品试剂盒仍以 Lp(a)mg/L 表示。

(四)临床意义

血清 Lp(a)浓度主要与遗传有关,基本不受性别、年龄、体重、适度体育锻炼和降胆固醇药物的影响。Lp(a)升高见于急性时相反应如急性心肌梗死、外科手术、急性风湿性关节炎、妊娠等。在排除各种应激性升高的情况下,Lp(a)被认为是 AS 性心脑血管病及周围动脉硬化的一项独立的危险因素。高 Lp(a)伴 LDL-C 增加的冠心病患者心肌梗死发生危险性显著高于 LDL-C 正常者。冠状动脉搭桥手术或冠脉介入治疗后,高 Lp(a)易引起血管再狭窄。此外,Lp(a)增高还可见于终末期肾病、肾病综合征、1 型糖尿病、糖尿病肾病、妊娠和服用生长激素等,此外接受血透析、腹腔透析、肾移植等时 Lp(a)都有可能升高。

五、脂蛋白电泳分析

(一)生理与生物化学

血清脂蛋白是由脂类和脂蛋白结合而成的复合物,是运输脂质的大分子物质。由于血浆脂蛋白表面电荷量大小不同,在电场中,其迁移速率也不同,从而将血浆脂蛋白分为 CM、β-脂蛋白、前 β-脂蛋白和α-脂蛋白等四种。

(二)检测方法

利用脂蛋白含有蛋白质,表面带有电荷,各种蛋白质大小、分子量、等电点不同,在电场中的移动速度也不一样的性质,通过电泳法可将各种脂蛋白进行分离。α-脂蛋白中蛋白质含量最高,在电场作用下,电荷量大,分子量小,电泳速度最快,电泳在相当于α1 球蛋白的位置。CM 的蛋白质含量很少,98%是不带电荷的脂类,特别是 TG 含量最高,在电场中几乎不移动,所以停留在原点,正常人空腹血清在一般电泳谱带上无 CM。

电泳区带经脂质染料,如脂红 7B、油红 O、苏丹黑 B 及硝基四氮唑蓝(NBT)等染色后,进行肉眼观察或用光密度扫描仪扫描,即可对脂蛋白组分进行定性或定量分析。所用支持介质有纸、淀粉凝胶、醋酸纤维薄膜、琼脂糖及聚丙烯酰胺凝胶等,每种介质具有不同的强度、脆性及用途。支持介质的好坏,不仅决定脂蛋白分离效果的好坏,也决定电泳法的检测效果。

目前临床实验室多以琼脂糖凝胶为支持介质,采用一些自动化电泳系统(如 Helena REP 电泳系统)或称自动化电泳分析仪进行脂蛋白电泳,可对脂蛋白进行快速分离鉴定。经电泳及染色后,一般可分出 3 条区带,即 β-脂蛋白、前 β-脂蛋白、α-脂蛋白。此法分离能力强,快速、简便,具有较好的准确度、精密度和重复性,3 种主要脂蛋白带分离效果和分辨率好,可用光密度扫描仪对脂蛋白组分进行定性或半定量分析(相对百分数),如果乘以总脂量,还可求出 3 种脂蛋白的含量。近些年又相继报道一些新的脂蛋白电泳技术,为脂蛋白的临床分析应用提供了新的手段与方法。

醋酸纤维素薄膜电泳特点是微量、快速、操作简便、吸附少、分离效果较好,能分离出 α、前 β、β 及 CM 等四条区带,有的血清有两条前 β 带。缺点是前 β-脂蛋白含量过高时会有拖尾现象,此外染色方法也不够理想,醋酸纤维素薄膜本身能被脂溶性染料着色,用苏丹黑 B 染色后背景深染,油红 O 虽然好一些,但脂蛋白带着色较浅。如用臭氧氧化后,碱性品红-亚硫酸试剂染色,所得图形清楚,背景着色较浅,缺点是染色步骤较繁,清蛋白部位有时染色过深。

琼脂糖凝胶电泳对脂蛋白的分离效果比醋酸纤维素薄膜更好一些,可将血浆脂蛋白分成 α、前β、β-脂蛋白和CM。若用脂溶性染料染色,背景色浅,如将血清样品进行预染,可在电泳过程中直接观察分离效果,区带整齐,分辨率高高,重复性好。液相与固相无明显分界,电泳速度较快,干膜还可长期保存。缺点是需要临时制作凝胶板,不如醋酸纤维素薄膜方便。

聚丙烯酰胺凝胶电泳分辨率高,电泳时间短,分离的各脂蛋白带十分清晰。由于聚丙烯酰胺凝胶具有分子筛的作用,能阻碍颗粒较大的前β-脂蛋白分子移动,所以前β-脂蛋白的区带落在β-脂蛋白的后面。

应用电泳结合各种染色技术进行临床标本分析时,染料(或其他用以显色试剂)的物理化学性质、染料与蛋白结合(或反应)时的条件是影响实验结果的首要因素,须根据实验室具体情况进行调整。

(三)参考区间

(1)儿童:α-脂蛋白30%～36%,前β-脂蛋白9%～15%,β-脂蛋白50%～60%。

(2)成人:α-脂蛋白25.7%±4.1%,前β-脂蛋白21.0%±4.4%,β-脂蛋白53.3%±5.3%。

(四)临床意义

脂蛋白电泳的主要目的是用来评估高脂血症,利用各种脂蛋白的分布比例可将其分为Ⅰ、Ⅱa、Ⅱb、Ⅲ、Ⅳ、Ⅴ等五型。

Ⅰ型:血浆于4 ℃放置24小时,上层为奶油样,下层清澈,CM和TG明显增高。本型属于高CM血症,会出现极宽的CM电泳带,大多见于先天性家族性脂蛋白脂酶缺乏症(familial lipoprotein lipase deficiency)。继发性者见于胰岛素源性糖尿病、球蛋白异常、系统性红斑狼疮、胰腺炎。

Ⅱa型:血浆于4 ℃放置24小时,清澈,且TC高。高β脂蛋白血症,出现深而明显的β-脂蛋白电泳带。大多见于遗传性高胆固醇血症或继发性甲低、肾病综合征、γ球蛋白异常血症。

Ⅱb型:血浆于4 ℃放置24小时,清澈或微混,且TC与TG均高,为高β及前β-脂蛋白血症,出现明显的β-脂蛋白及前β-脂蛋白电泳带。原因与Ⅱa型大致相同,见于冠心病、肾病综合征、甲状腺功能减退、梗阻性肝脏疾病等。

Ⅲ型:血浆于4 ℃放置24小时,液面薄奶油层,下层浑浊,且TC与TG增高,中间密度脂蛋白及CM残粒增高,出现比Ⅱa型更宽的β-脂蛋白电泳带,即"宽β带"。本型与apoE的先天异常或缺陷有关,常会造成严重的动脉粥样硬化,并发冠状动脉及脑血管病变。也可见于甲状腺功能减退、球蛋白异常、原发性胆汁性肝硬化、糖尿病。

Ⅳ型:高前β-脂蛋白血症,出现深而明显前β-脂蛋白电泳带。常见于先天基因型或家族性高TG血症,或继发于控制不佳的糖尿病、肾病综合征、慢性肾衰、长期酗酒者。

Ⅴ型:血浆于4 ℃放置24小时,均一浑浊,且TG明显增高,为混合型高CM、高前β-脂蛋白血症,出现前β-脂蛋白及CM电泳带。常见于先天基因型或家族性高TG血症,或妊娠、糖原累积症、继发于控制不佳的糖尿病、肾病综合征、尼曼-匹克病、胰腺炎、长期严重酗酒者。

其中Ⅱa型、Ⅱb型、Ⅲ型、Ⅳ型和动脉硬化症有关。

此外,可用于无或低β脂蛋白血症的诊断,多见于先天apoB100、apoB48缺损;无或低α脂蛋白见于apoAⅠ异常、apoCⅢ缺损或LCAT缺损。

(潘 静)

第三节 其他脂类测定

一、高密度脂蛋白亚组分胆固醇测定

(一)生理与生物化学

血浆 HDL 是一类颗粒大小不均一的脂蛋白,用物理方法至少可以再分成两个主要的亚群(亚型、亚族或亚组分,HDL_2-C,HDL_3-C),即 HDL_2 和 HDL_3。两者的密度分别是 HDL_2:d=1.063~1125 g/mL 和 HDL_3:d=1.125~1.210 g/mL。正常情况下,由肝脏合成的新生 HDL 进入血液后转变成 HDL_3,其功能是促进内源性胆固醇外流,再转变为 HDL_2,其胆固醇经肝脏摄取并有部分转变成 VLDL。通过测定这两种亚组分胆固醇的含量的方法来反映 HDL 代谢及生理功能情况。

(二)检测方法

通常采用沉淀法进行 HDL 亚组分胆固醇含量的测定,如聚乙二醇 20 000 沉淀法、硫酸葡聚糖-Mg^{2+} 沉淀法等。以前者为例,其测定原理为:用聚乙二醇 20 000(PEG 20 000)作沉淀剂,以不同浓度在不同 pH 条件下,可将 HDL_2 和 HDL_3 分离开。95 g/L 聚乙二醇 20 000 在 pH 6.5 环境下可将血清中低密度脂蛋白(LDL)和极低密度脂蛋白(VLDL)沉淀,离心后上清液中只含 HDL。170 g/L 聚乙二醇 20 000 在 pH 7.5 环境中,可将 LDL、VLDL、HDL_2 沉淀,离心后上清液中只含 HDL_3,以酶试剂在自动生化分析仪上测定定各自上清液中胆固醇含量,通过换算,计算出代表 HDL 各亚组分(HDL_2-C,HDL_3-C)含量。

注意事项:①空腹 12 小时采血,避免标本溶血。②由于 HDL 亚类含量较低,测上清液胆固醇时取样量较大,结果应计算血清稀倍数。③离心时间及速度一定要准确;离心上清液浑浊者应继续离心直到清亮为止。

(三)参考区间

HDL_2-C 男 0.16~0.72 mmol/L;女 0.19~0.75 mmol/L。

HDL_3-C 男 0.42~1.08 mmol/L;女 0.44~1.06 mmol/L。

HDL_2-C/HDL_3-C:2/3

(四)临床意义

正常人 HDL_2-C 约占 HDL-C 的 2/5,HDL_3-C 约占 3/5。血清中 HDL_3-C 含量相对较稳定,而 HDL_2-C 在各种疾病时变化较大,卵磷脂胆固醇酰基转移酶(LCAT)活力与 HDL 亚组分的分解代谢相关,同时 HDL_2 降低,故测定 HDL 亚组分比测定 HDL-C 价值更大。

HDL_2 和 HDL_3 这两个亚群与心血管疾病患病危险性的关系可能不尽相同。早期的研究多提示血浆 HDL_2 具有明显的抗动脉粥样硬化作用,而 HDL_3 的作用未得到肯定。但是,近年来已有较多研究报道认为,HDL_3 和 HDL_2 对冠心病具有同样的保护作用,甚至有人认为 HDL_3 的保护作用明显大于 HDL_2。

一般认为,在心脑血管病时,HDL_2-C/HDL_3-C 明显减小。肝功能不良时仅 HDL_3-C 减小。

二、脂蛋白相关磷脂酶测定

(一)生理与生物化学

脂蛋白相关磷脂酶(lipoprotein-associated phospholipase,Lp-PLA2)是一种在血液和动脉粥样斑块中发现的非钙依赖丝氨酸酯酶,是水解磷脂类的酶家族(超家族)中的重要一员。血液中的 Lp-PLA2 与 LDL 相伴随,并以氧化脂质的形式起作用,在脂蛋白和血管炎症之间以酶的身份发挥作用。Lp-PLA2 进入血管壁后通过水解氧化卵磷脂参与 LDL 的氧化修饰,产生溶血卵磷脂和氧化 FFA 而触发炎性反应,促进动脉粥样硬化斑块的形成。

(二)检测方法

可通过测定血清(浆)Lp-PLA2 活性及质量两种方式反映 Lp-PLA2 水平,临床上推荐测定血清 Lp-PLA2 质量,目前已有可供临床检测使用的商品化试剂盒。美国 diaDexus 公司的 PLAC 法测定血清 Lp-PLA2 水平采用双抗体夹心 ELISA 法,包被抗体为鼠抗人 Lp-PLA2(2C10)抗体,酶标抗体为结合有 HRP 的抗人 Lp-PLA2(4B4)抗体。

注意采集血液标本后尽快分离出血浆(清)并及时进行测定,标本 $2 \sim 8$ ℃可保存 1 周, -20 ℃可贮存 3 个月。PLAC 试验采用 EDTA-K2、肝素抗凝血浆及血清均可。

检测方法的技术指标为(以 PLAC 法为例)以下几个。①精密度:批内变异在 $4.3\% \sim 5.8\%$ 之间,批间变异在 $6.3\% \sim 8.7\%$。②灵敏度:1.3 ng/mL。③检测范围:$90 \sim 897$ ng/mL;干扰:胆红素至 20 mg/dL、血红蛋白至 500 mg/dL、三酰甘油至 3 000 mg/dL、清蛋白至 6 g/dL 对检测无干扰。

(三)参考区间

ELISA:男 $131 \sim 376$(平均为 251)μg/L(ng/mL),女 $120 \sim 342$(平均为 174)μg/L(ng/mL),男性略高于女性。各实验室应建立各自参考范围。

(四)临床意义

Lp-PLA2 这种炎症标志物是冠心病发生的独立危险因素且具有预测作用。苏格兰冠脉预防学会的研究成果,在心血管疾病中的监测位点和决定因素及荷兰鹿特丹的研究表明:传统的冠心病危险因素与其他炎症标志物用多元变量分析的方法依然显示 Lp-PLA2 与冠心病之间存在关联性,并且在动脉粥样硬化高危人群中,Lp-PLA2 对鉴别 LDL-C 低于 130 mg/dL 的冠心病患者具有显著作用。冠心病的专题研究同样显示 Lp-PLA2 与心血管疾病的高危因素密切相关。Lp-PLA2 水平的升高预示着有斑块形成和破裂的很大危险性,患冠心病的危险比其他人要高37%。在鉴定高危患者方面,Lp-PLA2 和 hs-CRP 互为补充,联合使用这两个指标,可以大大提高预测冠状动脉疾病的能力。

2005 年美国 FDA 批准了由 diaDexus 公司研发,命名为 PLAC。检测血浆 Lp-PLA2 的试剂盒用于卒中患者的筛查与诊断。ARIC 研究结果发现,Lp-PLA2 酶水平升高的人群在 $6 \sim 8$ 年内患动脉粥样硬化相关的缺血性卒中的危险会增加近 2 倍,Lp-PLA2 可作为卒中的独立预测指标,与传统的危险因素(如心脏收缩压、吸烟、糖尿病、肥胖和 CRP 水平)无相关性,同时高 hs-CRP 水平和高 Lp-PLA2 水平提示缺血性卒中的危险性更高。与血脂(如胆固醇水平)等指标仅用于心血管疾病的筛查和危险预测而不能用于卒中的筛查和危险预测不同,PLAC 检查 Lp-PLA2 将有助于医师更准确地预测卒中危险,患者可采取预防措施,如改变生活习惯或治疗干预(服用他汀或阿司匹林)。此外,新近有作者报道血清 Lp-PLA2 水平增高与痴呆危险增加密切相关。非常可喜的是,现在国外一些药厂正在研制开发针对 Lp-PLA2 的抑制剂,这种药物可降低血浆和/或血管壁上的 Lp-PLA2 水平,以期达到消除炎症相关的动脉粥样硬化的目的,是一种心血管疾病治疗的新途径。

三、残粒样脂蛋白胆固醇测定

(一)生理与生物化学

血浆中初始 CM 和 VLDL 经脂蛋白脂酶(LPL)水解后逐渐失去 TG、磷脂、apoA、apoC,转变成相对富含胆固醇、胆固醇酯和 apoE,分子相对较小,密度较大的颗粒称为 CM-R 和 VLDL-R,总称为富含 TG 脂蛋白残粒(triglyceride-rich lipoprotein remnant,TRL-R)或称为残粒样脂蛋白(remnant lipoprotein,RLP)/残粒样颗粒(remnant-like particles,RLP),实验室指标为 RLP-C 与 RLP-TG,以 RLP-C 最常用。当血液中这些富含胆固醇的 TRL-R 代谢受阻,在血液中堆积时,就有可能沉积在动脉壁上,导致动脉粥样硬化的形成。动物试验发现,TRL-R 促进脂类在小鼠腹膜巨噬细胞中蓄积,刺激血小板聚集,损伤血管内皮下层。还可促使内皮功能失调,使内皮细胞合成更多的细胞间黏附分子、血管细胞黏附分子和组织因子。

(二)检测方法

TRL-R 的分离和测定方法如下。①按脂蛋白的密度不同分离和测定 TRL-R:用超速离心法分离 $1.006 < d < 1.019$ 即 VLDL 与 LDL 之间的 IDL。正常人血浆 IDL-C 含量 $5\sim15$ mg/dL(IDL 总质量 $10\sim30$ mg/dL,占血浆 TC 的 $3\%\sim10\%$)。②按脂蛋白的电荷不同分离和测定 TRL-R:用琼脂糖电泳分离脂蛋白,VLDL 位于前 β 位,电荷较低少的 TRL-R 电泳位于前 β 位后的一扩散区带(Ⅲ型高脂蛋白血症患者出现宽 β 区带)。③按脂蛋白的分子大小不同测定 TRL-R:用 3%PAGE 或 2%~16%梯度 PAGE,TRL-R 泳动在 VLDL 和 LDL 之间。④按脂蛋白的脂质组成不同测定 TRL-R:Ⅲ型高脂血症患者 VLDL-C/TC 比值 > 0.3(mg/dL 计)或 > 0.7(mmd/L 计),而正常人比值 < 0.3。⑤按脂蛋白含 apo 组成不同测定 TRL-R:TRL-R 中含高浓度 apoE,高胆固醇血症患者下降至 15%,Ⅲ型高脂血症患者增高至 85%。

目前临床上多用按 apo 免疫特性分离和测定 RLP-C 的方法——免疫分离法,可以快速简便地用于评价脂蛋白残粒的水平。Nakajima 将 apoB100 单抗(JI-H 抗体,不与 apoB48 反应)(识别除富含 apoE 颗粒外所有含 apoB100 的脂蛋白)和 apoA Ⅰ单抗(可以识别所有的 HDL 和新合成的含 ApoA Ⅰ的 CM)结合到琼脂糖珠上,当与血浆混合时,所有 LDL、HDL、新生的 CM 和大部分 VLDL 结合到琼脂糖珠上,上清液中仅为富含 apoE 的 VLDL(VLDL-R)和 CM-R,用高灵敏度的胆固醇或 TG 测定方法可分别测得 RLP-C 与 RLP-TG 含量。2002 年 Doji 发表文章,在以上方法基础上用高灵敏度的酶循环法测定 RLP-C 含量,此法灵敏度高(可检测到 0.10×10^{-3} mmol/LRLP-C),并且反应过程可在自动生化分析仪上完成,方法快速简便,适用于临床实验室常规测定。

RLP-C 免疫分离法试剂目前已有商品化试剂供应(Japan Immunoresearch Laboratories 提供)。

最好用空腹 12 小时静脉血分离血清或血浆(EDTA-K₂ 抗凝),6 小时内完成测定。如不能及时进行测定可放置 4 ℃3 天,-20 ℃半年,避免反复冻融。

检测方法的技术指标主要为:免疫分离法测定血浆 RLP-C 的批内 CV 为 $2.78\%\sim4.98\%$,批间 CV 为 $3.99\%\sim7.57\%$;RLP-C 浓度 2.44 mmol/L 以下时线性良好($r=0.992$),分析灵敏度

为 0.05 mmol/L,回收率为 92.1%～98.3%,免疫分离法(X)与超速离心法(Y)具有良好的相关性,Y=1.022X +0.021 (r=0.989);TG＜15.3 mmol/L,Hb＜5 g/L,LDL-C＜7.0 mmol/L,HDL-C＜3.0 mmol/L,胆红素＜342 μmol/L,抗坏血酸＜150 mmol/L 时对方法无显著干扰。

血浆中 TRL 迅速在血浆中分解代谢(30～60 分钟),所以 RLP-C 浓度较低。TRL-R 在分解代谢的不同时期大小、组成不均一,很难使测定标准化。

(三)参考区间

因不同方法之间差异较大,目前尚无公认的不同地区人群参考范围。Framingham 研究(1998 年)采用免疫分离法结果显示,女性 RLP-C、RLP-TG 水平均显著低于男性。参考区间如下。

女性 RLP-C:0.176±0.058 mmol/L(6.8±2.3 mg/dL),75% 百分位数为 0.186 mmol/L(7.2 mg/dL);RLP-TG:0.204 ± 0.159 mmol/L(18.1±14.1 mg/dL),75% 百分位数为 0.225 mmol/L(19.9 mg/dL)。

男性 RLP-C:0.208±0.096 mmol/L(8.0±3.7 mg/dL),75% 百分位数为 0.225 mmol/L(8.7 mg/dL);RLP-TG:0.301 ± 0.261 mmol/L(26.7 ± 23.1 mg/dL),75% 百分位数为 0.346 mmol/L(30.6 mg/dL)。

此外,绝经期前女性显著低于绝经期后女性,50 岁以下年轻人明显低于老年人。

(四)临床意义

大量研究显示,TRL-R 与早期动脉粥样硬化有关,可能是导致粥样硬化的起始因素,是传统危险因素之外预示心血管事件的独立危险因素。

目前临床上 TRL-R 的检测主要用于冠心病的危险性评估和Ⅲ型高脂蛋白血症的诊断。美国 FDA 最初批准 RLP-C 仅用于Ⅲ型高脂血症的临床诊断,即 1 mol RLP-C 与总 TG 之比＞0.23(用 mg/dL 表示时为＞0.1)可以进行诊断。近来,批准用于冠心病危险性的评估。血浆 RLP-C 浓度升高见于家族性高脂血症、冠状动脉疾病、糖尿病、晚期肾病、脂肪肝、颈动脉狭窄、心肌梗死、冠状动脉血管成形术后再次狭窄及心脏猝死等。更为重要的是,Ⅲ型高脂血症患者的 RLP-C 至少升高了 3 倍。对那些有血管痉挛并且近期血管造影证实冠状动脉粥样硬化病灶进展的患者,RLP-C 增高是早期心梗的一个明显信号。近来 Framingham 研究表明,RLP-C 是女性冠心病的独立危险因素,其意义甚至比 TG 更大。

RLP-C 也是衡量脂蛋白残粒代谢的指标,特别适合那些代谢异常的患者如肥胖、代谢综合征、2 型糖尿病和晚期肾病等的治疗监测。Chan 等人研究了 RLP-C、apoB48、apoCⅢ和残粒乳剂的分解代谢速率这 4 项衡量残粒代谢的指标发现,尽管当结果用 TG 浓度作分级标准时这 4 项指标均不正常,表现最好的仍是 RLP-C,它在 TG 升高和正常(＜1.7 mmol/L)的患者中均升高。证明 RLP-C 与 apoB48 和 apoCⅢ之间存在显著相关,CM-R 仅占 RLP-C 的 36%。这项研究进一步强调了 RLP-C 作为脂蛋白残粒代谢指标的正确性。RLP-C 水平可通过降脂治疗进行调节。研究发现。服用如他汀类(如辛伐他汀和阿托伐他汀)、苯氧芳酸类(如吉非贝齐)和烟酸类药物等均可有效降低高脂血症患者的 RLP-C。

四、载脂蛋白 AⅠ、B 的测定

(一)生理与生物化学

apoAⅠ是 HDL 的主要载脂蛋白(占其蛋白质成分的 65%～75%),其他脂蛋白中 apoAⅠ

极少。apoAⅠ主要由肝和小肠合成，是组织液中浓度最高的载脂蛋白，在血浆中半寿期为45天。正常情况下，每一个 LDL、IDL、VLDL 和 Lp(a) 颗粒中均含有一分子 apoB，其中 LDL 颗粒占绝大多数，大约90%的apoB分布在 LDL 中。apoB 有 apoB48 和 apoB100 两种，前者主要存于 CM 中，后者主要存在 LDL 中。除特殊说明外，临床常规测定的 apoB 通常指的是 apoB100。

(二)检测方法

apoAⅠ、apoB 检测基本上都基于免疫化学原理。早期的 apoAⅠ、apoB 测定多采用 EIA、RID 和 RIA 等，这些方法的操作都比较复杂，难以自动化，前两者还消耗大量抗血清，现已很少使用。后来发展的方法包括 ELISA、ITA 和 INA 等，这些方法的特点是抗血清用量小，可实现自动化，尤其是 ITA 法和 INA 法，适合于大量样本的分析，是目前 apoAⅠ、apoB 常规检测的主要方法。ITA 法和 INA 法的基本原理是血清中的 apoAⅠ、apoB 与试剂中的抗 apoAⅠ、apoB 抗体结合，在合适的条件下形成不溶性免疫复合物，使反应液浑浊，测定透射光或散射光的强度以检测反应液浑浊程度，浊度高低反映血清中 apoAⅠ、apoB 的含量。

检测所用校准血清必须准确定值，应对照次级参考血清，以试剂盒所制备的试剂和符合要求的抗血清作靶值转移，使采用该试剂盒及其校准物时，其准确性可溯源于国际参考物质及次级参考血清。WHO-IFCC 已有国际参考物质，SP1-01 为冻干混合人血清，apoAI定值为 1.50±0.08 g/L；SP3-07 为液态混合人血清，apoB 定值为 1.22±0.02 g/L。

推荐用液体双试剂，液体试剂未开封的试剂盒在 2～8 ℃应至少稳定 6 个月，开封后应至少可保存 1 个月。可根据自动分析仪反应进程曲线确定读取终点时间，一般以 8～10 分钟为宜。采用多点定标(5～7 点)，用 log-logit 转换[非线性 Logit-log3P(4P)]或 $Y=AX^3+BX^2+CX+D$ 3 次方程回归等方式进行曲线拟合制作剂量-响应曲线计算血清样本中 apoAⅠ/apoB 含量。质控血清应至少包括有参考范围内水平和病理异常水平的两个值。

检测方法的技术目标主要有以下几个。①不精密度与不准确度：均应分别不大于 3%、5%。②灵敏度：检测下限至少为 0.5 g/L。③可检测上限：线性至少不低于 2.0 g/L。④特异性：回收率应为 90%～110%，基本不受其他脂蛋白的干扰。⑤干扰因素：TG<5.65 mmol/L、胆红素<513 μmol/L、Hb<5 g/L 时，对测定结果基本无干扰。

(三)参考区间

成人 apoAⅠ约为 1.20～1.60 g/L。Framingham 提出以 1.20 g/L 为临界值，大致相当于男性的第25 百分位点和女性的第 5 百分位点，低于这个值的患者比高于 1.60 g/L 的患者有易患冠心病的倾向(1996 年)。成人 apoB 为 0.80～1.20 g/L。Framingham 提出以 1.20 g/L 为临界值，大致相当于男性的第 75 百分位点和女性的第 80 百分位点，大于此值患者要比低于1.00 g/L 的患者有易患冠心病的倾向(1996 年)。

apo AⅠ/B 比值：1.0～2.0(计算法)。

(四)临床意义

apoAⅠ降低主要见于Ⅰ、Ⅱa 型高脂血症、冠心病、脑血管病、感染、血液透析、慢性肾炎、吸烟、糖尿病、药物治疗、胆汁郁积阻塞、慢性肝炎、肝硬化等。apoAⅠ降低是冠心病危险因素。家族性高 TG 血症患者 HDL-C 往往偏低，但 apoAⅠ不一定低，不增加冠心病危险；但家族性混合型高脂血症患者 apoAⅠ与 HDL-C 却会轻度下降，冠心病危险性高。此外，apoAⅠ缺乏症(如 Tangier 病)、家族性低 α 脂蛋白血症、鱼眼病等血清中 apoAⅠ与 HDL-C 极低。apoAⅠ升高主要见于妊娠、雌激素疗法、锻炼、饮酒。

apoB 升高主要见于冠心病、Ⅱa、Ⅱb 型高脂血症、脑血管病、糖尿病、妊娠、胆汁梗阻、脂肪肝、吸烟、血液透析、肾病综合征、慢性肾炎等。流行病学与临床研究已确认,apoB 增高是冠心病危险因素。多数临床研究指出,apoB 是各项血脂指标中较好的 AS 标志物。冠心病、高 apoB 血症的药物干预实验结果表明,降低 apoB 可以减少冠心病发病及促进粥样斑块的消退。apoB 降低主要见于Ⅰ型高脂血症、雌激素疗法、肝病、肝硬化、锻炼、药物疗法及感染等。

apoAⅠ/B 比值随年龄增长而增长,比值与 AS 有关,比值加大,心血管疾病危险性加大。apoAⅠ/B 比值<1.0 时对评估冠心病的危险性较 TC、TG、HDL-C 和 LDL-C 更重要。

（潘　静）

第十一章

蛋白质检验

第一节　血浆蛋白质的功能和分类

一、血浆蛋白质的功能

血浆蛋白质有多方面的功能,具体如下。

(1)营养作用,修补组织蛋白。

(2)维持血浆胶体渗透压。

(3)作为激素、维生素、脂类、代谢产物、离子、药物等的载体。

(4)作为 pH 缓冲系统的一部分。

(5)抑制组织蛋白酶。

(6)一些酶在血浆中起催化作用。

(7)代谢调控作用。

(8)参与凝血与纤维蛋白溶解。

(9)作为免疫球蛋白与补体等免疫分子组成体液免疫防御系统。

二、血浆蛋白质的分类

血浆蛋白质的分类是一个较为复杂的问题,随着分离方法的进展和对血浆蛋白质功能了解的增多,可以从不同角度来进行归纳分类。最简单的是将血浆蛋白质分为清蛋白和球蛋白两大类。目前常见的血浆蛋白分类是通过电泳获得血浆蛋白质图谱的电泳分类法。而功能分类比较复杂,但有利于对血浆蛋白质进行研究。

(一)电泳分类法

利用醋酸纤维素薄膜电泳将血浆蛋白质分为清蛋白和 α_1、α_2、β、γ-球蛋白 5 个主要区带,在分辨率高时 β 区带中还可分出 $\beta1$ 和 β_2 区带,有时甚至在 α_2 区带中又可分出两个区带。在琼脂糖凝胶电泳中血浆蛋白质同样可分 5 个区带。如果采用聚丙烯酰胺凝胶电泳,在适当条件下可以分出 30 多个区带。近年来免疫化学分析技术的进展,使许多血浆蛋白质,尤其是微量血浆蛋白质的检测成为可能,与电泳法结合可以为血浆蛋白质的分析和临床意义提供更有价值的资料。

(二)功能分类法

许多学者试图将血浆蛋白质按功能进行分类,如脂蛋白、免疫球蛋白、补体蛋白、凝血系统蛋白、纤溶系统蛋白、受体等。

(胡丽萍)

第二节　疾病时血浆蛋白质的变化

机体在疾病状态时,如炎症、创伤、肝脏疾病、肾脏疾病、风湿性疾病、遗传性缺陷等,血浆蛋白质的含量均会发生改变。

一、炎症和创伤

当机体处于炎症或损伤状态时,由于组织坏死及组织更新的增加,血浆蛋白质相继出现一系列特征性变化,这些变化与炎症创伤的时间进程相关,可用于鉴别急性、亚急性与病理状态。在一定程度上与病理损伤的性质和范围也有相关。

二、肝脏疾病

肝是合成大多数血浆蛋白质的主要器官,肝的库普弗细胞可参与免疫细胞的生成调节,因此肝疾病中可以影响到很多血浆蛋白质的变化。在急性肝炎时,可以出现非典型的急性时相反应,如乙型肝炎活动期 α_1-抗胰蛋白酶增高,α_1-酸性糖蛋白大致正常,而触珠蛋白常偏低,IgM 起病时即可上升,前清蛋白、清蛋白往往下降,特别是前清蛋白为肝功能损害的敏感指标。

肝硬化时可有以下特征:①IgG 出现弥散性的增高,以及 IgA 明显升高。②α_1-酸性糖蛋白是肝细胞损害的一个敏感指标,升高显著。③C 反应蛋白、铜蓝蛋白及纤维蛋白原轻度降低。④α_1-酸性糖蛋白、触珠蛋白、C_3 可由于肝细胞损害而偏低。⑤前清蛋白、清蛋白、α_1-脂蛋白及转铁蛋白明显降低。⑥α_2-巨球蛋白则可出现明显增高。

三、肾脏疾病

不少肾病变早期就可以出现蛋白尿而导致血浆蛋白质丢失,丢失的蛋白质与其相对分子质量有关。小分子蛋白质丢失最为明显,而大分子蛋白质因肝细胞代偿性合成增加,绝对含量可升高。特征表现:①清蛋白明显低下,同时前清蛋白、α_1-酸性糖蛋白、α_1-抗胰蛋白酶及转铁蛋白下降。②α_2-巨球蛋白、β-脂蛋白及触珠蛋白多聚体增加。③免疫球蛋白中 IgG 降低,而 IgM 可有增加。以上称选择性蛋白质丢失,某些肠道疾病也可出现上述情况。严重肾病时肾小球失去分子筛作用,或严重肠道炎症导致非选择性的蛋白质丢失,以及全血丧失均可表现为广泛的低血浆蛋白质血症。这类低血浆蛋白质图谱也可以在充血性心力衰竭、肝衰竭、全血稀释及营养不良时见到。

四、风湿性疾病

风湿性疾病可表现急性或慢性炎症过程,包括多方面的变化。炎症主要累及结缔组织,但可伴有多系统的损害。患者血浆蛋白的异常改变主要包括急性炎症反应和由于抗原刺激引起的免疫系统增强的反应,特征:①免疫球蛋白升高,特别是 IgA,并可有 IgG 及 IgM 的升高。②炎症活动期可有 α_1-酸性糖蛋白、触珠蛋白及 C_3 成分升高。

五、遗传性缺陷

血浆蛋白质的遗传性缺陷,包括个别蛋白质发生变异或其量的完全缺乏与基本缺乏,这一现象多数是由于编码的相应蛋白质基因发生遗传上的突变或缺失。

(1)α_1-抗胰蛋白酶缺乏病:患者血浆中 α_1-抗胰蛋白酶可仅为正常的 10%,是一种常染色体的隐性遗传。杂合子患者血清中 α_1-抗胰蛋白酶含量也低于正常。由于 α_1-抗胰蛋白酶占 α_1 区带中蛋白质的大部分,这种异常在血清电泳中可以初步识别。进一步作免疫化学检查可以确诊。

(2)结合珠蛋白缺乏病。

(3)转铁蛋白缺乏病,为常染色体显性遗传。

(4)铜蓝蛋白缺乏病,为常染色体隐性遗传。

(5)补体成分缺失,此病少见。患者可完全缺乏某种补体成分,对感染的易感性增加。

(6)免疫球蛋白缺乏,可表现为反复感染,可有一种或多种免疫球蛋白的缺陷。如无 γ-球蛋白血症或低 γ 球蛋白血症,全部免疫球蛋白组分均可降低。

(7)无清蛋白血症,为极罕见的遗传病,完全缺乏时患者可以不发生严重症状,这是由于球蛋白代偿性的增加。

(胡丽萍)

第三节　血浆蛋白质检测

临床上既测定血浆中的总蛋白,也测定不同类的蛋白质,如球蛋白。目前,特定蛋白或个别蛋白在机体某些疾病中的诊断作用也越来越受到人们的关注。

一、血清总蛋白

(一)生化及生理

血清总蛋白(serum totalprotein,STP)是血浆中全部蛋白质的总称,可利用不同的方法将其分离,其含量变化对临床疾病诊断和治疗监测具有重要临床意义。血清中的清蛋白,α_1、α_2、β-球蛋白,纤维蛋白原,凝血酶原和其他凝血因子等均由肝细胞合成。γ-球蛋白主要来自浆细胞。当肝脏发生病变时,肝细胞合成蛋白质的功能减退,血浆中蛋白质即会发生质和量的变化。临床上用各种方法检测血清蛋白的含量来协助诊断肝脏疾病,并作为疗效观察、预后判断的指标。

(二)检测方法

1.凯氏定氮法

经典的蛋白质测定方法。测得样品中氮含量后,根据蛋白质平均含氮量 16% 计算蛋白浓度。该法结果准确性好,精密度高,灵敏度高,是公认的参考方法,目前用于标准蛋白质的定值和校正其他方法等,并适用于一切形态(固体和液体)的样品。但该法操作复杂、费时,不适合体液总蛋白常规测定,而且样品中各种蛋白质含氮量有一定的差异,尤其在疾病状态时差异可能更大,故本法不适于临床应用。

2.双缩脲法

两个尿素分子缩合后生成的双缩脲,可在碱性溶液中与铜离子作用形成紫红色的反应物;蛋白质中的连续肽键在碱性溶液中也能与铜离子作用产生紫红色络合物,因此将蛋白质与碱性铜反应的方法称为双缩脲法。该法对各种蛋白质呈色基本相同,特异性和准确度好,且显色稳定性好,试剂单一,方法简便。该法灵敏度虽不高,但对血清总蛋白定量很适宜,胸腔积液、腹水中蛋白质含量多数大于 10 g/L,基本上也能用该法测定,而对蛋白质浓度很低的其他体液尤其是脑脊液和尿液,不是合适的定量方法。

3.染料结合法

在酸性环境下,蛋白质带正电荷,可与染料阴离子反应而产生颜色改变,常用染料有氨基黑、丽春红、考马斯亮蓝、邻苯三酚红钼等。前两种常用作为血清蛋白电泳的染料。考马斯亮蓝常用于需更高呈色灵敏度的蛋白电泳中,也可用于尿液、脑脊液等样品的蛋白质定量测定,优点是鉴别、快速、灵敏,但比色杯对染料有吸附作用,在自动生化分析仪中无法很好地清洗(手工清洗常采用乙醇)。染料结合法均存在不同蛋白质与染料结合力不一致的问题。目前临床上最常用的是邻苯三酚红钼法。

4.比浊法

某些酸如三氯乙酸、磺基水杨酸等能与蛋白质结合而产生微细沉淀,由此产生的悬浮液浊度大小与蛋白质的浓度成正比。该法的优点是操作简便、灵敏度高,可用于测定尿液、脑脊液等蛋白质浓度较低的样品;缺点是影响浊度大小的因素较多,包括加入试剂的手法、混匀技术、反应温度等,且各种蛋白质形成的浊度亦有较大的差别。目前临床上较多应用的是苄乙氯铵法。

5.酚试剂法

原理是运用蛋白质中酪氨酸和色氨酸使磷钨酸和磷钼酸还原为钨蓝和钼蓝。该法灵敏度较高。Lowry 将酚试剂法进行了改良,先用碱性铜溶液与蛋白质反应,再将铜-肽键络合物中的酪氨酸和色氨酸与酚试剂反应,产生最大吸收在 $745\sim750$ nm 的颜色,使呈色灵敏度更为提高,达到双缩脲法的 100 倍左右,有利于检出较微量的蛋白质。各种蛋白质中酪氨酸和色氨酸的含量不同,如清蛋白含色氨酸 0.2%,而球蛋白含色氨酸 2%~3%,因此本法不适合测定混合蛋白质,只适合测定单一蛋白质,如测定组织中某一蛋白质抽提物。该法易受还原性化合物的干扰,如带—SH 的化合物、糖类、酚类等。

6.直接紫外吸收法

根据蛋白质分子在 280 nm 处的紫外吸光度值计算蛋白质含量。其原理是:芳香族氨基酸在 280 nm 处有一吸收峰,可用于蛋白质的测定。因生物样品常混有核酸,核酸最大吸收峰为 260 nm,在 280 nm 也有较强的吸收,因而测得的蛋白质浓度可采用两个波长的吸光度予以校正,即蛋白质浓度(g/L)$= 1.45A_{280\,nm} - 0.74A_{260\,nm}$。该法准确性受蛋白质分子中芳香族氨基酸的含量影响甚大,而且尿酸和胆红素在 280 nm 附近有干扰,所以不适合血清、尿液等组成复杂的体液蛋白质测定,常用于较纯的酶、免疫球蛋白等测定。本法不加任何试剂且不需要任何处理,可保留制剂的生物活性,可回收全部蛋白质。

(三)标本要求与保存

采用血清或血浆,血清首选,血浆用肝素或 EDTA 抗凝。标本量 1 mL,至少 0.5 mL。最好在 4 小时内分离血清/血浆。分离后标本在室温(25 ℃)、冷藏(4 ℃)或冷冻(−20 ℃)稳定保存 14 天。可反复冻融 3 次。

(四)参考区间

血清:脐带血,48~80 g/L。

早产儿:36~60 g/L。

新生儿:46~70 g/L。

1 周:44~76 g/L。

7 个月至 1 岁:51~73 g/L。

1~2 岁:56~75 g/L。

大于 2 岁:60~80 g/L。

成人(活动):64~83 g/L。

成人(休息):60~78 g/L。

大于 60 岁:比成人低 0~2 g/L。

(五)临床意义

1.升高

脱水、水分摄取不足、腹泻、呕吐、静脉淤血、糖尿病酸中毒、发热、肠梗阻和穿孔、外伤、急性感染等;单核-巨噬细胞系统疾病(球蛋白增多);多发性骨髓瘤、巨球蛋白血症、白血病等;慢性感染性疾病(球蛋白增多),如细菌、病毒、寄生虫感染,关节炎等。

2.降低

血浆蛋白漏出:出血、溃疡、蛋白质尿、胃肠炎的蛋白漏出;营养不良(清蛋白减少):营养失调症、低清蛋白血症、维生素缺乏症、恶病质、恶性贫血、糖尿病、妊娠中毒等;肝功能障碍(清蛋白合成减少):肝硬化、肝癌、磷中毒等。

血清总蛋白存在生理变动:脐带血、新生儿等与成人比较约低 15 g/L,血浆总蛋白随年龄增长而增加,13~14 岁则达到成人水平,呈稳定的平衡状态,但随年龄老化有降低趋势。成人女性比男性低 1.0~2.0 g/L,妊娠中期会下降。

血清总蛋白含量正常者,并不表明其组分也正常,例如肝硬化患者往往呈现血浆清蛋白减少,而 γ-球蛋白增加,两因素相互抵消则血浆总蛋白仍处于正常范围。为了使其结果有临床意义,除测定总蛋白外,还需加测 Hb 和血细胞比容(Hct)或者循环血液量,进行综合判断。

(六)影响因素

严重溶血、明显的脂血、高胆红素会引起蛋白质浓度的假性上升。检测前应离心去除样品中的沉淀。

二、清蛋白

(一)生化及生理

清蛋白(albumin,Alb)是 580 个氨基酸残基的单链多肽,分子量为 66 300,分子结构中含 17 个二硫键,不含糖。在体液 pH 7.4 的环境中,清蛋白为负离子,每分子可以带有 200 个以上负电荷。清蛋白(albumin,Alb)由肝实质细胞合成,在血浆中其半衰期 15~19 天,是血浆中含量最多的蛋白质,占血浆总蛋白的 57%~68%。各种细胞外液中均含微量的清蛋白;正常情况下清蛋白在肾小球中滤过量甚微,约为血浆中清蛋白量的 0.04%,即使如此,每天从肾小球滤过液中排出的清蛋白即可达 3.6 g,为终尿中蛋白质排出量的 30～40 倍,由此可见滤过液中多数清蛋白可被肾小管重新吸收。

主要生理功能:①血浆的主要载体蛋白。许多水溶性差的物质可以通过与清蛋白的结合而被运输,具有活性的激素或药物等一旦与清蛋白结合时,则不呈现活性;这种结合是可逆性的,当清蛋白含量改变或血液 pH 等因素变化时,与清蛋白结合的激素和药物结合量发生改变使其游离型含量也随之变化,从而导致生理活性增强或减弱。②维持血浆胶体渗透压。病理状态下,因为血浆清蛋白丢失或浓度过低时,可引起水肿、腹水等症状。③具有缓冲酸碱的能力。蛋白质是两性电解质,含有许多 $-NH_2$ 和 $-COOH$ 基团;当血液偏酸时,以 $-NH_3^+$ 和 $-COOH$ 形式存在,当血液碱性过强时,则以 $-NH_2$ 和 $-COO^-$ 形式存在。④重要的营养蛋白。清蛋白可以在不同组织中被细胞内吞而摄取,其氨基酸用于组织修补。因疾病等食物摄入不足或手术后患者常给予静脉清蛋白注射液。

(二)检测方法

体液清蛋白浓度的测定方法包括电泳法、免疫化学法和染料结合法。电泳法只能测定其百分含量,乘以总蛋白浓度可得其浓度,用于清蛋白定量操作不方便,且精密度不如直接定量。免疫化学法包括免疫比浊法和放射免疫法等,这类方法特异性好、灵敏度高,且清蛋白易纯化,因而其抗血清容易制备,较适合于尿液和脑脊液等低浓度清蛋白的测定。血清中清蛋白浓度很高,以染料结合法最多用,其原理是:阴离子染料溴甲酚绿(bromcresol green,BCG)或溴甲酚紫(bromcresol purple,BCP)能与清蛋白结合,其最大吸收峰发生转移,BCG 与清蛋白反应形成的蓝绿色复合物在 630 nm 处有吸收峰,BCP 与清蛋白反应形成的绿色复合物在 603 nm 处有吸收峰。而球蛋白基本不结合这些染料。

(三)标本要求与保存

血清或血浆,血清首选,血浆用肝素或 EDTA 抗凝。标本量 1.0 mL,至少 0.5 mL。最好在 45 分钟内分离血清/血浆。分离后标本在室温(25 ℃)、冷藏(4 ℃)或冷冻(-20 ℃)稳定保存 14 天。可反复冻融 3 次。

(四)参考区间

(1)血清蛋白随年龄有所变化。0～4 天为 28～44 g/L。4 天～14 岁为 38～54 g/L,此后下降。14～18 岁为 32～45 g/L。成人为 35～52 g/L。60～90 岁为 32～46 g/L。大于 90 岁为 29～45 g/L。走动者比卧床者平均高 3 g/L。

(2)医学决定水平:大于 35 g/L 时正常。28～34 g/L 为轻度缺乏。21～27 g/L 为中度缺乏。小于 21 g/L 则严重缺乏。低于 28 g/L 时,会出现组织水肿。

(五)临床意义

血浆清蛋白增高仅见于严重脱水时,无重要的临床意义。低清蛋白血症见于下列疾病。

1.清蛋白合成不足

严重的肝脏合成功能下降如肝硬化、重症肝炎;蛋白质营养不良或吸收不良,血浆清蛋白受饮食中蛋白质摄入量影响,可作为个体营养状态的评价指标,但体内总量多、生物半衰期长,早期缺乏时不易检出。

2.清蛋白丢失

清蛋白在尿中丢失,如肾病综合征、慢性肾小球肾炎、糖尿病性肾病、系统性红斑狼疮性肾病等;胃肠道蛋白质丢失,如肠道炎症性疾病时因黏膜炎症坏死等丢失;皮肤丢失,如烧伤及渗出性皮炎等。

3.清蛋白分解代谢增加

组织损伤,如外科手术和创伤;组织分解增加,如感染性炎症疾病等。

4.清蛋白的分布异常

如门静脉高压时大量蛋白质尤其是清蛋白从血管内漏入腹腔;肝硬化导致门静脉高压时,由于清蛋白合成减少和大量漏入腹水的双重原因,使血浆清蛋白显著下降。

5.无清蛋白血症

无清蛋白血症是极少见的遗传性缺陷,血浆清蛋白含量常低于 1 g/L。但没有水肿等症状,部分原因可能是血管中球蛋白含量代偿性升高。

(六)影响因素

不能使用氟化物血浆;实验前需离心含沉淀物的标本。

三、α_1-酸性糖蛋白

(一)生化及生理

α_1-酸性糖蛋白(α_1-acid glycoprotein,AAG)主要由肝脏实质细胞合成,某些肿瘤组织也可合成。AAG 含糖约 45%,其中包括 11%~20% 的唾液酸,是血清中黏蛋白的主要成分,黏蛋白是可以被高氯酸或其他强酸沉淀的一组蛋白质。AAG 是主要的急性时相反应蛋白,在急性炎症时增高,与免疫防御功能有关。

α_1-酸性糖蛋白是主要的急性时相反应蛋白,在急性炎症时增高,与免疫防御功能有关。早期认为肝脏是合成 AAG 的唯一器官,近年有证据认为某些肿瘤组织亦可以合成。AAG 分解代谢首先是其唾液酸的分子降解而后蛋白质部分在肝中很快消失。AAG 可以结合利多卡因和普萘洛尔等,在急性心肌梗死时,AAG 作为一种急性时相反应蛋白升高后,使药物结合状态增加而游离状态减少,因而使药物的有效浓度也下降。

(二)检测方法

免疫比浊法。

(三)标本要求与保存

血清或血浆,肝素或 EDTA 抗凝。标本量 1 mL,至少 0.5 mL。分离后标本在室温(25 ℃)、冷藏(4 ℃)或冷冻(-20 ℃)稳定保存 14 天。可反复冻融 3 次。

(四)参考区间

0.5~1.2 g/L。

(五)临床意义

(1)AAG 目前主要作为急性时相反应的指标,在风湿病、恶性肿瘤及心肌梗死等炎症或组织坏死时一般增加 3~4 倍,3~5 天时出现浓度高峰,AAG 增高是活动性溃疡性结肠炎最可靠的指标之一。

(2)糖皮质激素增加,包括内源性的库欣综合征和外源性泼尼松、地塞米松等药物治疗时,可引起 AAG 升高。

(3)在营养不良、严重肝损害、肾病综合征以及胃肠道疾病致蛋白严重丢失等情况下 AAG 降低。

(4)雌激素使 AAG 降低。

四、触珠蛋白

(一)生化及生理

触珠蛋白(haptoglobin,Hp)由肝脏合成,在血清蛋白电泳中位于 α_2 区带,为 $\alpha_2\beta_2$ 四聚体。α 链有 α_1 及 α_2 两种,α_1 又有 α_1F 及 α_1S 两种遗传变异体,α_1F、α_1S、α_2 三种等位基因编码形成 $\alpha\beta$ 聚合体,因此个体之间可有多种遗传表型。Hp 能与红细胞中释放出的游离血红蛋白(Hb)结合,每分子 Hp 可集合两分子 Hb,从而防止 Hb 从肾丢失,为机体有效地保留铁,避免 Hb 对肾脏的损伤。Hp-Hb 复合物不可逆,转运到网状内皮系统分解,其氨基酸和铁可被再利用。同时Hp-Hb 复合物也是局部炎症的重要控制因子,具有潜在的过氧化氢酶作用。Hp 不能被重新利用,溶血后其含量急剧降低,血浆浓度多在 1 周内再生恢复到原有水平。其作用是运输血管内游离的血红蛋白至网状内皮系统降解。血管内溶血后,1 分子的触珠蛋白可结合 1 分子的游离血红蛋白,此种结合体很快地从血中被肝实质细胞清除。3~4 天后,血浆中 Hp 才复原。

(二)检测方法

放射免疫扩散法、免疫比浊法。

(三)标本要求与保存

血清或血浆,血清首选,血浆用肝素或 EDTA 抗凝。标本量 2.0 mL。防止过度溶血或脂血。分离后标本在室温(25 ℃)、冷藏(4 ℃)或冷冻(−20 ℃)稳定保存 14 天。可反复冻融 3 次。

(四)参考区间

儿童:0.2~1.6 g/L。

成人(20~60 岁):0.3~2.0 g/L。

(五)临床意义

(1)各种溶血性贫血,无论血管内溶血或血管外溶血,血清中 Hp 含量都明显减低,甚至测不出,这是因为 Hp 可与游离血红蛋白结合,清除了循环血中的游离血红蛋白所致。如果血管内溶血超出 Hp 的结合能力,即可出现血红蛋白尿。

(2)鉴别肝内和肝外阻塞性黄疸,前者 Hp 显著减少或缺乏,后者 Hp 正常或增高。

(3)传染性单核细胞增多症、先天性触珠蛋白血症等血清 Hp 可下降或缺如。

(4)急性或慢性感染、结核病、组织损伤、风湿性和类风湿性关节炎、恶性肿瘤、淋巴瘤、系统性红斑狼疮(SLE)等,血清 Hp 含量可增高,在此情况下,如测得 Hp 正常,不能排除溶血。

(六)影响因素

从出生至 40 岁左右,血清中的浓度不断升高。女性高于男性。

五、转铁蛋白

(一)生化及生理

转铁蛋白(transferrin,TRF)主要由肝细胞合成,电泳位置在 β 区带。TRF 能可逆地结合多价阳离子,包括铁、铜、锌、钴等,每一分子 TRF 可结合两个三价铁原子。从小肠进入血液的 Fe^{2+} 被铜蓝蛋白氧化为 Fe^{3+},再被 TRF 的载体蛋白结合。机体各种细胞表面都有 TRF 受体,该受体对 TRF-Fe^{3+} 复合物比对 TRF 的载体蛋白亲和力高得多。与受体结合后,TRF-Fe^{3+} 复合物被摄入细胞,从而将大部分 Fe^{3+} 运输到骨髓,用于 Hb 合成,小部分则运输到各组织细胞,用于形成铁蛋白,以及合成肌红蛋白、细胞色素等。血浆中 TRF 浓度受食物铁供应的影响,缺铁时血浆 TRF 浓度上升,经铁剂有效治疗后恢复到正常水平。

(二)检测方法

TRF 的测定方法有免疫散射比浊法、放射免疫法和电泳免疫扩散法。目前,临床常用的是免疫散射比浊法,利用抗人 TRF 血清与待检测的 TRF 结合形成抗原抗体复合物,其光吸收和散射浊度增加,与标准曲线比较,可计算出 TRF 含量。

(三)标本要求与保存

采用血清或血浆,血清首选,血浆用肝素抗凝,不能用 EDTA 抗凝。标本量 1 mL。避免溶血。分离后标本在室温(25 ℃)、冷藏(4 ℃)或冷冻(−20 ℃)稳定保存 14 天。可反复冻融 3 次。

(四)参考区间

血清:新生儿,1.17～2.5 g/L。

20～60 岁:2.0～3.6 g/L。

大于 60 岁:1.6～3.4 g/L。

(五)临床意义

1.转铁蛋白增高

见于妊娠中、晚期及口服避孕药、反复出血、铁缺乏等,尤其是缺铁性贫血。

2.转铁蛋白减低

见于遗传性转铁蛋白减低症、营养不良、严重蛋白质缺乏、腹泻、肾病综合征、溶血性贫血、类风湿关节炎、心肌梗死、某些炎症及恶病质等。

3.转铁蛋白饱和度降低

血清铁饱和度<15%,结合病史可诊断缺铁,其准确性仅次于铁蛋白,比总铁结合力和血清铁灵敏,但某些贫血也可降低。增高见于血色病、过量铁摄入、珠蛋白产生障碍性贫血。

(六)影响因素

TRF 的浓度受食物供应的影响,机体在缺铁状态时,TRF 浓度上升,经铁有效治疗后恢复到正常水平,所以测定时应统一空腹测定。

六、C 反应蛋白

(一)生化及生理

C 反应蛋白(C-reactiveprotein,CRP)由肝细胞所合成,含 5 个多肽链亚单位,非共价结合为盘形多聚体,分子量为 115 000～140 000,电泳分布在慢 γ 区带,时而可以延伸到 β 区带,其电泳迁移率易受一些因素影响,如钙离子及缓冲液的成分等。CRP 不仅结合多种细菌、真菌及原虫等体内的多糖物质,在钙离子存在下,还可以结合卵磷脂和核酸。CRP 可以引发对侵入细菌的免疫调节作用和吞噬作用,结合后的复合体具有对补体系统的激活作用,表现炎症反应。CRP 也能识别和结合由损伤组织释放的内源性毒性物质,然后将其进行去毒或从血液中清除,同时CRP 则自身降解。

(二)检测方法

散射免疫比浊法或透射免疫比浊法。

(三)标本要求与保存

采用血清。标本量 1 mL。避免溶血。分离后标本在室温(25 ℃)、冷藏(4 ℃)或冷冻(−20 ℃)稳定保存 14 天。可反复冻融 3 次。

(四)参考区间

成人(20~60 岁):<5 mg/L。

(五)临床意义

CRP 是第一个被认识的急性时相反应蛋白,作为急性时相反应一个极灵敏的指标,血浆中 CRP 浓度在急性心肌梗死、创伤、感染、炎症、外科手术、肿瘤浸润时迅速地增高,可达正常水平的 2 000 倍。CRP 是非特异指标,主要用于结合临床病史监测疾病,如炎症性疾病的活动度、监测系统性红斑狼疮、白血病、外科手术后的感染、监测肾移植后的排斥反应等。

(六)影响因素

高浓度的类风湿因子与免疫球蛋白结核可产生假性升高。脂血对结果存在干扰。

七、β_2-微球蛋白

(一)生化及生理

β_2-微球蛋白(β_2-microglobulin,β_2-m)是由淋巴细胞、血小板、多形核白细胞产生的一种内源性低分子量血清蛋白质,它是主要组织相容性抗原(HLA)的 β 链(轻链)部分(为一条单链多肽),存在于细胞的表面,由人第 15 号染色体的基因编码,分子内含一对二硫键,不含糖。β_2-微球蛋白分子量为 11 800。是由 100 个氨基酸残基组成的单一肽链,与免疫球蛋白的 C 结构域类似。β_2-m 存在于所有有核细胞膜表面,作为 HLA 抗原的轻链构成成分。β_2-m 在血液、尿液、唾液、髓液、乳汁、羊水中微量而广泛分布。体内产生的 β_2-m 的量较为恒定,分泌入血中的 β_2-m 迅速从肾脏滤过,血中浓度为 0.8~2.0 mg/L,每天尿中排出量为 0.03~0.1 mg。

(二)检测方法

免疫测定法,如免疫化学发光法(ICMA)、放射免疫测定、酶或发光免疫测定、胶乳增强散射免疫测定。

(三)标本要求与保存

采用血清。标本量 0.5 mL,至少 0.3 mL。避免脂血。分离后标本在室温(25 ℃)稳定保存 7 天,冷藏(4 ℃)或冷冻(−20 ℃)稳定保存 14 天。可反复冻融 3 次。

(四)参考区间

血清:婴儿,3.0 mg/L(平均数)。

0~59 岁:1.9 mg/L(平均数)。

60~69 岁:2.1 mg/L(平均数)。

大于 70 岁:2.4 mg/L(平均数)。

(五)临床意义

1.肾功能损害

血中 β_2-m 与 GFR 呈负相关,与血清肌酐呈正相关,评价 GFR,采用 β_2-m 更优于肌酐。肾透析者,β_2-m 持续呈高值,表明肾出现淀粉样变,有引起腕管综合征的可能性。

2.恶性肿瘤

网质内皮肿瘤、多发性骨髓瘤、慢性淋巴细胞白血病,治疗前血清 β_2-m 为 6 mg/L,治疗后仍在 3 mg/L 以上,表明生存率低,可以用于判断预后。

3.SLE 等免疫异常者

淋巴功能活化亢进及免疫刺激,使肝细胞合成 β_2-m 增加,这也是肝病患者 β_2-m 升高的原因。

4.尿中排出增加

肾小管重吸收障碍时,血中浓度升高(阈值 4.5 mg/L 以上)。

(六)影响因素

儿童血清内 β_2-m 浓度比青年、成年人及 60 岁以上者稍高。不同年龄其浓度有变化。

(胡丽萍)

第十二章

酶 类 检 验

第一节 肝脏酶及同工酶检验

肝脏是人体内最大的实质性腺体,具有重要而复杂的功能。它具有肝动脉和门静脉双重血液供应,且由肝静脉和胆道系统出肝,加上丰富的血窦及精巧的肝小叶结构,尤其是肝细胞中富含线粒体、内质网、核蛋白体和大量酶类,因而能完成复杂多样的代谢功能。肝细胞的胞质中含有三羧酸循环、糖酵解、磷酸戊糖通路、氨基酸激活、脂肪酸和胆固醇合成的多种酶类,当肝脏发生病变时,必然会造成这些酶合成异常或从受损的肝细胞中释放增多,导致血清中酶活力的改变。目前,临床应用较多的肝脏酶及其同工酶:①反映肝细胞损伤的 ALT、AST、GLDH 和 ChE 等。②反映胆道梗阻的 ALP、GGT 和 5′-核苷酸酶。③反映肝纤维化、肝硬化的 MAO、ADA 等。下面分别介绍这几种临床常用肝脏酶及其同工酶。

一、氨基转移酶及其同工酶

氨基转移酶是氨基酸代谢的重要催化剂,机体内存在着大约 60 种氨基转移酶,ALT 和 AST 是其中最重要的两种,也是临床上测定频率最多的酶。磷酸吡哆醛(维生素 B_6)为其辅基,不含磷酸吡哆醛的酶蛋白称为脱辅基酶蛋白,它丧失了催化活性。转氨酶从组织细胞释放到血液的过程中,一部分脱去辅基,所以测定时如果试剂成分中加入磷酸吡哆醛,所测结果明显高于无磷酸吡哆醛者。

(一)丙氨酸氨基转移酶

丙氨酸氨基转移酶(alanine aminotransferase,ALT)催化 L-丙氨酸与 α-酮戊二酸之间的氨基转移,生成丙酮酸和 L-谷氨酸,在人体内反应向右进行,丙酮酸进入三羧酸循环被利用,谷氨酸被脱氨为尿素循环提供氨源。ALT 在各组织的含量由高到低为肝脏>肾脏>心脏>骨骼肌>胰腺。健康情况下,血清中此酶活力很低。当这些组织病变、细胞坏死或通透性增强时,细胞内的酶即释放入血,使之不同程度地增高。

1.测定方法

ALT 的测定方法主要有手工分析的改良赖氏法及用于自动生化分析仪的连续监测法。改良赖氏法曾经作为经典方法在 1990 年之前得到了广泛应用,但该方法属于定时法,测定的并非酶促反应的"零级反应期",所测结果并非代表酶的真正活性,并且影响因素颇多,操作烦琐,自从自动生化分析仪在临床上普及以来,该方法逐渐被连续监测法取代了。但由于某些基层医院实验室还在应用,因此在此做一简单介绍。

(1)改良赖氏法:血清中的 ALT 催化基质中 L-丙氨酸和 α-酮戊二酸生成丙酮酸和 L-谷氨酸。丙酮酸与 2,4-二硝基苯肼作用生成苯腙,在碱性条件下显红棕色。

$$\text{L-丙氨酸}+\alpha\text{-酮戊二酸} \overset{\text{ALT}}{\rightleftharpoons} \text{丙酮酸}+\text{L-谷氨酸}$$

$$\text{丙酮酸}+2,4\text{-二硝基苯肼} \xrightarrow{\text{碱性条件下}} 2,4\text{-二硝基苯腙(红棕色,}\lambda\text{-505)}$$

(2)连续监测法:为目前 IFCC 推荐的参考方法。

$$\text{L-丙氨酸}+\alpha\text{-酮戊二酸} \overset{\text{AST}}{\rightleftharpoons} \text{草酰乙酸}+\text{L-谷氨酸}$$

$$\text{草酰乙酸}+\text{NADH}+\text{H}^+ \overset{\text{MDH}}{\rightleftharpoons} \text{L-苹果酸}+\text{NAD}^+$$

上述偶联反应中,NADH 的氧化速率与标本中 ALT 活性成正比,可在 340 nm 波长处监测吸光度下降速率,计算出 ALT 的活力单位。

2.参考区间

改良赖氏法:5～25 卡门单位(卡门单位定义:1 mL 血清,反应液总体积 3 mL,波长340 nm,光径1 cm,25 ℃,1 分钟内生成的丙酮酸,使 NADH 氧化成 NAD＋而引起吸光度每下降 0.001 为一个卡门单位)。

连续监测法:5～40 U/L(国际单位)。

3.临床意义

ALT 主要用于肝病的诊断。①急性肝炎增高明显,一般升高至正常浓度的 5～50 倍。80％患者 ALT 升高 3～4 天后可降至正常,如果持续不降,提示转化为迁延性肝炎。②黄疸型肝炎 ALT 升高比胆红素早 20～30 天。③活动性肝硬化、慢性肝炎、中毒性肝炎(乙醇)甲亢、吸毒均可见 ALT 不同程度地升高。梗阻性黄疸、充血性心力衰竭、心肌炎、心肌梗死、肌病、白血病等 ALT 增高 5 倍左右。④肝病早期 ALT 高于 AST,如果 AST＞ALT,提示预后不良。⑤重症肝炎时大面积肝细胞坏死,血中 ALT 逐渐下降,而胆红素却进行性升高,出现所谓"胆酶分离"现象,常为肝坏死的征兆。⑥异烟肼、利福平、氯丙嗪、地吧唑等药物会损害肝细胞,造成 ALT 增高。

4.评价

ALT 为肝细胞损伤最敏感的指标之一,且血清 ALT 的增高程度同临床病情轻重相平行。检测 ALT 对于隐性感染及潜伏期肝炎患者的发现有重要意义,故为健康查体、疾病筛查等必然检测项目。缺点是对肝病诊断的特异性还不够理想。

(二)门冬氨酸氨基转移酶

门冬氨酸氨皋转移酶(aspartate aminotransferase,AST)催化 L-门冬氨酸和 α-酮戊二酸之间的氨基转移,生成草酰乙酸和 L-谷氨酸,谷氨酸经脱氨供尿素循环和 α-酮戊二酸的再生。AST 在各组织的含量由高到低为心脏＞肝脏＞骨骼肌＞肾脏＞胰腺。健康人血清中此酶活力很低。AST 有两种受不同基因控制的同工酶 ASTs 和 ASTm,它们分别存在于细胞质和线粒体中,并且 ASTm 占70％左右。细胞轻度损伤时 AST,升高显著,而严重损伤时,则 AST_m 大量出现于血清中。正常血清所含 AST 的同工酶主要为 AST_s,但在病理状态下,如细胞坏死,则血清中以 AST_m 为主。血清 AST 活性升高,多来自心肌或肝脏损伤;肾脏或胰腺细胞损伤时,也可出现很高的 AST 活性。

1.测定方法

测定方法与 ALT 相同,AST 的测定方法主要有手工分析的改良赖氏法及用于自动生化分析仪的连续监测法。

(1)改良赖氏法:血清中的 AST 催化基质中的 L-天冬氨酸和 α-酮戊二酸,生成草酰乙酸和谷氨酸,草酰乙酸脱羧生成丙酮酸,丙酮酸与 2,4-二硝基苯肼作用生成苯腙,在碱性条件下显红棕色。

$$L\text{-门冬氨酸}+\alpha\text{-酮戊二酸} \overset{AST}{\rightleftharpoons} \text{草酰乙酸}+L\text{-谷氨酸}$$

草酰乙酸脱羧生成丙酮酸。

$$\text{丙酮酸}+2,4\text{-二硝基苯肼} \xrightarrow{\text{碱性条件下}} 2,4\text{-二硝基苯腙(红棕色,}\lambda=505)$$

(2)连续监测法:为目前 IFCC 推荐的参考方法。

$$L\text{-门冬氨酸}+\alpha\text{-酮戊二酸} \overset{AST}{\rightleftharpoons} \text{草酰乙酸}+L\text{-谷氨酸}$$

$$\text{草酰乙酸}+NADH+H^+ \overset{MDH}{\rightleftharpoons} L\text{-苹果酸}+NAD^+$$

上述偶联反应中,NADH 的氧化速率与标本中 AST 活性成正比,可在 340 nm 波长处监测吸光度下降速率,计算出 AST 的活力单位。

2.参考区间

改良赖氏法:8～28 卡门单位。

连续监测法:5～40 U/L。

3.临床意义

AST 主要用于心、肝受损的诊断和疗效观察。①心肌梗死发病 6 小时后开始升高,48～60 小时达到峰值,一般高 4～6 倍,4～5 天降至正常,如不降说明再次出现心肌梗死或病情恶化。②急性心肌炎患者 AST 中度增高,慢性心肌炎可正常。③心力衰竭伴有肝出血时,AST、ALT 均明显升高。④对于肝病来说,其意义基本与 ALT 相似,但一般 ALT＞AST,如 AST 显著高于 ALT,提示后果严重。⑤急性黄疸型肝炎、肝细胞性黄疸可高达正常 10 倍左右,梗阻性黄疸可高 5 倍左右。

4.评价

AST 组织特异性不如 ALT,对肝病的诊断特异性及灵敏度均不如 ALT,但对于疾病的预后判断、疗效观察等优于 ALT。AST/ALT 对急、慢性肝炎的诊断,鉴别诊断及判断转归较有价值。急性肝炎,AST/ALT＜1.0;肝硬化时,AST/ALT≥2.0;肝癌时,AST/ALT≥3.0。

由于 AST 在心肌梗死时升高比 CK 晚,恢复又比 LD 早,所以对心肌梗死的诊断价值不大,已有学者建议将 AST 从传统的心肌酶谱中去除。

二、γ-谷氨酰基转移酶及其同工酶

γ-谷氨酰基转移酶(gamma-glutamyltransferase,GGT)曾称为 γ-谷氨酰基转肽酶,是含巯基的线粒体酶,催化谷氨酰残基从谷胱甘肽(GSH)或其他肽链上转移至其他氨基酸或肽链上,γ-谷氨酰基的供体是 GSH,受体是 L-氨基酸。GGT 的主要生理功能是催化 GSH 的分解,调节 GSH 的含量,参与氨基酸的吸收、转移和利用。人体各组织均含有 GGT,组织分布以肾脏含量最多,其次为前列腺、胰、肝、脾、肠、脑等。红细胞中几乎没有 GGT,溶血对其测定影响不大。GGT 以分泌和吸收能力强的细胞膜最为丰富,如远端肾小管、胆管上皮细胞、肝毛细胆管、胰腺细胞和小肠刷状缘细胞等。胆汁、尿液及胸腔积液中均含有此酶。健康人血清 GGT 活力很低,主要为肝源性的,并由肝清除,经胆道排出。此酶底物特异性不高,可作用于多种含谷氨酰基的化合物。GGT 是一种诱导酶,乙醇及多种药物如巴比妥类药物、苯妥英钠、解热镇痛类的对乙酰氨基酚、含雌激素的避孕药等都可诱导肝细胞线粒体,导致血清 GGT 增高。

用醋酸纤维素薄膜电泳可分离出四种同工酶:GGT_1、GGT_2、GGT_3 和 GGT_4。正常人往往只见 GGT_2 和 GGT_3。重症肝胆疾病和肝癌时常有 GGT_1 出现,乙醇性肝坏死、胆总管结石及胰腺炎时常见 GGT_2 增加。GGT_4 与胆红素增高关系密切。

(一)测定方法

GGT 测定方法有数种,主要在于所用底物、缓冲液和 pH 的不同,如重氮反应比色法、对硝基苯胺比色法等,目前国内多采用连续监测法。

1.对硝基苯胺比色法

基质中 γ-谷氨酰对硝基苯胺在 GGT 的催化作用下,将谷氨酰基转移到受体双甘肽分子上,形成 γ-谷氨酰基双甘肽,同时释放出的对硝基苯胺在 405～420 nm 处有强吸收,对硝基苯胺的生成量与 GGT 的活力成正比。

2.连续监测法

IFCC 推荐的参考方法是以 L-γ-谷氨酰-3-羧基对硝基苯胺为底物,甘氨酰甘氨酸(双甘肽)作为 γ-谷氨酰基的受体,在 pH 为 7.7 的条件下,GGT 催化底物生成 γ-谷氨酰双甘肽和黄色的 2-硝基-5-氨基苯甲酸,在 410 nm 波长处直接连续监测,吸光度的增高速率与 GGT 活性成正比关系。

$$L\text{-}γ\text{-谷氨酰-3-羧基对硝基苯胺} + 双甘肽 \xrightarrow{GGT} 谷氨酰双甘肽 + 2\text{-硝基-5-氨基苯甲酸}$$

(二)参考区间

对硝基苯胺比色法:10～40 U/L(国际单位)。

连续监测法:健康成年男性为 11～50 U/L,健康成年女性为 7～32 U/L(国际单位)。

(三)临床意义

血清 GGT 主要来源于肝胆系统,诊断肝胆疾病的敏感性很高。当肝胆肿瘤时,压迫胆管,胆汁排出受阻,肝细胞内 GGT 容量增多;癌细胞逆分化作用使 GGT 含量增多;癌细胞变性解体释放 GGT,而使血清 GGT 活力显著升高。胆汁中 GGT 含量是血清的 10 倍,当胆道梗阻时,胆汁逆流可使血 GGT 含量升高;逆流的胆汁成分及酒精和药物可诱导细胞微粒体 GGT 的合成增强;胆汁中的胆盐及酒精可溶解于与膜结合的 GGT 中;肝炎时坏死细胞邻近的肝细胞合成 GGT 增强;细菌感染后,在其生长繁殖中产生 GGT,同时使组织细胞肿胀、变性、解体、细胞内 GGT 释放。以上这些情况均可引起血清 GGT 活力不同程度的升高。

(1)急性肝炎时中度增高,持续时间比 ALT 长,GGT 如持续为高水平,说明转为迁延性肝炎或慢性肝炎。

(2)GGT 在反映慢性肝细胞损伤及病变活动时较 ALT 敏感,慢性肝炎 ALT 即使正常,如 GGT 持续不降,在排除胆道疾病情况下,提示病变仍在活动。

(3)各种梗阻性黄疸(肿瘤、胆石症、胆道炎症、肝外梗阻等)均显著增高,可达正常上限的5～

30倍。

(4)原发性肝癌患者,血清GGT显著升高,阳性率为75%～100%;继发性肝癌GGT增高的阳性率为50%～77%。肝癌术后GGT如再次升高,说明复发。亦可协助判断恶性肿瘤有无肝转移。因此,GGT活力的高低是肝癌疗效观察的敏感指标。

(5)如果ALP升高,而GGT正常,常可排除肝胆疾病。

(6)酗酒者GGT增高程度与饮酒量呈正相关。

(四)评价

GGT是肝胆病中阳性率最高的酶之一,与ALT、CHE同时测定诊断肝病灵敏度高达99%。但是,如果GGT作为肝癌标志物,其诊断的灵敏度虽高,但特异性较差。

三、碱性磷酸酶及其同工酶

碱性磷酸酶(alkaline phosphatase,ALP)是一种含锌的糖蛋白,底物特异性较低,在碱性环境中(最适pH为10.0左右)能水解多种磷酸单酯化合物,且其相对分子质量随不同组织来源而不同。Mg^{2+}、Mn^{2+}为ALP的激活剂,EDTA、草酸盐、磷酸盐、硼酸盐和氰化物对ALP有抑制作用。脂肪餐后和溶血标本均会干扰ALP的检测,使结果偏高。标本久置,ALP会逐渐增高,升高可达5%～10%。人体各组织ALP及其同工酶可分三大类,即胎盘ALP,肠ALP,肝、骨、肾ALP及其同工酶。病理情况下还可出现肝ALP和胆汁ALP等"高分子ALP",以及一些与肿瘤有关的变异ALP等。

(一)测定方法

1.金氏比色法

在碱性条件下ALP分解磷酸苯二钠,生成苯酚和磷酸氢钠。苯酚与4-氨基安替比林作用,经铁氰化钾氧化生成红色醌的衍生物。红色的深浅与ALP活力成正比。

$$磷酸苯二钠+H_2O \xrightarrow{ALP} 苯酚+磷酸氢钠$$
$$苯酚+4-氨基安替比林+铁氰化钾 \rightarrow 醌类化合物(红色,\lambda=510)$$

2.连续监测法

连续监测法为目前广泛应用的测定方法。ALP在pH为10.0的条件下,以磷酸对硝基苯酚(4-NPP)为底物,2-氨基-2-甲基-1,3-丙醇(AMP)或二乙醇胺(DEA)为磷酸酰基的受体物质,增进酶促反应速率。4-NPP在碱性溶液中为无色,在ALP催化下,4-NPP分裂出磷酸酰基,生成游离的对硝基苯酚(4-NP)。4-NP在碱性溶液中变成醌式结构,呈现较深的黄色。在波长405 nm处监测吸光度增高速率,计算ALP活性单位。

(二)参考区间

(1)金氏比色法:成人3～13金氏单位;儿童5～28金氏单位。

(2)金氏单位定义:100 mL血清,37 ℃,与底物作用15分钟,产生1 mg酚为1金氏单位。

连续监测法:所用单位为国际单位。

女性:1～12岁,小于500 U/L;15岁以上,40～150 U/L。

男性:1～12岁,小于500 U/L;12～15岁,小于750 U/L;25岁以上,40～150 U/L。

(三)临床意义

组织分布广泛,含量由高到低为肝>肾>胎盘>小肠>骨骼。因为血清中ALP主要来自肝脏和骨骼,故主要用于肝、胆、骨病的诊断。

(1)变形性骨病可增高 30～50 倍;佝偻病、软骨病 ALP 升高而血钙、血磷降低。

(2)甲状旁腺功能亢进时,ALP 往往增高,甲状旁腺功能减退则 ALP 降低多见。

(3)急性肝炎增高 2～5 倍,慢性肝炎正常或略高,肝硬化时 ALP 变化不一,肝癌时,ALP 多数升高。

(4)黄疸鉴别:梗阻性黄疸时,ALP、BIL 平行增高。溶血性黄疸时,ALP 多正常。肝细胞性黄疸时,以 BIL 升高为主,ALP 升高或正常。

(5)腹腔恶性肿瘤。伴随 ALP 升高时应高度怀疑骨或肝转移。

(6)妊娠、消化道溃疡、营养不良、重金属中毒、甲亢、维生素 D 缺乏症等,ALP 均有不同程度的升高。

(7)甲状腺功能减退症、低镁血症、恶性贫血、维生素 C 缺乏症等,ALP 多降低。

四、5'-核仔酸酶

5'-核苷酸酶(5'nucleotidase,5'-NT)是一种对底物特异性不高的水解酶,可作用于多种核苷酸。锰离子为其激活剂,镍离子为其抑制剂。此酶广泛存在于人体组织,如肝、胆、肠、脑、心、胰等,定位于细胞膜上。在肝内,此酶主要存在胆小管和窦状隙膜内。5'-NT 从胆道清除,与肝病患者肝脏的损害相关,因此在肝炎、胆道梗阻时可见血清 5'-NT 的增高,而肝癌时显著增高。

(一)测定方法

5'-NT 活性测定的常用底物为 AMP。AMP 是一种有机磷酸酯,同样会受到血清中 ALP 的水解,因此测定时必须采用一种方法校正 ALP 的干扰。反应式如下:

$$AMP + H_2O \xrightarrow{5'\text{-}NT} 腺苷 + Pi$$

$$腺苷 + H_2O \xrightarrow{ADA} 次黄苷 + NH_3$$

$$NH_3 + \alpha\text{-}酮戊二酸 + NADH + H^+ \xrightarrow{GLD} 谷氨酸 + NAD^+$$

在 340 nm 波长处监测 NADH 吸光度的下降速率,计算 5'-NT 活性。

(二)参考区间

健康成年人血清 5'-NT 活力为 0～11 U/L。

(三)临床意义

5'-NT 测定主要用于肝胆系统疾病的诊断和骨骼疾病的鉴别诊断。血清 5'-NT 活性升高主要见于肝胆系统疾病,如阻塞性黄疸、原发及继发性肝癌、肝炎等,其活性变化几乎与 ALP 相平行。但骨骼系统疾病,如肿瘤转移、畸形性骨炎、佝偻病、甲状旁腺功能亢进等,通常 ALP 活性升高,而 5'-NT 正常。因此 ALP 和 5'-NT 同时测定有助于肝胆和骨骼系统疾病的鉴别诊断。

(四)评价

5'-NT 可作为原发或继发性肝癌的一种肿瘤标志物。在肝肿瘤病变时,5'-NT 是一项比较灵敏的指标,常在病变早期即可明显升高,其变化往往早于肝功能、肝扫描或其他有关肝病变的阳性发现。

五、胆碱酯酶

胆碱酯酶(cholinesterase,ChE)是一组催化酰基胆碱水解的酶类,底物特异性不强,根据对乙酰胆碱和丁酰胆碱水解专一性不同,可分为两类。一类是乙酰胆碱酯酶(ACHE),又称真胆碱酯酶、红细胞胆碱酯酶、胆碱酯酶Ⅰ,主要分布于红细胞、交感神经节、骨骼肌运动终板、肺、脾和脑灰质中。细胞内定位于细胞膜及微粒体和线粒体上,主要生理功能是水解乙酰胆碱。另一类是酰基胆碱酰基水解酶(PChE),又称拟(假)胆碱酯酶、丁酰胆碱酯酶、血清胆碱酯酶(SChE)或胆碱酯酶Ⅱ,由肝脏合成,主要分布于肝、胰、心、脑白质及血浆中,其生理功能尚未明了。两类胆碱酯酶有相同的作用底物,但对底物的专一性和亲和力不同。AChE对乙酰胆碱的催化活力高。PChE对丁酰胆碱的催化活力高。过量的乙酰胆碱对AChE有强烈的抑制作用,而对PChE无影响。与胆碱结构类似的新斯的明、毒扁豆碱、吗啡、枸橼酸盐和氟化物是PChE的竞争性抑制剂。有机磷、有机氯毒剂是这两类胆碱酯酶的强烈抑制剂。

临床上测定ChE主要用于有机磷中毒的诊断和疗效观察,肝脏疾病的辅助诊断,检查先天性遗传变异体。羊水ChE测定可用于检查胎儿神经管缺陷等。

(一)测定方法

目前测定ChE活性的方法大都采用酰基(如丙酰基、丁酰基)硫代胆碱的碘盐作为底物,在酶水解反应中生成硫代胆碱,后者用色源性二硫化合物试剂,如DTNB(Ellman试剂)或4,4′-二硫双吡啶显色,进行比色法或连续监测法测定。

1.连续监测法

PChE催化丁酰硫代胆碱水解,产生丁酸和硫代胆碱;硫代胆碱与无色的5,5′-二硫代2-硝基苯甲酸反应,形成黄色的5-巯基-2-硝基苯甲酸(5-MNBA)。在410 nm处测定吸光度,每分钟吸光度变化率与PChE活力成正比。

$$丁酰硫代胆碱+H_2O \xrightarrow{ChE} 硫代胆碱+丁酸$$
$$硫代胆碱+5,5′-二硫代2-硝基苯甲酸\longrightarrow 5-巯基-2-硝基苯甲酸(黄色)$$

2.比色法

血清中胆碱酯酶催化乙酰胆碱水解生成胆碱和乙酸。未被水解的剩余乙酰胆碱与碱性羟胺作用,生成乙酰羟胺。乙酰羟胺在酸性溶液中与三氯化铁形成棕色复合物。用比色法测定,计算剩余乙酰胆碱含量,从而推算出胆碱酯酶活力。

(二)参考区间

1.连续监测法

5 000～12 000 U/L(此法采用国际单位)。

2.比色法

130～310 U(单位定义:1 mL血清中ChE在37 ℃水浴与底物作用1小时。每水解1 μmol的乙酰胆碱所需的酶量为1个酶活力单位)。

(三)临床意义

与其他酶活力增高反映病理改变的情况相反,血清胆碱酯酶测定的临床意义在于酶活力降低。

(1)全血AChE 80%来自红细胞,20%来自血清。测定ChE主要用于农药(有机磷、有机氯)中度的诊断及疗效观察。急性有机磷中毒其活力降低40%～90%,与中毒程度呈正相关,如果治疗有效,7天内可恢复正常,但亦有"反跳现象"。

(2)血清BChE因主要来自肝脏,所以可用于肝功能的检查,反映肝实质细胞受损的情况,其临床意义基本同 Alb 类似,但比 Alb 变化得早、快、敏感。①急性肝炎、中毒性肝炎、活动性肝硬化一般降低50%～70%;而慢性持续性肝炎可降低或正常,慢性活动型肝炎50%是降低的。肝病病情越差,ChE 活力越低,持续降低无回升迹象者多预后不良。②良性梗阻性黄疸多正常,恶性梗阻性黄疸多降低。③肝、胆疾病。④有机磷、有机氯中毒,各种严重的全身性疾病、严重的感染性疾病显著降低。⑤羊水中 ChE 为5～70 U/L,主要为 PChE,其中 AChE 活性甚微。神经管缺陷胎儿的羊水 AChE 明显增高,同时测定羊水 AFP,对神经管缺损诊断的准确率为99.4%。⑥ChE 增高常见于脂肪肝、甲亢、糖尿病、肾病综合征等。

(四)评价

用连续监测法测定 ChE 时,虽然乙酰、丙酰、丁酰硫代胆碱的碘盐均可作为底物,但最好用丙酰,因为 PChE 对乙酰胆碱亲和力小;用丁酰作底物时空白比丙酰高而酶活力低。

六、谷氨酸脱氢酶

谷氨酸脱氢酶(glutamate dehydrogenase,GLD)是一种主要存在于细胞线粒体基质中的变构酶,由6个相同的亚基聚合而成,每个亚基的相对分子质量为56 000。ATP 与 GTP 是此酶的变构抑制剂,而 ADP 和 GDP 是其变构激活剂。因此,当体内的能量不足时能加速氨基酸的氧化,对机体的能量代谢起重要的调节作用。它属于一种不需氧脱氢酶,在其作用下,L-谷氨酸氧化脱氨生成 α-酮戊二酸和氨。GLD 是唯一既能利用 $NADP^+$ 又能利用 $NADP^+$ 接受还原当量的酶。

GLD 广泛存在于肝、肾、脑组织中,心肌和骨骼肌中 GLD 的活性很弱。肝内 GLD 的特异活性是其他器官如肾、脑、肺的10倍左右,比骨骼肌内多80倍,因此血清 GLD 升高主要源于肝脏。GLD 作为线粒体酶,是实质细胞坏死的指标。结合转氨酶,其活性是一种测定实质细胞坏死的方法,可判断肝细胞坏死的程度。在肝病诊断中。其意义在于此酶在小叶中心部位的浓度是门静脉周部位的1.8倍。肝窦状隙供给路线的末端是缺氧的高危地带,如果血流受阻,也是细胞损伤最先发生的部位。由于胆酸可导致肝细胞损伤,梗阻性黄疸时患者血清 GLD 也会增高。

(一)测定方法

GLD 测定方法主要有比色法和分光光度法。比色法是以谷氨酸为底物,经 GLD 催化生成α-酮戊二酸,该产物与重氮化磺酸或与2,4-二硝基苯肼生成腙。分光光度法是利用其逆向反应,以 α-酮戊二酸为底物,在340 nm 波长测定 NADH 的氧化速率,即单位时间内吸光度的下降值。后者灵敏度、特异性、准确性优于比色法。

$$NH_3 + \alpha\text{-酮戊二酸} + NADH + H^+ \xrightarrow{GLD} 谷氨酸 + NAD^+ + H_2O$$

NADH 被氧化成 NAD^+ 的速率与 GLD 的活力成正比。

(二)参考区间

成年男子为0～8 U/L,成年女子为0～7 U/L。

(三)临床意义

虽然 GLD 是一个肝特异酶,但作为肝胆疾病的筛选实验并不合适,因为它的诊断灵敏度只有47%。GLD 连同转氨酶一起测定对肝病的鉴别诊断价值较大,这是由于 GLD 单独位于线粒体内,不像 ALT 主要位于细胞质,而 AST 位于细胞质和线粒体内。GLD 不会在一般性的肝脏炎症性疾病,如慢性病毒性肝炎时释放。在一些主要是肝细胞坏死的肝病中,大量的 GLD 释放是值得注意的现象,如缺氧性肝病或中毒性肝损伤。

相对 ALT 而言,GLD 的另一鉴别诊断价值在于,它主要位于肝小叶中心的肝细胞内,当 GLD 显著增高时,提示肝小叶中心部位发生病变。连同转氨酶,GLD 具有鉴别诊断的重要性,评价标准是(ALT＋AST)/GLD 的值(表 12-1)。

表 12-1 (ALT＋AST)/GLD 的值及其鉴别诊断意义

(ALT＋AST)/GLD	评价
<20	阻塞性黄疸,胆汁性肝硬化,转移性肝病,急性肝缺氧性损伤
20～50	慢性肝病急性发作,胆汁淤积性肝病
>50	急性病毒性肝炎(也是胆汁淤积的一种形式),急性酒精性肝炎

GLD 显著增高通常是细胞严重受损的标志。根据一项研究表明,引起 GLD 活性超过正常上限 25 倍之多的最常见疾病有急性右心衰竭、长期的脓毒及中毒性循环衰竭、梗阻性黄疸、严重的呼吸衰竭和肺栓塞引起的肺源性心脏病等。

(四)评价

在肝病患者中,GLD 升高者几乎都伴有转氨酶的升高,而转氨酶升高者并不一定伴有 GLD 的升因此用 GLD 反映肝细胞损伤程度优于转氨酶,是一项比线粒体型 AST 更易检测的指标。

七、血清单胺氧化酶

单胺氧化酶(monoamine oxidase,MAO)是含 Cu^{2+}、Fe^{2+}。和磷脂的结合酶,主要作用于-CH_2-NH_2基团,可催化多种单胺类化合物氧化脱氨生成相应的醛、氨和过氧化氢,后者继续分解为氧和水。人体内 MAO 分布广泛。按辅酶的不同可分成两类:一类以 FAD 为辅酶,主要存在于肝、肾和胃等组织细胞的线粒体上,对伯、仲、叔胺均能氧化;另一类以磷酸吡哆醛为辅酶,主要存在于结缔组织,属细胞外酶。血清中 MAO 与结缔组织中的 MAO 相似。结缔组织 MAO 参与胶原纤维最后成熟阶段的架桥过程,与组织的纤维化密切相关。而肝纤维化是肝硬化形成过程中的主要病理变化之一。因此 MAO 测定对肝硬化等疾病的诊断和预后判断具有重要价值。MAO 电泳可分成三条区带,从阴极到阳极分别为 MAO-Ⅰ、MAO-Ⅱ和 MAO-Ⅲ。

(一)测定方法

1.连续监测法

根据 MAO 催化反应的产物 NH_3 建立的谷氨酸脱氢酶偶联速率法。

$$C_6H_5\text{-}CH_2\text{-}NH_2+H_2O \xrightarrow{MAO} C_6H_5CHO+H_2O_2+NH_3$$

$$NH_3+\alpha\text{-酮戊二酸}+NADH+H^+ \xrightarrow{GLD} 谷氨酸+NAD++H_2O$$

在 340 nm 波长处监测 NADH 吸光度的下降速率,计算 MAO 活性。

2.醛苯腙法

根据 MAO 催化反应的产物醛建立的醛苯腙显色法。

$$C_6H_5\text{-}CH_2\text{-}NH_2+H_2O+O_2 \xrightarrow{MAO} C_6H_5CHO+H_2O_2+NH_3$$

(二)参考区间

(1)连续监测法:健康人血清 MAO<10 U/L(国际单位)。

(2)醛苯腙法:健康人血清 MAO(36 U/mL(单位定义:在 37 ℃,1 mL 血清中 MAO 每小时催化底物产生 1 nmol 苄醛为 1 U)。

(三)临床意义

(1)肝硬化时,结缔组织释放 MAO 增多;暴发型重症肝炎、肝细胞坏死、线粒体上 MAO 释放入血而使血清中 MAO 明显升高。

(2)慢性肝炎、亚急性肝炎、糖尿病合并脂肪肝、甲状腺功能亢进症或肢端肥大症患者,纤维组织代谢增强,而使血清 MAO 不同程度地升高。多数肝癌、胆汁性肝硬化、血吸虫性肝硬化患者血清 MAO 活性正常。

(3)烧伤、尿酸血症,应用 MAO 抑制剂后可见血清 MAO 活性降低。

(四)评价

MAO 测定用于推测肝纤维化的程度并非特异性指标,因为肝外疾病如糖尿病合并脂肪肝、甲状腺功能亢进症、肢端肥大症、进行性硬皮病、老年性动脉硬化等,均可见血清 MAO 活力增高。

八、腺苷脱氨酶

腺苷脱氨酶(adenosine deaminase,ADA)的系统名为腺苷氨基水解酶。主要催化腺苷和脱氧腺苷生成肌苷和氨,是腺苷酸分解代谢的重要酶系之一。ADA 广泛分布于全身各组织,以小肠黏膜和脾中的酶活力最高,肝、肾、骨、骨骼肌次之。血中淋巴细胞中的 ADA 活力高于红细胞,ADA 在细胞内定位于细胞质,血清中 ADA 是由不同组织来源的同工酶共同组成的,其底物相对特异性及活化能亦不同于组织 ADA,血清 ADA 的最适 pH 为 5.5~6.5,组织 ADA 为 6.5~8.5。红细胞中 ADA 活力明显高于血浆,故溶血标本产生正干扰。

(一)测定方法

ADA 测定的方法较多,有定氨比色法、分光光度法、酶偶联速率法、氨电极法、荧光测定法和同位素计量法等。后三者因需特殊仪器和试剂而不易推广。酶偶联速率法为目前广泛使用的方法。

1.酶偶联速率法

根据 ADA 催化反应的产物 NH_3 建立的谷氨酸脱氢酶偶联速率法。

$$腺嘌呤核苷+H_2O \xrightarrow{ADA} 肌苷+NH_3$$

$$NH_3+EF5-酮戊二酸+NADH+H^+ \xrightarrow{GLD} 谷氨酸+NAD^++H_2O$$

在 340 nm 波长处监测 NADH 吸光度的下降速率,计算 ADA 活力。

2.定氨比色法

根据 ADA 催化反应的产物 NH_3 建立的波氏显色法。此法干扰因素多,反应时间长,操作繁琐,不适合自动化分析,目前很少使用。

(二)参考区间

健康成年人 ADA 活力<19.6 U/L。

(三)临床意义

1.血清 ADA 活力升高

见于各种肝胆疾病,其中以肝硬化时 ADA 升高阳性率(70%~89%)最高,幅度(2~2.6 倍)大。原发性肝癌伴肝硬化时 ADA 升高的阳性率为 60%~100%,而不伴肝硬化者为 16%。急

性肝炎时阳性率为 $56\%\sim85\%$,慢性活动性肝炎阳性率为 $65\%\sim79\%$,而慢性迁延性肝炎患者血清 ADA 活力基本正常。胆囊炎、胆结石、胰腺癌等疾病时,多数患者 ADA 正常。

有人报道在伤寒发病的一周内,ADA 即可升高,达参考上限的 $4\sim6$ 倍,较肥达氏反应敏感,阳性率高,升高持续时间长。

其他疾病如传染性单核细胞增多症、粟粒性肺结核、风湿热、溶血性贫血、白血病及部分肿瘤患者血清 ADA 可不同程度地升高。

2.胸腔积液 ADA 活力升高

结核性胸膜炎患者胸腔积液中 ADA 活力明显高于癌性和非炎症性胸腔积液中的 ADA 酶活力,而且胸腔积液 ADA 与血清 ADA 的比值大于 1,同时测定血清和胸腔积液的 ADA 酶活力及其比值,是诊断和鉴别胸腔积液性质的有效方法。

3.脑脊液 ADA 活力升高

结核性脑膜炎时脑脊液中 ADA 活力明显高于病毒性脑炎、脑肿瘤和中枢神经系统白血病,其他一些中枢神经系统疾病时如化脓性脑膜炎、脑出血、脑梗死、脑外伤等 ADA 也可升高,但以结腑升高最为显著。

九、肝胆酶谱测定的临床意义综合分析

肝脏是机体最主要的生物合成和解毒器官,肝病包括原发性实质细胞损害、梗阻性疾病及二者的并发病。在肝实质性病变中,检测血清酶的活力变化是反映肝细胞损伤的敏感指标,也是最常用的试验,除 ALT 和 AST 外,反映肝细胞损伤的酶还有异柠檬酸脱氢酶(ICD)、谷氨酸脱氢酶(GLD)、醇脱氢酶(ADH)、山梨醇脱氢酶(SDH)和精氨酸代琥珀酸裂合酶(ASAL)等。这些酶主要存在于肝的细胞液中。为组织专一酶,它在肝胆疾病诊断的特异性方面超过 ALT 和 AST,但在阳性率和灵敏度方面多数不如 ALT 和 AST。故目前临床广为使用的仍多为 ALT 和 AST。

ALT 等酶位于细胞液,易从细胞内释出,故有早期诊断价值;有些酶如 ASTm 等为线粒体酶和膜结合酶,酶的活力高低可反映细胞损伤的程度;有些酶或同工酶有组织特异性,酶活性的改变,提示相应脏器的病变存在。通过这些酶的测定和其他肝功能试验组合,可辅助临床对各种肝病及病程做出诊断和鉴别诊断。临床上对肝病的诊断有多种肝功能实验组合,常见的是 ALT、AST、ALP、GGT、总蛋白(TP)、清蛋白(ALB)和胆红素测定,在病变的早期可以观察到酶活力变化谱型的特征,随着病变的持续、肝细胞坏死增加。所有的酶谱逐渐趋向相似。观察疾病各个阶段酶活力的变化可以对疾病的发展变化及疗效预后做出正确的判断。

急性肝炎时,早期 AST 和 ALT 均明显升高,因肝 AST 含量大于 ALT 的 3 倍,但因 $70\%\sim80\%$ 的 AST 位于线粒体上,故 ALT 高于 AST,AST/ALT<1。如 AST 特别是 AST_m、持续升高,提示肝损害严重,预后不良。ALP 和 GGT 呈轻度和中度升高,升幅高低与胆汁淤积相关。GGT 是肝炎病程中最后恢复的酶学指标,若 GGT 显著升高,且持续不降则提示向慢性肝炎发展。LD 总活力升高,主要是 LD_5 明显升高,LD_4 不升高,$LD_5/LD_4>1$,是急性肝炎的又一个特征。如 LD_5 持续不降或下降后又升高,则提示向慢性肝炎发展。

黄疸型急性病毒性肝炎 ALT 在发病早期即迅速升高,可达参考区间上限的 50 倍以上,阳性率 100%,且发生于临床症状和黄疸出现之前,其总胆红素和直接胆红素可轻度或中度升高,其中直接胆红素占总胆红素的比例随病情的变化而改变。胆汁淤积病时总胆红素呈中度和高度

升高,其中多以直接胆红素升高为主。同时 ALT 和 AST 一般仅轻度升高。

酒精性肝炎 ALT 和 AST 活力可低于急性肝炎,但高于其他肝病。酒精对肝细胞线粒体有特殊的损害作用,追踪测定 AST 及 AST。可判断肝细胞线粒体损伤的范围和类型。酒精可引起胆汁淤积,对肝合成 GGT 有诱导作用,还可损害富含 GGT 的微粒体,致使大量 GGT 释放入血,使血中 GGT 显著升高,监测 GGT、的活力变化也是观察酒精性肝损害的良好指标。

慢性肝炎各项酶活力的变化与其活动程度有关,一般将 ALT、AST 小于参考区间上限 3 倍时定为轻度活动,在 3～10 倍为中度活动,大于 10 倍为重度活动。多数病例 AST/ALT≤1。慢性肝炎活动期 ADA 和 GGT 均可升高,随病情好转而下降。如 GGT 持续升高,提示病情恶化,若同时伴有 MAO 活力升高,则提示已肝硬化。如有 LDH 活力明显升高时,应考虑并发原发性肝癌的可能。

肝硬化时 AST 和 ALT 可正常或轻度升高,AST/ALT>1。AST 和 ALT 升高的幅度反映肝细胞坏死的情况,ALP 和 GGT 升高提示为肝硬化活动期或有胆汁淤积。MAO 升高,反映胶原纤维合成增加。如 GGT 和 ADA 显著升高,常提示有癌变的可能。

原发性肝癌时 AST 和 ALT 可正常或轻度升高,AST/ALT>1。原发性肝癌和肝内胆汁淤积时,ALP 总活力升高,其中以 ALP$_2$ 为主,ALP1 甚微,而继发性肝癌和肝外阻塞性黄疸时,ALP$_1$ 阳性率很高,常伴有 ALP$_2$ 的增高。此点有助于鉴别诊断。原发性和继发性肝癌时 5′-NT 明显升高,而 GGT 常呈中度和高度升高,其活力的高低与病灶多少,范围大小,进展情况密切相关。有学者研究发现,同时测定 GGT、ALP 和 ALT 的活力,求出(GGT＋ALP)/ALT 的值,发现原发性和继发性肝癌的值均大于 2,而良性的肝、胆、胰疾病的值均小于 1。此点有确切的鉴别价值。但是无论是 5′-NT 还是 GGT,若把它作为独立的肝癌标志物的话,则其特异性并不高。如果联合检测甲胎蛋白(AFP)或 α-L-岩藻糖苷酶(AFU),则其诊断的特异性高达 99％以上。

(胡乐兰)

第二节　胰腺酶及同工酶检验

胰腺泡分泌多种消化酶,正常情况下这些酶经胰管分泌至十二指肠,而在病理情况下则逸入血中,造成血清中这些外分泌酶的活力升高。反映胰腺病变的酶有 α-淀粉酶及同工酶、脂肪酶、胰蛋白酶、胰凝乳蛋白酶及弹性蛋白酶-1 等。其中 α-淀粉酶及脂肪酶临床上应用最多。

一、淀粉酶及其同工酶

淀粉酶(amylase,AMY)全称 1,4-α-肛葡聚糖-4-葡聚糖水解酶,分 α、β 两类,β-淀粉酶存在于植物和微生物中,人体内只含有 α-淀粉酶。其作用主要催化食物中的多糖化合物如淀粉、糖原等的消化,它可随机作用于多糖化合物内部 α-1,4 葡萄糖苷键,产生一系列不同的产物:糊精、麦芽四糖、麦芽三糖、麦芽糖和葡萄糖。α-淀粉酶相对分子质量为 40 000～50 000,可透过肾小球滤过膜随尿液排出。胰腺含 AMY 最多,由胰泡细胞合成后通过胰管分泌入小肠,唾液腺也分泌大量 AMY 入口腔帮助消化多糖化合物,此外 AMY 还见于卵巢、肺、睾丸、横纹肌和脂肪组织中,而肝中很少或缺如。AMY 的最适 pH 为6.5～7.5,卤素和其他阴离子对其有激活作用(Cl$^-$

$>Br^->NO_3^->I^-$)。AMY 生物半衰期很短,约为 2 小时,所以病变时血清 AMY 增高持续时间较短,尿液 AMY 活性浓度常高于血清 AMY。

AMY 的测定不可用草酸盐、枸橼酸盐、EDTA 等抗凝血浆,因为 AMY 为需 Ca^{2+} 的金属酶,这些抗凝剂可络合 Ca^{2+} 而对其有抑制作用,但急诊测定用肝素抗凝尚可。

人体中 AMY 主要有两种同工酶:胰型 AMY(P-AMY)和唾液型 AMY(S-AMY)。两者用醋酸纤维素薄膜电泳进一步分成 P_1、P_2、P_3、S_1、S_2、S_3 等同工酶亚型;如果用聚丙烯酰胺凝胶电泳的方法又可将 AMY 分为 7 条区带,其中 1、2、4、6 四条区带属于 P-AMY,3、5、7 三条区带属于 S-AMY。第 1 与第 3 为两条主要区带,分别相当于 P2 和 S1。此外,血清中有时可出现巨淀粉酶,有学者认为该种形式的淀粉酶是由 S-AMY 与 IgG 或 IgA 等聚合而成的,电泳时位于 γ-球蛋白区带。由于巨淀粉酶不能通过肾小球滤过膜,导致巨淀粉酶血症患者的血淀粉酶升高,而尿淀粉酶正常。此种情况可见于健康人(发生率为0～1%)、乙醇中毒、糖尿病、恶性肿瘤和各种自身免疫性疾病。此时应与病理性 AMY 升高相区别。

(一)测定方法

测定 AMY 的方法已超过 200 种,这些方法大致可分为六大类:黏度测定法、比浊法、碘量法、糖化法、染料释放法和荧光法。其中黏度测定法和比浊法因精密度差、底物不稳定已被弃用。碘量法中的一种半定量法(温氏法)也早已被淘汰。碘量法中的碘比色法因底物难以标准化、反应不呈零级反应等缺点而被认为非理想方法,但因其简单、快速、灵敏和价廉而在国内应用较广。糖化法易受内源性葡萄糖的干扰,荧光法需特殊仪器,染料释放法中的染料淀粉法需离心分离,这几种方法均被认为非理想方法。染料释放法中的另一类以染料与可溶性限定底物结合的方法,近年来得到不断的发展,主要表现为人工合成的底物分子结构明确,稳定性好,有望成为推荐方法。

1.碘比色法

样本中 AMY 催化淀粉水解,生成葡萄糖、麦芽糖和糊精,剩余的淀粉与碘结合成蓝色复合物,颜色的深浅与酶活力成反比。

2.对-硝基苯麦芽七糖法

对-硝基苯麦芽七糖在 AMY 的催化下水解生成对-硝基苯麦芽三糖、对-硝基苯麦芽四糖、麦芽三糖和麦芽四糖。前者在 α-葡萄糖苷酶的作用下,继续水解为对-硝基苯酚(4NP)和葡萄糖(G),对-硝基苯酚在 405 nm 处有最大吸收,吸光度的增高速率与样本中 AMY 活力成正比。

$$4NP\text{-}G_7 + H_2O \xrightarrow{AMY} 4NP\text{-}G_{4,3,2} + G_{5,4,3}$$

$$4NP\text{-}G_7 + H_2O \xrightarrow{\text{葡萄糖苷酶}} 4NP\text{-}G_4 + G + 4NP$$

(二)参考区间

(1)碘比色法:血清为 800～1 800 U/L;尿液为 1 000～12 000 U/L。单位定义:100 mL 样本中的 AMY 在 37 ℃,15 分钟水解 5 mg 淀粉所需的酶量,为 1 单位。

(2)对-硝基苯麦芽七糖法:血清 AMY≤220 U/L,尿液 AMY≤1 200 U/L。

(三)临床意义

长期以来,AMY 主要用于急性胰腺炎的诊断。

(1)急性胰腺炎发病后 2～3 小时开始升高,12～24 小时达峰值。如急腹症发病后 12 小时左右 AMY 仍正常,则急性胰腺炎的可能性不大。尿中 AMY 出现晚(12～24 小时开始升高)但持续时间长,如果急性胰腺炎发病超过 24 小时以上,应测定尿中 AMY,血、尿 AMY 可以表现出不同步的情况。

(2)慢性胰腺炎 AMY 一般正常,因此 AMY 正常不可排除慢性胰腺炎。

(3)腮腺炎、肾衰竭、尿毒症、胰腺癌、十二指肠溃疡、肠穿孔、急性胆囊炎等疾病均可引起血清 AMY 不同程度的升高。

(4)术后患者行腹腔穿刺液、引流液的 AMY 检测,可判断是否有胰漏。

(四)评价

急性胰腺炎时,AMY 的升高程度与病情轻重不成正相关,病情轻者可能很高。病情重者如暴发性胰腺炎凶腺泡组织严重破坏,AMY 生成减少,其测定结果可能不高。对于就医较晚(发病 1～2 天后)的患者或急性胰腺炎的后期,只测定血清 AMY 可能造成漏诊,因此要求结合尿液 AMY 的测定来明确诊断。此外,当肾功能严重障碍时,血清 AMY 升高,而尿液 AMY 正常或降低。

二、脂肪酶

脂肪酶(lipase,LPS)是一组特异性较低的脂肪水解酶类,属于外分泌酶,主要来源于胰腺,其次为胃和小肠,能水解多种含长链脂肪酸的阡油酯。LPS 应和另一组特异性很低的酯酶相区别,酯酶作用于能溶于水的含短链脂肪酸的酯类;而 LPS 仅作用于酯和水界面的脂肪,只有当底物呈乳剂状态时 LPS 才发挥作用。巯基化合物、胆汁酸、Ca^{2+} 及附脂肪酶(等是 LPS 的激活剂,而重金属、丝氨酸为其抑制剂。

(一)测定方法

迄今测定 LPS 的方法可分为三类:①测定产物游离脂肪酸的有滴定法、比色法、分光光度法、荧光法和 pH 电极法等。②测定底物的有比浊法、扩散法等。③LPS 的质量测定,如双抗体夹心免疫分析法、乳胶凝集法等。目前我国临床实验室主要应用分光光度法、比浊法或滴定法。

1.比浊法

甘油三酯与水制成的乳胶,因其胶束对入射光的吸收及散射而具有乳浊性状。胶束中的甘油三酯在 LPS 的作用下水解,使胶束分裂,浊度或光散射因而降低。降低的速率与 LPS 活力成正比。

2.酶偶联法

1,2-甘油二酯在 LPS 作用下水解为 2-单酸甘油酯和脂肪酸;2-单酸甘油酯在单酸甘油酯脂肪酶作用下进一步水解为甘油和脂肪酸;产生的甘油在 ATP 和甘油激酶的参与下被磷酸化,生成 3-磷酸甘油和 ADP;3-磷酸甘油在磷酸甘油氧化酶作用下产生磷酸二羟丙酮和 H_2O_2;H_2O_2 在过氧化物酶作用下同4-氨基安替比林和 TOOS(N-乙酰-N-磺酸丙基苯胺)反应产生红色的醌类化合物。在 546 nm 波长处比色测定,计算出 LPS 的活性单位。

$$1,2\text{-甘油二酯}+H_2O \xrightarrow{\text{LPS}} 2\text{-单酸甘油酯}+\text{脂肪酸}$$

$$2\text{-单酸甘油酯}+H_2O \xrightarrow{\text{单酸甘油酯脂肪酶}} \text{甘油}+\text{脂肪酸}$$

$$\text{甘油}+ATP \xrightarrow{\text{甘油激酶}} 3\text{-磷酸甘油}+ADP$$

$$3\text{-磷酸甘油}+O_2 \xrightarrow{\text{磷酸甘油氧化酶}} \text{磷酸二羟丙酮和 } H_2O_2$$

$$H_2O_2+4\text{-氨基安替比林}+TOOS \xrightarrow{\text{过氧化物酶}} \text{醌类化合物}+H_2O$$

3.色原底物法

1,2-邻-二月桂基-消旋-甘油-3-戊二酸(6-甲基试卤灵)酯作底物,在碱性环境并有胆酸和附脂肪酶参与下,被 LPS 水解生成 1,2-邻-二月桂基-消旋-甘油和一个不稳定的中间体戊二酸(6-甲基试卤灵)酯;戊二酸酯在碱性条件下继续水解。产生戊二酸和甲基试卤灵。后者显示红色,颜色强度与 LPS 活力成正比。

（二）参考区间

比浊法:呈正偏态分布,最低为 0 U,单侧 95％上限为 7.9 U。该单位定义:100 mL 血清,在37 ℃水浴中,作用于底物 10 分钟,能水解 1 μmol 底物者为 1 个脂肪酶活力单位。

酶偶联法:健康成人参考区间为 1～54 U/L。

色原底物法:健康成人参考区间为 13～63 U/L。

（三）临床意义

胰腺是 LPS 最主要的来源。血清 LPS 增高常见于急性胰腺炎及胰腺癌,偶见于慢性胰腺炎。

正常人血清 LPS 含量极少,但在急性胰腺炎时,2～12 小时血清 LPS 显著升高,24 小时达峰值,可达正常上限的 10 倍,甚至 50～60 倍,至 48～72 小时可能恢复正常,但随后又可持续升高 8～15 天。由于 LPS 与 AMY 相比在急性胰腺炎时升高的时间早、上升幅度大,持续时间长,故其诊断价值大于 AMY。临床观察发现,凡 AMY 增高的急性胰腺炎病例,其 LPS 均增高;而LPS 增高的病例,其 AMY 一部分是正常的。腮腺炎的病例,其血清 AMY 多升高,而 LPS 多正常。此外,慢性胰腺炎、乙醇性胰腺炎、胰腺癌、胆总管结石或癌、肠梗阻等亦可见 LPS 不同程度地增高。

（四）评价

血清 LPS 对急性胰腺炎的诊断有很大帮助。临床研究证实,其灵敏度为 80％～100％,特异性为 84％～96％。而 AMY 的灵敏度为 73％～79％,特异性为 82％～84％。其灵敏度和特异性均优于 AMY。

（胡乐兰）

第三节 肌肉组织酶及同工酶检验

肌肉组织主要是由肌细胞构成的,可分为平滑肌、骨骼肌和心肌三种类型。肌细胞中富含各种酶类,参与并维持肌肉组织的物质代谢、能量传递、神经传导等各种功能。当肌肉组织病变时,多种酶释放入血,造成血清中酶活力的增高。临床上根据这些酶病理改变的特点、规律而对疾病进行诊断、鉴别诊断、疗效评估及预后判断。目前,临床上应用最多的是心肌酶,主要包括肌酸激酶及其同工酶、乳酸脱氢酶及其同工酶和谷草转氨酶等。当然,这几种酶也可以作为骨骼肌损伤的辅助诊断指标,因为骨骼肌也富含这几种酶。

一、肌酸激酶及其同工酶

肌酸激酶(creatine kinase,CK)广泛分布于组织细胞的胞浆和线粒体,催化肌酸和 ATP 或磷酸肌酸和 ADP 之间的磷酸转移的可逆反应,此反应在 pH 为中性的条件下,逆向反应约为正向反应的 6 倍,即以 ATP 的生成为主,所产生的磷酸肌酸含高能磷酸键,为肌肉收缩时能量的直接来源。CK 在三种肌组织和脑组织中含量最高,它是由两种不同亚基(M 和 B)组成的二聚体,正常人体组织细胞常含三种同工酶,按电泳速率快慢顺序分别为 CK-BB(CK_1)、CK-MB(CK_2)和 CK-MM(CK_3),这三种同工酶分别主要存在于脑、心肌和骨骼肌的细胞质中。另外,在细胞线粒体内还存在另一种同工酶,即线粒体 CK(CK-Mt),也称 CK_4。CK-MB 由于大量存在于心肌组织中,其他组织器官含量很少,所以其器官专一性比总 CK 好得多,是目前诊断 AMI 的一个极其可靠的生化指标,特异性可达 95% 以上。

同大多数激酶一样,Mg^{2+} 为 CK 的辅基,需二硫键维持酶的分子结构。测定酶活性时试剂中必须加入巯基化合物,N-乙酰半胱氨酸(NAC)是 CK 目前最常用的激活剂。

(一)测定方法

CK 的测定方法有比色法、紫外分光光度法和荧光法等。由于以磷酸肌酸为底物的逆向反应速率快,约为正向反应速率的 6 倍,所以采用逆向反应进行测定较为普及。如肌酸显色法和酶偶联法,其中以后者最为常用,有两种工具酶及指示酶参与反应。IFCC 推荐测定 CK 的参考方法为酶偶联法,也是目前临床实验室广泛使用的方法。

$$磷酸肌酸 + ADP \xrightleftharpoons{CK} 肌酸 + ATP$$

$$ATP + 葡萄糖 \xrightleftharpoons{HK} ADP + 6\text{-磷酸葡萄糖}$$

$$6\text{-磷酸葡萄糖} + NADP^+ \xrightarrow{G\text{-}6\text{-}PD} 6\text{-磷酸葡萄糖酸盐} + NADPH + H^+$$

利用酶偶联反应连续监测 $NADP^+$ 还原生成 NADPH,后者引起 340 nm 吸光度的增高。在340 nm 波长下测定 NADPH 的生成速率,可计算出 CK 的活性浓度。

(二)参考区间

性别不同,参考区间有差别。37 ℃,健康成年男性,CK 为 38~174 U/L;健康成年女性,CK 为 26~140 U/L。

(三)临床意义

CK 主要分布于骨骼肌,其次是心肌、大脑。CK 主要用于早期诊断 AMI 和判断溶栓治疗的疗效及预后,特别是在心电图无 Q 波型 AMI 时,需借助心肌酶的异常来诊断和鉴别。另外,还可用于肌病、心脑血管病的诊断和疗效观察。

(1)AMI 后 3~8 小时增高,10~24 小时达峰值(4~16 倍为正常上限),3~4 天恢复正常(治疗有效后),否则提示再次心肌梗死或病情加重。

(2)肺梗死一般正常(据此可鉴别诊断心肌梗死)。

(3)假性肥大性肌营养不良一般高 5 倍,最高可达 60 倍,其他肌营养不良略高。多肌炎可高20 倍;进行性肌萎缩 CK 显著增高,但萎缩后多正常。

(4)脑血管意外 2~3 天增高,1~2 周降至正常,否则预后不良。

(5)各种手术,剧烈运动,反复打针、输液,跌打损伤均可导致 CK 不同程度最高。

(四)评价

CK 及其同工酶作为心肌损伤标志物,既有其优点,也有其缺点。

优点:①CK 是快速、经济、有效、应用最广的心肌损伤标记物。②其浓度和 AMI 梗死面积有一定的相关,可大致判断梗死范围。③能检测心肌再梗死。④能用于判断心肌再灌注。

缺点:①特异性差,难以和骨骼肌损伤相鉴别。②在 AMI 发作 6 小时前和 36 小时后灵敏度较低。③对心肌微小损伤不敏感。

临床常规测定 CK 同工酶多用电泳和免疫抑制法,但二法均会受溶血和巨 CK 的干扰,免疫抑制法还会受到 CK-BB 的干扰。因此,现推荐用免疫化学方法直接测定 CK-MB 质量可不受溶血和巨 CK 的干扰。

近年来,国内实验室多采用免疫抑制法测定 CK-MB 质量,其原理为首先用抗 M 亚基的抗血清同 CK-MM 及 CK-MB 中的 M 亚基形成抗原-抗体复合物,从而抑制 M 亚基的活性,然后单独测定 B 亚基的活性,测定原理同 CK 的测定。由于血-脑屏障的存在,正常人血清中几乎无 CK-BB,故将 B 亚基的活性单位乘以 2 即可以大致代表 CK-MB 的活性。此法简单快速,缺点是特异性差,如患者血清中存在 CK-BB 或者 CK 异常时,就会出现假阳性结果,甚至出现 CK-MB 比总 CK 还高的结果,此时应该用电泳法进行核实。

CK 同工酶亚型(CK-MM 亚型和 CK-MB 亚型)测定多用琼脂糖凝胶高压电泳和等电聚焦电泳等方法,可将 CK-MM 分离为 CK-MM$_1$、CK-MM$_2$ 和 CK-MM$_3$ 三种亚型。将 CK-MB 分离为 CK-MB$_1$ 和 CK-MB$_2$ 两种亚型。CK-MM 亚型测定对早期 AMI 的检出更为敏感,一般以 CK-MM$_3$/CK-MM$_1$＞1.0 作为诊断 AMI 的标准,但必须排除急性骨骼肌损伤。AMI 发病 2~4 小时 CK-MM$_3$/CK-MM$_1$ 即开始升高,8~12 小时达峰值。CK-MB$_2$ 亚型在 AMI 早期诊断和判断有无再灌注上有很高的灵敏度和特异性。一般以 CK-MB$_2$＞1.9 U/L 或 CK-MB$_2$/CK-MB$_1$＞1.5 作为 AMI 的诊断标准。

二、乳酸脱氢酶及同工酶

乳酸脱氢酶(lactate dehydrogenase,LD)是一种含锌的糖酵解酶,催化的反应是无氧糖酵解的最终反应。除 L-乳酸外,LD 还能催化各种相关的 α-羟酸和 α-酮酸。它是由两种不同亚基(M 和 H)组成的四聚体,形成 5 种同工酶,根据其在电场中泳动的速率不同依次称为,LD$_1$(H$_4$)、LD$_2$(H$_3$M)、LD$_3$(H$_2$M$_2$)、LD$_4$(HM$_3$)、LD$_5$(M$_4$)。其中 LD$_1$ 和 LD$_2$ 在心肌、肾和红细胞中含量最多。LD$_5$ 和 LD$_4$ 主要存在于骨骼肌和肝脏中。脾、胰、肺富含 LD$_3$。血清中 LD 各同工酶含量的规律:正常成年人为 LD$_2$＞LD$_1$＞LD$_3$＞LD$_4$＞LD$_5$,AMI 患者为 LD$_1$＞LD$_2$＞LD$_3$＞LD$_4$＞LD$_5$,而肝病患者多以 LD5 增高为主。图 12-1 所示为乳酸脱氢酶同工酶在不同疾病时的变化规律。

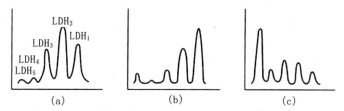

图 12-1 乳酸脱氢酶同工酶在不同疾病时的变化规律
(a)正常;(b)急性心梗;(c)急性肝炎

(一)测定方法

(1)比色测定法:LD 以 NAD$^+$ 作为氢的受体,催化乳酸脱氢生成丙酮酸,丙酮酸与 2,4-二硝基苯肼作用生成苯腙,在碱性条件下显红棕色。

$$L\text{-乳酸}+NAD^+ \xrightleftharpoons{LD} 丙酮酸+NADH+H^+$$

$$丙酮酸 + 2,4\text{-二硝基苯肼} \xrightarrow{\text{碱性条件下}} 2,4\text{-二硝基苯腙}(红棕色, \lambda=505)$$

(2)连续监测法:目前国际临床化学和实验室医学联盟(IFCC)推荐的参考方法。

$$L\text{-乳酸} + NAD^+ \underset{PH7.4\sim7.8}{\overset{PH8.8\sim9.8}{\rightleftharpoons}} 丙酮酸 + NADH + H^+$$

因反应在不同 pH 条件下可逆,所以将 LD 的测定方法分为 LD(L→p)法(由乳酸生成丙酮酸)和 LD(p→L)法(由丙酮酸生成乳酸),两者底物不同,测定结果差异很大,正常参考范围也不同。目前国内用得较多的是 LD(p→L)法。测定的是产物 NADH 在 340 nm 处吸光度的增高速率,其变化速率同 LD 活力成正比。

(3)LD 同工酶测定:LD 同工酶分离和定量的方法有电泳法、层析法和免疫抑制法等。目前以琼脂精电泳法最为常用。电泳后可用比色法和荧光法测定每种同工酶的相对含量。

LD 各种同工酶的一级结构和等电点不同,在一定电泳条件下,它会在支持介质上分离。然后利用酶的催化反应进行显色。以乳酸钠为底物,LD 催化乳酸脱氢生成丙酮酸,同时使 NAD^+ 还原为 NADH。吩嗪二甲酯硫酸盐(PMS)将 NADH 的氢传递给氯化碘代硝基四唑蓝,使其还原为紫红色的甲腙化合物。有 LD 活性的区带显紫红色,且颜色的深浅与酶活性成正比,利用光密度仪或扫描仪可求出各同工酶的相对含量。

(二)参考区间

(1)比色法:195～437 金氏单位(金氏单位定义:100 mL 血清,37 ℃作用 15 分钟产生 1 μmol 丙酮酸为一个金氏单位)。

(2)连续监测法:114～240 IU/L。

(三)临床意义

LD 广泛存在于各组织细胞的胞质中,主要用于心肌梗死、肝病、骨骼肌、恶性肿瘤的诊断和疗效观察。①AMI 时,8～18 小时后开始增高,2～6 天达峰值,7～12 天降至正常(治疗有效后)。②进行性肌营养不良显著增高。③心肌炎(病毒性、细菌性)、胸腹膜炎、胆道疾病均可见增高。④急性肝炎升高明显,慢性肝炎、肝硬化可正常。⑤各种白血病一般增高,卵巢癌增高显著,肝转移癌增高 10 倍左右。⑥缺铁性贫血一般是增高的,而其他贫血多正常。⑦肾病略高。⑧可用于鉴别胸腔积液和腹水的性质。胸腔积液 LD/血清 LD>0.6,腹水 LD/血清 LD>0.4 为渗出液,反之为漏出液。

(四)评价

(1)传统的心肌酶谱中还有 α-羟丁酸脱氢酶(HBDH),其实它并不是人体组织中一种独立存在的酶。而是用 α-羟丁酸作底物测得的 LD 之 H 亚基的活性。因 H 亚基可催化 α-羟丁酸脱 H,故称 α-羟丁酸脱氢酶。因所采用的底物不同,HBDH 活力并不等于以乳酸为底物时 LD_1 加 LD_2 活力的和。目前此酶在国外已较少应用。

(2)LD 和 HBDH 一度曾作为心肌酶谱中的血清酶在我国临床实验室被广泛应用,由于大多数器官的病变和损伤均可引起血清 LD 升高,所以它对疾病诊断的特异性较差。有学者认为,LD 同工酶 LD_1 诊断特异性仅次于 CK-MB,只要测定这两种同工酶,不需做其他酶学检查就可诊断心肌梗死。

(胡乐兰)

第十三章

微量元素检验

第一节　主要微量元素代谢紊乱

一、铁代谢紊乱

(一)铁的代谢

铁(iron,Fe)在体内分布很广,几乎所有组织都含有铁。铁在人体内可分为两类:一类是功能铁,系指体内具有重要生理功能的铁,包括血红蛋白(占 67.58%)、肌红蛋白(约 3%)、少量含铁酶及运铁蛋白中所含的铁;另一类是贮存铁,贮存铁又分为铁蛋白和含铁血黄素,铁蛋白的铁是可以被立即动用的贮存铁,而含铁血黄素是不能立即被动用的贮存铁。铁以肝、脾组织含量最高,其次肺组织。

人体内含铁量为 $3\sim5$ g。在整个消化道均可吸收铁,但主要部位在十二指肠及空肠上段。Fe^{2+} 较 Fe^{3+} 易吸收,食物中的铁多为 Fe^{3+},所以必须经过消化道将 Fe^{3+} 还原成 Fe^{2+} 才能充分吸收。吸收的 Fe^{2+} 在肠黏膜上皮细胞内重新氧化为 Fe^{3+},并与脱铁蛋白结合,形成储存形式的铁蛋白。运铁蛋白(transferrin,Tf)是一种在肝内生成的 β_1 球蛋白,分子量为 86 000,在血流里起运载铁的作用。运铁蛋白可将铁运送至骨髓用于血红蛋白合成,或运送至网状内皮细胞储存起来,或运送至各种细胞供含铁酶合成等,或运往需铁的组织中。影响铁吸收的因素很多,胃酸和胆汁都具有促进铁吸收的作用。

正常人排铁量很少,一般每天排泄 $0.5\sim1$ mg,主要通过肾脏、粪便和汗腺排泄,另外女性月经期、哺乳期也将丢失部分铁。

(二)铁的生物学作用

1.合成血红蛋白

红细胞功能是输送氧,每个红细胞约含 2.8 亿个血红蛋白分子,每个血红蛋白分子又含 4 个铁原子,血红蛋白中的铁约占体内总铁量的 2/3,这些亚铁血红素中的铁原子,是携带和输送氧的重要成分。铁缺乏会影响血红蛋白的合成而致贫血。

2.合成肌红蛋白

每个肌红蛋白含一个亚铁血红素,肌红蛋白内的铁约占体内总铁量的 3%。肌红蛋白是肌肉贮存氧的地方,当肌肉运动时,它可以提供或补充血液输氧的不足,供肌肉收缩。

3.构成人体必需的酶

铁参与细胞色素酶、过氧化氢酶、过氧化物酶等的合成,并激活琥珀酸脱氢酶、黄嘌呤氧化酶等活性,它是细胞代谢不可缺少的物质。

4.铁参与能量代谢

研究表明,机体内能量的释放与细胞线粒体聚集铁的数量多少有关,线粒体聚集铁越多,释放的能量也就越多。

5.铁与免疫功能

实验表明缺铁将造成机体免疫机制受损、白细胞功能障碍、淋巴细胞功能受损、抗体产生受抑制等,容易导致感染。

(三)铁缺乏与中毒

1.铁缺乏症与缺铁性贫血

缺铁是指机体铁量低于正常。根据缺铁的程度可分三个阶段:第一阶段为铁减少期(iron depletion,ID),属于缺铁的最早期,此期贮存铁减少,血清铁蛋白浓度下降;第二阶段为红细胞生成缺铁期(iron deficiency erythropoiesis,IDE),又称无贫血缺铁期(iron deficiency without anemia)此期除血清铁蛋白下降外,血清铁也下降,总铁结合力增高(运铁蛋白饱和度下降);第三阶段为缺铁性贫血期(iron deficiency anemia,IDA),此期除以上指标异常外,血红蛋白和红细胞比积(hematocrit)下降,出现不同程度低色素性贫血。

缺铁性贫血是指体内可用来制造血红蛋白的贮存铁已被用尽,机体铁缺乏,红细胞生成受到障碍时发生的贫血。引起缺铁性贫血的原因:①铁的需要量增加而摄入不足,可见于生长快速的婴儿、青少年、月经期、妊娠期和哺乳期的妇女。②铁吸收不良,可见胃次全切除术后、长期严重腹泻、胃游离盐酸缺乏等。③失血,可见于消化道出血、妇女月经量过多、慢性血管内溶血等。缺铁性贫血,一般最常见的症状有面色苍白、倦怠乏力、心悸和心率加快、眼花耳鸣、体力活动后气促等。应加强妇幼保健,指导婴儿喂养,对较大儿童应纠正偏食,重视月经过多,对早产儿、孪生儿、胃肠切除、妊娠期妇女及反复献血者应预防性口服铁剂。最常用的制剂为硫酸亚铁。

2.铁中毒

铁中毒可分为急性铁中毒和慢性铁中毒:急性铁中毒见于过量误服亚铁盐类,食用铁器煮的食物如山里红,静脉注射铁剂过量等。成人比较少见,常见于儿童;慢性铁中毒也称继发性血色病。可见于长期过量服用或注射铁剂,摄入含铁量高的特殊食品,慢性酒精中毒铁的吸收增加,原发性血色病,小肠吸收过多的铁,肠外输入过多的铁,通常由多次大量输血引起等。急性铁中毒,可出现少尿、肾衰竭、肝脏损害、中枢神经系统和心血管系统中毒等表现;慢性铁中毒,儿童主要见于重型地中海贫血和反复输血引起的含铁血黄素沉着症。慢性铁中毒进展缓慢,多在中年期才出现原发性血色病,其临床表现可有不同程度的各脏器受损的表现,如肝大、心脏疾病、胰腺病变、垂体功能低下等。预防铁中毒应提高对铁中毒的危害性认识,防止误服外形美观的糖衣或糖浆铁剂,不可认为铁剂是"补药"而超过规定剂量服用。对于因某些疾病需反复大量输血,或肝硬化引起的慢性铁中毒,则应着眼于原发疾病的防治。

二、碘代谢紊乱

(一)碘的代谢

正常人体内含碘(iodine,I)为 20~25 mg。碘主要从食物中摄入,食物中的无机碘溶于水形成碘离子,以消化道吸收为主,经门静脉进入体循环,吸收后的碘有70%～80%被摄入甲状腺细胞内贮存、利用,其余分布于血浆、肾上腺、皮肤、肌肉、卵巢和胸腺等处。碘的排泄主要通过肾脏,每天碘的排出量约相当于肠道吸收的量,占总排泄量的85%,其他由汗腺、乳腺、唾液腺和胃腺分泌等排出。

(二)碘的生物学作用

碘通过甲状腺素促进蛋白质的合成,活化多种酶,调节能量代谢。甲状腺功能亢进时,甲状腺素合成和释放过多,基础代谢率增高,反映了碘的利用增加;而甲状腺功能减退时,甲状腺合成和释放过少,基础代谢率降低。这两种情况都反映了碘及甲状腺代谢紊乱而导致的疾病。甲状腺素能提高中枢神经系统的兴奋性,维持中枢神经系统结构,加速生长发育,保持正常的机体新陈代谢,加速各种物质的氧化过程,促进糖的吸收与利用,对脂肪的分解氧化,胆固醇的转化和排泄都起促进作用。所以碘是通过甲状腺素而发挥其生理作用的,甲状腺素具有的生物学作用都与碘有关。

(三)碘缺乏与中毒

1.碘缺乏与地方病

碘缺乏病是指由于长期碘摄入不足所引起的一类疾病。由于这些病具有地区性特点,故称为地方性甲状腺肿和地方性克汀病。

(1)地方性甲状腺肿:地方性甲状腺肿一般指碘缺乏所致甲状腺肿,是以甲状腺代谢性肿大,不伴有明显甲状腺功能改变为特征,可见于包括新生儿在内的各年龄人群。地方性甲状腺肿的主要原因是缺碘,凡是能坚持碘盐预防的病区,该病基本上能得到控制。轻者为可触及或肉眼可见的颈部甲状腺部位局部稍肿大,质软,边界不是很清楚,多为对称性弥漫性肿大。重者腺体巨大,腺体内常同时存在结节状改变,有些则以结节为主。世界大多数国家包括我国在内,都采取食盐加碘的方法,预防甲状腺肿。对早期患者可采用口服碘剂,对结节性甲状腺肿可采用碘注射液,注射到甲状腺局部。

(2)地方性克汀病:地方性克汀病是全身性疾病,碘缺乏是引起克汀病发病的根本原因,其临床表现是生长发育迟缓、身材矮小、智力低下、聋哑、神经运动障碍及甲状腺功能低下。对地方性克汀病可采用碘盐、口服碘剂及碘化油肌内注射等方法进行防治。

2.碘过量与高碘性甲状腺肿

碘过量通常发生于摄入含碘量高的食物,以及在治疗甲状腺肿等疾病中使用过量的碘剂等情况。常见的有高碘性甲状腺肿,碘性甲状腺功能亢进等。

(1)高碘性甲状腺肿:与碘缺乏病相反,在一些平原地区,由于碘离子富集,出现高碘区,过量无机碘在甲状腺内抑制激素合成,以致引起甲状腺滤泡胶质潴留,引起高碘性甲状腺肿。高碘性甲状腺肿随着摄碘量的增加,甲状腺肿大率上升。两性均可发病,女性多于男性。其预防是除去高碘来源,对饮水型病区可改用含碘正常饮水,对进食高碘海产品过多的地区可发展蔬菜生产,从而减少过量碘的摄入。

(2)碘性甲状腺功能亢进:此病为碘诱发的甲状腺功能亢进,是由于长期大量摄碘所致,可发生在用碘治疗的甲状腺肿大患者中,也可见于高碘性甲状腺患者。临床表现多汗、乏力、手颤抖、性情急躁、心悸、食欲亢进、体重下降、怕热等。一般无明显凸眼。其防治采用减少碘摄入量,可自行缓解。

三、锌代谢紊乱

(一)锌的代谢

正常成年人体内含锌(zinc,Zn)总量为 2～3 g。锌主要在十二指肠和空肠通过主动运转机制被吸收,锌进入毛细血管后由血浆运输至肝及全身,分布于人体各组织器官内,以视网膜、胰腺及前列腺含锌较高,锌主要由粪便、尿、汗、乳汁及头发排泄。失血也是丢失锌的重要途径。

(二)锌的生物学作用

1.锌可作为多种酶的功能成分或激活剂

锌是机体中 200 多种酶的组成部分,人体内重要的含锌酶有碳酸酐酶、胰羧肽酶、RNA 聚合酶、DNA 聚合酶、醛脱氢酶、苹果酸脱氢酶、胸嘧啶核苷激酶、谷氨酸脱氢酶、乳酸脱氢酶、碱性磷酸酶、亮氨酸氨肽酶及丙酮酸氧化酶等。它们在蛋白质、脂肪、糖和核酸代谢及组织呼吸中都起重要作用。

2.促进机体生长发育

锌是调节基因表达的必需组成部分,因此,缺锌后创伤的组织愈合困难,性器官发育不全或减退,生长发育不良,儿童将出现缺锌性侏儒症。

3.促进维生素 A 的正常代谢和生理功能

锌参与维生素 A 还原酶和视黄醇结合蛋白的合成,促进视黄醛的合成和变构,维持血浆维生素 A 的正常浓度,促进肝脏中维生素 A 的动员,对维持人体正常适应有重要的作用。

4.参与免疫功能过程

人和动物缺锌时,可显著降低 T 细胞功能,引起细胞介导免疫改变,使免疫力降低。动物缺锌体重减轻,胸腺、脾脏萎缩。

(三)锌缺乏与中毒

1.锌缺乏症

缺锌常见食物含锌量低,吸收障碍,不良的饮食习惯,锌丢失增加(如失血、灼伤),锌需要量增加(如妊娠、哺乳、生长期)等,其临床表现食欲减退、消化功能减退、免疫力降低、厌食、异食癖(嗜土)、生长发育迟缓、性发育障碍、毛发枯黄等。临床可见营养性侏儒症,原发性男性不育症等。

其防治可采用饮食及锌剂治疗,一般来说,动物性食物含锌较丰富,饮食需多吃瘦肉、禽蛋、猪肝、鱼类等。锌剂如硫酸锌、葡萄糖酸锌等。

2.锌中毒

锌中毒可能发生于大量口服、外用锌制剂,长期使用锌剂治疗,以及空气、水源、食品被锌污染等,临床表现腹痛、呕吐、腹泻、厌食、昏睡、倦怠、消化道出血等症状。其防治需定期检查血锌和发锌,采取缺多少补多少的治疗原则,血锌和发锌高时,可用金属络合剂,按疗程适量进行锌治疗。

四、硒代谢紊乱

(一)硒的代谢

人体内硒(selenium,Se)的含量为 14～21 mg。硒主要在十二指肠吸收,吸收入血后硒主要与 α-球蛋白或 β-球蛋白结合,小部分与极低密度脂蛋白结合而运输。硒可以分布到所有的软组织,以肝、胰腺,肾和脾含量较多。硒主要从尿排出,部分经胆汁由粪便排出,少量也可通过汗、肺和乳汁排泄。

(二)硒的生物学作用

1.硒是谷胱甘肽过氧化物酶(GSH-P$_X$)的重要组成成分

每分子该酶可与 4 个硒原子结合,催化的反应如下。

$$2GSH^+ + H_2O_2 \xrightarrow{GSH-P_X} GSSG + 2H_2O$$

GSH-P$_X$ 催化 2 分子 GSH 氧化生成 GSSG,利用过氧化氢使有毒的过氧化物还原成相对无毒的羟化物,从而保护所有的生物膜不被氧化所降解。因此,硒在分解过多的过氧化氢,保护细胞膜,减少过氧化物起到重要的作用。

2.参与辅酶 A 和辅酶 Q 的合成

在机体代谢、三羧酸循环及呼吸链电子传递过程中发挥重要作用。

3.保护视器官的健全功能

虹膜及晶状体含硒丰富,含有硒的 GSH-P$_X$ 和维生素 E 可使视网膜上的氧化损伤降低,糖尿病患者的失明可通过补充硒得到改善,亚硒酸钠可使一种神经性的视觉丧失得到改善。

4.硒和金属是体内抵抗有毒物质的保护剂

硒和金属有很强的亲和力,是一种天然的对抗重金属的解毒剂,其机制是无机硒与金属相结合,形成金属-硒-蛋白质复合物从而降低有毒元素的危害,它对汞、镉、铅、砷都有解毒作用。

5.增强机体免疫力

硒能促进淋巴细胞产生抗体,增强机体对疾病的抵抗力。

6.保护心血管和心肌

硒参与保护细胞膜的稳定性及正常通透性,消除自由基的毒害作用,抑制脂质的过氧化反应,从而保护心肌的正常结构和功能,降低心血管病的发病率,防止冠心病及心肌梗死。

7.调节维生素 A、C、E、K 的代谢

硒能调节维生素 A、C、E、K 的吸收与消耗,并能与维生素 E 起协同作用,加强维生素 E 抗氧化作用。

8.对肿瘤的影响

在体外其硒浓度>1.0 mg/L 时可通过抑制细胞增生、DNA 复制及蛋白质合成而直接影响肿瘤细胞的生长。硒可干扰致癌物的代谢。动物致癌试验中,观察到硒对皮肤癌、乳癌、肺癌、结肠癌、肝癌等有显著的抑制作用。

(三)硒缺乏与中毒

1.硒缺乏

硒缺乏已被证实是发生克山病的重要原因,克山病是一种以心肌坏死为主的地方病,其临床表现为心力衰竭或心源性休克、心律失常、心功能失代偿。克山病发病快,症状重,患者往往因抢救不及时而死亡。口服亚硒酸钠,症状会神奇般地消失,甚至痊愈,可见硒对克山病的发病有明显效果。

此外,缺硒与大骨节病有关。大骨节患者表现为骨关节粗大、身材矮小、劳动力丧失。其防治用硒及维生素 E 治疗有效。

2.硒中毒

硒摄入过多可致中毒。急性硒中毒其临床表现头晕、头痛、无力、恶心、汗液有蒜臭味、脱发和指甲脱落、寒战、高热、手指震颤等。长期接触小剂量硒化物,一般2~3年出现为慢性硒中毒。

五、铜代谢紊乱

(一)铜的代谢

正常人体内含铜(cuprum,Cu)为80~100 mg。铜经消化道吸收,主要吸收部位是十二指肠和小肠上段。铜被吸收进入血液,铜离子与血浆中清蛋白疏松结合,形成铜-氨基酸-清蛋白络合物进入肝脏,该络合物中的部分铜离子与肝脏生成的 α_2-球蛋白结合,形成铜蓝蛋白,铜蓝蛋白再从肝脏进入血液和各处组织,铜蓝蛋白是运输铜的基本载体。人体内以肝、脑、心及肾脏含铜浓度最高。其次为脾、肺和肠。肌肉和骨骼等含铜量较低。铜经胆汁、肠壁、尿液和皮肤排泄。

(二)铜的生物学作用

1.维护正常的造血机能及铁的代谢

铜能促进幼稚红细胞的成熟,使成熟红细胞从骨髓释放进入血液循环,铜蓝蛋白能促进血红素和血红蛋白的合成。铜能促进铁的吸收和运输,铜蓝蛋白可催化二价铁氧化成三价铁,对生成运铁蛋白有重要作用。

2.构成超氧化物歧化酶、赖氨酰氧化酶等多种酶类

铜是 CuZn-SOD(铜锌-超氧化物歧化酶)催化活性所必需的成分,它们催化超氧离子成为氧和过氧化氢,从而保护活细胞免受毒性很强的超氧离子的毒害,是保护需氧生物细胞赖以生存的必需酶。铜参与赖氨酸氧化酶的组成,赖氨酸氧化酶影响胶原组织的正常交联,从而形成弹性蛋白及胶原纤维中共价交联结构,维持组织的弹性和结缔组织的正常功能。另外,铜参与 30 多种酶的组成和活化,构成体内许多含铜的酶如酪氨酸氧化酶,以及含铜的生物活性蛋白如铜蓝蛋白、肝铜蛋白等。

(三)铜缺乏与中毒

1.铜缺乏症

铜缺乏症主要原因:①处于生长阶段,需要量大而供给量相对不足。②长期腹泻和营养不良。③伴有小肠吸收不良的病变。④肾病综合征,尿内蛋白含量增加,铜丢失过多。⑤长期使用螯合剂。

临床表现:①贫血,因为铜影响铁的吸收、运送、利用及细胞色素系与血红蛋白的合成。②骨骼发育障碍,缺铜骨质中胶原纤维合成受损,胶原蛋白及弹力蛋白形成不良。③生长发育停滞。④肝、脾大等。防治可用硫酸铜溶液或葡萄糖酸铜。

2.铜中毒

金属铜属微毒类,铜化合物属低毒和中等毒类。

(1)急性铜中毒:饮用与铜容器或铜管道长时间接触的酸性饮料,误服铜盐等,均可引起急性铜中毒,出现恶心、呕吐、上腹部痛、腹泻、眩晕、金属味等,重者出现高血压、昏迷、心悸,更甚者可因休克、肝肾损害而致死亡。其防治应脱离接触,用1‰亚铁氰化钾洗胃,后服牛乳、蛋清保护胃黏膜。用盐类泻剂排除肠道内积存的铜化合物。

(2)慢性铜中毒:长期食用铜量超过正常供给量的 10 倍以上,可能会出现慢性铜中毒,表现胃肠道症状。长期接触铜尘者可有呼吸道及眼结膜刺激,可发生鼻咽膜充血、鼻中隔溃疡、结膜

炎和眼睑水肿等,同时有胃肠道症状。铜可致接触性和致敏性皮肤病变,出现皮肤发红、水肿、溃疡和焦痂等。其防治可用络合剂(如依地酸二钠钙)使之解毒排泄。

六、铬代谢紊乱

(一)铬的代谢

人体内含铬(chromium,Cr)量约为 60 mg。铬经口、呼吸道、皮肤及肠道吸收,入血后与运铁蛋白结合运至肝脏及全身。铬广泛分布于所有组织,其中以肌肉、肺、肾、肝脏和胰腺的含量较高。组织中铬含量是血铬含量的 10～100 倍,因此有人认为血铬一般不能作为人体铬营养状态的指标。铬的排泄,主要由尿中排出,少量从胆汁和小肠经粪便排出,微量通过皮肤丢失。

(二)铬的生物学作用

1.促进胰岛素的作用及调节血糖

胰岛素是糖代谢的核心物质。胰岛素发挥调节作用,必须有铬参加,其作用是含铬的葡萄糖耐量因子促进在细胞膜的巯基($-SH$)和胰岛素分子 A 链的两个二硫键($-S-S-$)之间形成一个稳定的桥,协助胰岛素发挥作用。血清铬减少时,胰岛素内铬也减少,糖耐量受损,严重时出现尿糖。补充铬可加速血糖的运转,使之转变为糖原或脂肪贮存备用,从而调节血糖。

2.降低血浆胆固醇

铬能增加胆固醇的分解和排泄。缺铬可使脂肪代谢紊乱,出现高胆固醇血症,因而容易诱发动脉硬化和冠心病。

3.促进蛋白质代谢和生长发育

铬与机体中核蛋白、蛋氨酸、丝氨酸等结合,对蛋白质代谢起到重要作用。在 DNA 和 RNA 的结合部位发现有大量的铬,说明铬在核酸的代谢或结构中发挥作用。试验证明,缺铬生长发育迟缓。另外铬对血红蛋白的合成及造血过程,具有良好的促进作用。

(三)铬缺乏与中毒

1.铬缺乏症

铬缺乏主要是摄入不足或消耗过多,其临床表现主要是高血糖、高脂血症等与胰岛素缺乏相类似的症状,引起葡萄糖耐量降低,生长停滞,动脉粥样硬化和冠心病等,其防治为适当补充含铬量高的食物,如动物肝脏、粗粮、粗面粉、牛肉等。

2.铬中毒

铬经口、呼吸道及皮肤等吸收后,大部分分布在肝、肺、肾三个脏器,若过量摄入铬,可发生肝、肺、肾功能障碍,出现恶心、呕吐、腹泻、吞咽困难,甚至休克。接触铬化物将有皮肤损害,出现丘疹或湿疹,有瘙痒感,另外铬可引起上呼吸道炎症和黏膜溃疡。其防治为皮肤沾污时,应及时用清水冲洗。误服者应立即洗胃,用牛奶或蛋清保护食管和胃黏膜等。

七、锰代谢紊乱

(一)锰的代谢

正常成人体内含锰(manganese,Mn)为 12～20 mg。锰主要在小肠吸收,吸收入血的锰与血浆 β-球蛋白结合为转锰素分布到全身,以骨骼、肝、脑、肾、胰、垂体含锰较多,小部分进入红细胞形成锰卟啉,迅速运至富含线粒体的细胞中,约有 2/3 潴留于线粒体内。锰的排泄主要由肠道、胆汁、尿液排泄。

(二)锰的生物学作用

1.锰是多种酶的组成成分及激活剂

锰是脯氨酸酶、精氨酸酶、超氧化物歧化酶、丙酮酸羧化酶等的组成成分,锰参与碱性磷酸酶、脱羧酶、氧化酶、醛缩酶等的激活,它不仅参与脂类和糖的代谢,还与蛋白质的生物合成密切相关。

2.促进生长发育

锰不但参与蛋白质的合成,还参与遗传信息和性腺的分泌,缺锰可发生输精管退行性变、精子减少、性欲减退以致不育,锰是硫酸软骨素合成酶的必需辅助因子,依赖锰的聚合酶和半乳糖转移酶是黏多糖合成时所必需的,缺锰时硫酸软骨素代谢及黏多糖合成将受到影响,软骨生长障碍,出现骨骼畸形,生长发育停滞,智力下降。

此外锰与造血功能密切相关,还发现锰是过氧化物酶的组成成分,因此锰与衰老密切相关。

(三)锰缺乏与中毒

1.锰缺乏病

(1)侏儒症:成人男性身高不满130 cm,女性不满110 cm的可诊断为侏儒症。侏儒症与内分泌功能异常有关,内分泌功能又受多种微量元素的影响,锰是硫酸软骨素合成酶的必需辅助因子,与硫酸软骨素代谢、黏多糖合成、结缔组织韧性、硬度及钙磷代谢密切相关。缺锰软骨生长障碍,生长发育停滞引起侏儒症。

(2)贫血:贫血除与微量元素铁、铜相关外,还与锰的缺乏有关,锰在线粒体内含量较高,而血红素的合成与线粒体有密切的关系。锰有刺激红细胞生成素和促进造血的作用。据报道贫血患者血锰减少,锰与贫血密切相关。另外,锰与肿瘤的发生相关。

2.锰中毒

(1)非职业性中毒:口服高锰酸钾,轻者可引起恶心、呕吐、胃部疼痛、口腔烧灼感。重者可呈现口唇黏膜肿胀糜烂、血便、剧烈腹痛、休克而死亡。

(2)职业性中毒:锰矿的开采和冶炼,生产干电池、油漆、电焊条和陶瓷等,工人均可接触大量的锰烟和锰尘,长期接触,可导致职业性锰中毒。其临床表现为头晕、头痛、恶心、嗜睡、记忆力降低、性功能减退、易兴奋、肌张力增强、四肢僵直、语言含糊不清、震颤、共济失调等,早期以自主神经功能紊乱和神经衰弱综合征为主,继而出现锥体外系神经受损的症状。

八、钴代谢紊乱

(一)钴的代谢

正常成人体内含钴(cobalt,Co)约为1.5 mg,钴主要由消化道和呼吸道吸收,某些金属离子能影响钴的吸收,如铁在十二指肠的转运过程与钴相似,所以这两种金属存在着吸收竞争。钴通过小肠进入血浆后由三种运钴蛋白(transcobalamin Ⅰ、Ⅱ、Ⅲ)结合后运至肝脏及全身,通常以肝、肾和骨骼中钴的含量较高,钴主要通过尿液排泄,少量通过肠道、汗腺、头等途径排泄。

(二)钴的生物学作用

钴是维生素 B_{12} 的组成成分。维生素 B_{12} 是水溶性维生素,它是一种含钴的配合物,体内的钴主要以维生素 B_{12} 的形式发挥作用。维生素 B_{12} 在人体内参与造血,促进红细胞的正常成熟;参与脱氧胸腺嘧啶核苷酸的合成;参与体内一碳单位的代谢。

(三)钴缺乏与中毒

1.钴缺乏

人体钴缺乏时,将影响维生素 B_{12} 的形成,若维生素 B_{12} 缺乏,可使骨髓细胞的 DNA 合成时间延长,从而引起巨幼红细胞贫血。另外,维生素 B_{12} 缺乏可引起口腔及舌溃疡、炎症、急性白血病、骨髓疾病等。

2.钴中毒

多为治疗贫血时引起钴中毒,其临床表现为食欲缺乏、呕吐、腹泻等,其防治可采用高渗葡萄糖解毒,保肝、利尿。

九、有害微量元素

人类健康问题与有害微量元素之间的关系,随着逐年增加对有害微量元素的利用而受到重视。危害人体健康的有害微量元素多来自食物和饮水,但由于工业界的大量使用或开采金属、合金等而暴露在环境中,也造成不少因职业和环境而引起的疾病。

(一)铅

铅(lead,Pb)是一种具有神经毒性的重金属元素,其理想血浓度为零,主要经呼吸道、消化道和皮肤吸收,入血后随血流分布到全身各器官和组织。铅的排泄大部分经肾脏由尿排出,小部分通过胆汁分泌排入肠腔,然后随大便排出,微量由乳汁、汗、唾液、头发及指甲脱落排出体外。

铅在人体内无任何生理功能,由于全球性工业和交通的迅猛发展,随之带来了铅对环境的污染,危害着人类的健康。空气中的铅污染主要来自两个方面:工业烟尘污染和含铅汽油燃烧后排出的废气。工业烟尘污染因铅尘及烟雾污染空气和水会使许多领域如农业、交通、国防等产生不同程度的铅污染。例如,铅尘污染的水排入农田,由此使铅污染进入了食物链,对人体健康存在着潜在的影响。汽油是以四乙基铅作为稳定剂和助燃剂,经燃烧后在大气中将转变为无机铅化合物,如果是来自汽车尾气,其部分沉降于道路两旁数公里区域的土壤和作物上,部分悬浮在大气中。此外油漆、涂料、报纸、水管、玩具、铅笔、煤、蓄电池等都含有铅,由于空气和水的污染,粮食、水果和蔬菜等都不同程度地被污染,铅每时每刻都威胁着人类健康。

目前认为铅中毒机制中最重要的是卟啉代谢紊乱,使血红蛋白的合成受到障碍。铅还可致血管痉挛,又可直接作用于成熟红细胞,而引起溶血。可使大脑皮层兴奋和抑制的正常功能紊乱,引起一系列的神经系统症状。

由于铅对机体的毒性作用涉及多个系统和器官,且缺乏特异性,所以临床表现复杂如易激惹、惊厥、反复腹痛、反复呕吐、小细胞低色素性贫血、氨基尿、糖尿等,主要累及神经、血液、造血、消化、泌尿和心血管系统。

(二)汞

汞(mercury,Hg)俗称水银,是银白色液态金属。过量的汞和汞化合物摄入体内,都可能对人体造成伤害,因此认为汞是有害微量元素。金属汞及其化合物主要以蒸汽和粉尘形式经呼吸道侵入机体,还可经消化道,皮肤侵入。汞以脑、肾含量最高,其次是肺、肝脏、甲状腺、睾丸等。汞的排泄主要经肾脏由尿排出,尿汞的排出量与接触汞的浓度和时间有关。粪便是汞排出的又一重要途径,汞还能由肺呼出,汗液、乳汁、唾液也可排出少量汞,毛发中的汞可以随毛发的脱落而脱离机体。

汞是自然界广泛存在的元素之一,主要以硫化汞的形式存在于岩石中,岩石风化后可氧化为金属汞和离子汞。金属汞在常温下能蒸发,且蒸气可随气流移动,吸附在桌面、地面、工作服等处。如果将含汞工业的废渣、废气随意排放,还会造成大气、土壤和水源的污染。污染环境的汞,特别是在水体中的汞,在厌氧微生物的作用下,形成甲基汞(Met-Hg)。金属汞中毒多见于职业性中毒;有机汞中毒常见于环境污染;而无机汞中毒常因误用和误服所致。

汞对机体的作用,主要是由于汞离子与巯基(—SH)的结合,汞与酶的巯基结合后,使酶的活性丧失,影响细胞的正常代谢出现中毒症状。

汞中毒临床表现为头晕、头痛、多汗、易兴奋、精神障碍、乏力、口腔炎、牙齿松动等,主要是累及肾脏、心血管和神经系统。

(三)镉

镉(cadmium,Cd)是有毒元素,在自然界中主要存在于锌、铜和铝矿内,其中以锌矿石含量最高,镉的主要吸收途径为呼吸道及消化道,也可经皮肤吸收,分布全身各个器官,主要分布于肾、肝、骨组织中。镉的排泄主要由粪便排出,其次经肾脏由尿排出,少量可随胆汁排出。

镉主要来自被污染的环境,其污染源是植物和土壤,植物的根部对镉有特殊的吸收和富集作用。另外,食品污染和吸烟也会增加人体对镉的吸收。

镉化合物可抑制肝细胞线粒体氧化磷酸化过程,对各种氨基酸脱羧酶、过氧化酶、组氨酸酶、脱氢酶等均有抑制作用,从而使组织代谢发生障碍。镉还可直接损伤组织细胞和血管,引起水肿、炎症和组织损伤。

镉中毒临床表现为口干、口内金属味、咽痛、乏力、呼吸困难、蛋白尿、骨变形、肝坏死等,主要累及肺、肾、嗅觉、骨骼、睾丸、肝脏等。镉的致癌、致畸胎和致突变的作用已被学者关注。"痛痛病"是因摄食被镉污染的水源而引起的一种慢性镉中毒,首先发现于日本,其特点:①肾小管再吸收障碍;②骨软化症;③消化道吸收不良。

(四)铝

铝(aluminium,Al)是一种对人体有害的神经毒微量元素,主要由胃肠道吸收入血后,结合在转铁蛋白上运输,以结缔组织、淋巴结、肾上腺、甲状旁腺中含铝量较高。铝的排泄主要经肾由尿排出,部分可由粪便和胆汁排出。

铝在地壳中含量丰富,用途极广,人们长期与之为友而不知其害。人体摄铝增加主要来自铝餐具、炊具、铝尘、食物、饮料、铝制剂等,铝的毒性可导致机体许多脏器受损,临床主要表现为高铝血症、消化道症状、铝贫血、铝骨病(aluminum related bone disease,ABD)、铝脑病等。

(五)砷

砷(arsenic,As)本身毒性并不大,但其化合物如三氧化二砷(As_2O_3,俗称砒霜)毒性甚大。砷及其化合物经呼吸道、消化道和皮肤吸收,吸收入血后主要与血红蛋白结合,随血液分布到全身组织和器官,主要分布在肾、肝、胃、脾、肌肉等处。砷的排泄主要通过肾脏随尿排出,小部分经毛发、指甲生长、皮肤脱落、排汗、胆汁等途径排泄。

砷广泛分布于环境中,人体吸收的砷可来自饮水、燃煤的污染、饮食海产品、生产环境的空气污染、烟草(烟草生长过程中能富集土壤中砷)、含砷化妆品等。

砷对细胞中的巯基(—SH)有很大的亲和力,入侵到机体的砷可与参与机体代谢的许多含巯基的酶结合,特别易与丙酮酸氧化酶的巯基结合,使酶的活性丧失,丙酮酸不能进一步氧化,影响细胞的正常代谢。

砷中毒临床表现为咳嗽、头晕、头痛、恶心、呕吐、腹泻、肝区痛、皮肤损伤等,砷的毒性可以减弱酶的正常功能,损害细胞染色体,造成神经系统、肝、脾、肾、心肌的脂肪变性和坏死,还可以引起皮肤黑变病、皮肤癌等。

(胡乐兰)

第二节　微量元素样品采集与检测

微量元素的检测是研究微量元素在疾病的发生、发展过程中与疾病的相互关系。现已证实,许多疾病与各种微量元素的代谢密切相关,如缺铁性贫血、地方性甲状腺肿、肝豆状核变性等。因此准确地检测人体内各种微量元素的水平,对于疾病的诊断、治疗和预防,具有极其重要的意义。微量元素检测的对象是人,但人体中如铁、碘、锌、硒、铜、铬、锰、钴等人体必需微量元素和一些非必需的元素如铅、汞、镉、铝、砷等含量都比较低,而且取样困难、样品量少,实际工作中还要求在短时间内对试样得出准确结果,因此,针对微量元素的检测特点,应是快速、准确、灵敏。此外,测定微量元素时要特别注意样品的采集和保存,避免标本的污染,一旦因操作不慎,将会导致结果出现严重的误差。

一、样品的采集、保存和预处理

人体样品主要包括血液、尿液、毛发、指甲、胃液、唾液、精液、胆汁、汗液、脑脊液、乳汁及肝、肾、肺、脾、肠、脑、心、肌肉等脏器组织,样品的采集一般应遵循三大原则:针对性、适时性、代表性。

(一)血液样品的采集和保存

血样是微量元素检测中最常用的样品,血液样品可以按需要选择全血、血浆、血清、白细胞、血小板、红细胞等。血液样品的采集一般在清晨受检查者空腹,取毛细血管血或静脉血。采血量由检测元素含量及方法而定。盛血样的试管必须用去离子水清洗、干燥处理,严格按要求制备全血、血浆、血清、红细胞、白细胞或血小板等,最好立即检测。若需放置,要在 4 ℃冰箱中冷藏,在－80～－20 ℃超低温冷冻可保存较长时间。

(二)尿液样品的采集和保存

尿液是肾脏的排泄液,它可以反映体内微量元素的代谢和排泄状况,是临床上除血液外用得较多的样品,正常成年人一天排尿 1 000～1 500 mL,尿液的采集分 24 小时尿和部分尿(如晨尿、白日尿等)。尿放置时,会逐渐产生沉淀和臭味,所以盛尿的容器必须是吸附性能差的密闭容器,而且需放阴凉处,或在尿中加入苯甲酸防腐剂,将尿液加热使沉淀溶解后取样。

(三)发样的采集和保存

头发是由蛋白质聚合而成,头发中微量元素是组织中蓄积或析出机体的微量元素的指示器。采集发样时,应用不锈钢的剪刀取距头皮 2～3 mm 以上 1 cm 长的头发作样品,一般取 0.4～1 g 为宜,具体采集数量由测量元素和方法而定。由于头发表面往往有灰尘、油脂等影响样品的有效性,所以必须将发样洗净后,置于 60 ℃烘箱中烘干,干燥后保存。注意同一检测中要采用同一洗涤条件和方法,保证结果的可比性。

(四)唾液的采集和保存

唾液是人体的分泌液之一,唾液中的微量元素是摄入机体中的微量元素在吸收后经代谢被排泄的体内微量元素。成人唾液的一天分泌量是 $1\sim1.5$ L。唾液分混合液和腮腺液。混合唾液采集前,受检者需将口腔洗干净,然后按检测元素及方法的要求,收集所需量的唾液在试管中。腮腺液需用专门器械从人耳下取样,这种唾液无污染,成分稳定,但具有一定的损伤性。一般唾液采样应在受检者身体条件恒定时,早晨空腹进行。

此外,指甲也是微量元素检测常用样品之一,它是组织中蓄积或析出体内的一部分微量元素,通常每周采集 1 次,采集 1 个月收集的混合样品,将污垢洗净,干燥保存。还有脏器样品(如肝、肾、心、肺、眼、脑等),牙齿等都是微量元素检测的样品。

另外,样品的预处理是微量元素分析过程中质量控制的重要环节之一。其目的是为了将试样转化成适于分离和测定的物理状态和化学状态,使样品便于分析,除去对分析有干扰的物质。一般临床样品微量元素的检测中常用的预处理方法有:稀释法、高温灰化法、低温灰化法、高压消化法、常压消化法、燃烧法、水解法及微波消解法等。

二、检测方法

随着对微量元素检测的要求精密度、准确度、灵敏度的不断提高,检测方法越来越多,日趋完善。目前,国内常用的微量元素检测方法有中子活化分析法、原子吸收光谱法、紫外可见吸收光谱法、电感耦合等离子体发射光谱法、离子选择性电极法、伏安法、荧光分析法等。

(一)中子活化分析法

中子活化分析法是放射化学分析法之一,它是利用热中子辐射,使待测元素原子发生核反应,产生放射性核素,检测其放射性强度而进行定量分析的方法,是进行元素含量分析的一种最灵敏的方法,因使用中子作为照射源故称中子活化分析法。该方法试样用量小、干扰小,可对同一样品中多种元素进行测定,但因中子源放射性强,成本高,故不易推广。

(二)原子吸收光谱法

原子吸收光谱法,又称原子吸收分光亮度法,根据样品中待测元素原子化的方法不同,分为火焰原子吸收光谱法、化学原子吸收光谱法和石墨炉原子吸收光谱法。它是基于待测元素,从光源发射的特征辐射,被蒸气中待测元素的基态原子吸收,然后根据待测元素浓度与吸收辐射的原子数成正比的关系,求得样品中被测元素的含量,原子吸收光谱法简便、灵敏、准确,是临床微量元素检测中最常用的方法。

(三)紫外可见吸收光谱法

紫外可见吸收光谱法又称紫外可见分光亮度法。它是基于待测元素与某些试剂在一定条件下形成化合物,该化合物对紫外、可见光具有选择性地吸收而进行定量分析的一种吸收光谱法。该法操作简便,易于推广,它也是临床微量元素检测中常用的方法。

(四)电感耦合等离子体发射光谱法

电感耦合等离子体发射光谱法(ICP-AES),是利用电感耦合等离子作为激发能源,使处于基态的待测元素原子从外界能源获得能量,跃过到激发态,激发态原子将多余能量以光的形式释放出来返回基态,从而产生特征光谱而进行定量分析的一种方法。该法灵敏、准确快速、干扰小,而且可以多种元素同时测定,是临床微量元素检测的常用方法。但由于仪器价格昂贵、结构复杂,所以普及较慢。

此外,还有离子选择电极法、伏安法、荧光分析法等,它们都是临床微量元素检测中常用的方法。

(胡乐兰)

第三节　常见微量元素检测

一、血清铁和总铁结合力测定

(一)生理与生物化学

铁是人体必需的微量元素。70 kg 的人体含铁化合物中铁的总量约为 3 270 mg,占体重的 0.047‰。其中 67.58％分布于血红蛋白中(铁作为血红蛋白分子的辅基与蛋白结合,参与铁的运输),骨髓和肌红蛋白中各存在 2.59％和 4.15％,贮存铁约占 25.37％。铁在体内分布很广,主要通过肾脏、粪便和汗腺排泄。血清中铁的总量很低,成年男性为 $11\sim30$ μmol/L,成年女性为$9\sim27$ μmol/L。这些存在于血清中的非血红素铁均以 Fe^{3+} 形式与运铁蛋白结合。所以在测定血清铁含量时,需首先使 Fe^{3+} 与运铁蛋白分离。

(二)亚铁嗪比色法测定血清铁和总铁结合力

血清铁的测定尚缺少权威性方法。原子吸收法仪器设备复杂,费用昂贵,且没有分光亮度法可靠性好,很少被实验室用来做血清铁的常规分析。比色法仍然是测定血清铁的主要方法。

1.原理

血清中的铁与运铁蛋白结合成复合物,在酸性介质中铁从复合物中解离出来,被还原剂还原成二价铁,再与亚铁嗪直接作用生成紫红色复合物,与同样处理的铁标准液比较,即可求得血清铁含量。总铁结合力(total iron-binding capacity,TIBC)是指血清中运铁蛋白能与铁结合的总量。将过量铁标准液加到血清中,使之与未带铁的运铁蛋白结合,多余的铁被轻质碳酸镁粉吸附除去,然后测定血清中总铁含量,即为总铁结合力。

2.参考范围

血清铁:成年男性,$11\sim30$ μmol/L($600\sim1700$ μg/L);成年女性,$9\sim27$ μmol/L($500\sim$ $1\,500$ μg/L)。

血清总铁结合力:成年男性,$50\sim77$ μmol/L($2800\sim4300$ μg/L);成年女性,$54\sim77$ μmol/L($3\,000\sim4300$ μg/L)。

3.评价

线性在 140 μmol/L 以下线性良好,符合 Beer 定律。批内精密度(n=20),测定范围 18.45～19.2 μmol/L,x 为 17.92 μmol/L,S 为 0.31 μmol/L,CV 为 3.01％。血清总铁结合力(TIBC),x 为 61.51 μmol/L,S 为 2.15 μmol/L,CV 为 3.5％。批间 CV:2.56％。回收试验回收率98.3％～100％。干扰试验:Hb＞250 mg/L 时结果偏高 1％～5％。胆红素 102.6～171 μmol/L 时结果升高1.9％～2.8％。三酰甘油 5.65 μmol/L 时结果升高 5.6％。铜 31.4 μmol/L 时结果升高0.33 μmol/L,在生理条件下铜与铜蓝蛋白结合,故对铁的测定基本无干扰。

二、血清锌测定

(一)生理与生物化学

锌是人体主要的微量元素之一,成人体内含锌为 2～3 g。锌是许多金属酶的辅助因子,至少 90 多种的金属酶有了锌才能发挥其正常生理功能。锌进入毛细血管后由血浆运输至肝及全身,分布于人体各组织器官内,以视网膜、胰腺及前列腺含锌较高,在头发中锌的含量较稳定,锌主要通过粪便、尿、汗及乳汁等排泄。

(二)吡啶偶氮酚比色法测定血清锌

血清锌的主要测定方法有原子吸收分光亮度法、中子活化法和吡啶偶氮酚比色法。下面介绍吡啶偶氮酚比色法测定血清锌。

1.原理

血清中的高价铁及铜离子被维生素 C 还原成低价,两者均能同氰化物生成复合物而掩蔽。锌也和氰化物结合,但水合氯醛能选择性地释放锌,使锌与 2-[(5-溴-2-吡啶)-偶氮]-5-二乙基氨基苯酚(5-Br-PADAP)反应生成红色复合物,与同样处理的标准品比较,求得血清锌含量。

2.参考范围

成人血清锌:9.0～20.7 μmol/L(590～1350 μg/L)。

3.评价

批内 CV 3.05%～3.08%,批间 CV 2.97%～3.12%。

三、血清铜测定

(一)生理与生物化学

铜是人体的必需微量元素之一,正常人体内含铜为 80～100 mg,其中 95% 铜与肝脏生成的 α_2-球蛋白结合,形成铜蓝蛋白,铜蓝蛋白是运输铜的基本载体。铜蓝蛋白属 α_2-糖蛋白,同时具有氧化酶的活性,成人每天铜摄取量为 2～5 mg,主要吸收部位在十二指肠,随胆汁、尿液和皮肤排泄。

(二)双环己酮草酰二腙比色法测定血清铜

临床血清铜的测定方法主要有原子吸收分光亮度法和比色法。此处仅介绍双环己酮草酰二腙比色法。

1.原理

加稀盐酸于血清中,使血清中与蛋白质结合的铜游离出来,再用三氯醋酸沉淀蛋白质,滤液中的铜离子与双环己酮草酰二腙反应,生成稳定的蓝色化合物,与同样处理的标准液比较,即可求得血清铜含量。

2.参考范围

成年男性:10.99～21.98 μmol/L(700～1400 μg/L);成年女性:12.56～23.55 μmol/L(800～1 500 μg/L)。

3.评价

本法线性范围可达 62.8 μmol/L。双环己酮草酰二腙与铜反应生成的有色络合物,在水溶液中的摩尔吸光系数为 16 000 L/(mol·cm)。本法显色稳定,显色后在 4～20 ℃可稳定1 小时。特异性高。

四、血清铅测定

(一)测定方法概述

目前,用于测定血铅含量的主要方法:石墨炉原子吸收法、等离子发射光谱法、阳极溶出伏安法、火焰原子吸收光谱法等。①石墨炉原子吸收法:此法是目前国际公认的检测血铅的标准方法。其相对回收率为 $98.8\% \pm 1.0\%$。最低检测限 $0.3\ \mu g/L$,变异系数 $3.7\% \sim 5.0\%$。灵敏度较高。②等离子发射光谱法:干扰小,可精确测定血铅含量。但此法成本高,不适合做日常分析。③阳极溶出伏安法:美国各类血铅分析仪检测范围为 $10 \sim 1\ 000\ \mu g/L$,灵敏度较高,线性范围较宽。该方法,对环境要求较低,但受铊的干扰。④火焰原子吸收光谱法:检测限一般大于 $500\ \mu g/L$,因样品采集和处理过程中受污染的概率大,低值质控样品缺乏,且血铅浓度高于 $500\ \mu g/L$ 的很少,所以此方法已基本被石墨炉原子吸收法所取代。

(二)石墨炉原子吸收光谱法测定血清铅

1.原理

血样用 Triton X-100 作为基体改进剂,溶血后用硝酸处理,用石墨炉原子吸收光谱法在 283.3 nm 波长下测定铅的含量。

2.参考范围

成人血铅 $<100\ \mu g/L$。

3.评价

最低检测浓度 3 mg/L,回收率 $95.1\% \sim 103.2\%$,精密度 CV $= 3.7\% \sim 5.0\%$。血中三倍治疗量的 EDTA 及三倍于正常值的 $NaCl$、Ca^{2+}、K^+、Mg^{2+} 对测定无影响。在测定过程中,灰化温度、干燥和时间的选择很重要,要防止样品飞溅,因石墨管的阻值不同,更换石墨管需重作校正曲线。

综上所述微量元素是指占人体总重量 $1/10\ 000$ 以下,每人每天需要量在 100 mg 以下的元素,其在体内含量甚微,但它是构成生命和维持生命的重要物质。微量元素的代谢、生物学作用,相互拮抗,保持着动态平衡。微量元素的缺乏和中毒都可以引起疾病,甚至死亡。因此,微量元素的检测尤为重要,同时要特别注意样品的采集、保存和处理。人体内微量元素的失衡将影响身体健康,检测结果的准确性对于临床诊断和治疗均具有十分重要的意义。

(胡乐兰)

第十四章

免疫学检验

第一节 类风湿因子检测

类风湿因子(RF)是抗变性 IgG 的自身抗体,无种属特异性。它能与人或动物的变性 IgG 结合,而不与正常 IgG 发生凝集反应。RF 主要出现在类风湿性关节炎患者,70%～90%的血清中和约 60%的滑膜液中可检出 IgG 类 RF,这很可能是自身 IgG 变性所引起的一种自身免疫应答的表现。

RF 有 IgG、IgA、IgM 等多种 Ig 类型,以 IgM 类型多见。检测 RF 的方法很多,目前,最常用的是致敏乳胶凝集试验和免疫比浊法。

一、胶乳凝集试验

(一)原理

该法检验的原理是纯化的人 IgG 加热聚合后与羧化的聚苯乙烯胶乳共价交联制成抗原胶乳,此致敏胶乳颗粒在与待测血清中的 RF 相遇时,于一定时间内发生肉眼可见的凝集。

(二)试剂

(1)10 g/L 聚苯乙烯 RF 检验胶乳,可购买成套的商品试剂。

(2)阳性对照血清:可用 WHO RF 参考品,也可收集 RF 阳性血清混合,与参考品溯源后用做对照。

(三)操作

1.定性试验

按试剂盒说明书操作。试剂自冰箱取出后恢复至室温(18～25 ℃);轻轻混匀胶乳试剂,并核对阴性和阳性对照;在反应板孔中依次加 1 滴待测血清和 1 滴胶乳试剂;轻轻摇动混匀,2 分钟后于直射光下观察结果。阴性和阳性对照同上法操作。

2.半定量实验

定性试验阳性时,将待测血清 100 μL 在反应板孔中用 100 μL 8.5 g/L NaCl 连续进行倍比稀释(1∶2～1∶16),各稀释度血清 20 μL 加胶乳试剂 20 μL,混匀,2 分钟后观察结果。

(四)结果判定

2 分钟出现肉眼可见凝集者为阳性(≥20 U/mL),无凝集者为阴性(<20 U/mL)。半定量

试验1∶2稀释血清出现凝集者为40 U/mL;1∶4稀释血清出现凝集者为80 U/mL;1∶8稀释血清出现凝集者为160 U/mL;1∶16稀释血清出现凝集者为320 U/mL。

二、免疫比浊法

(一)原理

反应试剂中有一定浓度的变性 IgG(人、兔或羊 IgG)加入含 RF 的待测血清后,RF 与试剂中变性 IgG 结合,形成变性 IgG 抗变性 IgG 自身抗体(RF)免疫复合物,引起溶液中浊度变化。用透射比浊或散射比浊法即可检验出检样中 RF 的浓度。

(二)试剂

购买与仪器配套的商品试剂。

(三)操作

按仪器与试剂盒说明书操作。

(四)计算

用 RF 标准品制备校正曲线,待测血清中 RF 浓度可根据校正曲线得出。通常由仪器自动打印报告。

(五)参考值

正常人血清 RF<20 U/mL。

RF 在类风湿性关节炎患者中的检出率很高,RF 阳性支持早期 RA 的倾向性诊断,如对年轻女性应进行 RA 和风湿热间的鉴别;而对非活动期 RA 的诊断,需参考病史。但 RF 也像 ANA 一样,并不是 RA 独有的特异性抗体。在 SLE 患者均有 50%RF 阳性,在其他结缔组织病如 SS、硬皮病、慢性活动性肝炎及老年人中均可有不同程度的阳性率。

(胡丽萍)

第二节　抗线粒体抗体检测

抗线粒体抗体(AMA)是以细胞质中的线粒体为抗原的一种自身抗体。这种抗体无种属及器官特异性。在原发性胆汁性肝硬化患者血清中阳性率较高,在其他肝病中也有不同程度的阳性率。目前,AMA 的检测仍以间接免疫荧光素标记抗体法为主。

一、操作

(一)抗原片的制备

用大鼠肾冷冻切片,厚 4～6 μm,贴于无荧光的清洁载玻片,吹干、密封并于−20 ℃保存。

(二)滴加标本

待测血清用 0.01 mol/L pH 7.4 的 PBS 作 1∶10 稀释后滴于底物片上,在室温湿盒内反应 30 分钟,用 PBS 冲洗 3 次,吹干。

(三)滴加荧光素标记抗体

滴加最适宜浓度的荧光素标记抗体,(荧光素标记的抗人 IgG 或抗人 IgM 等),放置在室温盒内反应 30 分钟后,按上述方法冲洗和吹干。

二、结果判定

用无荧光的缓冲甘油封片后,于荧光显微镜下镜检。在鼠肾切片中,AMA 的特异荧光出现于富含线粒体的肾小管上皮细胞的胞质中(图 14-1)。

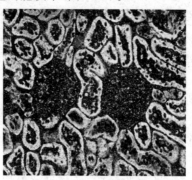

图 14-1　结果判定(鼠肾)

(胡丽萍)

第三节　抗双链 DNA 抗体检测

抗 DNA 抗体包括抗单链 DNA 抗体和抗双链 DNA 抗体。前者的靶抗原为变性的单链 DNA 结构,而后者则是针对天然双链 DNA 结构(nDNA)的抗体。抗 DNA 抗体检测主要是对抗双链 DNA(dsDNA)抗体的检测。它是诊断 SLE 的特异性指标。强阳性抗 DNA 抗体几乎仅见于 SLE 患者,且与 SLE 患者病情变化密切相关。活动期的阳性率一般在 90% 以上,而在非活动期的阳性率一般在 10% 以下。此外,在狼疮肾炎恶化时抗 DNA 抗体上升,病情缓解时抗 DNA 抗体也随之下降,因此,抗 DNA 抗体检测对 SLE 等疾病的诊断治疗及病情观察都有重要意义。

一、检测方法

间接免疫荧光法。原理:用稀释后的血清样本加入包被有以绿蝇短膜虫为基质的反应孔时,血清样本中的抗天然 DNA(nDNA)抗体可与虫体中动基体内的天然 DNA 抗原结构相结合。经过清洗后,在反应孔中加入荧光素标记的抗人球蛋白抗体(二抗)。洗去未结合的二抗后,将反应玻片置于荧光显微镜下观察,并根据虫体中动基体的荧光表现判断阴阳性结果。

二、结果判断

结果判读时,应在 400× 放大倍数下仔细观察多个视野。动基体结构往往位于细胞核与尾部鞭毛基体之间,而且通常偏向于细胞膜一侧,甚至突出于虫体(见图 14-2)。

阳性结果:当观察到虫体结构中的动基体出现均匀的圆点荧光时,结果可判为阳性。某些血清样本可同时引起细胞核与动基体的同时阳性,此时结果仍可判为阳性。

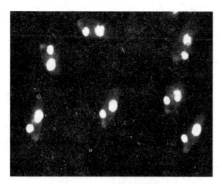

图 14-2　绿蝇短膜虫

阴性结果：当观察到虫体结构中的动基体无荧光表现时，结果可判断为阴性。此时即使细胞核以及鞭毛基体阳性，结果也仍判为阴性。

三、临床意义

抗 nDNA 抗体对于 SLE 具有高度的疾病特异性。间接免疫荧光法 ANA 检测方法中所采用的 Hep-2 细胞并非抗 nDNA 抗体的最佳检测基质，此时除抗 nDNA 抗体之外，抗单链 DNA 抗体、抗组蛋白抗体和抗核小体抗体等均可能在 Hep-2 细胞中表现出相同的均质样荧光表现。此时，需采用基于绿蝇短膜虫为基质的检测方法进行抗 nDNA 抗体的检测实验。

由于绿蝇短膜虫的虫体结构中包含一个由天然 DNA 组成的特殊结构——动基体，因此基于绿蝇短膜虫为基质的间接免疫荧光法是检测抗 nDNA 抗体的有效方法。

（谭必然）

第四节　抗 ENA 抗体检测

抗 ENA 抗体是指对核内可提取性核抗原（ENA）的自身抗体。ENA 是用等渗盐溶液或磷酸盐缓冲液从细胞核碎片提取的可溶性核蛋白。ENA 抗原中主要包括 nRNP、Sm、SS-A（天然 SS-A 和 Ro-52）、SS-B、Scl-70、PM-Scl、Jo-1、CENP B、PCNA、dsDNA、核小体、组蛋白、核糖体 P 蛋白和 AMA M2 等抗原，这些抗原除有各自的抗原特异性外，尚可因与蛋白质组成后的分子量大小各不相同而在电泳后被分成不同分子量的条带。不同的自身免疫性疾病可产生不同的抗 ENA 抗体，不同特性的抗 ENA 抗体在各种自身免疫性疾病中的阳性率有明显差异，有些有很高的特异性。对其进一步检测，在协助诊断和鉴别诊断自身免疫性疾病方面具有重要的临床意义。

一、原理

用于体外定性检测血清或血浆中的人抗 nRNP、Sm、SS-A（天然 SS-A 和 Ro-52）、SS-B、Scl-70、PM-Scl、Jo-1、CENP B、PCNA、dsDNA、核小体、组蛋白、核糖体 P 蛋白和 AMA M2 等 14 种不同抗原 IgG 类抗体。实验膜条上平行包被了这些高度纯化的抗原。在第一次温育时，已稀释的血清与实验膜条反应。如果标本阳性,特异性的 IgG(也包括 IgA 和 IgM)与相应抗原结合。为检测已结合的抗体,加入酶标抗人 IgG(酶结合物)进行第二次温育,然后加入酶底物,以产生可观察的颜色反应。

二、操作

(一)预处理
从包装中取出所需数目的实验膜条放入空温育槽中,膜条上有编号的一面朝上。每槽中加 1.5 mL 标本缓冲液,于室温(18～25 ℃)在摇摆摇床上温育 5 分钟。之后吸去槽内液体。

(二)血清温育
在温育槽中分别加入 1.5 mL(1:101)已稀释血清。于室温(18～25 ℃)在摇摆摇床上温育 30 分钟。

(三)清洗
吸去槽内液体,在摇摆摇床上用 1.5 mL 清洗缓冲液清洗膜条 3 次,每次 5 分钟。

(四)酶结合物温育
在温育槽中加入 1.5 mL 已稀释的酶结合物(碱性磷酸酶标记的羊抗人 IgG),于室温(18～25 ℃)在摇摆摇床上温育 30 分钟。

(五)清洗
吸去槽内液体,在摇摆摇床上用 1.5 mL 清洗缓冲液清洗膜条 3 次,每次 5 分钟。

(六)底物温育
在温育槽中分别加入 1.5 mL 底物液,于摇摆摇床上室温(18～25 ℃)温育 10 分钟。

(七)终止反应
吸去槽内液体,用蒸馏水清洗膜条 3 次,每次 1 分钟。

(八)结果判断
将检测膜条放置在结果判定模板中,风干后判断结果。

三、实验结果的解释

(1)将已温育的湿的实验膜条置于结果判定模板中的塑料膜上,并与标志对齐。用吸水纸小心吸去水分(完全干后,膜条将黏附于塑料膜上)。将干的实验膜条上出现的与参照膜条上的标志相对应的清晰可见的条带记录在结果判定模板上,在相应抗原的位置出现白色条带为阴性。

(2)如果用软件自动判断结果,需将实验膜条放置在一张特殊的工作单上。实验膜条如需长期保存,可用黏性塑料膜密封。

(3)检测膜条上有一条质控带,如果质控带出现强的颜色反应说明实验操作正确。如果质控带没有出现颜色反应,则表明实验操作不当,应重新检测。

(4)实验膜条上包被的抗原及其排列,印迹法实验膜条上包被有以下抗原。①nRNP/Sm:小牛和兔胸腺提取物,经亲和层析纯化的天然 U1-nRNP。②Sm:牛脾脏和胸腺提取物,经亲和层析纯化的天然 Sm。③SS-A:牛脾脏和胸腺提取物,经亲和层析纯化的天然 SS-A。④Ro-52:重组的 Ro-52(52 kDa),相应的人 cDNA 用杆状病毒系统在昆虫细胞中表达。⑤SS-B:小牛和兔胸腺提取物,经亲和层析纯化的天然 SS-B。⑥Scl-70:牛和兔胸腺提取物,经亲和层析纯化的天然 Scl-70(DNA 拓扑异构酶1)。⑦PM-Scl:重组抗原,相应的人 cDNA 用杆状病毒系统在昆虫细胞中表达。⑧Jo-1:小牛和兔胸腺提取物,经亲和层析纯化的天然 Jo-1(组氨酰-tRNA 合成酶)。⑨CENP B:重组的着丝点蛋白 B,相应的人 cDNA 用杆状病毒系统在昆虫细胞中表达。⑩PCNA:重组的 PCNA(36 kDa),相应的人 cDNA 用杆状病毒系统在昆虫细胞中表达。⑪ds-DNA:从鲑鱼睾丸提取物中高度纯化的天然双链 DNA。⑫核小体:从牛胸腺提取物中纯化的天然核小体。⑬组蛋白:从牛胸腺提取物中纯化的各种类型组蛋白的混合物。⑭核糖体 P 蛋白:小牛和兔胸腺提取物,用亲和层析纯化的天然核糖体 P 蛋白。⑮AMA M2:从猪心脏提取物中纯化的天然 M2 抗原(丙酮酸脱氢酶复合物)。

(5)根据抗原带着色的深浅,可将结果分为阴性、临界阳性和阳性(表 14-1)。

表 14-1　实验结果

抗原带着色的深浅	结果
无色	阴性
着色非常弱	临界阳性
着色中到较强	阳性
着色与质控带强度相同	强阳性

(6)用印迹法检测抗核抗体时,应同时进行间接免疫荧光法实验。这样一方面可确保结果的可靠性,排除假阳性反应;另一方面,基于 HEp-2 细胞(特别是与灵长类肝冰冻组织切片的联合生物薄片)的间接免疫荧光法可检测的抗核抗体的范围非常广,而印迹法实验膜条上的抗原种类非常有限,只能检测有限的抗体。

四、抗原组成

(1)nRNP 和 Sm 抗原属于一组由富含尿嘧啶核苷酸的低分子量 RNA(U-RNA)与不同蛋白质组成的小核糖核酸蛋白(snRNP)。根据色谱分析的结果将 RNA 组分命名为 U1 至 U6。除 RNA 外,U-nRNP 还含有 6 种不同的核心蛋白(B,B',D,E,F,G)。另外,U1-nRNP 还含有颗粒特异性蛋白(70K,A,C),抗 U1-nRNP 抗体的靶抗原是 1 种或多种颗粒特异性蛋白(70K,A 或 C)。而抗 Sm 抗体的靶抗原为 1 种或多种核心蛋白。U-nRNP 分子参与 pre-mRNA(信使 RNA 前体)的剪切:切掉 mRNA 的非编码序列(内含子),插入 mRNA 的编码序列(外显子),以形成信使 RNA。

(2)天然的 SS-A 抗原是一种小核糖核酸蛋白,由一个 RNA 分子(Y1、Y2、Y3、Y4 或 Y5 RNA,80~112 个碱基)和一个 60 kDa 蛋白分子组成。欧蒙印迹法实验膜条上的 SS-A 抗原带为天然的 SS-A。另外一种 52 kDa 蛋白(Ro-52)也与 SS-A/Ro 复合物有关,但该蛋白是否是 SS-A/Ro 复合物的成分还存在争议。

(3)由于抗 Ro-52 抗体可在各种自身免疫性疾病中出现,因而单独的抗 Ro-52 抗体阳性不应判断为抗 SS-A 抗体阳性或作为 SLE 及干燥综合征的特异性指标。

(4)SS-B 抗原是一种分子量为 48 kDa 的磷蛋白,在细胞核中作为 RNA 多聚酶Ⅲ的辅助蛋白。

(5)Scl-70 抗原为 DNA 拓扑异构酶Ⅰ,天然抗原的分子量为 100 kDa,但最初在免疫印迹中仅发现了分子量为 70 kDa 的代谢产物。DNA 拓扑异构酶Ⅰ位于核浆内并且在核仁中浓度极高,参与 DNA 双螺旋的复制和转录。

(6)PM-Scl 抗原是分子量间于 20～110 kDa 的 11 到 16 个多肽分子的复合物。主要的靶抗原是分子量分别为 75 和 100 kDa 的两种多肽分子,也就是 PM-Scl-75 和 PM-Scl-100。90-98％的抗 PM-Scl 抗体具有与 PM-Scl-100 的反应性,而 50-63％的抗 PM-Scl 抗体具有与 PM-Scl-75 的反应性。这两种抗原相互独立,彼此之间没有交叉反应。PM-Scl 主要位于核仁,但也可出现在核浆中。该多肽复合物的功能还不完全清楚,怀疑 PM-Scl 参与 5.85 rRNA 和一些 U-snRNAs的剪切。

(7)Jo-1 是一种分子量为 50 kDa 的细胞质磷蛋白,与组氨酰-tRNA 合成酶为同一种物质,它能将胞浆中的组氨酸连接到相应的 tRNA 上。

(8)已发现有四种不同的蛋白为着丝点抗原:着丝点蛋白 A(17 kDa)、着丝点蛋白 B(80 kDa)、着丝点蛋白 C(140 kDa)和着丝点蛋白 D(50 kDa)。所有间接免疫荧光法抗着丝点抗体阳性的血清至少具有与着丝点蛋白 B 的反应性。

(9)PCNA 是一种分子量为 36 kDa 的增殖细胞核抗原,其表达与细胞周期有关。有活性的、三聚体形式的 PCNA 为 DNA 多聚酶的辅助因子,参与 DNA 的修复作用。用以 Hep-2 细胞为基质的间接免疫荧光法检测时,抗 PCNA 抗体产生的荧光模型称为细胞周期蛋白 I 型。约半数的间期细胞核呈现明亮的、清晰的细颗粒型荧光,而核仁为阴性,在另一半细胞中可见到相同的荧光模型,但其强度较弱(弱 10 倍左右)。

(10)抗 DNA 抗体可分为两种不同类型:抗天然双链 DNA(dsDNA)抗体和抗变性的单链 DNA(ssDNA)抗体。抗双链 DNA 抗体可识别双螺旋的脱氧核糖核酸骨架中的主要表位,因而与双链和单链 DNA 都具有反应性。而抗 ssDNA 抗体只识别双链内部的嘌呤和嘧啶碱基多聚体。

(11)核小体是由组蛋白(H1、H2A、H2B、H3 和 H4)和 dsDNA 组成的染色体的功能亚单位。H3-H3-H4-H4四聚体加上其两侧的 H2A-H2B 二聚体形成核小体的中心。组蛋白核心颗粒周围被两圈 DNA 双螺旋(总共 146 对碱基对)环绕。核小体呈串珠状排列,连接 DNA 与连接体中的组蛋白 H1 有关。

(12)组蛋白是 DNA 相关蛋白(11.2～21.5 kDa),它们的功能是稳定 DNA 双螺旋结构,还可能参与基因调节机制。有五种不同类型的组蛋白:H1、H2A、H2B、H3 和 H4。组蛋白与 DNA 形成高度有序的核小体有关。

(13)核糖体 P 蛋白由核糖体 60S 亚单位的 3 种蛋白组成,这些蛋白分别叫作 P0(38 kDa)、P1(19 kDa)和 P2(17 kDa)。主要的抗原性表位位于羧基端,所有三种蛋白均含有相同的 17 个氨基酸序列。

(14)M_2 抗原系统是位于线粒体内膜的三种相关的多酶复合物,这些酶催化丙酮酸、2-酮戊二酸和2-含氧酸支链的氧化脱羧,目前已知的抗 M_2 抗体的靶抗原有 6 种蛋白:丙酮酸脱氢酶复合物的E2(74 kDa)、蛋白 X(55 kDa)、E1α 亚单位(51 kDa)和 E1β 亚单位(36 kDa)及 2-含氧酸脱氢酶复合物支链的 E2(51 kDa)和 2-酮戊二酸脱氢酶复合物的 E2(51 kDa)。酶 E2 负责将乙酰基团转移给辅酶 A,蛋白 X 是丙酮酸脱氢酶复合物的亚单位,功能还不清楚。

五、适应证

夏普综合征(MCTD)、系统性红斑狼疮(SLE)、干燥综合征、进行性系统性硬化症、多肌炎/皮肌炎、重叠综合征、局限型进行性系统性硬化症(CREST 综合征)、原发性胆汁性肝硬化。

六、临床意义

（1）高滴度的抗 U1-nRNP 抗体是混合性结缔组织病（MCTD，夏普综合征）的标志，阳性率为95％～100％，抗体滴度与疾病活动性相关。在 30％～40％的系统性红斑狼疮患者中也可检出抗U1-nRNP抗体，但几乎总伴有抗 Sm 抗体。

（2）抗 Sm 抗体是系统性红斑狼疮的特异性标志，与抗 dsDNA 抗体一起，是系统性红斑狼疮的诊断指标，但阳性率仅为 5％～10％。

（3）抗 SS-A 抗体与各类自身免疫性疾病相关，最常见于干燥综合征（40％～80％）、也见于系统性红斑狼疮（30％～40％）和原发性胆汁性肝硬化（20％）中，偶见于慢性活动性肝炎。此外，在 100％的新生儿红斑狼疮中可出现抗 SS-A 抗体。该抗体可经胎盘传给胎儿引起炎症反应和新生儿先天性心脏传导阻滞。

（4）抗 SS-B 抗体几乎仅见于干燥综合征（40％～80％）和系统性红斑狼疮（10％～20％）的女性患者中，男女比例为 29∶1。在干燥综合征中抗 SS-A 抗体和抗 SS-B 抗体常同时出现。

（5）抗 Scl-70 抗体见于 25％～75％的进行性系统性硬化症（弥散型）患者中，因试验方法和疾病活动性而异。在局限型硬化症中不出现。

（6）1977 年，Wolfe 及其同事首先在多肌炎患者中描述了抗 PM-Scl 抗体，并把该抗体叫作抗 PM 抗体。在 1984 年，Reichlin 与其同事经过研究，发现了抗 PM-1 抗体的更准确的特征和命名（抗 PM-Scl 抗体）。在 50％～70％的所谓的重叠综合征患者中可检出这些抗体，在这些患者中可合并出现多肌炎（PM）、皮肌炎（DM）和进行性系统性硬化症（Scl）。抗 PM-Scl 抗体在进行性系统性硬化症（弥散型）中的阳性率为 3％，在多肌炎和皮肌炎中的阳性率为 8％。

（7）抗 Jo-1 抗体见于多肌炎，阳性率为 25％～35％。常与合并肺间质纤维化相关。

（8）抗着丝点抗体与局限型进行性系统性硬化症（CREST 综合征：钙质沉着、Raynaud's 病、食管功能障碍、指硬皮病、远端血管扩张）有关，阳性率为 70％～90％。

（9）抗 PCNA 抗体对系统性红斑狼疮具有很高的特异性，但其阳性率仅为 3％。

（10）抗 dsDNA 抗体对系统性红斑狼疮具有很高的特异性。除抗 Sm 抗体外，抗 dsDNA 抗体也可作为该病的一个血清学指标，阳性率为 40％～90％。

（11）在系统性红斑狼疮患者血清中可检出抗核小体抗体，但是，由于用传统的核小体制品进行检测时，高达 70％的硬皮病患者血清也呈现阳性，使得抗核小体抗体作为 SLE 的特异性诊断指标这一应用价值受到了很大限制。欧蒙印迹法中用一种由欧蒙实验室拥有的专利技术制备的新的核小体制品作为抗原基质，这种改良的核小体制品纯度高，经电泳证实只含有核小体单体，不含 H1、Scl-70、其他非组蛋白和残留的染色质 DNA 成分。用该试剂进行检测时，抗核小体抗体对 SLE 的特异性几乎为 100％，与健康献血员或硬化症、干燥综合征和多肌炎患者血清不反应。

（12）抗一种或几种组蛋白抗体或抗 H2A-H2B 复合物抗体在药物（普鲁卡因胺、肼屈嗪及其他药物）诱导的红斑狼疮中比较常见（阳性率为 95％）。另外，在 30％～70％的系统性红斑狼疮和 15％～50％的类风湿性关节炎患者中也可检出抗组蛋白抗体。

（13）抗核糖体 P 蛋白抗体是系统性红斑狼疮的特异性标志。在欧盟的一个多中心研究中检测了360 份系统性红斑狼疮（SLE）、79 份其他胶原病（进行性系统性硬化症、干燥综合征、皮肌炎/多肌炎、夏普综合征）和 206 份健康献血员血清中的抗核糖体 P 蛋白抗体（ARPA）。360 份

SLE 患者血清中,有 34 份 ARPA 阳性(9.4%),24 份夏普综合征患者血清中,有 3 份 ARPA 阳性(12.5%),其中两份同时还有抗 dsDNA 抗体阳性(系统性红斑狼疮的血清学标志)。在进行性系统性硬化症、干燥综合征或皮肌炎/多肌炎和健康献血员血清中均未检出 ARPA。SLE 的活动性与 ARPA 的滴度不具有相关性,对于有中枢神经系统症状、肾炎或肝炎的 SLE 患者,ARPA 的阳性率与整个 SLE 人群基本相同。在其他有 SLE 症状的患者中也可检出 ARPA,可是,在精神病患者中,ARPA 的阳性率稍高一些,但这种差异还没有统计学意义。

(14)高滴度的抗 M_2 抗体是原发性胆汁性肝硬化的标志,丙酮酸脱氢酶复合物的酶 E_2 和蛋白 X 为主要的靶抗原。另外,在其他慢性肝脏疾病(30%)和进行性系统性硬化症(7%~25%)中也可检出抗 M_2 抗体,但主要为低滴度。抗 M_2 抗体阳性的进行性系统性硬化症患者,很可能临床重叠有原发性胆汁性肝硬化。

(曹　敏)

第五节　抗核抗体检测

抗核抗体(ANA)的传统定义是针对细胞核成分的自身抗体的总称,但广义上是针对细胞内所有抗原成分的自身抗体的总称。其中包括抗 DNA 抗体、抗非组蛋白抗体、抗组蛋白抗体和抗核仁抗体等几类,每类中根据所含物质的抗原性质的不同又分为若干亚类。ANA 检测是当前广泛用于自身免疫疾病的一种筛选检测方法。

人的上皮细胞(HEp-2)是目前检测人血清中 ANA 抗体是否存在及其抗体谱(如均质型、颗粒型、核仁型等)的最常用的基质,除了用于抗体谱的鉴定,HEp-2 还可用于检测抗细胞质抗体如抗线粒体抗体(AMA)。

一、抗核抗体谱的分类

根据产生的荧光模型、靶抗原的分布部位分类如图 14-3 所示。

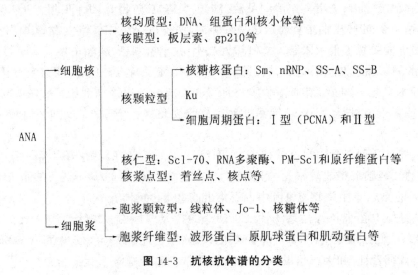

图 14-3　抗核抗体谱的分类

二、实验原理及检测方法

(一)实验原理

本试剂盒应用间接免疫荧光技术将对照血清和患者血清分别与固定在玻片上的底物进行孵育,存在于样本中的抗体将与底物中的特异性抗原结合形成抗原抗体复合物,洗去未结合的抗体,然后加入结合有荧光素的抗人 IgG 抗体使之与已结合抗原的抗体反应,洗去未结合的二抗,玻片经复染和封片后,通过荧光显微镜观察抗原结构上的绿色荧光强度。

(二)样本要求

血液样本应无菌采集并通过快速分离血清和凝块而避免溶血。血清样本可在 2～8 ℃下保存一周,若需长期保存(6 个月),则需储存于-20 ℃的温度下。检验过程中,应尽量避免使用脂血或高度溶血的样本。常温下运输血清样本时,建议在样本中添加适当的防腐剂(如 0.095％的叠氮钠)。避免标本的反复冻融。

血清样本按 1∶100 用样本稀释液稀释。

(三)操作

(1)所有试剂平衡到室温后,从玻片包装袋的缺口处撕开包装,小心取出基质玻片避免触碰基质包被区域,用记号笔对基质玻片进行相应的标记。

(2)在对应的反应孔位置分别加入 30 μL 稀释后的血清样本、阴性对照和阳性对照,加样时避免触碰基质。

(3)将加样后的基质玻片置于加样盒中,室温(18～25 ℃)孵育 30 分钟。

(4)将基质玻片从加样盒中取出,用洗瓶小心冲洗基质玻片。冲洗时,请尽量避免直接冲洗基质包被区域。

(5)将基质玻片置于 1×PBS 洗液中,浸泡 5 分钟(延长浸泡时间至 10 分钟,可获得更好的背景)。

(6)在实验台上放置相应的滤纸片,把基质玻片从 1×PBS 洗液中取出,将玻片的侧沿在滤纸上轻轻拍打,以便将玻片上的水滴拍干。

(7)在每个反应孔中分别加入 30 μL 荧光素标记的抗体结合液,然后重复步骤(3)～(6)。

(8)在基质玻片上滴加 4～5 滴封片剂,然后将盖玻片置于玻片上封片。

(9)将基质玻片置于荧光显微镜下观察。若需长期保存(1 个月)基质玻片,可将玻片置于加样盒或玻片盒中避光保存。

(四)结果判断

显微镜下可见 HEp-2 细胞分布均匀、胞质丰富、细胞呈多边形伸展。ANA 阴性时整个细胞无荧光或极弱的均匀荧光。ANA 阳性时可见到细胞内不同表现的荧光。

三、抗核抗体检测的临床意义

ANA 检测已成为临床上的一个极重要的自身免疫性疾病的筛查实验,高滴度 ANA 则高度提示自身免疫性疾病。ANA 可见于多种疾病,特别是风湿性疾病患者血清可以检测到抗核抗体,其中最常见的如下表 14-2。

表 14-2　常见风湿性疾病患者的 ANA 检测

自身免疫性疾病	ANA 阳性率
系统性红斑狼疮	
活动期	95%～100%
非活动期	80%～100%
药物诱导的红斑狼疮	100%
混合性结缔组织病(MCTD、Sharp 综合征)	100%
类风湿性关节炎	20%～40%
进行性系统性硬化症	20%～50%
多发性肌炎及皮肌炎	85%～95%
干燥综合征	30%～50%
慢性活动性肝炎	70%～80%
溃疡性结肠炎	30%～40%
其他风湿病	26%
正常人	5%～10%

尽管抗核抗体在许多自身免疫性疾病诊断中的意义已经明确,但大多数情况下,抗核抗体在致病机制中的作用仍属未知。

四、常见的抗核抗体的荧光模型

常见的表现在细胞核上的有核均质型、核颗粒型、核模型、着丝点、核点型、核仁型、细胞周期蛋白Ⅰ和Ⅱ型等,细胞质的有胞质颗粒型、胞质纤维型等,分裂期细胞阳性的有纺锤体、中心粒、中间体等。

(一)均质型

其靶抗原有 ssDNA/dsDNA、组蛋白、抗核小体抗体等,见图 14-4。

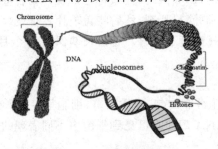

图 14-4　靶抗原结构

免疫荧光模式(图 14-5)。①HEp-2 细胞:间期细胞核阳性,呈均匀的荧光,分裂期细胞浓缩染色体阳性,呈均匀的荧光,荧光更强。②猴肝:肝细胞核阳性,呈均匀、有时为粗块状荧光,荧光强度与 HEp-2 细胞基本一致。

(二)粗颗粒型

已知靶抗原有 U1-nRNP,Sm,免疫荧光模式(图 14-6)。①HEp-2 细胞:间期细胞核阳性,呈颗粒样荧光,核仁阴性,分裂期细胞浓缩染色体阴性,染色体周围区域为颗粒样荧光。②猴肝:肝细胞核阳性,呈颗粒样荧光,核仁阴性,荧光强度与 HEp-2 细胞基本一致。

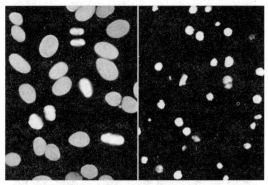

图 14-5　均质型免疫荧光模式

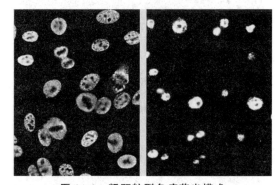

图 14-6　粗颗粒型免疫荧光模式

(三)细颗粒型

已知靶抗原有 SS-A,SS-B,免疫荧光模式(图 14-7)。①HEp-2 细胞:间期细胞核阳性,呈细颗粒样荧光,部分核仁阳性,分裂期细胞浓缩染色体阴性,周围区域为颗粒样荧光。②猴肝:细胞核颗粒样荧光,部分核仁阳性,荧光强度比 Hep-2 细胞弱,抗体滴度较低时可呈阴性。

(四)核膜型

已知靶抗原有板层素,gp210,免疫荧光模式(图 14-8)。①HEp-2 细胞:间期细胞呈现均匀的荧光,核周增强,分裂期细胞染色体阴性。②猴肝:肝细胞呈现特征性环状荧光。

(五)着丝点型

主要靶抗原为着丝点蛋白 B,免疫荧光模式(图 14-9)。①HEp-2 细胞:细胞核产生细的、相同大小的颗粒状荧光(通常每个细胞核为 46 或 92 个着丝点),间期细胞荧光颗粒均匀地分布于细胞核,在分裂期细胞中,颗粒荧光既可以以带状位于细胞中间(中期),也可以以两条平行带的形式出现,这些依分裂期细胞的阶段而异。②猴肝:可观察到分布于细胞核的 10~20 个颗粒。与 HEp-2 细胞相比肝组织片的荧光相当弱,很容易被忽略,分裂期细胞罕见。

(六)核点型

免疫荧光模式(图 14-10)。①HEp-2 细胞:细胞核产生 3~20 个大小、强度不均匀的点状荧光,染色体阴性,周围点状荧光。②猴肝:可观察到肝细胞核上有大小、数目不均一的点状荧光。

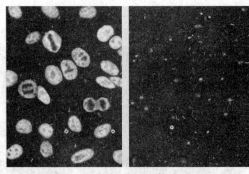

图 14-7　细颗粒型免疫荧光模式

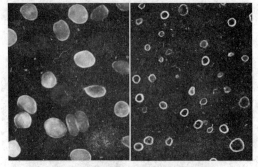

图 14-8　核膜型免疫荧光模式

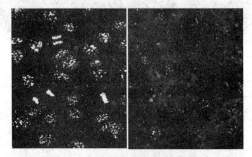

图 14-9　着丝点型免疫荧光模式

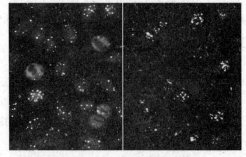

图 14-10　核点型免疫荧光模式

(七)核仁型

主要靶抗原有 Scl-70,PM-Scl,RNA 多聚酶Ⅰ、Ⅱ和Ⅲ,原纤维蛋白(U3-nRNP),免疫荧光模式(图 14-11)。①HEp-2 细胞:间期细胞核仁阳性,分裂期细胞染色体阴性,HEp-2 细胞的荧光反应模型依靶抗原不同差别较大。②猴肝:肝细胞核仁阳性,荧光强度与 HEp-2 细胞基本一致。

(八)细胞周期蛋白Ⅰ和Ⅱ型

主要靶抗原为 PCNA,免疫荧光模式(图 14-12)。①HEp-2 细胞:半数分裂间期细胞核呈亮的、细颗粒样荧光,核仁阴性,另半数荧光模型相同,强度弱10倍,分裂期染色体阴性,周围细颗粒荧光。②猴肝:可观察到肝细胞核上有点状荧光。

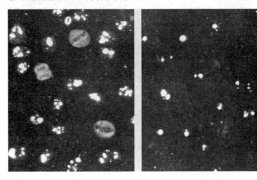

图 14-11 核仁型免疫荧光模式

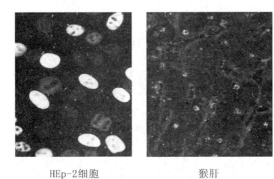

HEp-2细胞   猴肝

图 14-12 细胞周期蛋白Ⅰ和Ⅱ型免疫荧光模式

(九)胞浆颗粒型

1.抗线粒体抗体免疫荧光模式(图 14-13)

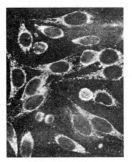 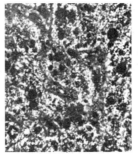

HEp-2细胞   猴肝

图 14-13 抗线粒体抗体免疫荧光模式

(1)HEp-2 细胞:细胞质内粗颗粒型荧光。

(2)猴肝:肝细胞呈颗粒样荧光,整个视野呈细沙状荧光。

2.抗核糖体 P 蛋白抗体免疫荧光模式(图 14-14)

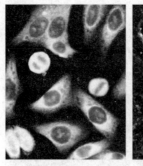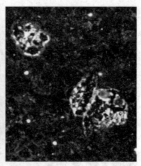

HEp-2细胞   猴肝

图 14-14   抗核糖体 P 蛋白抗体免疫荧光模式

(1)HEp-2 细胞:分裂间期的 HEp-2 细胞质中出现致密的细颗粒荧光,并有空泡现象,部分核仁阳性,分裂期细胞浓缩染色体阴性。

(2)猴肝:可见对该抗体非常特异的有几个肝细胞质融合形成的岛状荧光。

3.抗 Jo-1 抗体免疫荧光模式(图 14-15)

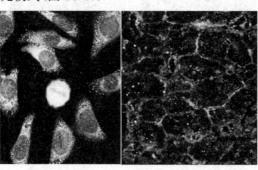

HEp-2细胞   猴肝

图 14-15   抗 Jo-1 抗体免疫荧光模式

(1)HEp-2 细胞:胞浆呈细颗粒到块状荧光,分裂期染色体阴性,周围细颗粒状荧光。

(2)猴肝:肝细胞质中呈弱的细颗粒装荧光。

4.抗溶酶体抗体免疫荧光模式(图 14-16)

(1)HEp-2 细胞:细胞质中呈油滴状荧光。

(2)猴肝:肝片上胞质呈点状荧光。

5.抗高尔基体抗体免疫荧光模式(图 14-17)

(1)HEp-2 细胞:细胞核一侧高尔基体所在部位有网状颗粒性荧光,分裂期细胞高尔基体大部分已降解。

(2)猴肝:肝片上胞质周围散点状细颗粒荧光。

(十)胞浆纤维型

1.抗波形蛋白抗体免疫荧光模式(图 14-18)

(1)HEp-2 细胞:细胞质中呈细的纤维网状荧光,分裂期染色体阴性,周围有大量圆形荧光点。

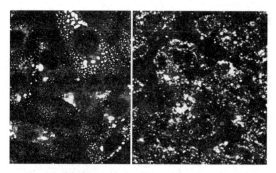

HEp-2细胞　　　　　猴肝

图 14-16　抗溶酶体抗体免疫荧光模式

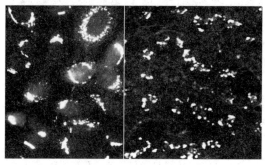

HEp-2细胞　　　　　猴肝

图 14-17　抗高尔基体抗体免疫荧光模式

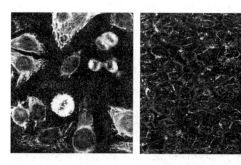

HEp-2细胞　　　　　猴肝

图 14-18　抗波形蛋白抗体免疫荧光模式

(2)猴肝:肝片上荧光不明显。

2.抗原肌球蛋白抗体免疫荧光模式(图 14-19)

(1)HEp-2 细胞:在细胞质一侧呈细纤维状荧光。

(2)猴肝:肝片上呈极弱的线状荧光。

3.抗肌动蛋白抗体免疫荧光模式(图 14-20)

(1)HEp-2 细胞:胞质中有无数束状荧光。

(2)猴肝:围绕肝细胞的胆小管有荧光。

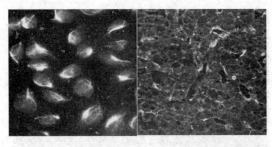

HEp-2细胞 　　　　　　　猴肝

图 14-19　抗原肌球蛋白抗体免疫荧光模式

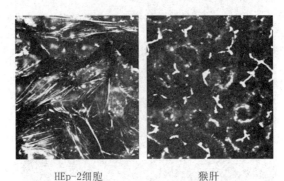

HEp-2细胞 　　　　　　　猴肝

图 14-20　抗肌动蛋白抗体免疫荧光模式

(十一)分裂期细胞阳性

1.抗纺锤体纤维抗体免疫荧光模式

(1)HEp-2 细胞:仅见于分裂期,两个相对的伞状荧光(图 14-21)。

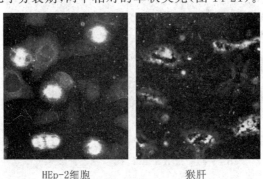

HEp-2细胞 　　　　　　　猴肝

图 14-21　抗纺锤体纤维抗体免疫荧光模式

(2)猴肝:肝片不能检测此抗体。

2.抗中间体抗体免疫荧光模式

(1)HEp-2 细胞:分裂末期带状荧光逐渐变短,由一个点连接两个子细胞,分裂中期细胞中间水平带状荧光(图 14-22)。

(2)猴肝:肝片不能检测。

3.抗中心粒抗体免疫荧光模式

(1)HEp-2 细胞:分裂期细胞两端有两个对称的荧光点(图 14-23)。

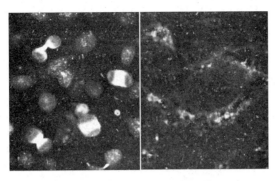

HEp-2细胞　　　　　　　　　猴肝

图 14-22　抗中间体抗体免疫荧光模式

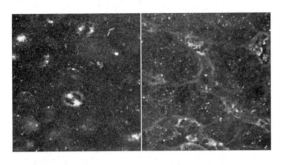

HEp-2细胞　　　　　　　　　猴肝

图 14-23　抗中心粒抗体免疫荧光模式

(2)猴肝:肝细胞上有时有两个对称的亮点。

五、ANA 检测的注意事项

(1)ANA 的滴度结果非常重要。所用检测系统的起始稀释度(正常参考范围)只是一个统计值,如果以此为临界值,部分正常人也可出现阳性(5%～10%),在年龄大于 60 岁的老年人中,阳性率更高,但滴度较低。ANA 滴度越高,与自身免疫性疾病的相关性就越大。

(2)荧光模型与相应靶抗原在细胞内的分布相关,可初步提供自身抗体针对的靶抗原信息,并可为下一步的确认实验提供指导作用。还可根据荧光模型结果判断确认试验结果的有效性,以排除非特异性反应。

(3)ANA 检测流行病学资料的积累。目前,IIF 检测 ANA 时,有很多荧光模型相对应的靶抗原尚不清楚,尤其是这些荧光模型的临床意义不明确,但随着人们对自身免疫性疾病及其相关自身抗体研究的深入,越来越多的以前认为没有临床意义的抗体成为新的研究焦点。对临床意义和靶抗原不明确的荧光模型也应向临床报告,以引起临床的重视。

间接免疫荧光法为检测 ANA 的标准方法(Hep-2 和猴肝)。IIF 阳性时确认相应的靶抗原。

实验的起始稀释度为 1∶100,推荐的稀释因子为 3.2,推荐每份标本至少平行做两个稀释度:1∶100 和1∶1 000。报告结果应详细,包括荧光模式、滴度、参考范围和一些适当的建议。

(曹　敏)

第六节　IgG、IgA、IgM 检测

血清免疫球蛋白可分为五种类型，即 IgG、IgM、IgA、IgD、IgE。其参考范围由于检查的对象、年龄、地区和方法不同而差异。各种免疫球蛋白不但量上有区别，而且在功能上也各有特点。在体液免疫检测中最常用的就是 IgG、IgA、IgM 检测。

一、基本特点

(一)免疫球蛋白 G(IgG)

IgG 具有抗菌、抗病毒、抗毒素作用，大部分抗体属于 IgG。它是唯一能通过胎盘的免疫球蛋白。IgG 增高见于 IgG 型多发性骨髓瘤、系统性红斑狼疮、类风湿关节炎、慢性活动性肝炎、结核病、黑热病及某些感染性疾病等。降低见于肾病综合征、某些肿瘤、白血病、重链病、轻链病及某些免疫缺陷病。

(二)免疫球蛋白 A(IgA)

IgA 具有抗细菌和抗病毒的作用，不能通过胎盘，小儿只能从母乳中得到。IgA 增高见于 IgA 型多发性骨髓病、系统性红斑狼疮、类风湿关节炎、肝硬化、湿疹、血小板减少等疾病。降低见于重链病、轻链病、吸收不良综合征、某些免疫缺陷病、反复呼吸道感染、输血反应、自身免疫性疾病等。

(三)免疫球蛋白 M(IgM)

IgM 主要由脾脏和淋巴结中浆细胞分泌合成，IgM 主要分布在血液中，在机体免疫反应中出现最早，具有强大的抗感染作用。IgM 作为五聚体，是免疫球蛋白中相对分子量最大的。它是对免疫原最早出现的抗体，所以它是机体初次应答的重要抗体。IgM 和 IgG 一样，可以中和毒素和病毒，以对机体有效的保护。IgM 具有促吞噬细胞的吞噬作用。升高见于巨球蛋白血症、系统性红斑狼疮(SLE)、类风湿关节炎、硬皮病、急慢性肝病(病毒性肝炎)、胆汁性肝硬化、隐匿性肝硬化、恶性肿瘤、传染性单核细胞增多症、梅毒、黑热病、锥虫病、伤寒、弓形体病、乙型脑炎、单核细胞性白血病、霍奇金病等;降低见于原发性无丙种球蛋白血症、非 IgA 和 IgG 型多发性骨髓瘤、霍奇金病、慢性淋巴细胞白血病、蛋白丧失性胃肠病等。

二、临床意义

(一)免疫球蛋白显著减低

1.先天性低丙种球蛋白血症

IgG、IgA、IgM 三种全缺的 Bruton 病(仅限于男性)，三种 Ig 缺某一或两种(减少或无能)的丙种球蛋白异常血症，后者最多见的是 IgA 缺乏症(隐性遗传)。

2.获得性低丙种球蛋白血症

肾病综合征、蛋白质丢失性肠病、先天性风疹病等，以及瑞(Swiss)氏胸腺发育不全伴无丙种球蛋白血症。

(二)免疫球蛋白明显增高

1.自身免疫性疾病

系统性红斑狼疮急性期、慢性活动性肝炎、类风湿关节炎活动期等。

2.多发性骨髓瘤

多发性骨髓瘤可按其所产生 Ig 不同而有 G 型(IgG 增多)、A 型(IgA 增高)、D 型、E 型(后两型极少见)等。

3.感染

慢性化脓性感染、肺结核、肝脓肿、血吸虫病、瘤型麻风等,可见 IgG 升高;

4.恶性肿瘤

消化道癌、呼吸道癌、泌尿生殖系统癌,绝大多数患者均见 IgA 增多。喉癌、结肠癌、直肠癌、前列腺癌 IgM 亦见升高。过敏性疾病、寄生虫病可见 IgE 增高。

三、血清中 IgG、IgA、IgM 检测的临床应用

(一)单克隆增殖病的鉴别

单克隆增殖的特点:单种免疫球蛋白均一增殖,含量大,正常免疫球蛋白的比例下降,Kappa/Lambda 比例失调,出现相关的临床症状。浆细胞单克隆增殖,造成游离的免疫球蛋白轻链增加,即本周蛋白,这种蛋白通常以二聚体的形式存在于尿及血清中,有时亦可见单体和四聚体。单克隆增殖常见的疾病:多发性骨髓瘤、巨球蛋白血症、淋巴瘤、轻链病等。

免疫球蛋白定量检测较常用的方法有单向扩散法与免疫浊度法,前者较为简便,后者更为准确迅速。恶性单克隆丙种球蛋白病常呈现某一类丙种球蛋白的显著增高,大多在 30 mg/mL 以上;而正常的免疫球蛋白,包括与 M 蛋白同类的丙种球蛋白的含量则显著降低。在良性丙种球蛋白病的血清标本中,M 蛋白的升高幅度一般不像恶性丙种球蛋白病那么高,多在 20 mg/mL 以下;M 蛋白以外的免疫球蛋白含量一般仍在正常范围之内。如在单向扩散试验中出现双圈状沉淀环,则标本中可能存在某种免疫球蛋白片段的 M 蛋白。多克隆丙种球蛋白病患者的血清中常有多种类型的免疫球蛋白水平同时升高,每类上升的幅度不太大,但总的丙种球蛋白水平升高比较明显。

免疫球蛋白的定量检测,有时会由于不同实验室所用抗血清特异性的差异,而造成 M 蛋白定量结果的不同,特别在使用某一株 M 蛋白制备的抗血清检测其他患者的 M 蛋白时。如能配合作用区带电泳光密度扫描,常可纠正这种误差。

进行免疫球蛋白的定量检测,不仅有助于丙种球蛋白病的诊断,并对丙种球蛋白病的良、恶性鉴别具有一定的帮助。如做动态观察,对丙种球蛋白病的病情和疗效的判断有一定的价值。M 蛋白含量的多少常可反映病情的轻重,尤其对同一患者,M 蛋白含量明显增高常提示病情恶化;经有效治疗后,M 蛋白含量逐渐下降,而正常免疫球蛋白的含量则由降低趋向正常。

(二)多克隆高免疫球蛋白血症

多克隆增殖常见的疾病有慢性肝炎及肝硬化、结缔组织病、慢性感染、恶性肿瘤、艾滋病、淋巴母细胞性淋巴结瘤。肝脏疾病如慢性活动性肝炎、原发性胆汁性肝硬化、隐匿性肝硬化等患者血清中三种免疫球蛋白均可升高。慢性细菌感染如肺结核、麻风、慢性支气管炎等血中 IgG 可升高。宫内感染时脐血或出生后的新生儿血清中 IgM 含量可增高。自身免疫性疾病时 Ig 均可升高,如 SLE 患者以 IgG、IgA 升高较多见,类风湿关节炎患者以 IgM 升高为主。

(三)免疫缺陷病的辅助诊断

1.先天性低 Ig 血症

先天性低 Ig 血症主要见于体液免疫缺陷病和联合免疫缺陷病。一种情况是 Ig 全缺,如 Bruton 型无 Ig 血症,血中 IgG 常小于 1 g/L,IgA 与 IgM 含量也明显减低为正常人的 1%。另一种情况是三种 Ig 中缺一种或缺两种,如 IgA 缺乏患者,易发生反复呼吸道感染;IgG 缺乏患者,易发生化脓性感染;IgM 缺乏患者,易发生革兰阴性细菌败血症。

2.获得性低 Ig 血症

患者血清中 IgG 常小于 5 g/L,引起的原因较多。大量蛋白丢失的疾病(如烧伤、剥脱性皮炎、胃病综合征等)、淋巴系统肿瘤(如白血病、淋巴肉瘤、霍奇金病等)、重症传染病、中毒性骨髓疾病、长期使用免疫抑制剂的患者等均可造成获得性低 Ig 血症。

四、脑脊液中 IgG、IgA、IgM 检测的临床应用

中枢神经系统内可以产生很强的免疫应答,这是某些自身免疫性神经系统疾病发生、发展的病理学基础。因此脑脊液(CSF)检验,特别是其中免疫球蛋白成分及其含量的检测,对某些中枢神经系统疾病的诊断、疗效观察和预后判断具有重要意义。

生理情况下,血中 Ig 通过通透性正常的血-脑屏障(BBB),而进入 CSF 内。IgG 分子量略低于 IgA,较易通过 BBB,而 IgA 略难,IgM 分子量大,更难通过 BBB。所以 IgG、IgA、IgM 在 CSF 中的浓度依此递减。当脑组织或脑膜有病变时,脉络丛的通透性增加,BBB 发生破坏,或自病变组织产生病理性产物进入脑脊液,使脑脊液组分发生改变。

1948 年由 Kabat 等用免疫化学方法定量检测脑脊液免疫球蛋白,发现多发性硬化症患者脑脊液中 γ-球蛋白与医学全在线总蛋白比值增高,并由他首先提出脑脊液 IgG 鞘内合成假说,认为脑脊液 γ-球蛋白的增高是不依赖其血清内 Ig 水平而变化。后由 Delpech 设计了脑脊液 IgG 指数公式。由于免疫球蛋白不仅可以在鞘内自身合成,也可以通过血-脑屏障进入鞘内。因此区分鞘内免疫球蛋白的来源在神经系统疾病的实验室诊断中有着重要的临床意义。经典的计算鞘内免疫球蛋白合成的方法是 IgG 生成指数其公式如下:IgG 生成指数 $= (IgG_{CSF} \times Albs)/(IgGs \times Alb_{CSF})$。

脑脊液 IgG 检测方法采用速率散射免疫比浊法,采集脑脊液样本后应离心再行检测。当 IgG 生成指数升高时,表明 CSF 中的 IgG 主要由中枢神经系统鞘内合成。IgG 生成指数升高多见于多发性硬化症。脑脊液 IgG 增高为主,可见于脑血栓、蛛网膜下腔出血、SLE 脑病、神经梅毒、重症肌无力等;脑脊液 IgG、IgA 均增高可见于化脓性脑膜炎及结核性脑膜炎;在神经系统肿瘤时,以脑脊液 IgA 和 IgM 升高为主;精神分裂症时脑脊液 IgG 和 IgM 可明显升高。

许多学者认为 IgG 指数是鞘内合成 IgG 的指标。进一步研究发现,当血-脑屏障通透性正常且血清 Ig 水平在正常范围时,CSF 中 Ig 水平很少受血清 Ig 水平变化的影响,CSF 中 Ig 水平主要与鞘内合成率相关,即在正常状态下,其含量与反映血-脑屏障通透性指标——清蛋白商值(Alb quotient)相关。清蛋白商值 $=$ Albcsf/Albs$\times 1 000$。

此外,由中枢局部合成的免疫球蛋白常有异质性,但其 IgG 定量可呈现正常,现采用高分辨率琼脂糖凝胶电泳能分离出"寡克隆区带"(OCB),在多发性硬化症(MS)时,OCB 是一个十分重要的标志物。最近有学者报道,10% 的 MS 患者 CSF 中无 OCB,而其他一些疾病如神经性梅毒、血管炎、脑膜炎和脑炎等也会出现 OCB。许多学者认为同时检测 CSF-IgG 来诊断 MS 或许

比单独检测 OCB 好,因为 CSF-IgG 不随 MS 的病理变化而变化。有学者们通过研究得出,患者 CSF 中每天新合成 IgG 含量明显增高,与正常组(无神经系统疾病)及对照组(其他神经系统疾病)相比,均有显著性差异($P < 0.001$),支持 MS 患者中枢神经系统内局部免疫活性细胞分泌大量 IgG 的论点。对于 MS 和其他中枢神经系统疾病,经常会有脑脊液 IgG、IgM 的升高,说明这可能与抗感染和自身抗原的免疫反应有关。

五、尿液中 IgG、IgA、IgM 检测的临床应用

正常人尿液中的 Ig 含量极微。当机体的免疫功能出现异常或由炎症反应引起肾脏疾病时,可导致肾脏肾小球滤过膜分子屏障破坏或电荷屏障受损,从而引起球蛋白及其他大分子蛋白质漏出增多。在肾小球滤过膜损伤较轻微时,尿液中以中分子量的尿微量清蛋白(MA)和转铁蛋白(TRF)滤出增多为主,随着肾小球滤过膜的损伤的加重,尿液中开始出现 IgG,当肾小球滤过膜损伤较严重时,尿液中除 IgG 被滤出外,分子量较大的 IgM 也可被滤出。故临床上常采用同时检测尿液和血液中的 TRF 及 IgG 的含量,计算选择性蛋白尿指数(SPI),以此来评估肾小球滤过膜破坏程度及观察治疗效果和预后。通常采集晨尿或随机尿进行检测。检测方法一般选用速率散射免疫比浊法。选择性蛋白尿指数计算公式:SPI=(尿 IgG/血清 IgG)/(尿 TRF/血清 TRF)。

当 SPI≤0.1 时,表明肾脏高选择性排泄分子量较小的蛋白质;当 SPI≥0.2 时,表明肾脏是非选择性排泄分子量较大的蛋白质。微小病变型肾病的 SPI 大多≤0.1,而膜性肾病、膜增殖性肾炎和肾病综合征的 SPI 通常≥0.2。尿内 IgA 在原发性肾小球肾病和慢性肾炎肾病时含量最高,在慢性肾炎高血压型及普通型可轻度增高,而在隐匿性肾炎及急性肾炎时含量很少;尿内 IgG 在原发性肾小球肾炎和慢性肾炎时含量较高,其他类型肾小球疾病时仅轻度增高;尿内 IgM 仅出现在慢性肾炎,而原发性肾小球肾炎和隐匿性肾炎时含量甚微。故可根据尿内 Ig 增高的类型来帮助鉴别诊断肾小球疾病的种类。

六、免疫球蛋白检测的方法学评价

自动免疫比浊分析的问世克服了经典的免疫沉淀反应中操作烦琐、敏感度低、反应时间长和不能自动化检测的几大缺点。20 世纪 70 年代出现的微量免疫沉淀法主要包括了免疫透射浊度分析和免疫散射浊度分析。这些技术已常规应用于临床体液特定蛋白的检测,特别是散射比浊法的原理,被国外一些公司用于自动免疫化学分析仪的设计,其生产的有关仪器已广泛用于国内各大、中型医院,成为一项常规的临床免疫检测手段。

(一)透光比浊法

透光比浊法透光比浊法是一种比较老的方法,基本原理是检测一定体积的溶液通过的光线量(光通量),当光线通过时,由于溶液中存在抗原-抗体复合物粒子对光线的反射和吸收,引起透射光的减少,检测的光通量和抗原抗体复合物的量成反比。这种方法最常用于生化指标的测定,而用于免疫沉淀反应有如下缺点。

(1)溶液中存在的抗原-抗体复合物分子应足够大,分子太小则阻挡不了光线的通过。

(2)溶液中抗原-抗体复合物的数量要足够多,如果数量太小,溶液浊度变化太小,对光通量影响不大。

(3)透光比浊采用光电池直接接收光通量,即广度计的灵敏度不高,微小的浊度变化不易影响透光率的改变。

（4）透光比浊是依据透射光减弱的原理来定量的,因此只能检测抗原-抗体反应的第二阶段,检测仍需抗原-抗体温育反应时间,检测时间较长。因此透射比浊类型的自动分析仪用于免疫检测已趋减少,该检测原理主要用于生化分析仪。

（二）终点散射比浊法

终点散射比浊法是经典的测试方法,是在透射比浊法基础上进行了改良。即将抗原-抗体混合后,待其反应趋于平稳、直到反应终末时检测结果。其反应的时间与温度、溶液离子 pH 等有关。该方法用于免疫沉淀反应有很多缺陷:

（1）仪器设置为当抗原抗体反应一定时间后,一次性检测光吸收值,认定该时间对于所有的样本、校正液和质控品都是反应终点,而没有考虑每一个待测样本的吸收和散射效果,而这种效果随每一个待测样本的抗原抗体反应的不同有很大差异,可导致检测结果的不准确。

（2）反应时间在液相中仍需 30～120 分钟,检测的仍是抗原-抗体反应的第二阶段,不适合快速检测。

（3）在抗原-抗体反应中,随时间的延长,抗原抗体复合物有重新结合的趋势,可影响散射值的改变,最后可能测出比反应早期还低的散射信号值,影响结果的准确性。

（4）在终点散射比浊中,有反应本底存在,检测样本的含量越低,本底比例越大,因此在微量检测时,本底的干扰是影响准确检测的重要因素。由此看来,终点散射比浊法在免疫沉淀反应中,特别是微量检测时,受到限制,目前仅一些自动生化仪使用这种原理检测部分检测项目。

（三）定时散射比浊法

定时散射比浊法的基本原理是,由于免疫沉淀反应是在抗原抗体相遇后立即开始,在极短时间内反应介质中散射信号变动很大,此时计算峰值信号而获得的结果会产生一定误差,因此在检测散射信号时不与反应开始同步,而是推迟几秒钟用以扣除抗原抗体反应的不稳定阶段,从而将这种误差影响降至最低。故在抗原-抗体反应时,给出预反应时间,即散射光信号第一次读数在样品和抗体于反应缓冲液中开始反应 7.5 秒后到 2 分钟内,大多数情况下 2 分钟以后测第二次读数,并从第二次检测信号值扣除第一次读数信号值,从而获得待测抗原的信号值并通过计算机处理转换为待测抗原浓度。该反应检测系统不具备真正的抗原过量检测能力,设计者仍采用抗体过量的原理来保证抗原-抗体反应中形成不可溶性小分子颗粒,获得小分子颗粒产生的最强的散射光信号。由于设计者将每一项检测都特意设计为具有很大检测范围,抗体的结合能力可以达到待测样品正常血清浓度的 50 倍以上,所以通常不会出现抗原过量而未被检测到的现象。

尽管固定时间散射反应也是目前应用中一种较为先进的方法,但该反应可能仍存在一些检测准确性的问题:预反应阶段与抗体反应的仅是少量抗原,因此,预反应阶段的信号变动仅占全反应阶段的信号变动的极少部分,此信号值的扣减对最终的结果计算影响不大;该方法是采用的间接抗原过量检测,试剂上在反应末端并没有进行真正的抗原过量检测,在实际检测中,如遇特殊样本或含量较低的样品时,可能会有一些不准确的结果出现。

（四）速率散射比浊法

速率散射比浊检测的是抗原-抗体反应的第一阶段,其最大优点是快速、灵敏度高,可监测微量样品。由于是检测的速率散射信号,理论上讲不受本底散射信号的干扰,使检测的精确度大大提高,根据此原理设计制造的第一代免疫化学系统主要用于体液中特定蛋白质的检测,使免疫化学分析在终点比浊法的基础上开创了新的里程碑。

（胡丽萍）

第七节 IgE 检 测

在 5 种免疫球蛋白中,IgE 的半衰期最短,并且具有最高的分解率和最低的合成率,因此血清中含量最低。检测血清总 IgE 和特异性 IgE 对 Ⅰ 型变态反应的诊断和变应原的确定很有价值。

一、IgE 的生物学特点

(一)IgE 的性质

IgE 主要由呼吸道、消化道黏膜固有层淋巴组织中的 B 细胞合成,为变态反应的介导因素。IgE 是一种分泌型免疫球蛋白,分子量为 196 000,血清中含量极低,仅占血清总 Ig 的 0.002%,在个体发育中合成较晚。ε 链有 4 个 CH,无铰链区,含有较多的半胱氨酸和甲硫氨酸。IgE 是免疫球蛋白中对热最不稳定者,56 ℃、30 分钟可使 IgE 丧失生物学活性。IgE 主要由鼻咽部、扁桃体、支气管、胃肠等黏膜固有层的浆细胞产生,这些部位常是变应原入侵和 Ⅰ 型变态反应发生的场所。IgE 为亲细胞抗体,Cε2 和 Cε3 功能区可与嗜碱性粒细胞、肥大细胞膜上高亲和力 FcεRI 结合。变应原再次进入机体与已固定在嗜碱性粒细胞、肥大细胞上 IgE 结合,可引起 Ⅰ 型变态反应。寄生虫感染或变态反应发作时,局部的外分泌液和血清中 IgE 水平都明显升高。

正常人血清中 IgE 值为 0.1～0.9 mg/L,通常男性略高于女性。对于过敏体质或超敏患者,血清中 IgE 明显高于正常人,外源性哮喘患者较正常人高数倍。故 IgE 在血清中含量过高,常提示遗传过敏体质或 Ⅰ 型变态反应的存在。

(二)IgE 的合成

IgE 的合成量关系到个体对过敏性疾病的罹患性,IgE 的合成及调节机制并不完全明确。多种变态反应性疾病常可见于同一患者,称这些过敏易患者过敏体质,与正常人相比,血清 IgE 明显升高,肥大细胞数较多而且胞膜上 IgE 受体也较多。研究证实,过敏体质为常染色体显性遗传,但同一家系中不同成员所患的过敏病可以不同;抗原的性质及进入机体的途径也会影响 IgE 的合成,以相同途径进入人体的抗原,有的引起强速发型变态反应,有的则不能,虽然确切原因尚不明了,但与抗原本身的特性,特别是被 T 细胞识别的表位的特性有关,有些药物如青霉素降解物、蠕虫抗原、蒿草花粉、豚草花粉等,能引起强烈 IgE 型变态反应。抗原进入机体的途径和接触频率对机体产生抗体有影响,经黏膜进入易激发产生 IgE 应答,而注射则引起 IgG 的产生,接触变应原次数越多致敏的可能性越大。

二、总 IgE 的检测及其临床意义

正常情况下血清 IgE 仅在 U/mL(ng/mL)水平,用常规检测 IgG 或 IgM 的凝胶扩散法检测不出 IgE,必须用高度敏感的放射免疫检测法及酶联免疫检测法进行检测。放射免疫检测和间接血凝试验基本已淘汰,目前常规实验室大多采用酶联免疫吸附法、干式荧光免疫分析法、发光免疫分析技术等。

(一)酶联免疫检测法

检测血清 IgE 时常用双抗体夹心 ELISA 法,包被在固相的抗体(抗 IgE)、待测抗原(IgE)、酶标记的抗体(酶标抗 IgE)三者形成夹心复合物,洗涤去除未结合的抗体,然后加入底物,使酶显色,采用自动化酶标仪读取吸光度值,依据预先计算的标准曲线得到待测 IgE 的含量。操作方便,敏感性也很高,在临床上经常应用。

(二)干式荧光免疫分析法

干式荧光免疫分析法通过检测板条上激光激发的荧光,可同时定量检测以 pg/mL 为单位的单个或多个标志物。检测系统由一个荧光读数仪和检测板组成。检测板使用的是层析法,分析物在移动的过程中形成免疫复合物的形式。通过检测区域/质控区域的值与分析物不同的浓度获得的定标曲线,可监测样本中分析物的浓度。

采用独特的两点式定标方式,结果准确,用于检测的项目包括药物浓度、肿瘤标志物、激素指标、心肌标志物、特定蛋白指标等。在试剂出厂时由标准品进行定标,并将定标曲线储存在芯片内,以减少批间差。同时将检测项目的条形码、质控数据、试剂的批号效期等储存在芯片里面。

检测的步骤较为简便,首先检查并插入 ID 芯片确定检测板和 ID 芯片相匹配,待检测缓冲液放置 10 分钟使其平衡至室温;用毛细吸管或移液管吸取 15 μL 全血(10 μL 血清,血浆或质控品,EDTA 抗凝),放入到有检测缓冲液的管子中,充分混匀;取 75 μL 样本混合液小心加入检测板的加样孔中,在室温下反应 3 分钟;将检测板放在免疫荧光分析仪的检测板承载器中,确保检测板方向正确并将其完全推入,仪器自动扫描;最后显示屏幕上读取数据或直接打印结果。

该方法的特点:采用免疫荧光定量快速检测技术,检测灵敏度可达到 pg/mL;检测项目可以在 3~15 分钟内完成,仪器内的检测速度少于 30 秒/测试,可以满足大批量检测的要求;设计小巧,便于携带,界面友好,可快速定量检测 C 反应蛋白、糖化血红蛋白、尿微量清蛋白、心肌标志物等;检测项目的标准曲线储存于试剂盒的信息芯片内,系统的内置质控可以满足日常质控的要求,保证结果的精确性,整体检测系统的变异小于 5%;具有较强的扩展功能,芯片式的升级方式具有较强的项目扩展功能。

干式荧光免疫分析的质量控制,仪器需要进行不定期质量校正,包括校准仪器精度 CV 值小于 0.5%:测量方法为取一根基底干净的试纸条,检测样品浓度高于最大检测浓度值的 50% 以上,得到免疫显色反应明显的 C 线及 T 线,重复测量这根试纸条 20 次,计算平均值及均方差,得到仪器的 CV 值;校准仪器间 CV 值应小于 5%:测量方法为取 6 根基底干净的试纸条,上面有恒定一定荧光强度的 C/T 两条荧光条带(该 6 根试纸条上条带的荧光强度应分别为仪器最大量程的 90%、70%、50%、30%、10%、2‰),使用荧光定量分析仪对 6 根试纸条进行重复检测读值 20 次,计算平均值并与内控标准荧光定量分析仪的读数对比计算批间 CV 值;校准仪器的灵敏度为满量程测量值的 2‰,测量方法为取最高测量浓度样品,稀释 500 倍,在仪器上能够检测到峰值。

(三)发光免疫分析技术

发光免疫分析技术包含量部分的内容,即免疫分析系统和发光系统,其基本原理和操作技术与酶免疫法类似,只是所用的标记物或检测的信号不同。化学发光是其中一种,它利用在化学反应中所释放出的大量自由能从而产生激发态的中间体。当该激发态的中间体回到稳定的基态时,同时发射出光子,利用发光信号的测量仪器分析所发出的光量子产额。

微粒子化学发光分析技术是应用磁性的铁珠作为载体,用以包被固相抗体或抗原,使得反应的表面积大大增加,捕获待测抗原的能力也显著提高,因而检测所需样本用量减少、反应时间缩短。

增强化学发光分析是在反应体系中加入了发光增强剂(荧光素、噻唑、对碘苯酚等),从而改善了发光信号、使信号增强,而且反应后 20 分钟内信号保持稳定,可以重复进行测量,检测结果灵敏、准确。

电化学发光采用的发光试剂标记分子是联吡啶钌,它在三丙胺阳离子自由基的催化及三角形脉冲电压的激发下,可产生高效、稳定的连续发光,同时在发光反应中的再循环利用使发光得以增强、稳定,而且,检测采用均相免疫检测技术,不需将游离相及结合相分开,从而使检测步骤大大简化,也更易于自动化。

(四)临床意义

血清总 IgE 水平一般用国际单位(U)或 ng 表示,1 U=2.4 ng,相当于 WHO 标准冻干血清制剂 0.009 28 mg 内所含的 IgE 量。正常人群 IgE 水平受环境、种族、遗传、年龄、检测方法及取样标准等因素的影响,以致各家报道的正常值相差甚远。婴儿脐带血 IgE 水平小于 0.5 U/mL,出生后随年龄增长而逐渐升高,12 岁时达成人水平。成人血清 IgE 水平为 20~200 U/mL,一般认为大于 333 U/mL(800 ng/mL)时为异常升高。

IgE 升高相关的常见疾病有:过敏性哮喘、季节性过敏性鼻炎、特应性皮炎、药物性间质性肺炎、支气管肺曲菌病、麻风、类天疱疮及某些寄生虫感染等。上述疾病时 IgE 升高的程度并不一致,在过敏性支气管肺曲菌病时最为显著,其值可达 2 083~8 333 U/mL(5 000~20 000 ng/mL),除了此病和特应性皮炎以及在花粉季节之外,对于任何血清总 IgE 水平大于 2 083 U/mL(5 000 ng/mL)的患者,均应考虑寄生虫感染的可能性。

三、特异性 IgE 的检测及其临床意义

特异性 IgE 是指能与某种变应原特异性结合的 IgE,因此需要用纯化的变应原代替抗 IgE 进行检测;常用的方法主要包括酶联免疫检测法和酶免疫斑点法。

(一)酶联免疫检测法

利用酶底物进行显色的免疫检测方法是目前公认的检测型变态反应的有效方法之一,具有特异性强、敏感性高、影响因素少、对患者绝对安全等优点;不但有助于过敏性哮喘的诊断,对寻找变应原也有重要价值。

ELISA 法与传统方法相比有一些长处,如没有放射性核素污染、酶标抗体可长期保存,因此在国内应用较多。用 ELISA 测试屋尘和一些花粉的结果与临床较符合,但与皮肤试验的符合率可能不够理想。

(二)酶免疫斑点法

酶免疫斑点法的检测膜条包被 10~20 种不同变应原,检测膜条首先水化,然后与原倍血清进行第 1 次温育。如果样本阳性,IgE 类特异性抗体与变应原结合。为检测已结合抗体,再使用酶标记的单克隆抗人 IgE 抗体进行第 2 次温育,产生可观察的颜色反应。试剂膜条零位线下约 2 mm 处的一条显色带为质控线,判定结果时,应考虑条带的位置和染色强度。通过比较温育的检测条带和印刷的结果判断膜条,就可确定 IgE 抗体所对应的变应原。

依据膜条包被的抗原不同,可以检测的特异性变应原包括柳树/杨树/榆树组合、蟑螂、葎草、牛肉、蟹、虾、鸡蛋白、猫毛、狗上皮、牛奶、普通豚草、艾蒿、屋尘螨/粉尘螨组合、真菌组合、屋尘、

海鱼组合、羊肉、黄豆、淡水鱼组合、花生等。

(三)荧光酶免疫试验

荧光酶免疫试验是一种组合特异性 IgE 检测试验,基本原理同放射变应原吸附试验。利用一个称为 CAP 的帽状结构塑料材料作为固相载体,材料内置多孔性、弹性和亲水性纤维素颗粒。颗粒表面吸附常见的多种变应原,形成包被抗原。检测时加待测血清及不同浓度的标准品,血清中特异性抗体与相应变应原结合。通过冲洗去除其他非特异性成分,再加上 β 半乳糖苷酶标记的抗人 IgE,使之与固相纤维素颗粒表面特异性 IgE 结合。加入的底物 4-甲基伞形酮-β 半乳糖苷使之产生荧光。用荧光分光光度计读取吸光值,荧光强度与 sIgE 呈线性关系。据此可绘出标准曲线,得出待测血清中 sIgE 的量。

四、血清 IgE 检测的应用评价

IgE 是过敏性疾病的重要标志,目前研究已充分表明,IgE 在过敏性疾病的炎症反应中起着重要的作用。IgE 有两种受体:一种为高亲和力受体(FcεRI)存在于肥大细胞和嗜碱性粒细胞及抗原呈递细胞表面,其调节 IgE 产生的作用小,主要作用是延长 IgE 的半衰期,在抗原呈递的部位放大 IgE 的生物效应。另一种受体为低亲和力受体(FcεRⅡ),主要存在于 B 细胞表面,调控 IgE 的合成,FcεRⅠ 与 IgE 的亲和力比 FcεRⅡ 与 IgE 的亲和力高 10~100 倍。IgE 通过 FcεRⅡ 直接作用并诱导变应原特异性 Th2 细胞发育、活化,分泌 IL-4、IL-5 等细胞因子,进一步促进 B 细胞产生 IgE,而 IgE 亲和到肥大细胞和嗜酸性粒细胞上并与相应的抗原结合,使肥大细胞和嗜酸性粒细胞释放化学活性物质而引起一系列的速发型变态反应。

(一)血清 IgE 检测在变态反应性疾病中的应用

吸入性和食入性变应原阳性率较高种类如粉螨、尘螨、屋尘、蟹、虾、鱼,可能是本地区主要变应原,应提示此类患者注意环境卫生,改变饮食习惯,尽量避免食用此类食物,血清变应原特异性 IgE 检测对于荨麻疹患者的治疗提供了有效依据,提示除常规抗过敏治疗外,应当采用变应原避免疗法或特异性的脱敏治疗,从而提高荨麻疹的治疗效果。

在超敏反应性疾病中,血浆 IgE 含量波动很大,有些患者 IgE 大于 400 U/mL,却未发现任何过敏症状,而有 20%~30% 超敏反应性病患者总 IgE 不高,甚至低于正常水平,其原因可能是总 IgE 浓度还受其他疾病的影响,如恶性肿瘤、肝病、免疫功能缺陷等。IgE 虽然受多种原因和多种疾病的影响,但仍有一定的临床价值,可作为过敏性疾病的初筛实验,帮助诊断和疗效观察,在脱敏治疗有效后 IgE 值有明显降低。血清总 IgE 与其他检查项目联合,如 IgE＋SIgE、IgE＋T亚群等组合及免疫发光定量的发展均可提高过敏性疾病诊断的特异性和科学性,更好地服务于临床。

(二)血清 IgE 联合 IgG4 检测在脱敏治疗中的应用

免疫治疗,其实是抗原特异免疫治疗,又称减敏疗法或脱敏疗法。基本方法是利用检测到的、对患者有致敏反应的变应原,制成不同浓度,反复给患者皮下注射,剂量由小到大,浓度由低到高,逐渐诱导患者耐受该变应原而不产生变态反应或者减轻变态反应。

从大量的脱敏疗法治疗过敏性哮喘、过敏性鼻炎、过敏性鼻炎哮喘综合征实践中,可以不断地观察到许多有关变态反应标志物的变化与症状轻重以及临床疗效呈正相关。这类变态反应标志物很多,如常用的特异性 IgE 和 IgG4 水平、炎性细胞的黏附、趋化和活化程度、炎性介质释放以及 Th1 和 Th2 分泌的细胞因子的水平等。

　　在脱敏疗法治疗过敏性哮喘、过敏性鼻炎、过敏性鼻炎哮喘综合征中,变应原-特异性IgE血清浓度开始上升,随后逐渐下降,并持续数月。对花粉过敏患者进行脱敏治疗,季节性变应原-特异性血清IgE的升高被抑制,并可降至无临床意义的水平或正常范围。这是由于脱敏治疗导致IL-4分泌的减少,从而抑制了B细胞合成IgE。

　　脱敏治疗可以引起血清总IgG和变应原-特异性IgG水平的升高,特别是IgG4升高,其机制可能与诱导B细胞产生抗体类型由IgG向IgE转换有关。由于IgG可以竞争性地阻断变应原与肥大细胞表面IgE的结合,从而避免了肥大细胞的激活和炎性介质的释放,防止支气管哮喘的发作,即所谓的"阻断抗体"学说。研究发现,血清变应原-特异性IgG的增高与临床症状的改善呈正相关,故血清变应原-特异性IgG的增高可以作为判断脱敏治疗效果的重要标志。研究还发现,只要给予合适的变应原剂量就可以促使血清中总IgG和特异性IgG水平的升高,但当升高至一定水平后,即使再增大变应原剂量,血清中IgG水平也不会继续升高。

　　随着单克隆技术的应用,先后发现了血清中IgG的多种亚类。在脱敏治疗开始的前三个月左右,血清中增高的IgG亚类主要是IgG1和IgG4。多数学者认为在脱敏治疗中起阻断作用的主要是IgG4,IgG4的增高与临床症状的改善呈正相关,而与IgG1无相关性。同时观察到,在脱敏治疗中,血清IgG4和血清变应原-特异性IgE之间呈负相关,即在血清变应原-特异性IgG4升高时,血清变应原-特异性IgE水平就下降。提示脱敏治疗可能通过调节IgG4/IgE之间的比例,从而抑制过敏性哮喘、过敏性鼻炎、过敏性鼻炎哮喘综合征的发生。

（胡丽萍）

第八节　IgD　检　测

　　免疫球蛋白D(IgD)是重链类型为δ的免疫球蛋白。1965年由Rosen与Fahey首先从一例骨髓瘤患者的血清中发现,只存在于人类血清中。除人类以外,在大、小鼠、兔、猴、鸡和龟体内都被证明有IgD样的免疫球蛋白,但只结合在细胞膜上,无游离存在于血清中。此后许多学者相继证明了IgD型骨髓瘤及正常人血清中的IgD。

一、免疫球蛋白IgD的生物学特点

　　IgD与IgG、IgA和IgM不同,在血清中含量甚少,平均每毫升血清不到0.1 mg。分子中的重链较长,比IgG和IgA多一个辖区(CH4),因此分子量较大,为184 000。分子内含糖也较多。IgD特别不稳定,易被热和血液中的蛋白水解酶所降解,半衰期很短,为2.8天。

　　除血清含IgD外,在B细胞膜上也有IgD。它可能是B细胞表面上的受体,通过受体,淋巴细胞接受抗原的刺激或抑制。IgD的功能尚不清楚。据报道,对青霉素、胰岛素、乳蛋白、胞核抗原、甲状腺抗原等具有抗体活性。此外,孕妇(特别是妊娠后期)、流行性出血热患者等的血清中IgD明显升高。IgD也常常是自身免疫性疾病中免疫复合物的成分。

　　IgD包括膜结合型IgD和分泌型IgD两种类型,两者均发挥着重要的免疫学功能。血清IgD含量很低,占血清总Ig不到1%,结构与IgG相似。在个体发育中合成较晚,文献报道正常人血清IgD浓度亦极不一致,迄今为止对其结构和功能仍知之甚少。IgD的一个重要特征是非常不稳定,在贮存和分离过程中可因血浆酶的作用而自发降解成碎片,半衰期为 2.8 天。IgD 是 B 细胞的重要表面标志,在 B 细胞分化至成熟 B 细胞阶段,细胞表面除表达 Sm IgM 外,还同时表达 Sm IgD,此时 B 细胞受到抗原刺激方可激活产生免疫应答,未成熟的 B 细胞只表达 Sm IgM。此外完整的 IgD 不能激活补体,但凝集 IgD 的 Fc 碎片在高浓度时能激活补体旁路途径。

二、血清 IgD 检测的临床意义

研究发现,IgD 能够增强机体的免疫反应,并对抗原识别、细胞的激活和抗体的合成分泌等有着重要的启动和调节作用。许多疾病均有血清 IgD 含量的增高。因此,血清 IgD 检测在临床上除了可作为骨髓瘤患者的鉴别诊断外,也对其他疾病有辅助诊断价值。

(一)免疫球蛋白 IgD 增高

(1)慢性感染、肉样瘤病、镀中毒、超免疫作用、肝实质性病、单核-吞噬细胞系统增生、弥散性红斑狼疮、类风湿关节炎、结节性多动脉炎、皮肌炎、过敏性疾病、血清病、获得性免疫溶血性贫血、甲状腺炎。

(2)多发性高 IgD 血症:慢性感染性疾病(结核、麻风、骨髓炎、化脓性皮肤病)、Kwash-iorkor(夸希奥克病、恶性营养不良)、特异反应性疾病、部分原发性免疫缺陷症(高 IgM 血症、伴免疫球蛋白缺乏症、IgA 单独缺乏症)、周期性发热(2～12 年)等。

(3)单纯性高 IgD 血症:IgD 骨髓瘤、良性单纯性免疫球蛋白血症很少、IgD 型多发性骨髓瘤等。

(二)免疫球蛋白 IgD 降低

免疫球蛋白 IgD 降低常见于遗传性或获得性 IgD 缺陷症等。IgD 缺乏的家族(常染色体异常):IgD、IgA、IgM 免疫球蛋白减少为原发性免疫功能缺陷症(新生儿的一过性低 γ-球蛋白血症、婴儿无 γ-球蛋白血症)、重症复合性免疫功能缺陷症(SCID)、Good 综合征;IgD 显著减少甚至消失:类肉瘤病、IgD 单独缺乏有易感的倾向等。

三、血清 IgD 含量的检测方法

(一)单向免疫琼脂扩散法

待测抗原从局部含有定量抗体的凝胶内自由向周围扩散,抗原抗体特异性结合,在两者比例合适的部位,形成白色沉淀环,沉淀环的大小与抗原的浓度呈正相关。技术要点:将抗体和热融化琼脂(约 50%)混合,倾注成平板。待凝固后在琼脂板上打孔,孔中加入已稀释的抗原液,和不同浓度的抗原标准品,置 37～42 ℃温箱,24～48 小时后观察孔周围沉淀环。量取沉淀环直径,通过抗原标准品,计算待测抗原的浓度。

(二)酶联免疫吸附双抗体夹心法

采用亲和层析法,从 IgD 型骨髓瘤患者血清中分离得到高单向纯度的 IgD,以此为抗原免疫动物得到 IgD 抗血清,经再次纯化后用于 ELISA 方法中的包被抗体及酶标记抗体。该法灵敏度为 0.01～0.05 μg/mL,精确度试验结果:批内平均变异系数为 5.5%,批间平均变异系数为8.5%。该方法特异、敏感、快速、简便,适合于临床应用。

(三)超敏 ELISA 法

检测血清 IgD 的方法很多,但最高灵敏度只有 0.6 U/mL(1.5 ng/mL),且所检测的 IgD 均值和正常参考值也不尽相同。英国剑桥大学有研究者研发了一种超敏感的检测人血清 IgD 含量的新方法。首先用能与人 IgD(Fc 片段)特异性结合的小鼠单克隆抗体包被 ELISA 微孔板,将标准品和稀释后的人血清样加入微孔板中,即被微孔板内包被的抗体所捕获,洗板后加入多克隆兔抗抗体,然后加入过氧化物酶标记的驴抗兔抗体孵育,该抗体即与多克隆兔抗工抗体结合最后洗板、底物显色、终止反应和结果判读。

结果显示,上述方法检测 IgD 的最低检测限达 30 pg/mL,与 IgD 的特异性结合力超过 IgM 10 000 倍,超过其他免疫球蛋白 20 000 倍,此外,即使有过量的其他同型免疫球蛋白的干扰也不影响 IgD 的检测结果。且将血清 1∶400 至 1∶800 000 稀释仍有良好的线性特征,使 IgD 检测的浓度包括了 5 个数量级。

该方法的批内变异度为 10%,批间变异度为 15%。由于人血清 IgD 含量很低,高敏感的检测方法更适合 IgD 的检测,也适宜于大批量标本的检测。

(四)免疫散射比浊法

血清中 IgD 含量甚微,一般检测方法如单向免疫扩散技术(SRID),极难准确定量。免疫散射浊度法是一种新型的检测法,完全可以满足 IgD 定量。可以采用自动化的仪器检测血清 IgD 含量。

(五)血清蛋白电泳及免疫固定电泳分析

血清蛋白电泳图谱中 55.6% 都有典型 M 带,18.5% 的病例中有极不明显 M 带,另有 25.9% 的病例中没有 M 带,但在免疫固定电泳图中均可见与 IgD 抗血清形成的致密条带。免疫固定电泳法应用于临床实验室中可提高多发性骨髓瘤的检出率。

(王　珊)

第九节　M 蛋白检测

M 蛋白(MP)是 B 淋巴细胞或浆细胞单克隆异常增殖所产生的一种在氨基酸组成及顺序上十分均一的异常单克隆免疫球蛋白。临床上常见于多发性骨髓瘤、高丙种球蛋白血症、恶性淋巴瘤、重链病、轻链病等。目前检测 M 蛋白的方法较多,特点各异,应结合临床根据具体情况合理选用。

一、血清蛋白区带电泳

血清蛋白区带电泳是检测蛋白质的经典分析方法,血清(或尿液)标本中不同性质的蛋白质在一定条件下电泳,形成不同的蛋白区带,与正常的电泳图谱进行比较分析,很容易发现异常的蛋白区带。将这些区带电泳图谱扫描,可计算出异常蛋白的总量和百分比。这种方法应用简便,费时短,是筛选 M 蛋白的最基本方法。但血清蛋白区带电泳不能正确判定免疫球蛋白的类型,最终还需要用特异性抗体进行鉴定。

对于单克隆免疫球蛋白增殖(M 蛋白血症)的患者,在蛋白区带电泳中出现狭窄而浓集的蛋白区带,即 M 蛋白带。扫描时呈现尖高峰,高比宽 ≥ 2(γ 峰)或 ≥ 1(β 峰),这是由于恶性增殖的单克隆浆细胞所分泌的免疫球蛋白或其他片段,在化学结构高度均一的情况下,其电泳迁移率十分一致,蛋白表现为浓集现象。此 M 蛋白带可因免疫球蛋白的种类不同而出现在 $\gamma \sim \alpha_2$ 的任何区域,较多见于 γ 或 β 区。根据 M 蛋白带的电泳位置可大致判断出免疫球蛋白的类型,一般 IgG 形成的 M 蛋白带,多出现于 β 至慢 γ 球蛋白部位,并且较 IgA 或 IgM 形成的 M 蛋白带窄而浓集。IgA 形成的 M 蛋白带大多位于 β 和 γ 球蛋白之间。IgM 形成的 M 蛋白带多见于 γ 球蛋白部位。IgD 和 IgE 形成的 M 蛋白带多位于 β 到 γ 球蛋白部位,与 IgA 的位置相似,因蛋白含量太低,常不易发现。在轻链病时形成的 M 蛋白带常位于 γ 球蛋白部位,有时也可在 $\alpha_2 \sim \beta$ 球蛋白区域,此时需要与尿中本-周蛋白检测或尿蛋白电泳同时测定进行观察。

在某些因素影响下,如溶血样本中的血红蛋白、陈旧血清中聚合的 IgG、血清类风湿因子等,常可导致蛋白电泳出现假的狭窄蛋白区带,易与 M 蛋白区带混淆,应注意区别。

二、血清免疫球蛋白定量测定

血清免疫球蛋白定量测定可作为检测 M 蛋白的初筛试验。免疫球蛋白定量测定常用的方法有单向琼脂免疫扩散法和免疫比浊法。前者测定方法较为简便,后者测定结果快速准确。恶性单克隆丙种球蛋白血症血清中常表现出某一类丙种球蛋白显著增高,大多在 30 g/L 以上;而良性丙种球蛋白血症的血清标本中,M 蛋白的升高幅度一般低于恶性单克隆丙种球蛋白血症,多在 20 g/L 以下;多克隆丙种球蛋白血症常表现为多种类的免疫球蛋白(Ig)水平同时升高,并且各类 Ig 升高的幅度不大。在单向琼脂免疫扩散试验中如出现双圈状沉淀环,则应注意标本中可能存在某些免疫球蛋白分子片段的 M 蛋白。

在免疫球蛋白的定量检测中,由于所使用的抗血清存在特异性差异,可造成 M 蛋白定量结果的不一致,特别是在使用某一株 M 蛋白制备的抗血清检测不同 M 蛋白时,其差异更为明显,如能联合使用区带电泳光密度扫描,可纠正这种误差。

进行免疫球蛋白的定量检测,不仅有助于对丙种球蛋白血症的诊断,而且还对良、恶性丙种球蛋白血症的鉴别具有一定的帮助。如作动态监测,对丙种球蛋白血症的病情和疗效的判断有一定的价值。一般情况下,M 蛋白含量的多少常反映病情的轻重,M 蛋白含量明显增高常提示病情严重。若治疗有效,M 蛋白含量会逐渐下降,而正常免疫球蛋白的含量则逐渐升至正常。

三、免疫电泳

免疫电泳是区带电泳技术和免疫扩散技术相结合的一种免疫学分析方法,是鉴定 M 蛋白的常规方法之一,一般在区带电泳和 Ig 定量发现异常疑似 M 蛋白时使用。

M 蛋白与相应抗体发生结合所表现出的沉淀弧较为特殊,即沉淀弧宽厚,并向抗体槽凸出呈弓形。如果待测血清标本仅与特异性抗血清中的一种(抗 IgG、抗 IgA、抗 IgM)产生一条沉淀弧,同时又与轻链抗血清中的一种(抗 κ 或抗 λ)产生相同迁移率的特殊沉淀弧,则提示存在 M 蛋白。此现象多见于骨髓瘤或原发性巨球蛋白血症;若患者血清仅与抗 κ 或抗 λ 血清中的一种产生一条特殊沉淀弧,而与 5 种抗重链血清(含 IgD 和 IgE)均不见特殊沉淀弧,则可能为轻链病;若患者血清只出现抗重链血清产生的一特殊沉淀弧时,抗轻链血清中相应位置无沉淀弧出现,须将血清标本经 β-巯基乙醇还原处理,排除 IgA 或 IgM 的四级结构阻碍轻链抗原决定簇与轻链抗体的反应,若仍无改变时,则提示可能是重链病。

四、免疫固定电泳

免疫固定电泳是区带电泳技术与特异性抗血清的免疫沉淀反应相结合的一种免疫学分析方

法,是临床鉴定 M 蛋白最常用的方法。它将同一份标本点样在琼脂板上的不同位置作区带电泳,分离后于其琼脂上覆盖含抗正常人全血清、抗 IgG、抗 IgA、IgM、抗 κ 或抗 λ 单抗血清的薄膜。经孵育后,若有相应的抗原存在,则在适当位置有抗原抗体复合物形成并沉淀下来。沉淀经固定后,将电泳胶在洗脱液中漂洗,以去除未结合的蛋白质,只保留抗原抗体复合物。经染色后将各测定泳道与抗正常人全血清泳道进行对比,以此对 M 蛋白进行分类与鉴定。M 蛋白形成窄而致密的沉淀带,正常 Ig 形成的是均质状宽带。免疫固定电泳结合了蛋白质电泳的高分辨率和抗原抗体反应的特异性,已成为单克隆抗体定性和分型鉴定的首选方法。该方法测定时间短、敏感性高、结果直观,易于分析和判定。

(王 珊)

第十五章

细菌学检验

第一节　病原性球菌检验

球菌是细菌中的一大类。对人类有致病性的病原性球菌主要引起化脓性炎症,故又称化脓性球菌。革兰阳性球菌有葡萄球菌属、链球菌属、肠球菌属、肺炎链球菌等;革兰阴性球菌有脑膜炎奈瑟菌、淋病奈瑟菌和卡他莫拉菌等。

一、葡萄球菌属

葡萄球菌属细菌是一群革兰阳性球菌,通常排列成不规则的葡萄串状,故名。其广泛分布于自然界、人的体表及与外界相通的腔道中,多为非致病菌,正常人体皮肤和鼻咽部也可携带致病菌株,其中医务人员带菌率可高达 70% 以上,是医院内交叉感染的重要来源。葡萄球菌属分为32 个种、15 个亚种。

(一)生物学特性

本菌呈球形或略椭圆形,直径 0.5~1.5 μm,革兰阳性,葡萄串状排列。无鞭毛、无芽孢,除少数菌株外,一般不形成荚膜。

需氧或兼性厌氧,营养要求不高,最适生长温度 35 ℃,最适 pH 7.4,多数菌株耐盐性强。在普通平板上培养 18~24 小时,形成直径 2 mm 左右,呈金黄色、白色或柠檬色等不同色素,凸起、表面光滑、湿润、边缘整齐的菌落。血平板上,金黄色葡萄球菌菌落周围有明显的透明溶血环(β溶血),在肉汤培养基中呈均匀浑浊生长。

葡萄球菌属的表面抗原主要有葡萄球菌 A 蛋白(staphylococcal protein A,SPA)和多糖抗原两种。SPA 是细胞壁上的表面蛋白,具有种、属特异性。SPA 具有抗吞噬作用,可与人类 IgG 的 Fc 段非特异性结合而不影响 Fab 段,故常用含 SPA 的葡萄球菌作为载体,结合特异性抗体后,开展简易、快速的协同凝集试验,用于多种微生物抗原的检测。多糖抗原存在于细胞壁上,是具有型特异性的半抗原。金黄色葡萄球菌所含的多糖抗原为核糖醇磷壁酸,检测机体磷壁酸抗体有助于对金黄色葡萄球菌感染的诊断。

葡萄球菌是抵抗力最强的无芽孢菌,耐干燥、耐盐,在 100~150 g/L 的 NaCl 培养基中能生长,对碱性染料敏感,1:(10 万~20 万)龙胆紫能抑制其生长。近年来由于抗生素的广泛应用,耐药菌株迅速增多,尤其是耐甲氧西林金黄色葡萄球菌已成为医院感染最常见的致病菌。

(二)致病物质与所致疾病

本菌属以金黄色葡萄球菌毒力最强,可产生多种侵袭性酶及毒素,如血浆凝固酶、耐热核酸酶、溶血毒素、杀白细胞素、表皮剥脱毒素、毒性休克综合征毒素-1(toxic shock syndrome toxinl,TSST-1)等,30%～50%的金黄色葡萄球菌可产生肠毒素,耐热,100 ℃、30 分钟不被破坏。可引起疖、痈、骨髓炎等侵袭性疾病和食物中毒、烫伤样皮肤综合征(staphylococcal scalded skin syndrome,SSSS)、毒性休克综合征等毒素性疾病。

凝固酶阴性葡萄球菌(coagulase-negative staphylococci,CNS)近年来已成为医院感染的主要病原菌,以表皮葡萄球菌为代表,可引起人工瓣膜性心内膜炎、尿道、中枢神经系统感染和菌血症等。

(三)微生物学检验

1.标本采集

根据感染部位不同,可采集脓液、创伤分泌物、穿刺液、血液、尿液、痰液、脑脊液、粪便等,采集时应避免病灶周围正常菌群污染。

2.直接显微镜检查

无菌取脓液、痰、渗出物及脑脊液(离心后取沉渣)涂片,革兰染色镜检,本菌属为革兰阳性球菌,葡萄状排列,无芽孢,无荚膜,应及时向临床初步报告"查见革兰阳性葡萄状排列球菌,疑为葡萄球菌",并进一步分离培养和证实。

3.分离培养

血标本应先增菌培养,脓液、尿道分泌物、脑脊液沉淀物直接接种血平板,金黄色葡萄球菌在菌落周围有透明(β)溶血环。尿标本必要时做细菌菌落计数,粪便、呕吐物应接种高盐甘露醇平板,可形成淡黄色菌落。

4.鉴定

葡萄球菌的主要特征是:革兰阳性球菌,不规则葡萄串状排列;菌落圆形、凸起、不透明,产生金黄色、白色或柠檬色等脂溶性色素,在含 10%～15% 的 NaCl 平板中生长;触酶阳性,金黄色葡萄球菌凝固酶阳性,耐热核酸酶阳性,发酵甘露醇。

(1)血浆凝固酶试验:是鉴定致病性葡萄球菌的重要指标,有玻片法和试管法,前者检测结合型凝固酶,后者检测游离型凝固酶,以 EDTA 抗凝兔血浆为最好。玻片法即刻血浆凝固为阳性;试管法以 37 ℃水浴 3～4 小时后凝固为阳性,24 小时不凝固为阴性。

(2)耐热核酸酶试验:用于检测金黄色葡萄球菌产生的耐热核酸酶,是测定葡萄球菌有无致病性的重要指标之一。

(3)磷酸酶试验:将被检菌点种在含有硝基酚磷酸盐的 pH 5.6～6.8 M-H 琼脂上,35 ℃过夜培养,菌落周围出现黄色为阳性。

(4)吡咯烷酮芳基酰胺酶试验:将被检菌 24 小时斜面培养物接种于含吡咯烷酮 β-萘基酰胺(PYR)肉汤中,35 ℃孵育 2 小时,加入 N,N-二甲氧基肉桂醛试剂后 2 分钟内产生桃红色为阳性。

临床上常用商品化鉴定系统如 Vitek2、Vitek AMS-3、API staph 等进行鉴定。

5.肠毒素测定

经典方法是幼猫腹腔注射食物中毒患者的高盐肉汤培养物,4 小时内动物发生呕吐、腹泻、体温升高或死亡者,提示有肠毒素存在的可能。现常用 ELISA 法或分子生物学方法检测肠毒素。

(四)药物敏感性试验

葡萄球菌属细菌药敏试验常规首选抗生素为苯唑西林和青霉素;临床常用药物是阿奇霉素、克林霉素、甲氧苄啶、万古霉素等。通过药敏试验可筛选出耐甲氧西林葡萄球菌(methicillin resistant Staphylococcus, MRS),该菌携带 mecA 基因,编码低亲和力青霉素结合蛋白,导致对甲氧西林、所有头孢菌素、碳青霉烯类、青霉素类+青霉素酶抑制剂等抗生素耐药,是医院感染的重要病原菌,多发生于免疫缺陷患者、老弱患者及手术、烧伤后的患者,极易导致感染暴发流行,治疗困难,病死率高。

葡萄球菌是临床上常见的细菌,经涂片染色镜检观察到革兰阳性球菌,菌落形态典型,若触酶试验阳性,应先用凝固酶试验检查,将其分成凝固酶阳性和凝固酶阴性细菌。前者大多为金黄色葡萄球菌,应及时快速鉴定和进行药敏试验,尽快报告临床。后者如果是从输液导管、人工植入组织中分离出的细菌,应视为病原菌,须鉴定到种。若药物敏感性试验为甲氧西林耐药的菌株,则报告该菌株对所有青霉素、头孢菌素、碳青霉烯类、β-内酰胺类和 β-内酰胺酶抑制剂类抗生素均耐药,同时对氨基糖苷类,大环内酯类和四环素类抗生素也耐药。

二、链球菌属

链球菌属细菌是化脓性球菌中的常见菌,种类繁多,广泛分布于自然界、人及动物肠道和健康人鼻咽部,大多数不致病。

(一)生物学特性

链球菌革兰染色阳性,球形或椭圆形,直径 $0.5\sim1.0~\mu m$,链状排列,链的长短与细菌的种类和生长环境有关,在液体培养基中形成的链较固体培养基上的链长。无芽孢,无鞭毛。多数菌株在培养早期(2~4 小时)形成透明质酸的荚膜。肺炎链球菌为革兰阳性球菌,直径 $0.5\sim1.25~\mu m$,菌体呈矛头状、成双排列,宽端相对,尖端向外,在脓液、痰液及肺组织病变中亦可呈单个或短链状。无鞭毛、无芽孢,在机体内或含血清的培养基中可形成荚膜。

链球菌营养要求较高,培养基中需加入血液或血清、葡萄糖、氨基酸、维生素等物质。多数菌株兼性厌氧,少数为专性厌氧。最适生长温度 35 ℃,最适 pH 7.4~7.6。在液体培养基中为絮状或颗粒状沉淀生长,易形成长链。在血平板上,经培养 18~24 小时后可形成圆形、凸起、灰白色、表面光滑、边缘整齐的细小菌落,菌落周围可出现 3 种不同类型的溶血环。①甲型(α 或草绿色)溶血:菌落周围有 1~2 mm 宽的草绿色溶血环,该类菌又称草绿色链球菌;②乙型(β 或透明)溶血:菌落周围有 2~4 mm 宽的透明溶血环,该类菌又称溶血性链球菌;③丙型(γ)溶血:菌落周围无溶血环,该类菌又称不溶血性链球菌。

肺炎链球在血平板上形成灰白色、圆形、扁平的细小菌落,若培养时间过长,可因产生自溶酶而形成脐状凹陷,菌落周围有草绿色溶血环。在液体培养基中呈浑浊生长。但培养时间过长,因产生自溶酶而使培养液变澄清,管底沉淀。

链球菌主要有多糖抗原、蛋白质抗原和核蛋白抗原三种。多糖抗原又称 C 抗原,有群特异性,位于细胞壁上。根据 C 抗原的不同,将链球菌分为 A、B、C、D 等 20 个群,对人致病的 90% 属 A 群。蛋白质抗原又称表面抗原,位于 C 抗原外层,具有型特异性,有 M、T、R、S 4 种。如 A 群链球菌根据 M 抗原不同,可分成约 100 个型;B 群分 4 个型;C 群 13 个型。M 抗原与致病性有关。核蛋白抗原又称 P 抗原,无特异性,为各种链球菌所共有,并与葡萄球菌有交叉抗原性。

肺炎链球菌根据荚膜多糖抗原的不同,分为 85 个血清型。引起疾病的有 20 多个型。其中菌体多糖抗原可被血清中的 C 反应蛋白(C reactive protein,CRP)沉淀。正常人血清中只含微量 CRP,急性炎症者含量增高,故常以测定 CRP 作为急性炎症诊断的依据。

有荚膜的肺炎链球菌经人工培养后可发生菌落由光滑型向粗糙型(S-R)的变异,同时随着荚膜的消失,毒力亦随之减弱。将 R 型菌落的菌株接种动物或在血清肉汤中培养,则又可恢复 S 型。

(二)致病物质与所致疾病

链球菌可产生多种外毒素和胞外酶,如透明质酸酶、链激酶、链道酶、链球菌溶血素 O 和溶血素 S,M 蛋白、脂磷壁酸等。而荚膜、溶血素、神经氨酸酶是肺炎链球菌重要的致病物质。

A 群链球菌也称化脓性链球菌,致病力强,引起急性呼吸道感染、丹毒、软组织感染、猩红热等,还可致急性肾小球肾炎、风湿热等变态反应性疾病。B 群链球菌又称无乳链球菌,主要引起新生儿败血症和脑膜炎。肺炎链球菌又称肺炎球菌,主要引起大叶性肺炎、支气管炎、中耳炎、菌血症等。草绿色链球菌亦称甲型溶血性链球菌,是人体口腔、消化道、女性生殖道的正常菌群,常不致病,偶可引起亚急性细菌性心内膜炎。

(三)微生物学检验

1.标本采集

采集脓液、鼻咽拭、痰、脑脊液、血液等标本。风湿热患者取血清做抗链球菌溶血素 O 抗体测定。

2.直接显微镜检查

(1)革兰染色镜检:痰、脓液、脑脊液等直接涂片,染色镜检。见链状排列革兰阳性球菌的形态特征可初报。如发现革兰阳性矛头状双球菌,周围有较宽的透明区,经荚膜染色确认后可初报"找到肺炎链球菌"。

(2)荚膜肿胀试验:用于检查肺炎链球菌。将接种待检菌的小鼠腹腔液,置于玻片上,混入不稀释抗荚膜抗原免疫血清,加少量碱性亚甲蓝染液,覆盖玻片,油镜检查。肺炎链球菌如遇同型免疫血清,则荚膜出现肿胀,为阳性。

3.分离培养

血液、脑脊液标本需肉汤培养基增菌培养,痰液、脓液、咽拭标本可接种于血平板。怀疑肺炎链球菌者,需置 5%～10%二氧化碳环境培养。阴道分泌物应置于含多黏菌素(10 μg/mL)和萘啶酸(15 μ/mL)选择性培养肉汤中孵育 18～24 小时,再作分离培养,观察菌落性状和溶血特性。β 溶血的 A、C、G 群菌落较大,直径大于 0.5 mm,而米勒链球菌则小于 0.5 mm。β 群链球菌溶血环较 A、C、G 群模糊,某些 B 群链球菌无溶血环。

4.鉴定

链球菌的主要特征:革兰阳性球菌,链状排列,肺炎链球菌呈矛头状,常成双排列,有荚膜;血平板上形成灰白色、圆形凸起的细小菌落,菌株不同可呈现不同的溶血现象;触酶阴性,能分解多种糖类、蛋白质和氨基酸。肺炎链球菌培养 48 小时后菌落呈"脐状"凹陷,有草绿色溶血环,多数菌株分解菊糖,胆盐溶解试验和 optochin 敏感试验阳性,借此可区别肺炎链球菌与草绿色链球菌。

(1)β 溶血性链球菌。

Lancefield 群特异性抗原鉴定:B 群为无乳链球菌,F 群为米勒链球菌,A、C、G 群抗原不是种特异性抗原,还需根据菌落大小和生化反应进一步鉴定(表 15-1)。

表 15-1　β 溶血链球菌鉴别

Lancefield 抗原群	菌落大小	菌种	PYR	VP	CAMP	BGUR
A	大	化脓性链球菌	+	−	−	
A	小	米勒链球菌	−	+	−	
B		无乳链球菌	−		+	
C	大	马链球菌	−	−	−	+
C	小	米勒链球菌	−	−	−	−
F	小	米勒链球菌	−	+	−	
G	大	似马链球菌	−	−	−	+
G	小	米勒链球菌	−	+	−	
未分群	小	米勒链球菌	−	+	−	

PYR 试验:化脓性链球菌产生吡咯烷酮芳基酰胺酶,可水解吡咯烷酮 β-萘基酰胺,加入试剂后产生桃红色。

杆菌肽敏感试验:将 0.04 U 杆菌肽药敏纸片贴在涂布有待测菌的血平板上,35 ℃孵育过夜后,观察抑菌环以判断是否为敏感。化脓性链球菌为阳性,有别于其他 PYR 阳性的 β 溶血性细菌(猪链球菌、海豚链球菌)和 A 群小菌落 β 溶血性链球菌(米勒链球菌)。此法可作为筛选试验。

V-P 试验:可鉴别 A、C、G 群 β 溶血的大、小两种不同菌落。

CAMP 试验:无乳链球菌能产生 CAMP 因子,它可促进金黄色葡萄球菌溶血能力,使其产生显著的协同溶血作用。试验时先将金黄色葡萄球菌(ATCC25923),沿直径划线接种,再沿该线垂直方向接种无乳链球菌,两线不得相接,间隔 3～4 mm。35 ℃孵育过夜,两种划线交界处出现箭头状溶血,即为阳性反应。本法可作为无乳链球菌的初步鉴定试验。

(2)非 β 溶血链球菌:包括不溶血和 α 溶血 C、G 群链球菌,其生化特征见表 15-2。

表 15-2　非 β 溶血链球菌鉴别

菌种	Optochin 敏感试验	胆汁溶菌试验	胆汁七叶苷试验
肺炎链球菌	S	+	−
草绿色链球菌	R	−	−
牛链球菌	R	−	+

(3)草绿色链球菌:目前借助常规方法鉴定到种有一定困难,通常将其鉴定到群。根据 16S rRNA 可分为温和链球菌群、米勒链球菌群、变异链球菌群和唾液链球菌群,各群鉴别特征见表 15-3。

表 15-3　草绿色链球菌鉴别

菌群	V-P	脲酶	精氨酸	七叶苷	甘露醇
温和链球菌群	−	−	−	−	−
变异链球菌群	+	−	−	+	+

菌群	V-P	脲酶	精氨酸	七叶苷	甘露醇
唾液链球菌群	+/−	+/−	−	+	−
米勒链球菌群	+	−	+	+/−	+/−

5.血清学诊断

抗链球菌溶素O试验常用于风湿热的辅助诊断,活动性风湿热患者的抗体效价一般超过400 U。

(四)药物敏感性试验

链球菌属细菌药敏试验选择抗生素:A组为红霉素、青霉素或氨苄西林等;B组为头孢吡肟、头孢噻肟或头孢曲松等;C组为氧氟沙星、左氧氟沙星等。

青霉素是抗链球菌的首选药物,值得注意的是耐青霉素的肺炎链球菌和草绿色链球菌,若来源于血和脑脊液,则应检测该菌株对头孢曲松、头孢噻肟和美洛培南的MIC,以判断敏感、中介或耐药。

无论从何种临床标本中分离出β溶血性链球菌及肺炎链球菌,均应及时报告临床。咽部标本中分离出化脓性链球菌应迅速报告临床并及时使用抗生素以减少并发症的发生。C、G群大菌落的β溶血性链球菌是咽喉炎病原体,而米勒链球菌群尽管是正常菌群之一,但只要是在脓肿或伤口中分离出的都应视为致病菌而非污染菌。

三、肠球菌属

(一)生物学特性

本菌为革兰阳性球菌,直径为$(0.6\sim2.0)\mu m \times(0.6\sim2.5)\mu m$,单个、成对或短链状排列,琼脂平板上生长的细菌呈球杆状,液体培养基中呈卵圆形、链状排列。无芽孢,无荚膜,个别菌种有稀疏鞭毛。兼性厌氧,最适生长温度35 ℃,大多数菌株在10 ℃和45 ℃均能生长。所有菌株在含6.5%NaCl肉汤中能生长,在40%胆汁培养基中能分解七叶苷。当粪肠球菌培养于含血的培养基中,可合成细胞色素或触酶或两者皆有。含D群链球菌D抗原。

(二)致病物质与所致疾病

肠球菌属是人类肠道中的正常菌群,多见于尿路感染,与尿路器械操作、留置导尿管、尿路生理结构异常有关,是重要的医院感染病原菌。也可见于腹腔和盆腔的创伤感染。近年来不断上升的肠球菌感染率和广泛使用抗生素出现的耐药性有关。肠球菌引起的菌血症常发生于有严重基础疾病的老年人、长期住院接受抗生素治疗的免疫功能低下患者。

(三)微生物学检验

1.标本采集

采集尿液、血液及脓性分泌物等。

2.直接显微镜检查

尿液及脓液等直接涂片革兰染色镜检,血液标本经增菌培养后涂片革兰染色镜检,本菌为单个、成双、或短链状排列的卵圆形革兰阳性球菌。

3.分离培养

血液标本先增菌培养,脓汁、尿标本直接接种于血平板。肠球菌在血平板上形成圆形、表面光滑的菌落,α溶血或不溶血,粪肠球菌的某些株在马血、兔血平板上出现β溶血。含杂菌标本接种选择性培养基如叠氮胆汁七叶苷琼脂,肠球菌形成黑色菌落。

4.鉴定

肠球菌的主要特征是:革兰阳性球菌,成对或短链状排列;菌落灰白色、圆形凸起,表面光滑,菌株不同可呈现不同的溶血现象;触酶阴性,多数菌种能水解吡咯烷酮-β-萘基酰胺(PYR),胆汁七叶苷阳性,在含6.5％NaCl培养基中生长。临床常见肠球菌的主要鉴定特征见表15-4。

表15-4 临床常见肠球菌的主要鉴定特征

菌种	甘露醇	山梨醇	山梨糖	精氨酸	阿拉伯糖	棉子糖	蔗糖	核糖	动力	色素	丙酮酸盐
鸟肠球菌	+	+	+	−	+	−	+	+	−	−	+
假鸟肠球菌	+	+	+	+	+	+	+	+	+	+	+
棉子糖肠球菌	+	+	+	−	−	−	−	−	−	−	−
恶臭肠球菌	+	+	+	−	−	−	−	−	−	−	+
屎肠球菌	+	−	−	+	+	−	+	+	−	−	+
卡氏黄色肠球菌	+	−	−	−	+	+	+	−	−	+	+
孟氏肠球菌	+	+	−	+	−	+	+	−	−	−	+
微黄肠球菌	+	+	−	+	+	+	+	−	−	+	+
鸡肠球菌	+	+	−	+	+	+	+	+	+	−	+
坚韧肠球菌	−	−	−	+	−	−	−	+	/	−	−
海瑞肠球菌	+	−	+	+	−	+	+	/	−	−	+
不称肠球菌	−	−	−	+	−	−	−	+	/	−	+
粪肠球菌(变异味)	−	−	−	+	−	−	−	+	/	−	+
硫黄色肠球菌	−	−	−	−	−	+	+	+	−	+	−

注:+>90％阳性;−>90％阴性。

(1)PYR试验:是一种快速筛选鉴定试验,用于鉴定能产生吡咯烷酮芳基酰胺酶的细菌,如肠球菌、化脓性链球菌、草绿色气球菌和某些凝固酶阴性葡萄球菌等。

(2)胆汁-七叶苷试验:肠球菌能在含有胆盐的培养基中水解七叶苷,生成6,7-二羟基香豆素,并与培养基中的铁离子反应生成黑色的化合物,但本试验不能区别肠球菌与非肠球菌,需做盐耐受试验进一步鉴定。

(3)盐耐受试验:肠球菌能在含6.5％NaCl的心浸液肉汤中生长,本法结合胆汁-七叶苷试验可对肠球菌作出鉴定。

(四)药物敏感试验

肠球菌药物敏感试验选择药物A组为青霉素或氨苄西林,B组为万古霉素,U组为环丙沙星、诺氟沙星等。

肠球菌的耐药分为天然耐药和获得性耐药,对一般剂量或中剂量氨基糖苷类耐药和对万古霉素低度耐药常是先天性耐药,耐药基因存在于染色体上。近年来获得性耐药菌株不断增多,表现为对氨基糖苷类高水平耐药和对万古霉素、替考拉宁高度耐药,临床实验室应对肠球菌进行耐药监测试验。临床应特别重视耐万古霉素的肠球菌,联合使用青霉素G、氨苄西林与氨基糖苷类抗生素是治疗的首选方法。

目前医院内感染肠球菌呈上升趋势,从重症患者分离出的肠球菌应鉴定到种。

四、奈瑟菌属和卡他莫拉菌

(一)生物学特性

奈瑟菌为革兰阴性双球菌,直径 $0.6\sim0.8\ \mu m$,呈肾形或咖啡豆形,凹面相对。人工培养后可呈卵圆形或球形,排列不规则,单个、成双或四个相连等。在患者脑脊液、脓液标本中常位于中性粒细胞内。但在慢性淋病患者多分布于细胞外。无芽孢,无鞭毛,新分离株多有荚膜和菌毛。卡他莫拉菌为革兰阴性双球菌,直径 $0.5\sim1.5\ \mu m$,形态似奈瑟菌,有时革兰染色不易脱色。

奈瑟菌为需氧菌,营养要求高,需在含有血液、血清等培养基中才能生长。最适生长温度 $35\ ℃$,最适 pH $7.4\sim7.6$,5%二氧化碳可促进生长。脑膜炎奈瑟菌在巧克力平板上 $35\ ℃$ 培养 $18\sim24$ 小时,形成直径 $1\sim2$ mm,圆形凸起、光滑湿润、半透明、边缘整齐的菌落,血平板上不溶血,卵黄双抗培养基上为光滑、湿润、扁平、边缘整齐的较大菌落。淋病奈瑟菌对营养的要求比脑膜炎奈瑟菌更高,只能在巧克力平板和专用选择培养基中生长。初次分离须供给 5%二氧化碳,$35\ ℃$培养 $24\sim48$ 小时,形成圆形、凸起、灰白色、直径 $0.5\sim1.0$ mm 的光滑型菌落。根据菌落大小、色泽等可将淋病奈瑟菌的菌落分为 T1~T5 五种类型,新分离菌株属 T1、T2 型,菌落小,有菌毛。人工传代培养后,菌落可增大或呈扁平菌落,即 T3、T4 和 T5 型。菌落具有自溶性,不易保存。卡他莫拉菌能在普通培养基上生长,在血平板或巧克力平板上生长良好,$35\ ℃$培养 24 小时,形成直径 $1\sim3$ mm、灰白色、光滑、较干燥、不透明的菌落,菌落可特征性地被接种环像曲棍球盘推球似的在培养基表面整体推移。

根据荚膜多糖抗原的不同,可将脑膜炎奈瑟菌分为 A、B、C、D、X、Y、Z、29 E、W135、H、I、K 和 L 等13个血清群,我国流行的菌株以 A 群为主。根据外膜蛋白抗原的不同,将淋病奈瑟菌分成 A、B、C、D、E、F、G、H、N、R、S、T、U、V、W 和 X 等 16 个血清型。

奈瑟菌属细菌抵抗力低,对冷、热、干燥及消毒剂敏感,淋病奈瑟菌在患者分泌物污染的衣裤、被褥、毛巾及厕所坐垫上,能存活 $18\sim24$ 小时。

(二)致病物质与所致疾病

脑膜炎奈瑟菌寄居于鼻咽部,人群携带率为 $5\%\sim10\%$,流行期间可高达 $20\%\sim90\%$。感染者以 5 岁以下儿童为主,6 个月至 2 岁的婴儿发病率最高。主要致病物质是荚膜、菌毛和内毒素。引起化脓性脑脊髓膜炎。

淋病奈瑟菌的致病物质有外膜蛋白、菌毛、IgA、蛋白水解酶、内毒素等。成人通过性交或污染的毛巾、衣裤、被褥等传染,引起性传播疾病淋病,男性可发展为前列腺炎、附睾炎等;女性可致前庭大腺炎、盆腔炎或不育。新生儿通过产道感染可引起淋菌性结膜炎。

卡他莫拉菌是最常见的与人类感染有关的莫拉菌,作为内源性的条件致病菌主要引起与呼吸道有关的感染,如中耳炎、鼻窦炎、肺炎和患有慢性阻塞性肺病的老年患者的下呼吸道感染。

(三)微生物学检验

1.标本采集

(1)脑膜炎奈瑟菌:菌血症期取血液,有出血点或瘀斑者取瘀斑渗出液,出现脑膜刺激症状时取脑脊液。上呼吸道感染、带菌者取鼻咽分泌物等。标本采集后应立即送检,或用预温平板进行床边接种后立即置 $35\ ℃$培养。

(2)淋病奈瑟菌:男性尿道炎急性期患者用无菌棉拭蘸取脓性分泌物,非急性期患者用无菌细小棉拭深入尿道 2～4 cm,转动拭子后取出。女性患者先用无菌棉拭擦去宫颈口分泌物,再用另一棉拭深入宫颈内 1 cm 处旋转取出分泌物。患结膜炎的新生儿取结膜分泌物。因本菌对体外环境抵抗力极低且易自溶,故采集标本后应立即送至检验室。

(3)卡他莫拉菌:呼吸道感染患者采集合格痰标本或支气管灌洗液。

2.直接显微镜检查

(1)脑膜炎奈瑟菌:脑脊液离心,取沉淀物涂片,或取瘀斑渗出液涂片做革兰染色或亚甲蓝染色镜检。如在中性粒细胞内、外有革兰阴性双球菌,可作出初步诊断。阳性率达 80% 左右。

(2)淋病奈瑟菌:脓性分泌物涂片,革兰染色镜检。如在中性粒细胞内发现有革兰阴性双球菌时,结合临床症状可初步诊断。男性尿道分泌物阳性检出率可达 98%,女性较低,仅 50%～70%。

(3)卡他莫拉菌:痰标本涂片革兰染色镜检,见多个中性粒细胞、柱状上皮细胞及大量的革兰阴性双球菌,平端相对,可怀疑本菌感染。

3.分离培养

(1)脑膜炎奈瑟菌血液或脑脊液标本先经血清肉汤培养基增菌后,再接种巧克力平板,5%二氧化碳培养。

(2)淋病奈瑟菌:细菌培养仍是目前世界卫生组织推荐的筛选淋病患者唯一可靠的方法。标本应接种于预温的巧克力平板,5%～10%二氧化碳培养。为提高阳性率,常采用含有万古霉素、多黏菌素、制霉菌素等多种抗菌药物的选择性培养基(MTM、ML)。

(3)卡他莫拉菌:痰标本接种普通培养基或巧克力平板,35 ℃培养。

4.鉴定

奈瑟菌的主要特征是:革兰阴性球菌,肾形或咖啡豆状,成双排列,凹面相对,常位于中性粒细胞内外。初次分离需要 5%～10%二氧化碳。脑膜炎奈瑟菌在巧克力平板上形成圆形凸起的露珠状菌落,淋病奈瑟菌在巧克力平板上形成圆形凸起、灰白色的菌落。氧化酶和触酶阳性,脑膜炎奈瑟菌分解葡萄糖、麦芽糖,产酸不产气;淋病奈瑟菌只分解葡萄糖,产酸不产气。

卡他莫拉菌为革兰阴性双球菌,在巧克力平板上形成不透明、干燥的菌落。氧化酶和触酶阳性,不分解糖类,还原硝酸盐,DNA 酶阳性。临床常见奈瑟菌及卡他莫拉菌的主要鉴别特征见表15-5。

表 15-5　临床常见奈瑟菌及卡他莫拉菌的主要鉴别特征

菌种	在巧克力平板上的菌落形态	生长试验			氧化分解产物					硝酸盐还原试验	多糖合成	NDA酶
		MTM ML NYC 培养基	血平板或巧克力平板	营养琼脂(22℃)	葡萄糖	麦芽糖	乳糖	蔗糖	果糖			
卡他布兰汉菌	浅红棕色,不透明,干燥,1～3 mm	V	+	+	－	－	－	－	－	+	－	+
脑膜炎奈瑟菌	灰褐色,半透明,光滑,1～2 mm	+	－	V	+	+	－	－	－	+	－	－
淋病奈瑟菌	同上,0.5～1.0 mm	+	－	－	+	－	－	－	－	－	－	－

续表

菌种	在巧克力平板上的菌落形态	生长试验			氧化分解产物					硝酸盐还原试验	多糖合成	NDA酶
		MTM ML NYC 培养基	血平板或巧克力平板(22℃)	营养琼脂	葡萄糖	麦芽糖	乳糖	蔗糖	果糖			
解乳糖奈瑟菌	灰褐→黄,半透明,光滑,1～2 mm	+	V	+	+	+	+	-	-	-	-	-
灰色奈瑟菌	同上	V	-	+								
多糖奈瑟菌	同上	V	-	+	+	+					+	-
微黄奈瑟菌	绿黄色→不透明光滑或粗糙1～3 mm	V	+	+	+	+		V	V		V	-
干燥奈瑟菌	白色,不透明,干燥,1～3 mm	-	+	+	+	+			+			
黏液奈瑟菌	绿黄色,光滑,1～3 mm		+	+	+	+		+	+			
浅黄奈瑟菌	黄色,不透明,光滑,1～2 mm		+	+								
延长奈瑟菌	灰褐色,半透明,光滑反光,1～2 mm		+	+								

革兰阴性双球菌和氧化酶阳性是奈瑟菌属的两个推测性鉴定指标。区分革兰阴性双球菌和革兰阴性球杆菌的方法是将待检菌接种于巧克力平板上,贴10 U的青霉素纸片,35 ℃孵育18～24小时,挑取纸片边缘生长的菌落,涂片、染色观察,若菌体延长为长索状则为革兰阴性球杆菌,而革兰阴性双球菌则仍保持双球菌形态,某些菌体出现肿胀。

临床上常用商品化鉴定系统如Vitek2、Vitek AMS-3、Rapid NH等进行鉴定。检测淋病奈瑟菌目前常采用核酸杂交技术或核酸扩增技术,作为快速诊断和流行病学调查,也可做协同凝集试验、直接免疫荧光试验。

(四)药物敏感性试验

奈瑟菌药敏试验选择药物为青霉素、头孢菌素及环丙沙星等。治疗首选药物为青霉素。近年来,由于淋病奈瑟菌耐药质粒转移,由其介导的耐青霉素酶的淋病奈瑟菌临床上多见,应根据药敏试验结果指导临床合理用药。引起下呼吸道感染的卡他莫拉菌,既往对青霉素敏感,近年来报告耐药菌株日渐增多,尽管卡他莫拉菌常产生β-内酰胺酶,但临床使用的β-内酰胺类抗生素如含β-内酰胺酶抑制剂的β-内酰胺类抗生素、头孢菌素、大环内酯类抗生素、喹诺酮类抗生素和甲氧苄啶-磺胺甲噁唑治疗其感染仍然是有效的。

淋病的早期正确诊断具有重要的医学和社会学意义,诊断报告必须慎重,对各种实验室诊断试验需掌握其敏感性和特异性的程度,必须综合分析各种试验的结果,最后确证还依赖于分离培养和鉴定。脑膜炎奈瑟菌的快速诊断能为治疗提供时机,故瘀点及脑脊液的涂片染色镜检是快速简便方法。

（马全成）

第二节　肠杆菌科检验

一、概述

(一)生物学特性

肠杆菌科细菌共同特性:革兰阴性杆菌,大小为$(0.3\sim1.0)\mu m\times(1\sim6)\mu m$,无芽孢,有菌毛,多数有周身鞭毛。需氧或兼性厌氧,营养要求不高,在普通培养基上生长良好,血平板生长为灰白、湿润、光滑的菌落,在肠道选择性培养基(MAC、EMB、SS 等)上,因乳糖分解或不分解,生长为不同特征的菌落。

生化反应活跃,发酵葡萄糖,氧化酶阴性(邻单胞菌属除外),触酶阳性(痢疾志贺菌除外),能还原硝酸盐为亚硝酸盐。肠杆菌科与其他革兰阴性杆菌区别见表 15-6。

表 15-6　肠杆菌科与其他革兰阴性杆菌区别

试验	肠杆菌科	弧菌科	非发酵菌	巴斯德菌科
葡萄糖氧化	发酵	发酵	氧化或不分解	发酵
氧化酶	−*	+	+**	+
形态	杆状	弧状、杆状	杆状	球杆状
鞭毛	周鞭毛或无	单鞭毛	单、丛、周鞭毛或无	无鞭毛

注:* 邻单胞菌属除外;* * 不动杆菌、嗜麦芽窄食单胞菌除外。

根据苯丙氨酸脱氨酶和 V-P 试验可将肠杆菌科与医学有关的常见 14 个菌属分为三大类。

其中苯丙氨酸脱氨酶和 V-P 试验均为阴性的有 5 个菌属:埃希菌属、志贺菌属、沙门菌属、枸橼酸菌属和爱德华菌属。苯丙氨酸脱氨酶阴性、V-P 试验(通常 V-P 试验可与葡萄糖酸盐试验通用)阳性的有6个菌属:克雷伯菌属、肠杆菌属、哈夫尼亚菌属、多源菌属、沙雷菌属、耶尔森菌属。苯丙氨酸脱氨酶阳性、V-P 试验阴性的有 3 个菌属:变形杆菌属、摩根菌属、普罗威登斯菌属。在三大类菌中,苯丙氨酸脱氨酶或 V-P 试验偶尔出现交叉,如变形杆菌属中有 V-P 试验阳性菌株,而多源菌属中亦可出现苯丙氨酸脱氨酶阳性菌株。

肠杆菌科抗原构成主要有菌体抗原(O 抗原)、鞭毛抗原(H 抗原)、表面抗原和菌毛抗原等。O 抗原与 H 抗原为肠杆菌科血清学分群与分型的依据;表面抗原可阻断 O 抗原与相应抗体之间的反应,加热去除表面抗原能消除这种阻断作用,菌毛抗原亦能阻断 O 抗原与相应抗体结合。

肠杆菌科细菌抵抗力不强,加热 60 ℃、30 分钟即可被杀死,对干燥、化学消毒剂(漂白粉、酚类、甲醛和戊二醛等)均敏感。耐受低温及胆盐,并在一定程度上能抵抗染料的抑菌作用,此特性已被应用于制作肠道选择性培养基。

(二)致病物质与所致疾病

肠杆菌科现已发现的毒力因子主要有菌毛或菌毛样结构、荚膜或微荚膜、外膜蛋白、内毒素及外毒素等。

肠杆菌科细菌为医院感染的重要病原菌,分离率高,约占临床分离菌总数的 50% 和临床分离革兰阴性杆菌总数的 80％,近 50％的败血症、70％以上的泌尿道感染均由肠杆菌科细菌引起。肠杆菌科细菌多为肠道正常菌群,除沙门菌属、志贺菌属、埃希菌属部分菌种、耶尔森菌属等有致病作用外,其余均为条件(机会)致病菌。当某种诱因引起宿主免疫功能低下,肠道菌群寄生部位改变、数量、比例失调时,可导致各种机会感染或二重感染,感染可遍及人体全身各部位、组织、器官,引起化脓性感染。肠杆菌科中产超广谱 β-内酰胺酶(extended spectrum beta-lactamase,ESBL)的细菌、持续高产头孢菌素酶(AmpC)的细菌常引起医院感染暴发流行。

二、埃希菌属

(一)生物学特性

大肠埃希菌为直短杆状革兰阴性杆菌,大小为$(0.4\sim0.7)\mu m\times(1.0\sim3.0)\mu m$,多数有周鞭毛,能运动,有菌毛。

本菌兼性厌氧,营养要求不高,在血平板和普通平板上生长为圆形、湿润、灰白色菌落,在肠道选择培养基上发酵乳糖产酸,依培养基指示剂不同而形成不同颜色的菌落,在 MAC 上为红色菌落。

大肠埃希菌具有肠杆菌科所有的抗原结构:O 抗原、H 抗原、K 抗原,大肠埃希菌的血清型别按O：K：H的顺序排列,以数字表示,如 O111：K58：H2;O157：H7 等。

(二)致病物质与所致疾病

大肠埃希菌的致病物质包括侵袭力和毒素。侵袭力与 K 抗原和菌毛密切相关,K 抗原有抗吞噬及抵抗抗体和补体的作用;菌毛可黏附于宿主黏膜表面而定植,继而侵犯宿主引起感染。

内毒素能引起宿主发热、休克、弥漫性血管内凝血(DIC)等病理生理反应。肠产毒性大肠埃希菌能产生不耐热肠毒素(heat labile toxin,LT)和耐热肠毒素(heat stable toxin,ST),它们均可引起肠道细胞中 cAMP 水平升高,肠液分泌增加而导致腹泻。

大肠埃希菌是临床感染中最常见的革兰阴性杆菌,也是医院感染常见病原菌,可引起人体各部位感染,以尿路感染为主。本菌还可引起菌血症、肺炎、新生儿脑膜炎、胆道感染、手术后腹腔感染及灼伤创面感染等。常与厌氧菌、粪肠球菌混合感染,其脓液常有粪臭味。

(三)药物敏感性试验

大肠埃希菌对头霉素类、碳青霉烯类及酶抑制剂(克拉维酸)敏感,对青霉素类、第 1、2、3 代头孢菌素及单环菌素耐药。其耐药性主要南该菌产生超广谱 β-内酰胺酶(ESBL)所致。ESBL包括 TEM、SHV 和非 TEM、SHV 型,由质粒介导产生。ESBL 是目前肠杆菌科细菌(尤其是大肠埃希菌和肺炎克雷伯菌)对广谱头孢菌素产生耐药性的最主要原因。

三、沙门菌属

沙门菌属可以从人体、各种动物体内及环境中分离到,是肠杆菌科中最复杂的菌属。

(一)生物学特性

沙门菌为革兰阴性杆菌,大小为$(0.6\sim1.0)\mu m\times(2.0\sim4.0)\mu m$,多具有周鞭毛,无荚膜,无芽孢。

本菌兼性厌氧菌,营养要求不高,在普通平板和血平板上为圆形、湿润菌落。因本菌不发酵乳糖,在肠道杆菌选择性培养基上为透明、半透明菌落,与志贺菌相似,大多数菌株因产生 H_2S,在 SS 琼脂上形成黑色中心的菌落。沙门菌有三种抗原,即 O 抗原、H 抗原和表面抗原,均具有分类鉴定意义。

O抗原共有58种,能耐受高热不被破坏,是沙门菌分群的依据。每个沙门菌的血清型可具有1种或数种O抗原,将具有共同抗原成分的血清型归纳为一个群,每个群以O加上阿拉伯数字及括号中大写的26个英文字母(A～Z)顺序编排,如O2群(A)、O4群(B)、O50群(Z)等。机体对O抗原产生的抗体以IgM为主,与相应的抗血清可产生颗粒状凝集反应。

H抗原为不耐热的蛋白抗原,为沙门菌分型的依据。H抗原分2个相,第一相为特异相,用小写英文字母a、b、e、d表示,于z后用z加阿拉伯数字表示,如z1、z2……z65。第2相为沙门菌共有的非特异相,用1、2、3、4表示。沙门菌具有两相H抗原的称为双相菌,具一相H抗原的为单相菌。

已知沙门菌的表面抗原有3种(Vi、M、5),均为不稳定抗原。Vi抗原常存在于伤寒沙门菌、丙型副伤寒沙门菌、部分都柏林沙门菌中,Vi抗原能阻断O抗原与相应抗体发生凝集,加热可将其破坏,人工传代也可消失。在沙门菌血清学鉴定时应注意此点。

沙门菌属细菌易发生抗原性变异,主要有H-O变异、位相变异和V-W变异。

本菌抵抗力不强,对胆盐和煌绿等染料有抵抗力,肠道选择性培养基中含此类染料可以抑制其他细菌的生长。

(二)致病物质与所致疾病

有表面抗原(Vi)的沙门菌具有侵袭力,因为Vi抗原能保护被小肠上皮细胞吞噬的细菌免受破坏,细菌可继续生长繁殖,并被吞噬细胞携带到机体其他部位。沙门菌死亡时释放内毒素可导致发热、白细胞变化、中毒性休克及其他病理生理反应。某些沙门菌如鼠伤寒沙门菌能产生肠毒素,可引起食物中毒。

沙门菌主要通过污染食品及水源经口传染,引起人和动物沙门菌感染,表现为4种类型。

1.急性胃肠炎或食物中毒

此类最为常见,可引起轻型或暴发型腹泻,伴有低热、恶心、呕吐症状。

2.菌血症(或败血症)

多由猪霍乱或C组副伤寒沙门菌引起,无明显胃肠症状,高热、寒战,常伴发胆囊炎、肾盂肾炎、骨髓炎等局部感染,此时血培养常为阳性。

3.伤寒与副伤寒

伤寒与副伤寒也称肠热症,由伤寒、副伤寒和其他沙门菌引起,其发病机制和临床症状基本相似,但副伤寒的病情较轻,病程较短。细菌随污染的食物和饮水经口感染,穿过小肠上皮进入黏膜下组织,被吞噬细胞吞噬,随吞噬细胞到达肠系膜淋巴结,并大量繁殖,经胸导管进入血流(第一次菌血症)。此时患者在临床上出现发热等症状。细菌随血流进入肝、脾、胆囊、肾脏、骨髓中并大量繁殖,再次进入血流(第二次菌血症)并随血液扩散至全身各器官及皮肤,引起患者寒战、高热、肝脾大,出现全身中毒症状、皮肤玫瑰疹等。同时也可能有另一部分细菌再次侵入肠壁淋巴组织,使已致敏的组织发生超敏反应,导致局部坏死和溃疡,严重的有出血或肠穿孔等并发症。典型病程为3～4周,若无并发症,自第2～3周后病情开始好转。感染后能获得牢固免疫,极少发生再感染。

4.病菌携带者

伤寒感染临床治愈后约3%的患者胆囊带菌,可持续由粪便排泄达1年或1年以上,为重要传染源。

（三）微生物学检验

1.标本采集

根据不同疾病、不同病程取不同标本，均应在抗生素使用之前采集。疑为伤寒、副伤寒可于第1周采取血液，第2、3周取粪便，第3周取尿液，全病程取骨髓做培养，血清学诊断应在病程不同时期分别采集2～3份标本。胃肠炎患者可取粪便、呕吐物和可疑食物进行培养，败血症应进行血液培养。

2.直接显微镜检查

尿液等标本涂片染色镜检为革兰阴性杆菌。

3.分离培养

血标本可接种增菌肉汤进行增菌培养；尿液标本定量接种于血平板和MAC；粪便标本如量较少，可首先使用亚硒酸盐或GN（gram negative）增菌肉汤增菌再接种分离培养基，也可直接接种。

孔雀绿琼脂适用于伤寒、副伤寒以外的沙门菌的分离，亚硫酸铋琼脂分离伤寒沙门菌效果更好。若EMB或MAC培养基上生长出无色透明菌落，或SS上生长黑色中心菌落，可用生化反应、血清凝集试验鉴定到种、型。

4.鉴定

沙门菌属的主要特征是：革兰阴性杆菌，在肠道杆菌选择性培养基上为透明、半透明不发酵乳糖菌落。生化特性除具有肠杆菌科共性（氧化酶阴性，硝酸盐还原阳性）外，发酵葡萄糖、麦芽糖和甘露醇等均产酸产气（伤寒沙门菌产酸不产气）。在克氏双糖（KIA）斜面产碱、底层产酸，产气或不产气，硫化氢大多为阳性，IMViC−＋−−或−＋−＋，不分解尿素，大多赖氨酸脱羧酶阳性。临床常见沙门菌的鉴定特征见表15-7和表15-8。

表15-7　沙门菌属种和亚种的主要鉴定特征

试验	肠道沙门菌						本哥利沙门菌
	肠亚种	萨拉姆亚种	亚利桑那亚种	双亚利桑那亚种	豪顿亚种	英迪卡亚种	
β半乳糖苷酶	−	−	+	+	−	d	+
明胶水解	−	+	+	+	+	+	−
半乳糖醛酸发酵	−	+	−	+	+	+	+
KCN生长	−	−	−	−	+	−	+
丙二酸酸利用	−	+	+	+	−	−	−
卫矛醇发酵	+	+	−	+	−	d	+
黏液酸盐发酵	+	+	+	−	−	+	+
D-酒石酸盐	+	−	−	−	−	−	−
水杨苷发酵	−	−	−	−	+	−	−
山梨酸发酵	+	+	+	+	+	−	+

注：＋表示生化反应阳性率＞90％；−表示生化反应阳性率＜10％；d表示生化反应阳性率为10％～90％。

表 15-8　临床常见沙门菌主要生化反应

试验	非伤寒沙门菌	伤寒沙门菌	甲型副伤寒沙门菌
双糖铁(K/A)	K/AG	K/A	K/AG
H2S(K/A)	+	+W	−/+W
吲哚(IND)	−	−	−
枸橼酸盐(CTT)	+	−	−
脲酶(URE)	−	−	−
赖氨酸(LYS)	+	+	−
鸟氨酸(ORN)	+	−	+
动力(MOT)	+	+	+

注:K:产碱;A:产酸;AG:产酸产气;+:90%～100%菌株阳性;−:90%～100%菌株阴性;+W:弱阳性。

沙门菌经生化鉴定后,须进一步进行血清学分型鉴定。采用沙门菌 O 多价血清和 O、H、Vi 抗原因子血清与可疑菌进行血清凝集试验。用 O 多价血清(A～F)进行分群,因 95% 以上沙门菌都属于 A～F 群,故用 AF 多价 O 血清可初步鉴定菌株为沙门菌 A～F 群;然后用单价 O 因子血清将目的菌定到群(A、B、C、D、E、F);再用 H 因子血清第一相(特异相)定型;最后用 H 因子血清第二相(非特异相)辅助定型。若细菌生化反应符合沙门菌,而 A～F 多价 O 血清与细菌不产生凝集现象,首先应考虑是否有表面抗原(Vi)存在,应加热或传代去除 Vi 抗原后再进行,A～F 多价 O 血清凝集试验,若此时凝集,应进一步用 O 单价因子血清继续分群。若去除 Vi 后仍不凝集,此时应考虑是否为 A～F 以外菌群,应送至疾病控制中心鉴定。

5.血清学诊断

肥达反应即用已知伤寒、副伤寒沙门菌 O、H 抗原,检测受检血清中有无相应抗体及其效价的凝集试验,用来辅助诊断伤寒和副伤寒。

肥达反应结果的判断必须结合临床表现、病史、病程及地区流行病学情况。

(1)通常伤寒沙门菌 O 凝集效价≥1∶80,H 效价≥1∶160;副伤寒 A、B、C 的 H 效价≥80 有诊断意义。

(2)动态观察:单次检测效价增高不能定论,应在病程中逐周动态复查。效价递增或恢复期比初次效价≥4 倍者有诊断意义。

(3)O 抗原刺激机体产生 IgM 抗体,出现较早,而在血清中存在时间较短;H 抗原刺激抗体产生 IgG,出现较迟,但持续时间较长。一般 O、H 均升高,则伤寒、副伤寒可能性大;O 不高而 H 高可能为预防接种的回忆反应;O 高而 H 不高则可能为感染早期或与伤寒沙门菌 O 抗原有交叉反应的其他沙门菌感染,可于一周后复查,如 H 升高则可诊断。临床偶见 O 与 H 抗体均不高的患者。

如从血液、骨髓标本中培养出革兰阴性杆菌,其生物学特性和血清学诊断符合伤寒沙门菌,即可报告为伤寒沙门菌生长,本菌属细菌均有传染性,应及时报告并隔离患者;如培养失败而肥达反应结果为:O≥1∶80,H≥1∶160,A、B、C≥1∶80,可辅助诊断伤寒、甲、乙、丙型副伤寒;从腹泻患者粪便、呕吐物、残余食物中培养出非伤寒沙门菌或副伤寒沙门菌,可诊断为沙门菌胃肠炎或食物中毒;从无症状患者粪便或胆汁中分离出伤寒沙门菌为伤寒带菌者。

(四)药物敏感性试验

治疗伤寒沙门菌引起的感染首选头孢曲松和氟喹诺酮类抗生素。近年来,沙门菌已出现对多种抗菌药物的耐药现象,尤以鼠伤寒沙门菌最为突出,美国疾病预防与控制中心收到的鼠伤寒沙门菌中有 46% 为多重耐药。

目前,沙门菌常出现对氯霉素、链霉素、呋喃类、磺胺类、氨苄西林和四环素耐药现象,因此,临床微生物室应动态监测沙门菌的耐药性。

四、志贺菌属

(一)生物学特性

志贺菌为无芽孢,无荚膜,无鞭毛,有菌毛的革兰阴性杆菌。

本菌为兼性厌氧菌,营养要求不高,能在普通平板和血平板上生长为中等大小、无色半透明的光滑型菌落。因不发酵乳糖,在肠道杆菌选择性培养基上形成无色菌落。从细菌性痢疾的恢复期或慢性患者所分离的志贺菌常发生变异,菌落可由光滑型变为粗糙型,常伴有生化反应、抗原构造和致病性的变异,临床鉴定时应引起重视。

志贺菌属有 O 和 K 两种抗原,O 抗原是分类依据,分为群特异性抗原和型特异性抗原。根据 O 抗原可将志贺菌分为 4 群、40 余个血清型(含亚型)。K 抗原在分类学上无意义。

(二)致病物质与所致疾病

志贺菌有菌毛,能黏附于肠黏膜上皮细胞,并穿入上皮细胞内生长繁殖,形成感染灶,引起炎症反应,志贺菌侵入血流比较罕见。志贺菌只有侵入肠黏膜后才能致病,否则,菌量再大也不引起疾病。

志贺菌产生的强烈内毒素可作用于肠黏膜,使其通透性增高,促进其对内毒素的吸收,导致发热、神志障碍、中毒性休克等一系列中毒症状;内毒素破坏肠黏膜出现脓血黏液便;作用于肠壁自主神经系统使肠功能紊乱,出现腹痛、里急后重等典型症状。

A 群志贺菌 I 型和 II 型能产生一种外毒素称为志贺毒素(shiga toxin,ST),ST 能引起 Vero 细胞病变,故亦称 Vero 毒素(vero toxin,VT)。ST 具有 3 种生物学属性:①肠毒素性,具有类似大肠埃希菌、霍乱弧菌肠毒素的作用,可用来解释疾病早期出现的水样腹泻;②神经毒性,将毒素注射家兔或小鼠,作用于中枢神经系统,引起四肢麻痹、死亡;③细胞毒性,对人肝细胞、猴肾细胞和 HeLa 细胞均有毒性。

(三)微生物学检验

1.标本采集

在抗生素使用前采集新鲜粪便中脓、血、黏液部分,床边接种或立即送检,不能及时接种者可用卡-布运送培养基送检,昏迷不能排便患者可用肛拭取样。

2.直接显微镜检查

标本涂片染色镜检为革兰阴性杆菌。可用胶乳凝集及免疫荧光技术直接检测志贺菌抗原。

3.分离培养

将标本接种于 MAC/EMB、SS,35 ℃培养 18～24 小时观察结果,如有无色半透明菌落生长,应进行进一步检查。也可用木糖-赖氨酸-去氧胆酸盐(XLD)分离,效果更好。

4.鉴定

志贺菌的主要特征:革兰阴性杆菌,无鞭毛,在肠道杆菌选择性培养基上为无色不发酵乳糖菌落。典型生化反应模式为:不发酵乳糖(除宋内志贺菌个别菌株迟缓发酵乳糖外),发酵葡萄糖产酸不产气(仅福氏 6 型产少量气体),不产生 H_2S,即 KIA:KA－－。不产生脲酶,动力阴性,

IMViC 为－/＋＋－－。

（1）志贺菌属各群间的鉴别：见表 15-9。

表 15-9　志贺菌属各群间生化反应鉴别

生化反应	A 群	B 群	C 群	D 群
β-半乳糖苷酶	－	－	－	＋
鸟氨酸脱羧酶	－	－	－	＋
甘露醇	－	＋	＋	＋
吲哚	＋/－	＋/－	＋/－	＋/－

（2）血清学鉴定：首先用志贺菌属 4 种多价血清做玻片凝集试验，如凝集，再进一步做血清定型鉴定。即用 A 群（痢疾志贺菌 1 型和 2 型）、B 群（福氏志贺菌 1～6 型）、C 群（鲍氏志贺菌 1～6 型）、D 群（宋内志贺菌）鉴定到种、型，我国以 B 群最为多见。如出现生化鉴定符合志贺菌，而与 4 种多价血清不凝集的菌株，应考虑为 K 抗原的阻断作用，应制作浓菌液加热到 100 ℃ 15～30 分钟后，重复进行凝集试验，并应考虑是否为 EIEC 菌株，需进一步鉴别。

（3）鉴别试验。①志贺菌与 EIEC 鉴别：志贺菌与 EIEC 血清学上有交叉反应，生化特征也相近，此时可用葡萄糖分解产酸不产气，动力试验、赖氨酸脱羧酶、醋酸钠和葡萄糖铵利用及黏液酸盐产酸试验均为阴性与 EIEC 鉴别。②志贺菌属与类志贺邻单胞菌鉴别：可用氧化酶、动力试验区别，志贺菌为阴性，后者为阳性。③志贺菌属与伤寒沙门菌鉴别因两菌在 KIA 上极其相似，可用动力、H_2S 和因子血清 O9 相鉴别，志贺菌均为阴性，而伤寒沙门菌阳性。

（四）药物敏感性试验

治疗志贺菌感染首选氟喹诺酮类或阿奇霉素。自 20 世纪 50 年代至今，志贺菌已依次出现对磺胺类、四环素、氨苄西林的耐药株，近来又有报道出现对复方新诺明（SMZ-TMP）耐药株，已有报道同一株志贺菌出现对 5～6 种抗菌药物耐药现象，志贺菌耐药性与其胞质中带有耐药质粒（又称耐药因子，resistance factor，R 因子）有关。

五、克雷伯菌属

（一）生物学特性

克雷伯菌属为革兰阴性球杆菌，常成对排列，无鞭毛，无芽孢，有较厚的荚膜，多数菌株有菌毛。

需氧或兼性厌氧，营养要求不高，在普通培养基和血平板上生长的菌落较大，呈黏液状，相互融合，以接种环挑取时易拉成丝，此特征有助于鉴别。在肠道鉴别培养基上形成乳糖发酵型的菌落。

（二）致病物质与所致疾病

克雷伯菌属细菌多感染免疫力低下的人群，目前由本菌属引起的感染日益增多，其中以肺炎克雷伯菌的致病性较强且多见，是最重要的医院感染条件致病菌之一。肺炎克雷伯菌可引起典型的原发性肺炎，也可引起各种肺外感染，包括婴儿的肠炎和脑膜炎，成人医源性尿路感染，以及外伤感染和菌血症；臭鼻亚种可致臭鼻症；鼻硬结亚种可使人鼻咽、喉及其他呼吸系统器官发生慢性肉芽肿病变和硬结形成，导致组织坏死；产酸克雷伯菌可引起呼吸系统和泌尿系统感染、创伤、腹泻及菌血症。

该菌属容易产生超广谱 β-内酰胺酶,可携带多重耐药的质粒,在细菌耐药性传播中有重要作用。

(三)微生物学检验

1.标本采集

根据不同疾病于使用抗生素前以无菌方法采取血液、尿液、痰、脑脊液、胸腔积液、腹水及脓液等标本送检。

2.直接显微镜检查

标本涂片染色镜检为革兰阴性短杆菌,菌体边缘有明显淡染区,为有荚膜的特征。

3.分离培养

将各类标本接种于血平板和麦康凯平板(血培养标本注入血培养瓶增菌),35 ℃孵育 18～24 小时,观察菌落,进行涂片染色镜检。进一步鉴定到属和种。

4.鉴定

肺炎克雷伯菌主要特征:革兰阴性卵圆或短杆菌,有荚膜;在血平板和麦康凯平板上通常生长为大而黏稠菌落,易拉起长丝;生化反应为氧化酶阴性,乳糖、葡萄糖产酸产气,动力阴性,吲哚阴性(产酸克雷伯菌和解鸟氨酸克雷伯菌除外),脲酶多为阳性,鸟氨酸脱羧酶阴性,IMViC 结果为－/＋－－＋等作出鉴定,不同种间有些差异。临床常见克雷伯菌的主要特定特征见表 15-10。

表 15-10　克雷伯菌属和柔特勒菌属的主要鉴别特征

生化反应	肺炎克雷伯菌	产酸克雷白菌	肺炎克雷伯菌臭鼻亚种	肺炎克雷伯菌鼻硬结亚种	解鸟氨酸柔特勒菌	植生柔特勒菌	土生柔特勒菌
吲哚产生	－	＋	－	－	＋	d	－
甲基红	－	d	＋	＋	＋	＋	d
V-P	＋	＋	－	－	d	＋	＋
枸橼酸盐	＋	＋	d	－	＋	＋	d
脲酶	＋	＋	－	＋	＋	＋	＋
鸟氨酸	－	－	－	－	＋	－	d
丙二酸盐	＋	＋	－	＋	＋	＋	＋
黏多糖发酵	＋	＋	d	－	＋	＋	＋
D-葡萄糖产气	＋	＋	d	－	＋	＋	d
乳糖	＋	＋	d	－	＋	＋	＋
α-甲基-D-糖苷发酵	＋	＋	d	－	＋	＋	＋
β-半乳糖苷酶	＋	＋	d	－	＋	＋	＋

注:＋表示生化反应阳性率>90％;－表示生化反应阳性率<10％;d 表示生化反应阳性率为 10％～90％。

肺炎克雷伯菌与肠杆菌属相似,可通过鸟氨酸脱羧酶、动力阴性与后者区别,后者结果相反。

(四)药物敏感性试验

肺炎克雷伯菌仅对头霉素类、碳青霉烯类及酶抑制剂敏感。对羧苄西林和氨苄西林天然耐药。易产生超广谱 β-内酰胺酶(ESBL),近年来文献报道我国产酶率已达 30％左右,产酶株对青霉素类和第 1、2、3 代头孢菌素及单环 β-内酰胺类抗生素均产生耐药,ESBL 检测现已作为医院细菌室常规检测项目。

六、肠杆菌属

(一)生物学特性

肠杆菌属为短粗的革兰阴性杆菌,无芽孢,有周身鞭毛,运动活泼。

肠杆菌属为兼性厌氧菌,营养要求不高,在血平板上呈圆形、大而湿润、灰白色、黏液状、不溶血菌落。在麦康凯平板上因发酵乳糖形成红色较大的菌落。

(二)致病物质与所致疾病

肠杆菌属细菌广泛存在于水,土壤和蔬菜中,是肠道正常菌群的成员,也是主要的医院感染的病原菌。在临床标本中检出率最高的是阴沟肠杆菌和产气肠杆菌,可引起尿路感染、呼吸道感染、伤口感染及败血症;日勾维肠杆菌能引起尿路感染,亦可从呼吸道和血液中分离到本菌;泰洛肠杆菌可从血液和脑脊液中分离得到;阿氏肠杆菌可从血液、尿液、粪便、呼吸道和伤口中分离得到;阪崎肠杆菌能引起新生儿脑膜炎和败血症,且死亡率较高,达 75%。

(三)微生物学检验

1.标本采集

无菌方法采集血液、尿液、痰、脑脊液、胸腹水及脓液等标本立即送检。

2.直接显微镜检查

标本涂片染色镜检为革兰阴性杆菌。

3.分离培养

将各类标本接种于血平板或麦康凯平板(血培养标本注入血培养瓶增菌),35 ℃孵育 18～24 小时,观察菌落,进行涂片染色镜检。进一步鉴定到属和种。

4.鉴定

肠杆菌属细菌的主要特征:革兰阴性杆菌,在肠道选择培养基上形成发酵乳糖的红色较大的菌落。通过典型菌落与菌体形态学观察,结合 KIA 斜面与底层产酸产气,$H_2S(-)$,动力阳性,IMViC 为－－＋＋,鸟氨酸脱羧酶阳性基本可确认为肠杆菌属。

(四)药物敏感性试验

随着抗菌药物的广泛应用,肠杆菌属细菌常产生 AmpC 酶,尤以阴沟肠杆菌最为突。AmpC 酶为主要由染色体介导的 Bush Ⅰ型 β-内酰胺酶(亦称诱导酶或 C 类头孢菌素酶),其产酶基因已开始由染色体向质粒扩散。它是导致革兰阴性菌尤其是阴沟肠杆菌对 1～3 代头孢菌素、单环 β-内酰胺类、头霉素类及含酶抑制剂的复合制剂耐药的重要原因。产 AmpC 酶细菌的治疗,首选 4 代头孢(头孢吡肟)和碳青霉烯类抗生素。近年来已有质粒介导的 AmpC 酶出现,望引起广泛的关注。

七、沙雷菌属

(一)生物学特性

本属代表种黏质沙雷菌为短小的革兰阴性杆菌,有周身鞭毛,能运动。除臭味沙雷菌具有微荚膜外均无荚膜,无芽孢。黏质沙雷菌是细菌中最小者,可用于检查除菌滤器的除菌效果。

本属菌兼性厌氧,营养要求不高,在普通平板培养基上菌落不透明,白色、红色或粉红色菌落。该属细菌产生的色素有两种,黏质沙雷菌、普城沙雷菌和深红沙雷菌的大部分菌株产生灵菌红素,为非水溶性,不扩散,不溶于水,仅使菌落全部或中心或边缘呈红色;黏质沙雷菌的某些菌株产生吡羧酸,为水溶性、能扩散的粉红色色素,使培养基呈红色,菌落微红或灰白色。在肠道鉴别培养基上因菌种不同,可形成乳糖发酵型和不发酵型的菌落。深红沙雷菌、芳香沙雷菌和居泉沙雷菌等能发酵利用乳糖,黏质沙雷菌不能发酵乳糖。

(二)致病物质与所致疾病

沙雷菌属细菌广泛存在,以往被认为对人体无害,近年来发现黏质沙雷菌可引起肺炎、尿路感染、败血症、脑膜炎、心内膜炎及外科术后感染;液化沙雷菌可引起尿路和伤口感染;普城沙雷菌可导致社区感染的菌血症,芳香、无花果、深红沙雷菌等与呼吸道、伤口感染也有关。由于本菌属具有侵袭性并对多种抗生素产生耐药性,可导致医院感染暴发流行,已受到广泛关注。

(三)微生物学检验

1.标本采集

根据不同疾病于使用抗生素前以无菌方法采取血液、尿液、痰、脑脊液、胸腔积液、腹水及脓液等标本及时送检。

2.直接显微镜检查

标本涂片染色镜检为革兰阴性杆菌。

3.分离培养

将各类标本接种于血平板和麦康凯平板(血培养标本注入血培养瓶增菌),35 ℃孵育18~24小时,观察菌落,进行涂片染色镜检。进一步鉴定到属和种。

4鉴定

沙雷菌属的主要特征:三种水解酶(酯酶、明胶酶和DNA酶)均阳性,蔗糖、甘露醇、水杨苷和肌醇,产酸产气,不发酵乳糖、卫矛醇和鼠李糖,IMViC为－－＋＋,鸟氨酸与赖氨酸脱羧酶阳性。临床常见沙雷菌的主要鉴定特征见表15-11。

表 15-11 临床常见沙雷菌的主要鉴定特征

生化反应	黏质沙雷菌	黏质沙雷菌生物Ⅰ群	液化沙雷菌	深红沙雷菌	普城沙雷菌	无花果沙雷菌	居泉沙雷菌	气味沙雷菌Ⅰ群	气味沙雷菌Ⅱ群	嗜虫沙雷菌
DNA酶	+	d	d	+	+	+	-	+	+	+
酯酶	+	d	d	+	d	d	-	d	d	d
明胶酶(22 ℃)	+	d	+	+	d	+	-	+	+	+
赖氨酸	+	d	+	d	-	-	+	+	+	-
鸟氨酸	+	d	+	+	-	-	+	+	+	-
L-阿拉伯糖	-	-	+	+	+	+	+	+	+	+
D-阿拉伯醇	-	-	-	-	d	-	+	-	-	d
D-山梨醇	+	+	+	-	d	+	+	+	+	+
蔗糖	-	-	d	+	+	+	70	+	+	+
红色色素	有	有	无	有	有	无	无	无	无	无

注:＋表示生化反应阳性率>90%;－表示生化反应阳性率<10%;d表示生化反应阳性率为10%~90%。

（四）药物敏感性试验

由于该菌属细菌在使用第三代头孢菌素等抗生素治疗时，可以诱导产生持续高产的 AmpC 酶，表现为对多种抗生素耐药，可导致医院感染的暴发流行，应引起重视。

八、变形杆菌属、普罗威登斯菌属、摩根菌属

变形杆菌属、普罗威登斯菌属、摩根菌属共同的生化反应特征为不发酵乳糖、葡萄糖酸盐阴性、苯丙氨酸脱氨酶阳性，为肠道正常菌群，是医院感染的常见条件致病菌。三属菌的生化特征见表 15-12。

表 15-12　变形杆菌属和类似菌属的鉴别

	变形杆菌属	普罗威登斯菌属	摩根菌属
迁徙生长	+	−	−
H2S	+	−	−
明胶液化	+	−	−
酯酶（玉米油）	+	−	−
西蒙枸橼酸盐	d	+	−
鸟氨酸脱羟酶	d	−	+

注：+ 表示 90% 以上菌株阳性；− 表示 90% 以上菌株阴性；d 表示 26%～75% 阳性。

（一）变形杆菌属

变形杆菌属包括普通变形杆菌、奇异变形杆菌、产黏变形杆菌、潘氏变形杆菌、豪氏变形杆菌等。

1.生物学特性

变形杆菌属为革兰阴性杆菌，呈多形性。有周身鞭毛，运动活泼，无芽孢、无荚膜。

本菌属兼性厌氧，生长温度为 10～43 ℃。在营养琼脂和血平板上普通变形杆菌和奇异变形杆菌的大多数菌株可呈波纹薄膜状生长，称之为迁徙生长。本属细菌在肠道选择鉴别培养基上可形成圆形、扁平、无色透明、乳糖不发酵的菌落，产硫化氢的菌株在 SS 上菌落中心可呈黑色，与沙门菌属十分相似。

抗原种类多样，其中以 O 抗原最为重要，在临床微生物学检验中有重要意义。某些特殊菌株（如 X19、X2、Xk 等）的 O 抗原与立克次体有共同抗原成分，可发生交叉反应，临床上以变形杆菌 X 菌株的 O 抗原与立克次体病患者血清做定量凝集试验，辅助诊断立克次体病，即外-斐试验。

2.致病物质与所致疾病

奇异变形杆菌和普通变形杆菌可引起人体原发性和继发性感染，其尿素酶可分解尿素产氨，使尿液 pH 升高，碱性环境有利于本菌生长，并与尿路结石的形成（尿液碱化）有关。能引起食物中毒、呼吸道、伤口、压疮感染，有些菌株尚可引起脑膜炎、腹膜炎等，还可继发于泌尿道感染引起菌血症。新生儿变形杆菌脐炎可导致菌血症和脑膜炎，死亡率高。奇异变形杆菌亦是婴儿肠炎的病原菌之一。潘氏变形杆菌偶可从临床标本中分离到。

3.微生物学检验

(1)标本采集：采集血液、粪便、可疑食物、尿液、体液、痰、脓和分泌物等标本送检。

（2）直接显微镜检查：涂片染色镜检为革兰阴性杆菌，鞭毛染色可见周身鞭毛。

（3）分离培养：血液标本先用肉汤增菌培养，尿液、各种体液、痰、脓和分泌物等标本接种血平板，食物中毒患者粪便和磨碎后的可疑食物接种血平板、SS 或 MAC 平板，35 ℃孵育 18～24 小时后挑取迁徙生长的可疑菌落，再进一步鉴定到属和种。

（4）鉴定：根据典型的迁徙现象，迅速分解尿素，苯丙氨酸脱氨酶阳性，KIA 为 KA＋＋，IMViC 为－/＋＋－－，可鉴定为变形杆菌。临床常见变形杆菌的主要鉴定特征见表 15-13。

表 15-13 临床常见变形杆菌的主要鉴定特征

特征	奇异变形杆菌	产黏变形杆菌	潘氏变形杆菌	普通变形杆菌	豪氏变形杆菌
吲哚	－	－	－	＋	＋
鸟氨酸脱氢酶	＋	－	－	－	－
七叶苷水解	－	－	－	＋	－
麦芽糖发酵	－	－	－	－	－
木糖发酵	＋	－	＋	＋	＋
水杨苷水解	－	－	－	＋	－
氯霉素敏感性	S	S	R	V	S

注：S：敏感；R：耐药；V：不定。

4.药物敏感性试验

变形杆菌对磺胺类、四环素、氨苄西林、羧苄西林的敏感率较低，容易产生耐药；对喹诺酮类、第二代和第三代头孢菌素类、氨基糖苷类敏感率较高，临床应用有效。

（二）普罗威登斯菌属

1.生物学特性

普罗威登斯菌属形态染色、培养、生化反应特征与变形杆菌属相似，但脲酶阴性（雷氏除外），在固体琼脂平板上不出现迁徙现象。在血平板上形成中等大小、湿润、灰白菌落；在 MAC 上因不发酵乳糖而为无色透明菌落。

2.致病物质与所致疾病

本菌属以雷氏、斯氏、产碱普罗威登斯菌为临床多见，前两者可致泌尿道感染和其他的肠道外感染如烧伤、创伤、尿路感染等；后者可从粪便中分离得到。雷氏普罗威登斯菌因其有碱化尿液作用，与泌尿系统结石形成有关。

3.微生物学检验

普罗威登斯菌的主要特征：菌落无迁徙现象，KIA 为 KA＋－或 KA－－，IMViC 为＋＋－＋。除雷氏普罗威登脲酶阳性外，其余均为阴性。本属菌与摩根菌属的区别在于枸橼酸盐阳性、鸟氨酸脱羧酶阴性，而后者结果相反。临床常见普罗威登斯菌的主要鉴定特征见表 15-14。

表 15-14 临床常见普罗威登斯菌的主要鉴定特征

生化反应	产碱普罗威登斯菌	拉氏普罗威登斯菌	斯氏普罗威登斯菌	雷氏普罗威登斯菌	海氏普罗威登斯菌
脲酶	－	－	d	＋	－
枸橼酸盐利用	＋	－	＋	＋	－
肌醇	－	－	＋	＋	＋
侧金盏花醇	＋	－	－	＋	＋

续表

生化反应	产碱普罗威登斯菌	拉氏普罗威登斯菌	斯氏普罗威登斯菌	雷氏普罗威登斯菌	海氏普罗威登斯菌
阿拉伯糖	−	−	−	+	+
蕈糖			+		
半乳糖	−	+	+	+	+

注：+表示生化反应阳性率>90%；−表示生化反应阳性率<10%；d表示生化反应阳性率为10%～90%。

(三)摩根菌属

本属细菌的形态染色和生化反应特征与变形杆菌相似,但无迁徙现象。

摩根菌属与呼吸道、尿路、伤口等感染、败血症及腹泻有关,为医院感染重要病原菌之一。本菌属在 EMB 及 MAC 上因不发酵乳糖而为无色透明菌落;在 BAP 上菌落为扁平状,无明显凸起菌落。

摩根菌的基本生化反应特征:具有肠杆菌科细菌共性,KIA:KA−−,MViC 为＋＋−−。脲酶、动力、鸟氨酸脱羧酶均阳性。与变形杆菌的鉴别为无迁徙现象且 H_2S 阴性,而后者为阳性。与普罗威登斯菌属区别为枸橼酸盐阴性,鸟氨酸脱羧酶阳性,而后者相反。

九、多源菌属及哈夫尼亚菌属

(一)多源菌属

1.生物学特征

多源菌属为革兰阴性粗短杆菌,有周鞭毛,能运动,无芽孢和荚膜。

本菌属菌为兼性厌氧菌,营养要求不高,在血平板上形成黄色、不溶血较大的菌落,在肠道鉴别培养基上形成乳糖发酵型的菌落。

2.致病物质与所致疾病

多源菌属在自然环境中广泛存在,其中聚团多源菌是人类的条件致病菌,也是肠道正常菌群,可引起早产儿和新生儿、烧伤、多发性创伤、白血病及应用免疫抑制剂患者的感染,甚至可引起败血症和医院感染的暴发流行。

3.微生物学检验

无菌方法采集血液、尿液及伤口分泌物等标本送检。经显微镜检查、分离培养及生化反应进行鉴定。其主要生化特性为:KIA:AA＋−,甘露醇＋,动力＋,鸟氨酸脱羧酶、赖氨酸脱羧酶和精氨酸双水解酶均为阴性。

(二)哈夫尼菌属

哈夫尼菌属只有一个种,称为蜂房哈夫尼菌。

1.生物学特性

革兰阴性杆菌,有周身鞭毛,能运动,无芽孢,无荚膜。兼性厌氧生长,营养要求不高,在血平板和普通营养琼脂上形成光滑、湿润、边缘整齐、灰白色的菌落。在肠道鉴别培养基上形成乳糖不发酵型的菌落。

2.致病物质与所致疾病

该菌可自土壤、水、人和动物(鸟类)的粪便中分离到,也有报道从人的伤口、脓、痰、尿、血等临床感染标本中分离得到,为条件致病菌,可导致医院感染。

3.微生物学检验

无菌采集血液、尿液、痰、脑脊液、胸腔积液、腹水及脓液等标本及时送检。经显微镜检查、分离培养生化反应进行鉴定。生化特性为:KIA:AA－－,甲基红试验 35 ℃时阳性,25 ℃时阴性;V-P 试验 35 ℃时阴性,25 ℃时阳性;鸟氨酸与赖氨酸脱羧酶阳性,吲哚、脲酶、DNA 酶均为阴性。

十、枸橼酸杆菌属及爱德华菌属

(一)枸橼酸杆菌属

1.生物学特性

革兰阴性杆菌,有周身鞭毛,无芽孢,无荚膜。

本菌属菌为兼性厌氧生长,营养要求不高,在普通培养基上可形成灰白色、湿润、隆起,边缘整齐的菌落。在肠道鉴别培养基上形成乳糖发酵型的菌落。弗劳地枸橼酸杆菌在 SS 平板上,因产生 H_2S 可形成黑色中心的菌落。

2.致病物质与所致疾病

本菌属为条件致病菌,与腹泻和某些肠道外感染有关。弗劳地枸橼酸杆菌可引起胃肠道感染,能从粪便标本中分离到,也可致菌血症及组织感染;异型枸橼酸杆菌可引起新生儿脑膜炎和败血症;无丙二酸盐枸橼酸杆菌偶可分离自粪便,很少在肠道外分离到;有时枸橼酸杆菌可与革兰阴性无芽孢厌氧菌(产黑色素类杆菌等)合并感染。

3.微生物学检验

枸橼酸菌属的主要特征是:枸橼酸盐阳性,赖氨酸脱羧酶试验阴性,有特征性气味,甲基红阳性,苯丙氨酸阴性,能发酵利用甘露醇、山梨醇、阿拉伯糖、麦芽糖等多种糖醇类物质。

血液、脑脊液、胸腔积液、腹水等无菌标本中分离鉴定出枸橼酸杆菌属细菌即可诊断为菌血症或其他感染。尿液标本细菌计数>10^5 CFU/mL 可诊断为尿路感染。脓液和分泌物取材时应清洁局部,避免污染,才能分离出真正的病原菌。

枸橼酸杆菌属细菌为条件致病菌,易致腹泻。粪便分离出的枸橼酸杆菌应区别是肠道感染还是定植菌,若分离出的枸橼酸杆菌为纯培养或优势生长菌,则应考虑为肠道感染,须及时向临床发出报告。

(二)爱德华菌属

1.生物学特性

爱德华菌属为革兰阴性直杆菌,大小为 $1 \mu m \times (2～3) \mu m$,有鞭毛,能运动(除鲶鱼爱德华菌)。迟钝爱德华菌在血平板上,37 ℃培养 24 小时,菌落直径 1～2 mm,灰色,湿润,光滑,半透明,多数菌株溶血。在肠道选择性培养基上生长形成不发酵乳糖的菌落。

2.致病物质与所致疾病

迟钝爱德华菌可由人和多种动物粪便及其生活环境中检出。临床上,属于条件致病菌,曾由脑膜炎、腹膜炎、心内膜炎、败血症、菌血症、肝脓肿、尿路感染,创伤、输液反应等的相应标本中检出。腹泻患者大便中检出本菌,其致病性尚未确定。其他爱德华菌在临床标本中少见。

3.微生物学检验

迟钝爱德华菌特征是产生大量 H_2S,分解糖类不活泼。临床常见爱德华菌的主要鉴定特征见表 15-15。

表 15-15　爱德华菌属种间生化反应鉴别特征

生化反应	迟钝爱德华菌	迟钝爱德华菌生物群 1	保科爱德华菌	鲶鱼爱德华菌
吲哚产生	+	+	d	−
甲基红	+	+	+	−
硫化氢	+	d	d	−
丙二酸盐利用	−	−	+	−
海藻糖	−	−	+	−
蔗糖发酵	−	+	+	−
D-甘露糖	−	+	+	−
L-阿拉伯糖发酵	−	+	d	−

注：+表示生化反应阳性率＞90％；−表示生化反应阳性率＜10％；d表示生化反应阳性率为10％～90％。

十一、邻单胞菌属

邻单胞菌属只有一个菌种，即类志贺邻单胞菌，该菌属以前归属于弧菌科，后根据基因特征认为与肠杆菌科细菌有更密切的关系，而归属于肠杆菌科。

(一)生物学特性

邻单胞菌属革兰阴性直杆菌，可成双或短链状排列，有 2～5 根端极丛鞭毛，运动活跃。无荚膜，无芽孢。生长温度范围广，可在 8～45 ℃生长，在 0％～5％的 NaCl 中可生长，pH 范围为 4.0～8.0。在血平板中生长良好，可形成灰色平滑，不透明菌落，无溶血现象。在肠道鉴别培养基上可形成无色的不发酵乳糖的菌落。

(二)致病物质与所致疾病

普遍存在于水和土壤中，可寄生于淡水鱼、贝壳类、蟾蜍、蛇、家禽等。主要引起胃肠炎，感染主要与食入生的海产品有关，流行以夏季为主。症状表现为短期的水样腹泻或病程较长的痢疾样腹泻，感染人群无年龄差别。也可引起肠道外感染，多见于机体抵抗力下降的人群，主要引起败血症和脑膜炎。邻单胞菌脑膜炎常见于助产分娩的婴儿，偶尔也可以在伤口分泌液、胆汁、关节液、淋巴结中分离到。感染率低但死亡率很高。

(三)微生物学检验

对含菌量少的标本可先用碱性蛋白胨水或胆汁蛋白胨肉汤增菌。结合生化反应结果进行鉴定。邻单胞菌属生化反应如下：氧化酶、吲哚、精氨酸双水解酶、赖氨酸脱羧酶和肌醇阳性；DNA酶、尿素酶、鸟氨酸脱羧酶、V-P 试验、葡萄糖产气、乳糖、蔗糖、阿拉伯糖、甘露醇、七叶苷水解和 β 溶血(羊血)阴性。对 O/129 敏感。

本菌对 10 μg 和 50 μg 的 O/129 均敏感，肌醇阳性，可与气单胞菌属鉴别；本菌在不含盐的蛋白胨水中能生长，在 TCBS 上和 6％ NaCl 中不生长，可与弧菌属鉴别；本菌氧化酶阳性，动力阳性，可与志贺菌属鉴别。

本菌对绝大多数传统的抗生素如甲氧苄啶-磺胺甲噁唑、头孢菌素、氯霉素、喹诺酮类药物敏感。绝大多数菌株产生 β-内酰胺酶，对青霉素耐药，许多菌株对氨基糖苷类药物(除奈替米星)和四环素耐药。

十二、耶尔森菌属

(一)鼠疫耶尔森菌

鼠疫耶尔森菌是烈性传染病鼠疫的病原菌。鼠疫是自然疫源性疾病,是我国甲类传染病。人与啮齿类感染动物接触或通过鼠蚤而受到感染。历史上曾发生鼠疫的三次世界性大流行,造成大批患者死亡。

1.生物学特性

鼠疫耶尔森菌为革兰阴性球杆菌,两极浓染,有荚膜,无芽孢,无鞭毛。在陈旧培养基物或生长在高盐琼脂上呈多形态,如球状、棒状或哑铃状等。

本菌为兼性厌氧,最适温度为 27～30 ℃,在普通培养基上可生长,但发育缓慢。在血平板上生长良好,可形成柔软、黏稠的粗糙菌落。在 MAC 上呈不发酵乳糖无色的小菌落。在肉汤培养基中开始浑浊生长,24 小时后表现为沉淀生长,48 小时后逐渐形成菌膜,稍加摇动后菌膜呈钟乳石状下垂。

2.致病物质与所致疾病

鼠疫耶尔森菌细胞壁的脂多糖成分,可导致机体发热、白细胞计数升高、中毒性休克等病理生理变化。

外毒素(鼠毒素)主要作用于心血管及淋巴管内皮细胞,引起炎症、坏死、出血,导致血液浓缩和致死性休克,还可引起肝、肾、心肌纤维的实质性损害。

鼠疫耶尔森菌的封套抗原、毒力抗原、色素形成能力、凝固酶、纤维蛋白因子等与鼠疫耶尔森菌的毒力有关,统称为毒力决定因子。

人对本菌的感受性没有年龄和性别的差异,而取决于受感染的方式。主要是由于带菌鼠蚤的叮咬,人与染疫动物(或人)接触所致。细菌侵入机体后出现全身中毒症状并在心血管、淋巴系统和实质器官表现出特有的出血性炎症。有 3 种常见的临床类型。①腺鼠疫:局部淋巴结(多为腹股沟淋巴结)的肿胀,继而发生坏死和脓肿;②败血型鼠疫:由细菌侵入血流大量繁殖所致,多继发于腺鼠疫或肺鼠疫之后,也有原发性败血性鼠疫,此型最为严重,可出现高热,体温高达40 ℃,皮肤黏膜出现小出血点,若不及时抢救,可在 2～3 天死亡;③肺鼠疫:原发性肺鼠疫多由呼吸道传染所致,继发性肺鼠疫由腺鼠疫、败血型鼠疫转变而成,患者出现高热咳嗽,痰中带血并含有大量鼠疫耶尔森菌,病死率极高。

3.微生物学检验

(1)标本采集:患者取淋巴结穿刺液、血液或痰标本;尸检取病变组织,如心、肝、肺和淋巴结等;对腐烂尸体可取骨髓或脑脊髓;鼠标本,应严格消毒体表,再进行采集。因鼠疫为法定甲类烈性传染病,除标本采集时要严格无菌操作与控制外,标本必须送指定的具有严格防护措施的专业实验室。

(2)直接显微镜检查:通常将标本涂片做革兰染色,直接镜检,可见革兰阴性球杆菌,两端极浓染,无芽孢,无鞭毛。本菌在慢性病灶或陈旧培养物内可呈多形态,在动物体内可形成荚膜。

(3)分离培养:未污染标本用血平板,污染标本可选用选择性培养基,如龙胆紫溶血亚硫酸钠琼脂。经 27～30 ℃培养 24～48 小时后,挑取可疑菌落进行鉴定。

(4)鉴定:鼠疫耶尔森菌的主要特征是革兰阴性球杆菌,两极浓染。在血平板上可形成柔软、黏稠的粗糙菌落。在 MAC 上呈不发酵乳糖无色的小菌落。在肉汤培养基中呈钟乳石状发育。

生化反应为动力阴性,赖氨酸和鸟氨酸脱羧酶、苯丙氨酸脱氨酶、脲酶、硫化氢均为阴性;不液化明胶,当穿刺培养时,培养物表面呈膜状,细菌沿穿刺线呈纵树状发育;分解葡萄糖产酸不产气,对大多数糖不分解;IMViC 为－＋－－。

根据初次分离时典型的菌落特征、菌体形态、肉汤中生长特点、生化特征,结合临床和流行病学资料综合进行分析,可初步诊断。最后鉴定依据噬菌体裂解试验、动物试验及免疫学方法判定。动物试验有助于确定鼠疫耶尔森菌的毒力,并筛除杂菌,多用皮下注射。动物一般于3～7天后死亡,如7天后仍不死亡应处死后进行检查,取材培养以肝、脾检出率为高。耶尔森菌属种间鉴别见表 15-16。

表 15-16　耶尔森菌属种间鉴别

生化反应	鼠疫耶尔森菌	小肠结肠耶尔森菌	假结核耶尔森菌	奥氏耶尔森菌	伯氏耶尔森菌	弗氏耶尔森菌	中间耶尔森菌	克氏耶尔森菌	莫氏耶尔森菌	罗氏耶尔森菌	鲁氏耶尔森菌
吲哚	－	d	－	－	－	＋	＋	d	－	－	－
鸟氨酸	－	＋	－	d	d	＋	＋	＋	d	d	＋
蔗糖	－	＋	－	－	－	＋	＋	＋	－	＋	－
鼠李糖	－	－	d	－	－	－	－	－	－	－	－
纤维二糖	－	－	d	－	－	＋	＋	＋	－	d	－
山梨酸	d	＋	＋	＋	＋	＋	＋	＋	＋	＋	d
蜜二糖	d	－	d	－	－	－	－	d	－	d	－

注:＋:90％以上菌株阳性;－:90％以上菌株阴性;d:10％～90％阳性。

一旦疑为本菌,应立即向本地区疾病控制中心等部门报告,并将菌种送检验中心或专业实验室行进一步鉴定。诊断确立后除对患者进行隔离治疗外,对疫区及有关人员须采取有效的预防隔离措施,防止疫情扩散。

(二)小肠结肠炎耶尔森菌

小肠结肠炎耶尔森菌是肠道致病菌之一,近年来分离率逐渐上升,本菌天然寄居在多种动物体内,如猪、鼠、家畜和兔等,通过污染食物(牛奶、猪肉等)和水,经粪-口途径或因接触染疫动物而感染。

1.生物学特性

小肠结肠炎耶尔森菌为革兰阴性球杆菌,无芽孢,无荚膜,22～25 ℃培养有周鞭毛,呈翻滚螺旋运动,35 ℃时则无动力。

本菌为兼性厌氧,4～40 ℃均能生长,最适温度为 20～28 ℃。在普通营养琼脂上生长良好,某些型别的菌株在血平板上可出现溶血环,在肠道培养基(如 MAC)和 NYE(新耶尔森菌选择性琼脂)呈无色、半透明、扁平较小的不发酵乳糖型菌落。在液体培养基中呈浑浊生长,液体表面可形成白色菌膜或有沉淀生成。

2.致病物质与所致疾病

(1)致病物质:本菌主要通过侵袭力或产生毒素引起肠道感染,某些血清型($O3$,$O8$,$O9$)的菌株能产生耐热性肠毒素,某些菌株的菌体抗原与人体组织有共同抗原,可刺激机体产生自身抗体而引起自身免疫性疾病。

(2)所致疾病:本菌为人兽共患病原菌,人类多经口感染引起小肠炎、结肠炎等肠道疾病,患者可出现发热、黏液便或水样便,易与菌痢相混淆;腹痛多在回盲部,需与阑尾炎相鉴别。亦可引起菌血症和结节性红斑、反应性关节炎等自身免疫性疾病。

3.微生物学检验

（1）标本采集：常采集粪便及食物，也可采集血液、尿液等标本。

（2）直接显微镜检查：标本直接涂片染色镜检可见革兰阴性球杆菌。

（3）分离培养：用 MAC 或耶尔森菌专用选择性培养基（cefsulodin-irgasan-novobiocin, CIN）的分离效果良好，在 CIN 中培养 48 小时后，菌落为粉红色，偶尔有一圈胆盐沉淀。通常本菌不发酵乳糖。另外还可进行冷增菌，粪便标本可用 5～7 mL 1/15 M 磷酸盐缓冲液（pH 7.4～7.8），如食物标本需磨碎后加10 倍量 1/15 M 磷酸盐缓冲液，4 ℃增菌，于 7、14、21 天取冷增菌培养物接种于上述培养基中，25 ℃、24～48 小时取乳糖不发酵型菌落进行鉴定。

（4）鉴定。小肠结肠炎耶尔森菌的基本生化反应特征：KIA 为 AA－－或 KA－－，枸橼酸盐阴性，脲酶多为阳性，鸟氨酸脱羧酶阳性，动力、V-P 反应结果与孵育温度有关（22～25 ℃阳性，35～37 ℃阴性）。根据菌落特征，菌体形态染色特点、嗜冷性及典型生化结果即可初步诊断本菌。最终鉴定依靠全面生化反应和血清分型。

（三）假结核耶尔森菌

假结核耶尔森菌引起的疾病与小肠结肠炎耶尔森菌相似，常可从血液中分离得到，为人兽共患性病原菌，鼠类等野生动物和鸟类是该菌的天然宿主，人类感染较少见。大多数人类病例为肠道感染，有时可引起肠系膜淋巴结炎，症状类似于急性或亚急性阑尾炎。

（马全成）

第三节 弧菌属和气单胞菌属检验

一、弧菌属

弧菌科包括弧菌属和发光杆菌属。弧菌科细菌是一群菌体短小、弯曲成弧形或直杆状的革兰阴性细菌；兼性厌氧，利用葡萄糖，大多数菌株氧化酶阳性，具有一端单鞭毛；大多菌株生长需要 2%～3%氯化钠；广泛分布于自然界，以水中最为多见；有一些种对人类致病。

本属细菌能利用葡萄糖，对弧菌抑制剂 O/129（2,4-二氨基-6,7-二异丙基喋啶）敏感，其中有些菌株为嗜盐菌（在无盐时不能生长），除麦氏弧菌外氧化酶均阳性。弧菌属与其他相关细菌的鉴别见表 15-17。

表 15-17 临床常见弧菌及其所致疾病

鉴别特征	弧菌属	发光杆菌属	气单胞菌属	邻单胞菌属	肠杆菌属
氧化酶	+	+	+	+	－
生长或刺激生长需 Na$^+$	+	+	－	－	－
对弧菌抑制剂 O/129 敏感	+	+	－	+	－
酯酶产物	+	V	+	－	V
右旋甘露醇发酵	+	－	+	－	+

续表

鉴别特征	弧菌属	发光杆菌属	气单胞菌属	邻单胞菌属	肠杆菌属
DNA 中的 G+C 含量(mol%)	38~51	40~44	57~63	51	38~60
有外鞘的端生鞭毛	+	-	-		-
在固体培养基中生长出周鞭毛	V	-	-	-	V

注:+:>90%阳性;V:11%~89%阳性;-:<10%阳性。

(一)霍乱弧菌

1.生物学特性

霍乱弧菌系革兰阴性杆菌,大小为$(0.5\sim0.8)\mu m\times(1.5\sim3)\mu m$。从患者体内新分离的细菌形态典型,呈弧形或逗点状;经人工培养后,细菌呈杆状,与肠杆菌科细菌不易区别。有菌毛,无芽孢,有些菌株有荚膜。菌体一端有单鞭毛。采患者"米泔水"样粪便或培养物做悬滴观察,细菌运动非常活泼,呈穿梭样或流星状。涂片行革兰染色镜检,可见大量革兰阴性弧菌,呈鱼群样排列。

霍乱弧菌有不耐热的 H 抗原和耐热的 O 抗原。H 抗原为共同抗原,特异性低;O 抗原具有群特异性和型特异性,是霍乱弧菌分群和分型的基础。根据 O 抗原的不同,霍乱弧菌现分为155 个血清群,其中仅 O1 群霍乱弧菌和 O139 群霍乱弧菌引起霍乱。O139 群与 O1 群抗血清无交叉反应,但遗传学特征和毒力基因与 O1 群相似。除 O1 群和 O139 群以外的霍乱弧菌可引起人类的胃肠炎,无明显的季节分布,不引起霍乱流行,不被 O1 群霍乱弧菌多价血清所凝集,称为非 O1 群霍乱弧菌,以往也称不凝集弧菌或非霍乱弧菌。O1 群霍乱弧菌的 O 抗原由 A、B、C 三种抗原成分组成,其中 A 抗原是 O1 群的群特异性抗原。通过三种抗原成分的不同组合可分成三个血清型:AB 构成小川型,AC 构成稻叶型,ABC 构成彦岛型。常见的流行型别为小川型和稻叶型。依据生物学特性,O1 群霍乱弧菌又可分为古典生物型和 E1 Tor 生物型。

霍乱弧菌为兼性厌氧菌,营养要求不高,在普通琼脂上生长良好。16~44 ℃均可生长,37 ℃最为适宜。具耐碱性,在 pH 6.8~10.2 范围均可生长,在 pH 8.2~9.0 的碱性蛋白胨水或碱性平板上生长迅速。初次分离常选用 pH8.5 的碱性蛋白胨水进行选择性增菌,35 ℃培养 4~6 小时可在液体表面大量繁殖形成菌膜。在 TCBS(硫代硫酸盐-枸橼酸盐-胆盐-蔗糖,thiosufale-citrate-bile salts-sucrose,TCBS)选择性培养基上,发酵蔗糖产酸,菌落呈黄色。在含亚碲酸钾的选择性培养基上如 4 号琼脂和庆大霉素琼脂平板,可将碲离子还原成元素碲,形成灰褐色菌落中心。在血平板上菌落较大,E1 Tor 生物型还可形成 β 溶血环。也可在无盐培养基上生长。O139群霍乱弧菌在含明胶的培养基上可形成不透明的浅灰色菌落,周围有一圈不透明带,此菌落涂片观察可发现荚膜。

2.致病物质与所致疾病

霍乱弧菌是烈性传染病霍乱的病原菌。自 1817 年以来,曾在世界上引起七次大流行,死亡率很高,均由霍乱弧菌 O1 群引起,前六次为霍乱弧菌的古典生物型,第七次为 E1 Tor 生物型。1992 年 10 月,在印度、孟加拉国等一些国家和地区出现了霍乱样腹泻的暴发和流行,分离的病原菌与 O1 群~O138 群霍乱弧菌诊断血清均不凝集,但从患者血清中分离到霍乱样肠毒素,经核苷酸序列同源性分析属于霍乱弧菌,故命名为霍乱弧菌 O139 血清群。O139 可能是今后主要流行的血清群。

霍乱弧菌活泼的鞭毛运动有助于细菌穿过肠黏膜表面黏液层而接近肠壁上皮细胞。细菌依靠普通菌毛定植于小肠黏膜上,只有黏附定植的霍乱弧菌方可致病。霍乱毒素(choleratoxin,CT)是一种肠毒素,是霍乱弧菌的主要致病物质,由一个 A 亚单位和五个 B 亚单位构成,A 亚单位为毒力亚单位(包括 A1 和 A2 两个组分),B 亚单位为结合亚单位,两者以非共价键形式结合。霍乱弧菌在小肠黏膜大量繁殖产生 CT 后,CT 的 B 亚单位与小肠黏膜细胞神经节苷脂受体结合,使毒素分子变构,A 亚单位脱离 B 亚单位进入细胞内,作用于腺苷酸环化酶,使细胞内 cAMP 浓度明显增加,肠黏膜细胞分泌功能亢进,肠液大量分泌,引起严重的腹泻和呕吐。另外,霍乱弧菌还可产生小带联结毒素、副霍乱毒素和溶血素,与其致病性相关。

3.微生物学检验

(1)标本采集:霍乱是烈性传染病,尽量在发病早期,使用抗生素之前采集标本。可取患者"米泔水"样便,亦可采取呕吐物或肛门拭子。标本应避免接触消毒液。采取的标本最好床边接种,不能及时接种者可用棉签挑取标本或将肛门拭子直接插入卡-布运送培养基中送检。应避免使用甘油盐水缓冲运送培养基。送检标本应装在密封且不易破碎的容器中,由专人运送。

(2)直接显微镜检查。①涂片染色镜检:取标本直接涂片 2 张。干后用甲醇或乙醇固定,革兰染色。镜检有无"鱼群"样排列的革兰阴性弧菌。②动力和制动试验:直接取"米泔水"样便制成悬滴(或压滴)标本,用暗视野或相差显微镜直接观察呈穿梭样运动的细菌。同法制备另一悬滴(或压滴)标本,在悬液中加入 1 滴不含防腐剂的霍乱多价诊断血清(效价≥1∶64),可见最初呈穿梭状运动的细菌停止运动并发生凝集,则为制动试验阳性。可初步推断有霍乱弧菌存在。

(3)分离培养:将标本直接接种于碱性胨水,或将运送培养基的表层接种于碱性胨水 35 ℃、6~8 小时后,接种至 TCBS 平板或 4 号琼脂平板或庆大霉素琼脂平板,35 ℃、12~18 小时观察菌落形态。在 TCBS 平板上形成黄色、4 号琼脂或庆大霉素琼脂平板上呈灰褐色中心的菌落,均为可疑菌落。应使用 O1 群和 O139 群霍乱弧菌的多价和单价抗血清进行凝集,结合菌落特征和菌体形态,作出初步报告。

(4)鉴定:霍乱弧菌的主要特征是:革兰染色阴性,动力阳性,TCBS 平板上形成黄色、4 号琼脂或庆大霉素琼脂平板上呈灰褐色中心的菌落,氧化酶阳性,发酵葡萄糖和蔗糖,赖氨酸、鸟氨酸脱羧酶阳性,精氨酸双水解酶阴性,在无盐培养基上生长,在含有高于 6% 氯化钠的培养基上不能生长。依据血清学分群及分型进行最后鉴定。符合霍乱弧菌 O1 群的菌株尚需区分古典生物型和 El Tor 生物型(表 15-18)。

表 15-18　古典生物型和 El Tor 生物型的不同生物学特征

特征	古典生物型	El Tor 生物型
羊红细胞溶血	-	D
鸡红细胞凝集	-	+
V-P 试验	-	+
多黏菌素 B 敏感试验	+	-
Ⅳ组噬菌体裂解	+	-
Ⅴ组噬菌体裂解	-	+

霍乱弧菌的主要鉴别试验:①霍乱红试验。霍乱弧菌在含硝酸盐的蛋白胨水中培养时,能分解培养基中的色氨酸产生吲哚。同时,将硝酸盐还原成为亚硝酸盐。两种产物结合生成亚硝酸

吲哚,滴加浓硫酸后呈现蔷薇色,为霍乱红试验阳性。但该试验并非霍乱弧菌所特有,其他能分解色氨酸和还原硝酸盐的细菌均能发生阳性反应。②黏丝试验。将0.5%去氧胆酸钠水溶液与霍乱弧菌混匀成浓悬液,1分钟内悬液由混变清,并变得黏稠,以接种环挑取时有黏丝形成。弧菌属细菌除副溶血弧菌部分菌株外,均有此反应。③O/129敏感试验。将10 μg及150 μg的O/129纸片贴在接种有待测菌的琼脂平板上,35 ℃、18～24小时后,纸片周围出现任何大小的抑菌圈均为敏感。O1群和非O1群霍乱弧菌均敏感。但已有对O/129耐药的菌株出现,用此试验进行鉴定时需谨慎。④耐盐试验。霍乱弧菌能在含0%～6%氯化钠培养基中生长。氯化钠浓度高于6%则不生长。⑤鸡红细胞凝集试验。在洁净的玻片上滴加生理盐水一滴,取18～24小时的细菌斜面培养物与生理盐水混匀成浓厚菌悬液。加入用生理盐水洗涤三次的2.5%新鲜鸡红细胞盐水悬液一滴,充分混匀,1分钟内出现凝集为阳性。古典生物型阴性,El Tor生物型阳性。⑥多黏菌素B敏感试验。在融化并已冷却至50 ℃的普通琼脂中加入50 U/mL多黏菌素B,混匀后倾注平板,凝固备用。取被测试菌株2～3小时的肉汤培养物,接种于平板表面,35 ℃(2小时、18～24小时后观察有无细菌生长。古典生物型不生长(敏感),El Tor生物型生长(不敏感)。⑦第Ⅳ、V组噬菌体裂解试验。第Ⅳ组噬菌体可裂解古典生物型,不能裂解El Tor生物型;第V组噬菌体可裂解El Tor生物型,不能裂解古典生物型。⑧V-P试验。霍乱弧菌古典生物型阴性,El Tor生物型阳性,但有个别菌株为阴性。

直接荧光抗体染色和抗O1群抗原的单克隆抗体凝集试验,可快速诊断霍乱弧菌感染。

4.药物敏感性试验

霍乱弧菌在MH培养基上生长良好,可用CLSI规定的纸片扩散法进行体外抗生素药敏试验,常规测定四环素、氯霉素、SMC-TMP、呋喃唑酮。对于具有自限性的腹泻而言,体外药敏试验并非必须,但对监控弧菌的耐药性发展趋势有意义。

(二)副溶血弧菌

1.生物学特性

副溶血弧菌系革兰阴性菌,呈弧状、杆状、丝状等形态。菌体一端有单鞭毛,运动活泼,无荚膜,无芽孢。

副溶血弧菌兼性厌氧。营养要求不高,但具有嗜盐性,在含3.5% NaCl、pH 7.7～8.0培养基中生长最好,最适生长温度为30～37 ℃。当NaCl浓度高于8.0%时则不生长。在无盐蛋白胨水中生长不良或不生长。在TCBS平板上形成绿色或蓝绿色菌落。从腹泻患者标本中分离到的95%以上的菌株在含人O型红细胞或兔红细胞的我妻氏培养基上可产生β-溶血现象,称为神奈川现象(Kanagawa phenomenon,KP)。神奈川现象是鉴定副溶血弧菌致病菌株的一项重要指标。在SS平板上形成扁平、无色半透明、蜡滴状、有辛辣味的菌落。在麦康凯平板上部分菌株不生长,能生长者,菌落圆整、扁平、半透明或浑浊,略带红色。

副溶血弧菌有13种耐热的菌体(O)抗原,具有群特征性。有鞭毛(H)抗原,不耐热,无特异性。此外,在菌体表面存在不耐热的表面(K)抗原。

2.致病物质与所致疾病

副溶血弧菌是一种嗜盐性细菌,主要存在于近海的海水和海产品中。该菌是我国沿海地区最常见的食物中毒病原菌。因摄入污染食物,主要是海产品如鱼类、贝类等,其次为盐腌渍品等引起食物中毒、急性肠炎。

副溶血弧菌通过菌毛的黏附,产生耐热直接溶血素(thermostable direct hemolysin,TDH)

和耐热相关溶血素(thermostable related hemolysin,TRH)两种致病因子,TDH 有 2 个亚单位组成,能耐受 100％、10 分钟不被破坏。动物试验表明有细胞毒性、心脏毒性和肠毒性,可致人和兔红细胞溶血,其致病性与溶血能力呈平行关系。TRH 生物学特性与 TDH 相似。

3.微生物学检验

(1)标本采集:可采集患者粪便,肛门拭子和可疑食物。标本采集后,应及时接种,或置碱性胨水或卡-布运送培养基中送检。

(2)直接显微镜检查:一般不做直接显微镜检查,必要时用分离培养的可疑菌落涂片行革兰染色观察形态,同时做悬滴法或压滴法检测动力。

(3)分离培养:将标本接种于含 1％ NaCl 的碱性胨水或 4％ NaCl 的蛋白胨水中进行选择性增菌后,接种至 TCBS 平板或嗜盐菌选择平板;也可将标本直接接种至 TCBS 平板或嗜盐菌选择平板。35 ℃、12～18 小时观察菌落形态。在 TCBS 平板上形成绿色或蓝绿色、不透明、直径为 1～2 mm 的微突起的菌落,在嗜盐菌选择性平板上形成较大、中心隆起、稍浑浊、半透明或不透明的无黏性的菌落,均为可疑菌落。

(4)鉴定:副溶血弧菌的主要特征是革兰染色阴性,动力阳性,TCBS 平板上形成绿色或蓝绿色菌落,神奈川现象阳性,氧化酶阳性,对 O/129 敏感,发酵葡萄糖、麦芽糖、甘露醇产酸,吲哚试验阳性,大部分菌株脲酶阴性,V-P 试验阴性,在不含 NaCl 和含 10％NaCl 的蛋白胨水中不生长,在含 1％～8％ NaCl 的蛋白胨水中生长,赖氨酸脱羧酶、鸟氨酸脱羧酶阳性,精氨酸双水解酶阴性。

(三)其他弧菌

从临床标本中分离到的弧菌都应认为具有临床意义,特别是从粪便标本中分离到霍乱弧菌 O1 群、O139 群和副溶血弧菌,或从任何临床标本分离到创伤弧菌均应及时通知临床医师,并应根据我国《传染病防治法》的有关规定及时处理。

二、气单胞菌属

(一)生物学特性

气单胞菌系革兰阴性短杆菌,有时呈球杆状,大小(0.3～1.0)μm×(1.0～3.5)μm;除杀鲑气单胞菌外,均有动力。

气单胞菌兼性厌氧。营养要求不高,在普通平板上可以生长,形成灰白色、光滑、湿润、凸起、2 mm 大小的菌落,血平板上可有溶血现象。在无盐培养基上生长,在 TCBS 平板上不生长,部分菌株在 MacConky 平板上能生长。在 0～45 ℃范围内均可以生长,根据生长温度的不同,可分为嗜冷菌(37 ℃以上不生长)和嗜温菌(10～42 ℃生长)两大类。

气单胞菌抗原结构复杂,基因种的血清分型显示出血清学上的异质性。许多抗原能在多。O11、O34 和 O16 似乎在人类的感染中特别重要。易损气单胞菌和霍乱弧菌 O139 群有交叉反应。

(二)致病物质与所致疾病

气单胞菌可引起哺乳动物(如人、鸟类等)和冷廊动物(如鲑、鱼、蛇等)的感染。可引起人类的肠道内感染和肠道外感染。

气单胞菌常引起 5 岁以下儿童和成人的肠道内感染,是夏季腹泻的常见病原菌之一,与摄入被细菌污染的食物和水有关。临床症状从较温和的腹泻到严重的痢疾样腹泻(血样便),成年人表现为慢性化。其主要的致病物质为溶血毒素和细胞毒素等。

肠道外感染主要为皮肤和软组织感染,与外伤后伤口接触污染的水有关。主要由嗜水气单胞菌和维隆气单胞菌引起。气单胞菌可引起眼部感染、脑膜炎、肺炎、胸膜炎、骨髓炎、关节炎、腹膜炎、胆囊炎、下腔性静脉炎、尿道感染和败血症。

(三)微生物学检验

1.标本采集

根据不同的疾病采取粪便或肛门拭子、血液、脓液、脑脊液、尿液标本。

2.直接显微镜检查

一般不做直接显微镜检查,必要时可对脓液、脑脊液涂片,行革兰染色观察形态。

3.分离培养

粪便及脓液标本等可直接接种,初次分离常用血平板,MacConky 平板和加有 20 μg/mL 氨苄西林的血琼脂平板。豚鼠气单胞菌在 MacConky 平板上发酵乳糖,嗜水气单胞菌和维隆气单胞菌在血平板中有溶血现象,形成灰白色、光滑、湿润、凸起、2 mm 大小的菌落。含菌量较少的标本可用碱性胨水进行增菌培养。

4.鉴定

气单胞菌属的主要特征是:革兰染色阴性,TCBS 平板上不生长,在无盐培养基上生长,氧化酶和触酶阳性,还原硝酸盐,发酵葡萄糖和其他碳水化合物产酸或产酸产气,对 O/129 耐药。许多菌株在 22 ℃时的生化反应比 37 ℃活跃。

(四)药物敏感性试验

绝大多数气单胞菌产生 β-内酰胺酶,对青霉素、氨苄西林、羧苄西林、替卡西林耐药,但对广谱的头孢菌素、氨基糖苷类抗生素、氯霉素、四环素、甲氧苄啶-磺胺甲噁唑和喹诺酮类药物敏感。绝大多数维隆气单胞菌温和生物型对头孢噻吩敏感,而嗜水气单胞菌和豚鼠气单胞菌对头孢噻吩耐药。

(马全成)

第四节　弯曲菌属和螺旋菌属检验

一、弯曲菌属

弯曲菌属是一类呈逗点状或 S 形的革兰阴性杆菌,广泛分布于动物界,其中有些可引起动物和人类的腹泻、胃肠炎和肠道外感染。目前弯曲菌共有 18 个种和亚种,对人致病主要有空肠弯曲菌、大肠弯曲菌及胎儿弯曲菌。

(一)生物学特性

本属细菌为革兰阴性无芽孢的弯曲短杆菌,大小为$(0.2\sim0.8)\mu m \times (0.5\sim5)\mu m$,不易染色,菌体弯曲呈 S 状或海鸥展翅状等,一端或两端各有一根鞭毛,运动活泼,暗视野显微镜下呈"投标样"运动。

本属细菌为微需氧菌,多氧或无氧环境下均不生长,最适生长环境是含 5% 氧、10% 二氧化碳、85%氮气,的微氧环境;培养温度通常取决于所需要分离的菌株,在不同温度下培养基的选择性也不同,通常绝大多数实验室用42℃作为初始分离温度,这一温度对空肠弯曲菌、大肠弯曲菌的生长有利,相反其他菌株在37℃生长良好。营养要求高,普通培养基不生长,选择性培养基大多含有抗生素(主要为头孢哌酮),以抑制肠道正常菌群。常用培养基有含血的 Skirrow 培养基、头孢哌酮-万古霉素-两性霉素琼脂培养基(CVA)和不含血的碳-头孢哌酮-去氧胆酸盐(CCDA)、碳基选择性培养基(CSM)和半固体动力培养基等。弯曲菌在同一培养基上可出现两种菌落,一种为灰白、湿润、扁平边缘不整齐的蔓延生长的菌落;另一种为半透明、圆形、凸起、有光泽的小菌落,陈旧菌落可因产生色素而变红。

本菌有菌体(O)抗原、热不稳定抗原和鞭毛(H)抗原,前两种抗原是弯曲菌分型的依据。

(二)致病物质与所致疾病

弯曲菌属具有黏附定居和入侵上皮细胞的能力,通过产生的肠毒素、细胞毒素和内毒素等多种毒力因子致病,病变部位通常在空肠、回肠,也可蔓延至结肠。

弯曲菌广泛分布于动物界,常定居于人和动物的肠道内,通过粪便污染环境。传播途径主要为食物和水,传播方式多为经口传播,食用未煮熟的鸡、饮用未经处理的水和未经消毒的牛奶均可引起弯曲菌肠炎的发生。

(三)微生物学检验

1.标本采集

采集粪便、肛拭子及剩余食物等标本并立即送检,或将标本接种于卡-布运送培养基中送检;对于高热和脑膜炎患者,可于用药前抽取静脉血或脑脊液,注入布氏肉汤中送检。

2.直接显微镜检查

(1)悬滴法动力检查:显微镜下观察有无螺旋状或投标样运动,脑脊液标本经离心沉淀后再制成悬滴标本检查。

(2)染色标本检查:取新鲜粪便或脑脊液离心沉淀物涂片、革兰染色,查找革兰阴性、弯曲呈S状或螺旋状杆菌。鞭毛染色见一端或两端单根鞭毛。

3.分离培养

可将标本直接接种于选择性培养基上,也可将标本过滤后培养。将一层孔径 $0.45\sim0.65\ \mu m$ 的滤膜放于不含抗生素的 CCDA 或 CSM 培养基上,滴加 $10\sim15$ 滴标本悬液于滤膜上,由于弯曲菌有动力可穿过滤膜,将平板置于 37 ℃孵育 1 小时,除去滤膜,平板置于 37 ℃微需氧环境中继续培养,必要时给予一定浓度的氢气。弯曲菌形成的菌落为灰色、扁平、表面湿润、圆形凸起、边缘不规则、常沿穿刺线蔓延生长的菌落,在血平板上不溶血。本属细菌在布氏肉汤中呈均匀浑浊生长。培养时需注意气体环境和适合的温度,空肠弯曲菌最适的温度为 $42\sim43$ ℃,胎儿弯曲菌在 42 ℃不生长。

4.鉴定

弯曲菌属的主要特征:革兰阴性小杆菌,呈弧形、S形、"海鸥形"或螺旋形,微需氧,氧化酶和触酶阳性,还原硝酸盐为亚硝酸盐,不分解和不发酵各种糖类,不分解尿素。

(四)药物敏感性试验

弯曲菌感染大多呈轻症和自限性,一般不需特异性治疗。体外试验显示,绝大多数弯曲菌对头孢菌素和青霉素耐药,环丙沙星治疗弯曲菌感染非常有效,但近年来也出现了不少耐药菌株。空肠弯曲菌和大肠弯曲菌能产生 β-内酰胺酶,对阿莫西林、氨苄西林和替卡西林等 β-内酰胺类抗生素耐药;对大环内酯类、喹诺酮类、氨基糖苷类、氯霉素、呋喃妥因和四环素等药物敏感,但近年来耐喹诺酮类药物的耐药菌株在不断增加。空肠弯曲菌通常对红霉素敏感,其耐药率小于5%,用红霉素治疗空肠弯曲菌肠炎的效果较好;而80%以上的大肠弯曲菌对红霉素耐药。胎儿弯曲菌引起的全身感染可用红霉素、氨苄西林、氨基糖苷类和氯霉素治疗。

二、螺杆菌属

螺杆菌属(Helicobacter)也是一类微需氧的革兰阴性螺形杆菌。最早根据其形态染色、培养条件、生长特征、生活环境等归于弯曲菌,但近年来根据其超微结构(螺旋与胞周纤维)、酶活性、脂肪酸序列、生长特性等的不同,尤其是该菌属16S rRNA与弯曲菌属存在的巨大区别,将其从弯曲菌属中划分出来而成立一个新的螺杆菌属。其中与人关系最密切的是幽门螺杆菌。

(一)生物学特性

幽门螺杆菌为革兰阴性,呈海鸥状、S或弧形的螺杆状细菌。大小为$(2.5\sim4.0)\mu m\times(0.5\sim1.0)\mu m$。运动活泼,菌体一端或两端可伸出$2\sim6$条带鞘的鞭毛,长为菌体的$1.0\sim1.5$倍,鞭毛在运动中起推进器作用,在定居过程中起锚住作用。延长培养时间,细菌会发生圆球体样的形态变化,包括两种类型,一种较大,在透射镜下可见稀疏的细胞质,细胞体积膨大,这种类型可能是一种退化型,在传代中不能再生;另一种小圆球体,透射电镜下可见电子密度较高的细胞质,且有完整的细胞膜,在合适的培养条件下能重新生长成繁殖体。

本菌为微需氧菌,在含5%～8%氧气、10%二氧化碳和85%氮气的环境中稳定生长,在空气中和绝对无氧条件下均不能生长。从临床标本中分离的野生株在培养时均需要补充适当的二氧化碳,同时培养环境中必须保持95%以上的相对湿度。幽门螺杆菌生长的最适pH为中性或弱碱性,最适生长温度为37 ℃,25 ℃不生长,42 ℃少数生长,此与弯曲菌属明显不同。本菌营养要求较高,精氨酸、组氨酸、异亮氨酸、亮氨酸、甲硫氨酸、苯丙氨酸、缬氨酸是其必需氨基酸,某些菌株还需要丙氨酸或丝氨酸。缺乏葡萄糖时,幽门螺杆菌不能生长,但有适量葡萄糖和丙氨酸时能大大促进其生长,这说明葡萄糖可能仍然是幽门螺杆菌能量和碳源的重要来源之一。许多固体培养基都能用于幽门螺杆菌的分离培养,例如,哥伦比亚平板、心脑浸液平板、布氏平板和M-H平板等,但必须加入适量的全血(马、羊或人)或胎牛血清作为补充物。生长较为缓慢,通常需要$3\sim5$天甚至更长时间,其菌落呈两种形态,一为圆形孤立的小菌落,无色半透明呈露滴状,直径$0.5\sim1$ mm,血平板上有轻度溶血;另一种沿接种线扩散生长,融合成片,扁平,无色半透明。为了避免兼性厌氧菌和霉菌等的过度生长,常需加入万古霉素、TMP、两性霉素、多黏菌素等组合抑菌剂。

(二)致病物质与所致疾病

幽门螺杆菌的致病因素包括毒力因子、感染后引发机体的免疫反应、宿主胃环境等因素。前者包括细菌动力(鞭毛)、尿素酶(脲酶)和黏附素、细胞空泡毒素(VacA)以及细胞毒素相关基因A蛋白(CagA)等因子。幽门螺杆菌确切的致病机制尚不清楚,可能与下列机制有关:特殊的螺旋状和端鞭毛运动方式有助于幽门螺杆菌穿过胃黏膜表面的黏液层与胃黏膜上皮细胞接触;幽门螺杆菌具有高活性的胞外脲酶分解尿素,形成"氨云"和二氧化碳,改变局部pH,利于该菌定植于胃黏膜下层;氨的产生使黏液层离子发生变化,最后导致黏膜中的氢离子反向扩散,刺激胃泌素产生,损伤胃黏膜。

幽门螺杆菌的传播途径迄今仍不十分清楚,推测是经口感染。自然人群中幽门螺杆菌感染率是如此之高,因此人类应是幽门螺杆菌感染的主要传染源。某些猴类、鼬鼠、猫、狗等动物的胃中,亦曾分离到幽门螺杆菌,因此有人认为幽门螺杆菌感染也是动物源性传染病。

幽门螺杆菌为一高度适应于胃黏膜酸性环境的微需氧菌,定植于胃黏膜表面和黏膜层之间。自 Marshall 和 Warren 分离出该菌以来,大量研究表明它是胃炎、消化溃疡的主要致病因素,并且与胃黏膜相关性淋巴组织(MALT)淋巴瘤、胃癌的发生密切相关,世界卫生组织国际癌症研究机构已将其纳入一类致癌因子。幽门螺杆菌感染非常普遍,在人群中的感染率为 $50\%\sim80\%$,感染可持续数十年甚至终生,但其中只有大约 15% 的感染者发生疾病,其原因尚不十分清楚,估计与幽门螺杆菌不同亚型的毒力及宿主的遗传因素差异有关。

(三)微生物学检验

1.标本采集

多部位采集胃、十二指肠黏膜标本,标本要新鲜,保持湿润,置 2 mL 无菌等渗盐水中保存,在运送途中不超过 3 小时,在 4 ℃下最多保存 5 小时。流行病学调查和检测治疗效果时可取血清检查。

2.直接显微镜检查

(1)直接镜检:取胃、十二指肠黏膜活检标本作革兰染色或吉姆萨染色,在油镜下查找细长弯曲或呈海鸥展翅状排列的菌体。由于涂片是在幽门螺杆菌定植部位的黏膜进行观察,阳性率很高,且对治疗后残留少量的幽门螺杆菌也可作出诊断,因此是简便、实用、准确和较快速的诊断方法。

(2)组织学检查:在对活检标本进行病理组织学观察时,可同时进行特殊染色作细菌学检查。常规组织学检查的 HE 染色因幽门螺杆菌与黏膜或胞质对比较差,阳性率低。可行 Warthin-Starry 银染色、Giemsa 染色、甲苯胺蓝染色、石炭酸复红染色等。

3.分离培养

本菌的细菌学培养通常不如组织学检查的敏感率高,但若要进行药敏试验和流行病学调查,培养还是必不可少的。用选择性和非选择性培养基同时分离该菌可提高敏感性。用含 5% 绵羊血的布氏平板或加入 7% 马血的心脑浸液作为非选择性培养基,用改良的 Skirrow 平板(加入万古霉素 10 mg/L、两性霉素 B 10 mg/L、甲氧苄啶 5 mg/L)作为选择性培养基,在含 $5\%\sim8\%$ 氧气、10% 二氧化碳、85% 氮气的微需氧环境中 37 ℃孵育 3~5 天,长出细小、灰白色、半透明、不溶血的菌落。

4.鉴定

幽门螺杆菌的主要特征是:革兰阴性,呈海鸥状、S 形或弧形;微需氧,35 ℃生长,43 ℃、25 ℃不生长;脲酶强阳性、氧化酶、过氧化氢酶和碱性磷酸酶阳性;对萘啶酸耐药、头孢噻吩敏感;在 1% 甘油和 1% 胆盐中不生长。对大多数常用于鉴定肠杆菌科细菌的经典试验不起反应。

5.血清学诊断

用 ELISA 法直接检测幽门螺杆菌的菌体抗原或血清中抗体,具有快速、简便、取材方便、无侵入性及成本低的优点,但敏感性和特异性尚有待提高。菌体抗原检测用酶抗体法将粪便中幽门螺杆菌蛋白作为抗原,对有否幽门螺杆菌感染进行检测。抗体检查主要是检测幽门螺杆菌感染后血清中存在的 IgG。常用的方法主要有酶联免疫吸附法、免疫印迹技术、胶乳凝集试验等。

6.其他诊断方法

(1)活检组织快速尿素酶试验(RUT):取一小块新鲜活检标本置于含尿素的培养基中或试

剂条内,由于幽门螺杆菌产生大量的细胞外尿素酶(相当于普通变形杆菌的 20～70 倍),可分解尿素产大量的氨,使培养基 pH 升高,指示剂变色,能在 5～30 分钟内检测出幽门螺杆菌。这是一种简便实用、快速灵敏且较为准确的检测幽门螺杆菌方法,适合胃镜检查的患者。

(2)^{13}C 或 ^{14}C 标记尿素呼气试验(UBT):利用幽门螺杆菌产生的脲酶可分解尿素释放二氧化碳的特点,受检者服用^{13}C 或 ^{14}C 标记的尿素,经脲酶作用产生带同位素的二氧化碳,然后随血流到达肺部,并呼出。测定患者服用尿素前后呼气中带有的含同位素的二氧化碳量,就可判断是否有幽门螺杆菌感染。该方法敏感性与特异性均很好,只是^{13}C 检测需要特殊的质谱仪,价格昂贵,而检测^{14}C 相对幽门螺杆菌脲酶试验简单,但其又具有放射性的危害。

对幽门螺杆菌感染的诊断较为复杂,目前国内共识以下方法检查结果阳性者可诊断幽门螺杆菌现症感染:①胃黏膜组织 RUT、组织切片染色、Hp 培养三项中任一项阳性;②^{13}C-UBT 或 ^{14}C-UBT 阳性;③粪便幽门螺杆菌抗原(HpSA)检测(单克隆法)阳性;④血清幽门螺杆菌抗体检测阳性提示曾经感染,从未治疗可视为现症感染。

(四)药物敏感性试验

目前还没有法定的参照方法用于检测幽门螺杆菌的药物敏感性,但多数学者采用琼脂稀释法作为参考标准。幽门螺杆菌对多黏菌素、甲氧苄啶、磺胺、万古霉素和萘啶酸天然耐药。在体外药敏试验中,幽门螺杆菌对许多抗生素都很敏感,但体内用药效果并不满意,主要因为幽门螺杆菌寄生在黏液层下的胃上皮细胞表面,抗生素不能渗入胃黏膜深层。由于单用一种药物对幽门螺杆菌的疗效差,一般建议 2 种或 3 种药物合用,以提高疗效。临床上治疗幽门螺杆菌的药物有阿莫西林、甲硝唑、克拉霉素、四环素、呋喃唑酮等,具体治疗方案采用铋剂加 2 种抗生素,对于溃疡患者可应用质子泵抑制剂加一种抗生素或 H_2 受体拮抗剂加 2 种抗生素,连续治疗 2 周。由于幽门螺杆菌抗生素治疗方案的广泛应用,其耐药性问题也日益严重,因而药物的替换治疗及预防问题都值得重视和研究。

(隋英华)

第五节　非发酵革兰阴性杆菌检验

一、假单胞菌属

(一)概述

假单胞菌属属于假单胞菌目的假单胞菌科,本菌属分布很广,水、土壤和植物中均有存在,多数为腐生菌,少数为动物寄生菌,对人类都为条件致病菌。

1.生物学特性

假单胞菌属是一类无芽孢、散在排列的革兰阴性杆菌,菌体直或微弯、有单鞭毛或丛鞭毛,运动活泼。

本属细菌专性需氧,生长温度范围广,最适生长温度 35 ℃,少数细菌可在 4 ℃或 42 ℃生长,如铜绿假单胞菌和许多非荧光假单胞菌在 42 ℃生长,而恶臭假单胞菌和几乎所有的荧光假单胞菌在 42 ℃不生长。

2.致病物质与所致疾病

本菌属有多种毒力因子,包括菌毛、内毒素、外毒素和侵袭性酶。

本菌属一般不是人类的正常菌群,来源于环境,通常是水、潮湿的土壤,污染的医疗器械、输液或注射等,可引起医院感染。人类非发酵菌感染中,假单胞菌占70%~80%,主要为铜绿假单胞菌。临床常见假单胞菌的致病物质及所致疾病谱见表15-19。

表15-19　临床常见假单胞菌的致病物质及所致疾病

菌种	毒力因子	所致病菌
铜绿假单胞菌	外毒素A、内毒素、蛋白水解酶、藻朊酸盐、菌毛、对很多抗生素固有耐药	条件致病可引起社区或医院获得性感染、肺囊性纤维化患者的呼吸系统感染
荧光假单胞菌 恶臭假单胞菌 斯氏假单胞菌	未知,发生感染的患者常处在疾病状态且暴露于污染的医疗器械或溶液	较少引起感染,可引起菌血症、尿路感染、伤口感染和呼吸道感染
曼多辛假单胞菌 产碱假单胞菌 假产碱假单胞菌	未知	尚未发现引起人类疾病

3.微生物学检验

(1)标本采集:假单胞菌属感染的常见标本有血液、脑脊液、胸腔积液、腹水、脓液、分泌液、痰液、尿液等。因该属细菌生长条件要求不高,其标本的采集与运送无特别的要求。

(2)直接显微镜检查:标本直接涂片做革兰染色检查。本菌属为革兰阴性杆菌,中等大小,菌体直或微弯,散在排列,无芽孢。

(3)分离培养:血液、脑脊液等无杂菌污染的标本,可经增菌后或直接接种于血平板及麦康凯平板,粪便等杂菌多的标本接种于强选择性培养基进行分离培养。

(4)鉴定假单胞菌属的主要特征:革兰阴性杆菌,动力阳性;专性需氧,营养要求不高,普通培养基、麦康凯培养基上生长良好,某些菌株具有明显的菌落形态或色素。氧化酶阳性,葡萄糖氧化发酵试验(O/F试验)通常为氧化型;可将硝酸盐转化为亚硝酸盐或氮气。但浅黄假单胞菌和稻皮假单胞菌氧化酶阴性,常不能在麦康凯培养基上生长。

在临床实际工作中,假单胞菌属细菌的鉴定常采用商品化的试剂盒或全自动或半自动的细菌鉴定系统,临床常见的假单胞菌一般都能获得满意的鉴定结果。本属细菌的诊断一般不需要采用血清学诊断技术。

4.药物敏感性试验

由于假单胞菌属的一些细菌对很多抗生素天然耐药,本属细菌抗感染药物的选择一般由临床微生物技术人员、感染科医师和药剂师等共同协商作出决定。临床治疗假单胞菌感染的抗菌药物主要有三类:β-内酰胺类、氨基糖苷类和喹诺酮类。按美国临床实验室标准化研究所(Clinical and Laboratory Standards Institute,CLSI)推荐,非发酵革兰阴性细菌除铜绿假单胞菌、不动杆菌属细菌、洋葱伯克霍尔德菌和嗜麦芽窄食单胞菌外,药敏试验不选用Kirby-Bauer法,应选用肉汤或琼脂稀释法或E-test法。

(二)铜绿假单胞菌

铜绿假单胞菌是假单胞菌属的代表菌种,广泛分布于自然界、家庭和医院中,其在外界存活的重要条件是潮湿环境,在人类的皮肤和黏膜表面罕见。在临床,该菌是肠杆菌科以外的革兰阴性杆菌中最常见的细菌。

1.生物学特性

铜绿假单胞菌为革兰阴性杆菌,菌体呈细杆状,长短不一,散在排列;无芽孢,一端有单鞭毛,运动活泼,临床分离株常有菌毛。

本菌为专性需氧菌,部分菌株能在兼性厌氧环境中生长,营养要求不高,在普通培养基上生长良好,培养温度常选择 35 ℃,4 ℃不生长而 42 ℃生长是该菌的鉴别点之一。

在血平板、麦康凯平板上形成的菌落表现为:扁平湿润,锯齿状边缘,常呈融合性生长,表面常可见金属光泽;产蓝绿色、红色或褐色色素,可溶于水,有类似葡萄或煎玉米卷气味;在血平板上常呈 β-溶血,来自肺囊性纤维化患者的菌株常表现为黏液型菌落。从临床标本分离的铜绿假单胞菌约有 80%~90%产生色素。

铜绿假单胞菌有菌体(O)抗原、鞭毛(H)抗原、黏液(S)抗原和菌毛抗原。O 抗原有两种成分:一种是外膜蛋白,为保护性抗原,免疫性强,具有属特异性;另一种为脂多糖(LPS),具有型特异性,可用于细菌分型。

铜绿假单胞菌对外界因素的抵抗力比其他无芽孢菌强,在潮湿的环境中能长期生存。对干燥、紫外线有抵抗力。但对热抵抗力不强,56 ℃、30 分钟可被杀死。对某些消毒剂敏感,1% 石碳酸处理 5 分钟即被杀死。临床分离菌株对多种抗生素不敏感。

2.致病物质与所致疾病

铜绿假单胞菌的致病作用与多种毒力因子有关,主要有外毒素 A,通过抑制蛋白质合成杀死宿主细胞;数种蛋白溶解酶,能溶解弹性蛋白、明胶及纤维蛋白等,与铜绿假单胞菌引起的角膜溃疡、小肠和结肠的炎性病变有关;溶血素,可破坏红细胞,导致出血病变,还能破坏覆盖于肺泡表面的卵磷脂,进而减低肺泡表面张力,导致肺不张,使肺炎病变加重;铜绿假单胞菌的菌毛可使细菌黏附到宿主细胞上。某些菌株产生藻朊酸盐和脂多糖聚合体,可抑制吞噬细胞的吞噬作用而导致肺囊性纤维化患者的潜在感染。

完整的皮肤黏膜是天然的屏障,故铜绿假单胞菌很少成为健康人的原发病原菌,但改变或损伤宿主正常的防御机制,如烧伤导致皮肤黏膜破坏、留置导尿管、气管切开插管,或免疫机制缺损如粒细胞缺乏、低蛋白血症、各种肿瘤患者,应用激素和广谱抗生素的患者,常可导致皮肤、尿路、呼吸道等感染。烧伤焦痂、婴儿或儿童的皮肤、脐带和肠道、老年人的尿道则是较常见的原发病灶或入侵门户。如果人体抵抗力降低或细菌毒力强,数量多,就可在血中生长繁殖,发生败血症。如因污染的镜片导致眼外伤,也可引起眼部感染。

铜绿假单胞菌对外界因素的较强抵抗力及对多种抗生素固有耐药,有助于该菌在医院环境中存活而引起医院感染。铜绿假单胞菌是呼吸道、尿道、伤口、血液甚至中枢神经系统医院感染的常见病原菌,肺囊性纤维化患者的呼吸道感染、皮肤坏死出血性丘疹与糖尿病患者恶性外耳炎多由感染铜绿假单胞菌所致。

3.微生物学检验

(1)标本采集:按疾病和检查目的分别采取不同的临床标本,如痰、伤口分泌物、尿液、脓及穿刺液、血液、脑脊液、胸腔积液、腹水、关节液等。

（2）直接显微镜检查：脑脊液、胸腔积液、腹水离心后取沉淀物涂片，脓汁、分泌物直接涂片革兰染色镜检。为革兰阴性杆菌，菌体长短不一，有些菌体周围可见有荚膜。

（3）分离培养：血液和无菌体液标本可先增菌后再转种血平板和麦康凯平板，痰、脓液、分泌物、中段尿等可直接接种上述培养基。

（4）鉴定：根据培养物的菌落特征、产生水溶性蓝绿色、红色或褐色色素、特殊的气味、氧化酶试验阳性、氧化发酵试验为氧化分解葡萄糖等即可作出初步鉴定。但对色素产生不典型的铜绿假单胞菌还需要做其他生化反应（如明胶液化、精氨酸双水解试验、42 ℃生长试验等，乙酰胺酶检测试验也有一定的价值）与其他假单胞菌鉴别。铜绿假单胞菌主要生化反应结果如下：氧化酶阳性，在氧化发酵培养基上，能氧化利用葡萄糖、木糖产酸，不能发酵乳糖。精氨酸双水解酶阳性，乙酰胺酶多阳性，利用枸橼酸盐，还原硝酸盐并产生氮气。吲哚阴性，赖氨酸脱羧酶阴性（表 15-20）。

表 15-20　临床常见假单胞菌的鉴定特征

菌种	42生长℃	硝酸盐还原	还原硝酸盐产气	明胶液化	精氨酸二水解硝酸盐酶	赖氨酸脱羟酶	尿素水解	氧化葡萄糖	氧化乳糖	氧化甘露醇	氧化木糖
铜绿假单胞菌	+	+	+	V	+	−	V	+	−	V	+
荧光假单胞菌	−	−	−	+	−	−	V	+	V	V	+
曼多辛假单胞菌	+	+	+	−	+	−	V	+	−	V	+
恶臭假单胞菌	−	−	−	+	+	−	V	+	V	V	+
斯氏假单胞菌	V	+	+	−	+	−	V	+	−	V	+
蒙氏假单胞菌	−	−	−	+	−	−	V	+	−	−	−
维罗纳假单细胞	−	+	+	V	+	ND	V	−	ND	+	+

注：ND：无数据；V：不定的；＋：＞90％菌株阳性；−：＞90％菌株阴性。

4.药物敏感性试验

铜绿假单胞菌呈现明显的固有耐药性，对多数抗生素不敏感，对原为敏感的抗生素也可以产生耐药，因此，初代敏感的菌株在治疗 3～4 天后，测试重复分离株的抗生素敏感性是必要的。目前，对假单胞菌感染多采用联合治疗，如选用一种 β-内酰胺类抗生素与一种氨基糖苷类或一种喹诺酮类抗菌药物联合治疗。严重的铜绿假单胞菌感染，如败血症、骨髓炎及囊性纤维化患者应延长疗程。

标本经涂片革兰染色和分离培养后，如为革兰阴性小杆菌，菌落产生典型色素，具有特殊的气味、氧化酶阳性，即可初步报告"检出铜绿假单胞菌"。色素产生不典型者，经生化鉴定，如符合鉴定依据中的各条标准，才可提出报告。

对于临床标本中分离出铜绿假单胞菌的意义，必须结合患者的临床表现与标本来源进行分析。一般来说，以纯培养方式从正常无菌标本中分离出铜绿假单胞菌，要进行细菌鉴定和抗生素敏感试验，而从非无菌标本如无临床体征或无肺炎症状的患者气管内标本分离到铜绿假单胞菌，即使是优势生长，也没有必要进一步鉴定，因为使用多种抗生素治疗的患者常出现铜绿假单胞菌定植。

（三）荧光假单胞菌

1.生物学特性

荧光假单胞菌为革兰阴性杆菌，散在排列，一端丛毛菌，运动活泼，偶见无鞭毛无动力的菌株。专性需氧,营养要求不高,在普通培养基上可生长,在麦康凯平板上亦可生长,培养温度常选择 35 ℃,大多数菌株在 4 ℃生长,42 ℃不生长。约 94%的菌株产生水溶性荧光素,在紫外线(360 nm)照射下呈黄绿色荧光,有些菌株产生蓝色色素,不扩散。

2.致病物质与所致疾病

荧光假单胞菌存在于土壤和水等环境中,常与食物(鸡蛋、血、牛乳等)腐败有关,是人类少见的条件致病菌,可引起医院感染。由于具有嗜冷性,可在冰箱储存血液中繁殖,若输入含有此菌的血库血液,可导致患者不可逆性的休克而死亡。所以,血库血液的采集和保存,应防止荧光假单胞菌的污染。

3.微生物学检验

尿、分泌物等临床标本可直接接种在血平板上,血液标本可先增菌后再接种于血平板分离。本菌鞭毛 3 根以上,42 ℃不能生长,可与铜绿假单胞菌相区别。本菌的最低鉴定特征:单端鞭毛 3 根以上,动力阳性;氧化分解葡萄糖,不分解麦芽糖,氧化酶阳性,精氨酸水解阳性,明胶液化阳性;可产生荧光素,4 ℃生长,42 ℃不生长。本菌对卡那霉素敏感。

(四)恶臭假单胞菌

1.生物学特性

恶臭假单胞菌为革兰阴性杆菌,有些菌株为卵圆形,单端丛毛菌,运动活泼。专性需氧,培养温度常选择 35 ℃,42 ℃不生长,4 ℃生长不定,菌落与铜绿假单胞菌相似,但只产生荧光素(青脓素),不产生绿脓素,借此可与铜绿假单胞菌相区别,其陈旧培养物有腥臭味。

2.致病物质与所致疾病

恶臭假单胞菌为鱼的一种致病菌,常从腐败的鱼中检出,是人类少见的条件致病菌,常引起医院感染。偶从人类尿道感染、皮肤感染和骨髓炎标本中分离出,分泌物有腥臭味。

3.微生物学检验

鉴定中注意与其他假单胞菌相区别,只产生荧光素不产生绿脓素,42 ℃不生长可与铜绿假单胞菌区别;不液化明胶,不产生卵磷脂酶,陈旧培养物上有腥臭味,有别于荧光假单胞菌。

(五)斯氏假单胞菌

1.生物学特性

斯氏假单胞菌为革兰阴性杆菌,一端单鞭毛,运动活泼;常选择 35 ℃进行培养,4 ℃不生长,大部分菌株在 42 ℃生长;营养要求不高,普通平板可生长,新分离菌株在培养基上可形成特征性干燥、皱缩样菌落,黏附于琼脂表面难以移动,可产生黄色色素,不产生荧光素。

2.致病物质与所致疾病

斯氏假单胞菌存在于土壤和水中,在医院设备及各种临床标本中亦有发现,本菌引起的感染并不多见,偶可引起抵抗力低下患者伤口、泌尿系统、肺部感染等。

3.微生物学检验

注意与曼多辛假单胞菌相鉴别,其特征性菌落、精氨酸双水解试验阴性、氧化分解甘露醇,有别于曼多辛假单胞菌。

二、不动杆菌属

不动杆菌属归于假单胞菌目的莫拉菌科,根据 DNA-DNA 杂交将不动杆菌属分成 25 个 DNA 同源组,或称基因种,至少有 19 种不动杆菌的生化反应和生长试验已被公布,但只有 16 种不动杆菌被命名。由于大部分不动杆菌不能依靠表型实验将其同其他不动杆菌区分开来,目前将不动杆菌分成两组,分解糖(氧化分解葡萄糖)的不动杆菌和不分解糖(不氧化分解葡萄糖)的不动杆菌。

(一)生物学特性

不动杆菌属为一群不发酵糖类、氧化酶阴性、硝酸盐还原阴性、不能运动的革兰阴性杆菌。菌体多为球杆状,常成双排列,看似双球菌,有时不易脱色,可单个存在,无芽孢、无鞭毛。细菌培养温度常选择 35 ℃,该属细菌接种在血平板和巧克力平板后,在二氧化碳或空气环境中孵育,生长良好,培养 24 小时后,血平板上表现为光滑、不透明、有些菌种呈 β-溶血菌落;可在麦康凯培养基上生长(但需在空气环境中孵育),细菌生长较血平板慢,不发酵乳糖,菌落呈无色或淡紫红色。

(二)致病物质与所致疾病

不动杆菌广泛分布于自然界和医院环境中,是长期住院患者呼吸道和皮肤菌群的一部分。在临床标本中,最常见的是鲍曼不动杆菌,它是仅次于铜绿假单胞菌而居临床分离阳性率第二位的非发酵革兰阴性杆菌,为条件致病菌。其致病物质目前尚不清楚,主要引起呼吸系统、泌尿生殖系统和血液的医院感染。该属微生物常感染较衰弱的患者,如应用医疗设备或接受多种抗生素治疗的烧伤或 ICU 患者,所致的疾病包括呼吸系统感染、泌尿生殖系统感染、伤口感染、软组织感染和菌血症等。

(三)微生物学检验

1.标本采集

根据临床疾病的不同采集不同的标本,常见为痰液、尿液、血液和分泌物。

2.直接显微镜检查

采集分泌物、痰液、脓液、脑脊液、尿液等标本后先做涂片,革兰染色后镜检,为革兰阴性球杆菌,有抵抗酒精脱色的倾向,细菌较粗壮,常成双排列,在吞噬细胞内也有存在,易误认为奈瑟菌属细菌。

3.分离培养

在血平板和麦康凯平板上经 35 ℃培养 24 小时后,可形成光滑、不透明、奶油色、凸起的菌落,菌落大小较肠杆菌科细菌小;洛菲不动杆菌菌落较小,直径为 1~1.5 mm;溶血不动杆菌在血平板上可产生 β 溶血;有些菌株苛养,在血平板上呈针尖样菌落,在营养肉汤中不生长;某些氧化葡萄糖的不动杆菌可使血平板呈独特的棕色。在麦康凯平板上形成乳糖不发酵菌落,但因菌落略带紫色而常被误认为乳糖发酵菌落,需注意。

4.鉴定

商品化的鉴定系统可很好的鉴定不动杆菌。一些培养物经涂片、染色,如为革兰阴性成双排列的球杆菌,形态似奈瑟菌;KIA 底层及斜面均不变色、无动力;氧化酶阴性,硝酸盐还原试验阴性,可初步确定为不动杆菌属的细菌。氧化酶阴性、硝酸盐还原试验阴性、无动力的革兰阴性杆菌极为罕见。本菌属内种的鉴定参见表 15-21。

(四)药物敏感性试验

不动杆菌均对青霉素、氨苄西林和头孢拉定耐药,大多数菌株对氯霉素耐药,对氨基糖苷类抗生素耐药的菌株也逐渐增多,不同菌株对二代和三代头孢菌素的耐药性不同,所以每个分离菌株均应进行药敏试验。不动杆菌可采用纸片扩散法、肉汤和琼脂稀释法进行药敏试验,抗生素敏感试验结果对指导临床用药非常重要,药物的选择:A 组药物包括头孢他啶、亚胺培南和美洛培南;B组药物包括美洛西林、替卡西林、哌拉西林、氨苄西彬舒巴坦、哌拉西林-他唑巴坦、替卡西林-克拉维酸、头孢吡肟、头孢噻肟、头孢曲松、庆大霉素、阿米卡星、妥布霉素、四环素、多西环素、米诺环素、环丙沙星、加替沙星和左氧氟沙星;C组药物主要是甲氧苄啶-磺胺甲噁唑。

表 15-21　不动杆菌和嗜麦芽窄食单胞菌的主要鉴定特征

菌种	麦康凯生长	动力	氧化葡萄糖	氧化麦芽糖	七叶苷水解	赖氨酸脱羧酶	硝酸盐还原
分解糖不动杆菌	+	−	+	−	−	−	−
不分解糖不动杆菌	+	−	−	V	−	−	−
嗜麦芽窄食单胞菌	+	+	+	+	V	+	V

注:V:不定的;+:＞90%菌株阳性;−:＞90%菌株阴性。

不动杆菌对很多抗生素显示耐药,因此在临床上选择最佳的抗生素进行抗感染治疗较困难。不动杆菌引起的单纯尿路感染,选择单个药物进行治疗往往是有效的,但对于严重的感染如肺炎或菌血症,就需要采用 β-内酰胺类联合氨基糖苷类抗生素进行治疗。

三、窄食单胞菌属

(一)生物学特性

窄食单胞菌属菌为革兰阴性杆菌,菌体直、较短或中等大小,单个或成对排列,一端丛毛菌,有动力。常选择的培养温度为 35 ℃,4 ℃不生长,近半数菌株 42 ℃生长。在空气环境中生长良好,营养要求不高,在血平板上生长良好,麦康凯平板可生长,形成乳糖不发酵菌落。在血平板上培养 24 小时后,菌落较大,表面光滑、有光泽,边缘不规则,有色素产生,使菌落呈淡紫绿色到亮紫色,菌落下部常呈绿色变色,有氨水气味。

(二)致病物质与所致疾病

本菌为条件致病菌,其致病的毒力因子尚不清楚。该菌广泛存在于自然界,包括潮湿的医院环境中,能变成长期住院患者呼吸道菌群的一部分,可因患者使用医疗器械,如静脉导管和导尿管等,导致该菌进入机体无菌部位引起感染。最常见的是医院感染,包括导管相关性感染、菌血症、伤口感染、肺炎、尿路感染和机体其他部位的各种感染等。在非发酵菌引起的感染中,仅次于铜绿假单胞菌和不动杆菌而居临床分离阳性率的第三位。

(三)微生物学检验

1.标本采集

根据临床疾病的不同采集不同的标本,血液标本先肉汤增菌,其他标本直接接种于血平板和麦康凯平板。

2.直接显微镜检查

标本涂片,革兰染色后镜检,为革兰阴性杆菌,菌体直、较短或中等大小,单个或成对排列。

3.分离培养

标本接种于血平板和麦康凯平板,35 ℃、空气环境中孵育 24 小时后在血平板和麦康凯平板上的菌落特征见上述生物学特性。

4.鉴定

嗜麦芽窄食单胞菌在一些商业化的鉴定系统(如法围生物梅里埃 API 20 E)中可得到很好的鉴定。嗜麦芽窄食单胞菌的主要生化反应特征:氧化酶阴性,DNA 酶(这是将本菌与其他氧化分解葡萄糖革兰阴性杆菌相区别的关键因素)和赖氨酸脱羧酶阳性,葡萄糖氧化分解缓慢,可快速氧化分解麦芽糖,明胶水解试验阳性,部分菌株(约占 39%)硝酸盐还原试验阳性;分解硝酸盐产氮气阴性,精氨酸双水解酶阴性,鸟氨酸脱羧酶阴性,吲哚生成阴性,一般不分解尿素。

下列特征可用来推测性地鉴定嗜麦芽窄食单胞菌:在血平板或麦康凯平板上生长良好;动力阳性(一般鞭毛数大于 2 个);氧化酶阴性;氧化麦芽糖产酸,但氧化葡萄糖较缓慢可产弱酸性反应;赖氨酸脱羧酶阳性、DNA 酶阳性;一些菌株产生黄色色素;对碳青霉烯类抗生素天然耐药。

(四)药物敏感性试验

本菌对大多数临床常用的抗生素如氨基糖苷类和很多 β-内酰胺类(包括对铜绿假单胞菌很有效的抗生素,如碳青霉烯类)天然耐药,主要与该菌存在一种锌离子依赖金属 β-内酰胺酶有关,但对甲氧苄啶-磺胺甲噁唑一般均敏感。可采用纸片扩散法、肉汤或琼脂稀释法及 E-test 法检测其抗生素敏感性,抗生素敏感试验可选择的药物非常有限,主要有 A 组的甲氧苄啶-磺胺甲噁唑,B 组的米诺环素和左氧氟沙星。

四、产碱杆菌属

(一)生物学特性

本菌为革兰阴性短杆菌,常成单、双或成链状排列,具有周鞭毛,无芽孢,多数菌株无荚膜。专性需氧,培养温度常选择 35℃,在血平板、巧克力和麦康凯平板上生长良好,在血培养系统肉汤、普通营养肉汤(如脑-心浸液)中也生长良好。在麦康凯平板上均形成不发酵乳糖菌落,粪产碱杆菌在血平板的菌落多呈羽毛状边缘,周围有绿色变色区域环绕,菌落产生特征性的、类似苹果或草莓水果样气味;皮氏产碱杆菌在血平板上不产生色素,凸起、有光泽的菌落周围由绿褐色变色区域环绕。

(二)致病物质与所致疾病

本属中临床分离最常见的是粪产碱杆菌,主要存在于土壤和水中,包括潮湿的医院环境,在很多哺乳类动物上呼吸道中也可分离出此菌。大部分感染是条件致病,主要引起医院感染,细菌主要来自污染的医疗设备或溶液,如雾化器、呼吸机和灌洗液等。其致病物质尚不清楚,血、痰、尿、脑脊液等是常见的发现该菌部位。

(三)微生物学检验

1.标本采集

根据临床疾病不同采集不同标本,如血、尿、痰、脓汁、脑脊液等。

2.直接显微镜检查

脑脊液、尿液离心取沉淀涂片,脓液和痰液可直接涂片革兰染色镜检,本菌为革兰阴性短杆菌。

3.分离培养

血液、脑脊液标本需肉汤增菌后再转种同体培养基,脓液、分泌物、尿液可直接接种于血平板和麦康凯平板。经 35℃空气环境培养 24 小时后,在血平板上可形成大小不等、灰白色、扁平、边缘稍薄的的湿润菌落,粪产碱杆菌有水果香味;在麦康凯上形成不发酵乳糖菌落;在液体培养基中呈均匀浑浊生长,表面形成菌膜,管底有黏性沉淀。

4.鉴定

产碱杆菌属细菌的主要生化特征:氧化酶阳性,不分解任何糖类,葡萄糖氧化发酵培养基中产碱;本属细菌除能利用柠檬酸盐和部分菌株能还原硝酸盐外,多数生化反应为阴性。

商品化鉴定系统对本属细菌的鉴定能力有限或不确定。本属细菌与产碱假单胞菌极为相似,二者主要区别在于前者为周毛菌而后者为极端单鞭毛菌。木糖氧化产碱杆菌通过氧化葡萄糖和氧化木糖产酸而很容易和其他产碱杆菌区别。粪产碱杆菌在含碳水化合物培养基上呈强烈的产碱反应,大部分菌株形成细小、边缘不规则的菌落,同时产生特征性的水果味并使血平板呈绿色,本菌的一个重要生化特征是能还原亚硝酸盐产气而不能还原硝酸盐。依据能还原硝酸盐和能在 6.5% NaCl 中生长可将皮氏产碱杆菌与其他产碱杆菌区别;脱硝产碱杆菌较少从临床分离到,仅该菌能还原硝酸盐为亚硝酸盐并产气。临床常见产碱杆菌的主要鉴定特征见表 15-22。

表 15-22　有医学意义的 4 种产碱杆菌的主要鉴定特征

特征	脱硝产碱杆菌 n=4	皮氏产碱杆菌 n=5	粪产碱杆菌 n=49	木糖氧化产碱杆菌 n=135
动力和周鞭毛	+	+	+	+
氧化葡萄糖产酸	−	−	−	V
氧化木糖产酸				+
触酶	+	+	+	+
生长:				
麦康凯琼脂	+	+	+	+
SS 琼脂	+	+	+	+
西蒙枸橼酸盐		+	+	+
尿素				
硝酸盐还原	+	+		+
硝酸盐产气	+			V
亚硝酸盐还原	ND	−	+	ND
明胶水解 *	−		V	
色素				
不溶性	−			
可溶性	V,黄色	−	V,黄色	−,棕色
生长:				
25 ℃	+	+	+	+
35 ℃	+	+	+	+
42 ℃				
精氨酸双水解	−	−	−	V
0% NaCl 营养肉汤	+	+	+	+
6% NaCl 营养肉汤	V	+++	+	V

注:n,为菌株数;表中结果为孵育 2 天的结果;+:>90%菌株阳性;−:>90%菌株阴性;V:11%～89%的菌株阳性;*:明胶水解试验指的是孵育 14 天后的结果;ND 不确定或无数据获得。**:孵育 48 小时轻微生长,7 天明显生长。

(四)药物敏感性试验

目前尚无有效的药物敏感性试验用于本属细菌抗生素敏感性检验,临床治疗这类细菌感染也无限定性的指导。

五、其他非发酵革兰阴性杆菌

(一)金色杆菌属

1.生物学特性

本属细菌是一群中等大小、稍长的革兰阴性直杆菌,无鞭毛,动力阴性。营养要求不高,在血平板和巧克力平板上生长良好,可在麦康凯培养基上生长,在血培养系统肉汤、普通营养肉汤(如脑-心浸液)中也生长良好。在二氧化碳或空气环境中,经 35 ℃培养 24 小时,在麦康凯培养基上形成乳糖不发酵菌落,在血平板上形成圆形、光滑、有光泽、边缘整齐的菌落(孵育 24 小时后菌落直径 1~2 mm),产亮黄色或橙色色素。

2.致病物质与所致疾病

金色杆菌属在自然状态下存在于土壤、植物、食物和水中,在医院内主要存在于各种水环境中,不是人体的正常菌群。作为环境微生物,尚未发现特别的毒力因子与其致病有关,但它们可在含氯的自来水中生存,这种能力使其很容易在医院水环境中存活。脑膜败血金色杆菌是其中最常见的与人类感染有关的种,可产生蛋白酶和明胶酶,引起宿主细胞与组织的损伤,对早产儿具有高度致病性,可致新生儿脑炎,在婴儿室引起流行,且死亡率较高。也可引起免疫力低下成人肺炎、脑膜炎、败血症和尿路感染。产吲哚金色杆菌在临床标本中经常能分离到,多无临床意义,仅偶可引起有严重基础疾病住院患者的菌血症和与住院期间使用留置设施有关的医院感染。

3.微生物学检验

(1)标本采集:根据临床疾病不同采集不同标本,如血、尿、痰、脓液、脑脊液等。

(2)直接显微镜检查:脑脊液、尿液离心取沉淀涂片,脓液和痰液可直接涂片革兰染色镜检,本菌为革兰阴性中等稍大的直杆菌,常呈现中间较细,两端较粗的"I形"。

(3)分离培养:血液、脑脊液标本需肉汤增菌后再转种固体培养基,脓液、分泌物、尿液可直接接种血平板和麦康凯平板。经 35 ℃空气环境培养 24 小时后,观察菌落特征。本属细菌均产黄色色素、氧化酶阳性、氧化分解葡萄糖。

(4)鉴定:目前商品化鉴定系统对本属细菌的鉴定能力有限且不确定。本属细菌的主要鉴定特征是:氧化酶阳性、吲哚阳性、无动力、产黄色色素的非发酵革兰阴性杆菌,但通常吲哚反应较弱难以显示,应用更敏感的 Ehrlich 方法进行检测。本属细菌触酶阳性、鸟氨酸脱羧酶阴性,SS琼脂不生长,在三糖铁培养基上 H_2S 生成阴性。产吲哚金色杆菌和黏金色杆菌的表型鉴定比较困难,但黏金色杆菌氧化木糖产酸、42 ℃可生长有助于鉴别。应该强调,试验的结果(如 DNA酶、吲哚、尿素和淀粉水解)取决于培养基、试剂和培养时间。临床常见金色杆菌属细菌的主要特征见表 15-23。

表 15-23　临床常见金色杆菌主要鉴定特征

特征	脑膜败血金色杆菌(n=149)	粘金色杆菌(模式菌株)	产吲哚金色杆菌(模式菌株)
动力,鞭毛	−	−	−
产酸			
葡萄糖	+	(+)	(+)
木糖	−	(+)	−
甘露醇	+	−	−

特征	脑膜败血金色杆菌(n=149)	粘金色杆菌(模式菌株)	产吲哚金色杆菌(模式菌株)
乳糖	V	—	—
蔗糖	—	—	—
麦芽糖	+	+	+
淀粉	—	—	(+)
海藻糖	+	(+)	(+)
ONPG	+	ND	—
触酶	+	+	+
氧化酶	+	+	+
麦康凯上生长	+	+	(+)
枸橼酸盐	—	+	+
尿素	—	(+)	
硝酸盐还原	—	+	
亚硝酸盐还原	V	+	
三糖铁斜面产酸	—	—	—
三糖铁深层产酸	—	—	
H_2S(醋酸铅纸)	+	+	+
明胶水解 *	+	+	+
黄色不溶性色素	—	+	+
生长在:			
25 ℃	+	+	+
35 ℃	+	+	+
42 ℃	V	+	+
七叶苷水解	+	+	
赖氨酸脱羟酶	—	ND	ND
精赖氨酸双水解酶	V	ND	ND
0% NaCl 营养肉汤	+	+	+
6% NaCl 营养肉汤	—		

注:n 为菌株数量;表中结果为孵育 2 天的结果,括号中的结果为 3 到 7 天的相应结果;+:>90%菌株阳性;—:>90%菌株阴性;V:11%～89%的菌株阳性;*:明胶水解试验指的是孵育 14 天后的结果;ND:不确定或无数据。

4.药物敏感性试验

目前实验室中尚无有效的金色杆菌属细菌的抗生素敏感试验,因此如果依据体外纸片扩散法的药敏结果指导临床用药会造成严重的误导。本属细菌一般对青霉素类(包括碳青霉烯类)、头孢菌素和氨基糖苷类(这类抗生素常用于其他革兰阴性菌感染的抗感染治疗)抗生素耐药,但对用于治疗革兰阳性菌感染的药物如克林霉素、利福平和万古霉素有一定的敏感性,环丙沙星和甲氧苄啶-磺胺甲噁唑对这类细菌也有一定的效果。

（二）莫拉菌属

《伯杰系统细菌学手册》原核生物分类概要将莫拉菌属归于假单胞菌目的莫拉菌科,该属含有 18 种细菌,医学上重要的莫拉菌有腔隙莫拉菌、卡他莫拉菌、非液化莫拉菌、奥斯陆莫拉菌、苯丙酮酸莫拉菌、亚特兰大莫拉菌、狗莫拉菌和林肯莫拉菌等;牛莫拉菌和山羊莫拉菌只从健康的动物身上分离过,未有人类致病的报道。

1.生物学特性

本菌为革兰阴性球杆菌或短粗的杆菌,革兰染色不易脱色,常成双或短链状排列,类似奈瑟菌。在血平板和巧克力平板上生长良好,绝大多数菌株在麦康凯琼脂上生长缓慢形成类似肠杆菌科细菌样的乳糖不发酵菌落。在二氧化碳或空气环境中经 35 ℃ 孵育至少 48 小时。

临床最常见分离的菌种非液化莫拉菌在血平板上可形成光滑、透明或半透明的菌落,菌落直径0.1～0.5 mm(培养 24 小时后)或 1 mm(培养 48 小时后),偶尔这些菌落可扩散并向琼脂中凹陷;腔隙莫拉菌在巧克力平板上形成周围有黑色晕轮的小菌落,菌落常向琼脂中凹陷;亚特兰大莫拉菌菌落也较小(菌落直径通常 0.5 mm 左右)常呈扩散状并向琼脂中凹陷;林肯莫托菌和奥斯陆莫拉菌的菌落类似,但很少向琼脂中凹陷;绝大多数狗莫拉菌菌落类似肠杆菌科细菌(菌落大而光滑),在含有淀粉的 MH 琼脂上生长时会产生褐色色素,但有些菌株也可产生类似肺炎克雷伯菌的黏液性菌落。

2.致病物质与所致疾病

莫拉菌是定植于人类鼻、喉和上呼吸道其他部位黏膜表面的正常菌群,较少位于泌尿生殖系统(奥斯陆莫拉菌可为泌尿生殖系统的正常菌群),也可定植于皮肤,是一类低毒力的条件致病菌,很少引起感染,致病因子暂不清楚。腔隙莫拉菌可引起眼部感染,如结膜炎、角膜炎等;莫拉菌引起的其他感染包括菌血症、心内膜炎、化脓性关节炎和呼吸道感染;狗莫拉菌是一个新种,主要定植于狗和猫的上呼吸道,在人类血液和狗咬伤口处曾分离过本菌。

3.微生物学检验

(1)标本采集:根据临床疾病的不同采集不同的标本,标本在采集、运送和处理过程中无特别要求。

(2)直接显微镜检查:标本涂片革兰染色后镜检,为革兰阴性的球杆菌或短粗杆菌,多呈双或短链状排列。

(3)分离培养:细菌在血平板经 35 ℃ 培养 24～48 小时后出现针尖大小(通常菌落直径小于0.5 mm)到直径 2 mm 之间的圆形、凸起、光滑湿润、无色不溶血的菌落。

(4)鉴定:本属细菌生化反应特征为氧化酶、触酶阳性,不能分解任何糖类,不产生吲哚和 H_2S。

商品化鉴定系统对本属细菌的鉴定能力有限或不确定。临床鉴定本属细菌主要依据其生化反应的不同而进行,根据本菌氧化酶、触酶阳性(可排除不动杆菌)、不分解任何糖类(可同大多数奈瑟菌相区别),首先确定其属,然后依靠生化反应进一步鉴定其种,确定本菌属各种之间的生化反应见表15-24。

4.药物敏感性试验

由于在临床上很少遇到由本属细菌引起的感染,同时也缺乏有效的体外药物敏感性试验方法,因此对于本属细菌感染的治疗临床也缺乏限定性的治疗指导。总的来说,尽管在莫拉菌中已出现产 β-内酰胺酶的菌株,但某些 β-内酰胺类抗生素对本属大部分细菌仍然是有效的。

表 15-24　莫拉菌主要鉴别特征

特征	腔隙莫拉菌	非液化莫拉菌	狗莫拉菌	林肯莫拉菌	奥斯陆莫拉菌	苯丙酮酸莫拉菌	亚特兰大莫拉菌
氧化酶	+	+	+	+	+	+	+
触酶	+	+	+	+	+	+	+
麦康凯生长	−	−	+	−	−	+	+
动力	−	−	−	−	−	−	−
OF 葡萄糖	−	−	−	−	−	−	−
尿素酶	−	−	−	−	−	−	−
苯丙氨酸脱氨酶	−	−	−	ND	−	−	−
七叶苷水解	+	ND	−	−	−	−	−
硝酸盐还原	+	+	+	+	V	−	ND
亚硝酸盐还原	−	−	V	V	−	−	V
DNA 酶	−	−	−	−	−	−	−
溶血（羊血）	−	−	−	−	−	−	−
明胶水解	+	−	−	−	−	−	−

注：＋：90％以上的菌株阳性；−：90％以上菌株阴性；V：11％～89％的菌株阳性；ND，没有资料。

　　由于本属细菌是低毒力、很少引起临床感染的微生物，因此对于从临床标本中检出本属细菌首先要考虑标本污染问题，尤其对来自与黏膜表面有接触的临床标本更需注意。但对来自鼻窦吸出物和经鼓膜穿刺术获得的中耳标本中的莫拉菌、来自机体无菌部位的莫拉菌及标本中几乎是纯培养的莫拉菌均应进行鉴定和报告。

（隋英华）

第六节　需氧革兰阳性菌属检验

　　需氧革兰阳性杆菌种类繁多，广泛分布于自然界的水和土壤中，多数为人和动物的正常菌群，少数细菌具有高度致病性。本章主要叙述与临床有关的较常见的芽孢杆菌属、李斯特菌属、丹毒丝菌属、加特纳菌属、棒状杆菌属和需氧放线菌。

一、芽孢杆菌属

　　芽孢杆菌属隶属于芽孢杆菌科，为一群革兰阳性杆菌，有氧条件下形成芽孢为其主要特征。包括 70 多个菌种，比较常见的有炭疽芽孢杆菌、蜡样芽孢杆菌、巨大芽孢杆菌、苏云金芽孢杆菌、蕈状芽孢杆菌、枯草芽孢杆菌、嗜热芽孢杆菌等。其中大部分细菌为腐生菌，广泛分布于自然环境中，一般不致病，炭疽芽孢杆菌和蜡样芽孢杆菌对人和动物具有致病性，本节主要叙述这两个菌种。

（一）炭疽芽孢杆菌

　　炭疽芽孢杆菌简称炭疽杆菌，是最早发现的病原菌，也是芽孢杆菌属中致病力最强的一种，引起人、兽共患的烈性传染病——炭疽。2001 年美国 9.11 事件后恐怖分子利用含有炭疽芽孢杆菌的干燥菌粉，通过邮件传播，制造生物恐怖，造成 11 人死亡。

1.生物学特性

本菌为目前发现的致病菌中最大的革兰阳性杆菌，为 $(5\sim10)\mu m\times(1\sim3)\mu m$，菌体两端平齐，无鞭毛。新鲜标本直接涂片常见单个或短链状排列，经培养后形成长链，类似竹节状。芽孢多在有氧条件下形成，位于中央，小于菌体。有毒菌株具有明显的荚膜。

本菌需氧或兼性厌氧，生长条件要求不严格。普通平板上形成灰白色、扁平、干燥、粗糙型菌落，边缘不整呈卷发状，在低倍镜下观察更为明显。在血平板上 15 小时内无明显溶血，24 小时后轻度溶血，而其他需氧芽孢杆菌多数溶血明显而快速。有毒株在 $NaHCO_3$ 血平板上，经 5% 二氧化碳条件下培养 18～24 小时可产生荚膜，变为黏液型（M）菌落，用接种针挑取菌落可见拉丝现象，无毒株为粗糙型（R）菌落。在肉汤培养基中由于形成长链而呈絮状沉淀生长，在明胶培养基中可使表面液化成漏斗状，细菌沿穿刺线扩散生长，形成倒伞状生长区。

炭疽芽孢杆菌的抗原包括细菌性抗原和炭疽毒素两部分。细菌性抗原主要有以下几种。①菌体多糖抗原：与毒力无关，由 D-葡萄糖胺、D-半乳糖及乙酸组成。耐热耐腐败，在患病动物腐败脏器或毛皮中，长时间煮沸而不被破坏，仍能与相应抗血清发生环状沉淀反应，即 Ascoli 热沉淀试验，但该抗原特异性不高，与其他需氧芽孢杆菌、人 A 型血型抗原及 14 型肺炎链球菌的多糖抗原有交叉，故应用 Ascoli 试验时，应结合其他鉴定试验综合分析；②荚膜多肽抗原：由质粒 pXO2 编码，为 D-谷氨酸 γ 多肽，是该菌毒力因子和特异性抗原，以抗荚膜多肽血清作荚膜肿胀试验，对本菌有鉴定意义；③芽孢抗原：为特异抗原，具有免疫原性和血清学诊断价值。炭疽毒素由质粒 pXO1 编码，为外毒素复合物，由保护性抗原（protectiveantigen，PA）、致死因子（lethal factor，LF）和水肿因子（edema factor，EF）三种蛋白质组成，其中 PA 为结合片段，能与靶组织结合固定，LF 和 EF 为毒素效应部分，只有三种成分结合成复合物才能发挥毒素作用，引起典型的中毒症状。

本菌芽孢的抵抗力很强，干热 140 ℃ 3 小时或高压蒸汽 121.3 ℃ 15 分钟才能杀灭。芽孢在干燥土壤或动物皮毛中可存活 60 年以上，一旦污染，可维持长时间的传染性。芽孢对化学消毒剂中的碘和氧化剂较敏感。

2.致病物质与所致疾病

炭疽是一种人畜共患病，四季均可发病，以羊、牛等食草动物发病多见。人感染主要是接触感染动物的皮毛、组织器官、排泄物等，也可以通过吸入气溶胶或食病畜肉而被感染，引起皮肤炭疽、肺炭疽和肠炭疽，以皮肤炭疽多见（约占 90%），肺炭疽较少见（5%），但致死率高达 85% 以上，这三型炭疽均可引起败血症，并发脑膜炎。由于该菌感染方式多样，芽孢抵抗力强，致死率高，常被恐怖分子用作生物武器威胁人类。

炭疽芽孢杆菌的主要致病物质是荚膜和炭疽毒素。炭疽毒素中的 EF 使毛细血管通透性增加引起水肿，LF 引起巨噬细胞释放 TNF-α、IL-1β 等炎症性细胞因子。炭疽毒素引起的肺部 DIC，纵隔肿胀，气道阻塞，是造成感染者死亡的主要原因。炭疽病愈后可获得持久免疫力。

3.微生物学检验

检验时必须严格按烈性传染病检验守则操作，检验材料应无害化处理。对检验人员加强预防措施，如戴防毒面具、防疫口罩，穿防生化衣，或给从业人员接种疫苗，谨防实验室感染。

(1)标本采集：皮肤炭疽患者采取病灶深部组织或分泌物；肺炭疽患者采取痰或血液；肠炭疽

患者取呕吐物或粪便；炭疽性脑膜炎取脑脊液或血液。死畜严禁宰杀、解剖，可切割耳、舌尖采集少量血液，局限病灶可采取病变组织或附近淋巴结。可疑污染物如皮革、兽毛、谷物等，同体标本取 10～20 g，液体取50～100 mL。

（2）直接显微镜检查：直接涂片或组织压片进行革兰染色，可同时做荚膜染色、荚膜肿胀试验。镜下见到革兰阳性杆菌，菌体两端平截，类似竹节状，结合临床可作初步报告。

（3）分离培养：临床标本一般接种血平板，污染标本接种于含有戊烷脒多黏菌素 B 的选择性平板。标本用 2% 兔血清肉汤增菌后再进行分离培养可提高检出率。

（4）鉴定：炭疽芽孢杆菌的主要特征：革兰阳性杆菌，菌体两端平齐，常链状排列；芽孢位于中央，小于菌体；菌落灰白色、干燥、粗糙，边缘不整齐；分解葡萄糖、麦芽糖、蔗糖、蕈糖，不发酵乳糖等其他糖类；能分解淀粉和乳蛋白，在牛乳中生长 2～4 天后使牛乳凝固，然后缓慢融化；触酶阳性。临床常见芽孢杆菌的主要鉴定特征见表 15-25。

表 15-25　临床常见芽孢杆菌的主要鉴定特征

特性	炭疽芽孢杆菌	蜡样芽孢杆菌	枯草芽孢杆菌	苏云金芽孢杆菌	蕈状芽孢杆菌	巨大芽孢杆菌
荚膜	+	−	−	−	−	−
动力	−	+	+	+	−	+
厌氧生长	+	+	−	+	+	−
卵磷脂酶	+	+	−	+	+	−
V-P	−	+	+	+	+	−
甘露醇	−	−	+	−	−	+
青霉素抑制剂	+	−	−	−	−	−
噬菌体裂解	+	−	−	−	−	−
串珠试验	+	−	−	−	−	−

串珠试验：将待检菌接种于含 0.05～0.5 U/mL 青霉素的培养基中 35 ℃培养 6 小时后，炭疽杆菌形态发生变化，菌体成为大而均匀的圆球状成串排列，为炭疽芽孢杆菌特有的现象。

青霉素抑制试验：炭疽杆菌在 5 U/mL 的青霉素平板上可生长，在含≥10 U/mL 的青霉素平板上受到抑制不生长。

重碳酸盐毒力试验：将待检菌接种于含 0.5% $NaHCO_3$ 和 10% 马血清的平板上，置 10% 二氧化碳环境中 35 ℃培养 24 小时，有毒株产生荚膜，形成 M 型菌落，无毒株形成 R 型菌落。

植物凝集素试验：根据炭疽杆菌菌体多糖是某些植物凝集素受体的原理，可用凝集素试验检测炭疽杆菌。常用方法有荧光标记试验、酶联免疫吸附试验。

噬菌体裂解试验：取待检菌新鲜肉汤培养物涂布于普通营养平板，将 AP631 噬菌体液滴加于平板，培养 12～18 小时后，出现噬菌斑为试验阳性。炭疽芽孢杆菌为阳性结果，其他芽孢杆菌为阴性。该试验已作为国家进出口商品检验局发布的"出口畜产品中炭疽杆菌检测方法"的行业标准。

核酸检测：从质粒 pXO1 中提取编码 PA 的 DNA 片段，经 PCR 扩增，制备 ^{32}P 标记的核酸探针，用原位杂交技术检测标本中相应基因片段，该技术特异性强，重复性好。

4.药物敏感性试验

本菌对青霉素类、磺胺类、氨基糖苷类、四环素类、环丙沙星类抗生素均敏感，大多能抑制繁殖体和芽孢。

如果菌落、细菌形态符合炭疽芽孢杆菌特点；牛乳凝固试验、青霉素抑制、噬菌体裂解试验、串珠试验均为阳性，可报告"经检验发现炭疽芽孢杆菌"。有条件时可应用 DNA 探针，其敏感性、特异性强，其他鉴定试验作为参考指标。

(二)蜡样芽孢杆菌

蜡状芽孢杆菌广泛分布于自然界的土壤、水和尘埃中，易污染米饭、淀粉、乳及乳制品、果汁等，引起食物中毒，并可导致败血症。

1.生物学特性

本菌为革兰阳性杆菌，为$(1\sim1.2)\mu m\times(3\sim5)\mu m$，菌体两端钝圆，多数呈短链状排列。生长 6 小时后即可形成芽孢，位于菌体中心，不膨出。无荚膜。引起食物中毒的菌株多数有周鞭毛，根据鞭毛抗原可进行细菌分型。

本菌需氧或兼性厌氧，营养要求不高，在普通平板上形成的菌落较大、灰白色、不透明、表面粗糙似融蜡状，故名蜡状芽孢杆菌。在肉汤培养基中呈均匀浑浊生长，形成菌膜。在血平板上形成 β 溶血。

2.致病物质与所致疾病

蜡状芽孢杆菌主要的致病物质是肠毒素，引起的食物中毒有两种类型。①呕吐型：由耐热的肠毒素(分子量小于 5 kD，110 ℃、10 分钟灭活)引起，进食 1～6 小时出现恶心、呕吐，腹泻少见，病程 10 小时左右；②腹泻型：由不耐热肠毒素(分子量 55～60 kD，55 ℃、5 分钟灭活)引起，进食 8～16 小时后发生急性胃肠炎症状，以腹痛腹泻为主，病程为 24 小时左右。本菌引起的食物中毒以夏秋季多见，被污染食品大多无腐败变质现象。此菌在米饭中极易繁殖，国内由此引起的食物中毒报道较多。

3.微生物学检验

(1)标本采集：可疑食物、患者粪便及呕吐物。

(2)直接显微镜检查：将采集的标本用无菌盐水制成悬液直接涂片染色镜检，观察细菌形态特征。

(3)分离培养：可用血平板、普通平板进行分离培养，根据菌落特征作进一步鉴定。

(4)鉴定。蜡状芽孢杆菌的主要特征：革兰阳性杆菌，芽孢位于菌体中心，不膨出。菌落较大、灰白色、不透明、表面粗糙似融蜡状；分解葡萄糖、麦芽糖、蔗糖、果糖、水杨苷，产酸不产气，V-P 试验和卵磷脂酶阳性，液化明胶，缓慢液化牛乳，多数菌株能利用枸橼酸盐。如动力阳性可排除炭疽芽孢杆菌和蕈状芽孢杆菌，卵磷脂酶阳性可与巨大芽孢杆菌鉴别。

利用 H 抗原分型血清进行分型，我国、欧美及日本等国各自研制出分型血清，尚无统一的分型标准。我国的分型血清包括 11 个型，检出的食物中毒蜡状芽孢杆菌主要为 5、3 和 1 型。

4.药物敏感性试验

本菌对氯霉素、红霉素、庆大霉素敏感，对青霉素、磺胺类、呋喃类耐药。

暴露于空气中的食品一定程度上都受本菌污染，而且必须有大量细菌繁殖产生足够的毒素才能引起食物中毒，因此不能分离出蜡样芽孢杆菌就认为是食物中毒的病原菌。采集的标本除分离培养外还需要进行活菌计数，一般认为活菌计数$>10^5$ CFU/g 或$>10^5$ CFU/mL 时有引起食物中毒的可能。

二、李斯特菌属

李斯特菌属主要包括产单核细胞李斯特菌、伊氏李斯特菌、格氏李斯特菌、斯氏李斯特菌、威氏李斯特菌等,广泛分布于水、土壤及人和动物粪便中。对人和动物有致病性的主要是产单核细胞李斯特菌,为重点叙述菌种。

(一)生物学特性

产单核细胞李斯特菌为革兰阳性短小,常呈 V 字形排列,很少有长链状,但 42.8 ℃培养下多形成长链;有鞭毛,在 25 ℃运动活泼,35 ℃动力缓慢;无芽孢;一般不形成荚膜,在血清葡萄糖蛋白胨水中可形成多糖荚膜。

兼性厌氧,营养要求不高,普通培基上即可生长。在血平板上形成圆形、光滑的灰白色菌落,有狭窄β溶血环。在肉汤培养基中浑浊生长,表面形成菌膜。在半固体培养基中沿穿刺线向四周蔓延生长,形成倒伞状。能在 4 ℃条件下生长,可进行冷增菌。

根据菌体和鞭毛抗原不同,分为 4 个血清型和多个亚型,抗原结构与毒力无关。1 型以感染啮齿动物为主,4 型以感染反刍动物为主,各型均可感染人类,以 1a、2b、4b 亚型最为多见,4b 亚型致病力最强。本菌与葡萄球菌、链球菌和大肠埃希菌等均有共同抗原,血清学诊断缺乏特异性。

本菌耐盐(200 g/L NaCl 溶液中长期存活)、耐碱(25 g/L NaOH 溶液存活 20 分钟),对酸、热及常用消毒剂敏感,60~70 ℃加热 5~20 分钟或 70%的乙醇 5 分钟都可杀灭本菌。

(二)致病物质与所致疾病

产单核细胞李斯特菌为细胞内寄生菌,常伴随 EB 病毒感染引起传染性单核细胞增多症,也可引起脑膜炎、败血症及流产,易感者为新生儿、孕妇及免疫缺陷和免疫力低下者。传染源为健康带菌者,有报道健康人粪便中该菌携带率为 0.6%~16%,主要以粪-口途径传播,也可经胎盘、产道垂直感染,对胎儿和新生儿有一定致死率或者神经生理上造成永久性缺陷。若污染奶、肉类等食品可引起食物中毒。与病畜接触可致眼、皮肤局部感染。本菌还可引起鱼类、鸟类、哺乳动物疾病,如牛、绵羊的脑膜炎、家畜流产。致病物质主要为溶血素 O(listeriolysin O,LLO)和菌体表面成分如表面蛋白 P104、胞外蛋白 P60 等。细菌借助 P104、P60 黏附于宿主细胞上,LLO与细菌进入单核巨噬细胞内繁殖有关。

(三)微生物学检验

1.标本采集

全身感染及脑膜炎患者采取血液、脑脊液标本,局部病灶取脓性分泌物或咽拭子,新生儿可取脐带残端、羊水、外耳道分泌物、粪便、尿液等。

2.直接显微镜检查

本菌在陈旧培养物可由革兰阳性转为革兰阴性,且两端着色深容易误认为双球菌。

3.分离培养

本菌在血平板上形成狭窄β溶血环;在半固体培养基中 25 ℃运动活泼,形成倒立伞状生长区,35 ℃;利用其在 4 ℃下可生长的特性,将标本先置 4 ℃冷增菌后再分离培养可提高阳性率。

4.鉴定

本菌 35 ℃培养 24 小时内可发酵多种糖类如葡萄糖、麦芽糖、果糖、蕈糖、水杨苷,产酸不产气,3~10 天分解乳糖产酸;MR、V-P、触酶、七叶苷试验阳性;硝酸盐还原、吲哚、明胶液化、脲酶阴性。产单核细胞李斯特菌主要鉴定特性见表 15-26。

表 15-26 产单核细胞李斯特菌与其他相似细菌鉴别特性

菌种	触酶	动力	胆汁七叶苷	葡萄糖	TSI 琼脂产 H2S	溶血	硝酸盐	脲酶
产单核胞李斯特菌	+	+	+	+	−	β	−	−
棒状杆菌属	+	−	V	V	−	V	V	V
红斑丹毒丝菌	−	−	−	−	无/α	+	−	−

注："V"为 11%～89% 的菌株阳性。

(四)药物敏感性试验

本菌对青霉素、链霉素、四环素、氯霉素和红霉素等多种抗生素敏感;对磺胺类、杆菌肽、羧苄青霉素、多黏菌素 B 耐药,首选药物为氨苄西林。

三、丹毒丝菌属

丹毒丝菌属包括红斑丹毒丝菌、产单核胞丹毒丝菌和扁桃体丹毒丝菌,可从土壤、水和食物中分离到。代表菌种为红斑丹毒丝菌,也是本属目前发现的可感染人的致病菌。

(一)生物学特性

红斑丹毒丝菌为革兰阳性杆菌,单个或短链状排列,R 型菌落涂片染色镜下可见菌体呈长丝状或分枝状及出现断裂,与放线菌形态相似,无芽孢、无鞭毛也无荚膜。

本菌初次分离在含血清或葡萄糖的培养基上及 5% 二氧化碳环境中生长旺盛。在血琼脂平板上因菌株毒力不同可形成 S、R 两种菌落,S 菌落小、突起有光泽,R 菌落大、表面呈颗粒状。在亚碲酸钾血平板可形成黑色菌落。在液体培养基中呈微浑浊生长,底层有少量沉淀。

对湿热和常用消毒剂敏感。但对石炭酸抵抗力较强,在 5 g/L 的石炭酸中可存活 90 多天,分离本菌时可利用石炭酸处理污染标本。

(二)致病物质与所致疾病

本菌引起的疾病为一种急性传染病,主要发生于多种家畜、家禽和鱼类中,猪感染后称猪丹毒。人类多因接触患病动物及其皮革制品经皮肤伤口而被感染,发生局部红肿、疼痛,称为类丹毒,可发展为急性淋巴管炎,也可引起败血症、关节炎及心内膜炎,多发于屠宰及鱼、肉加工人员。本菌若污染奶及奶制品也可引起食物中毒。

主要致病物质为内毒素和一些酶类,如透明质酸酶使血管通透性增高,神经氨酸酶可促使DIC 形成,导致微循环障碍,发生酸中毒、出血和休克。

(三)微生物学检验

1.标本采集

可以采取患者血液、皮疹渗出液或脓液标本进行检验。动物标本可取心血、内脏、局部组织或渗出液等。

2.直接显微镜检查

革兰染色时易被脱色而呈革兰阴性。血液或渗出液标本涂片染色镜检可见细菌多散在于血细胞之间,也有的被白细胞吞噬。

3.分离培养

用血平板进行分离培养,初次分离最好在 5% 二氧化碳环境中培养。血液标本采用含有葡萄糖或血清的肉汤进行增菌。

4.鉴定

红斑丹毒丝菌触酶、氧化酶、MR、V-P反应均为阴性。48小时内发酵葡萄糖、乳糖,6～7天发酵麦芽糖,可液化明胶,多数菌株硫化氢阳性。主要鉴定特性及与相似细菌产单核细胞李斯特菌的鉴别。

(四)药物敏感性试验

本菌对青霉素、头孢菌素、红霉素、四环素等均敏感。

四、加特纳菌属

加特纳菌属目前只包括一个菌种,即阴道加特纳菌,为阴道正常菌群,可由于菌群失调引起细菌性阴道病。

(一)生物学特性

阴道加特纳菌为小杆菌但具多形态性,为 $0.5~\mu m \times (1～2.5)\mu m$,单个或成双排列,无特殊结构。革兰染色与菌株和培养条件有关,临床新鲜标本分离株或高浓度血清中生长的菌株呈革兰阳性,实验室保存菌株为革兰阴性。

多数菌株为兼性厌氧,营养要求较高,普通培养基上不生长。常用血平板在5％二氧化碳环境中培养,形成针尖状、圆形、光滑、不透明的菌落,在人和兔血平板上出现β溶血环,羊血平板上不溶血。

(二)致病物质与所致疾病

阴道乳酸杆菌大量减少,阴道加特纳菌和厌氧菌过度增殖,造成阴道正常菌群微生态平衡失调,引起非特异细菌性阴道病(bacterial vaginosis,BV),为性传播疾病之一。BV还可导致妇产科多种严重并发症如子宫术后感染、产后子宫内膜炎等,还可引起新生儿败血症。健康妇女雌激素对阴道上皮细胞糖原含量及由糖原产生的乳酸的影响是控制阴道微生态的主要因素。

(三)微生物学检验

1.标本采集

根据临床及感染部位不同采集不同标本。疑为BV患者主要采集阴道分泌物,疑为子宫内膜感染者刮宫取内膜细胞培养,胎内感染无菌采集羊水。

2.直接显微镜检查

阴道分泌物直接涂片,革兰染色可见上皮细胞(细胞质呈红色,细胞核为蓝紫色)被大量革兰阳性或染色不定小杆菌覆盖,导致细胞边缘不清,称为线索细胞。若涂片中以革兰阳性杆菌(乳酸杆菌)为主,只有少量短小杆菌则提示可能为非BV患者。

3.分离培养

用含5％人血的平板置5％二氧化碳环境中培养48小时后进一步鉴定,如不能及时鉴定,可将分离菌株混悬于兔血清中低温冻存。

4.鉴定

主要生化反应为水解马尿酸、淀粉,发酵葡萄糖、麦芽糖、蔗糖等,其他生化反应不活泼。

以革兰染色找到线索细胞、阴道分泌物 pH 测定及胺试验为主要鉴定依据,一般情况下不做GV的分离培养和生化反应。

(1)pH测定:阴道分泌物 pH 大于 4.5 为可疑 BV。

(2)胺试验:阴道分泌物滴加 10％ KOH,若发出腐败鱼腥样胺臭味即为阳性。

5.药物敏感性试验

所有菌株对青霉素类、万古霉素和甲硝唑敏感;对磺胺类、萘啶酸、新霉素、多黏菌素耐药。

BV 为细菌混合感染,因阴道加特纳菌为正常菌群,因此定性检出不一定就证明感染。必要时做细菌定量计数,若每毫升阴道分泌物该菌计数呈 100~1 000 倍增加,则提示可能为感染的病原菌。

五、棒状杆菌属

棒状杆菌属归属放线菌科,是一群菌体呈棒状的革兰阳性杆菌,包括的细菌种类繁多,主要有白喉棒状杆菌、假白喉棒状杆菌、干燥棒状杆菌、假结核棒状杆菌、溶血棒状杆菌、化脓棒状杆菌等。引起人类疾病的主要是白喉棒状杆菌,其他的多数为条件致病菌,形态与白喉棒状杆菌相似,统称类白喉棒状杆菌。

(一)生物学特性

白喉棒状杆菌简称白喉杆菌,为革兰阳性细长微弯的杆菌,一端或两端膨大呈棒状,无特殊结构。细菌排列不规则,多呈 X、L、V 等形,是由于繁殖时菌体分裂方式不同所致。用亚甲蓝、Albert 法、Neisser 法等染色可显示菌体内有浓染的异染颗粒,排列成念珠状或位于菌体两端,也称为极体,为本菌的形态鉴别特征。

需氧或兼性厌氧,营养要求高,在含有血液、血清、鸡蛋的培养基上生长。在血平板上 35 ℃培养 24 小时后形成灰白色、不透明的 S 型菌落,有狭窄的 β 溶血环。在吕氏血清斜面上生长较快,10~12 小时即形成灰白色、有光泽的菌苔,镜下形态典型,异染颗粒明显。亚碲酸钾能抑制杂菌生长,因此亚碲酸钾血平板通常用于白喉棒状杆菌的初次分离培养,亚碲酸盐离子能透过细胞膜进入白喉棒状杆菌细胞质中,还原为金属碲而沉淀,使菌落呈黑色。白喉棒状杆菌根据在亚碲酸钾血平板上生长的菌落特点分为三型:重型、轻型、中间型。该型别分类与疾病轻重无明显关系,也无特殊意义。

细菌表面具有 K 抗原,为不耐热、不耐碱的蛋白质,可激发宿主产生抗菌免疫和超敏反应。细胞壁具有耐热抗原,为阿拉伯半乳糖,是寄生于人和动物的棒状杆菌的共同抗原,与分枝杆菌和诺卡菌属有交叉。

本菌对干燥、寒冷、日光等因素较其他无芽孢菌强,对湿热和常用消毒剂敏感。

(二)致病物质与所致疾病

白喉棒状杆菌所致的疾病白喉为急性呼吸道传染病,传染源为患者和带菌者,通过飞沫或污染的物品传播。在患者咽喉部及鼻腔黏膜该菌几乎呈纯培养状态。细菌在黏膜局部定殖并产生外毒素,引起局部炎症和毒血症,黏膜上皮细胞渗出的纤维蛋白和局部细菌、炎症细胞、坏死组织凝结在一起形成灰白色膜,称为假膜,不易拭去。若假膜延伸并脱落于气管,可致患者窒息,成为早期致死的主要原因。此外在阴道、眼结膜、表浅创伤部位也可见到假膜。

主要致病物质是由白喉棒状杆菌产生的外毒素——白喉毒素,但是并非所有的菌株都能产生,只有携带有产毒素基因(tox＋)β-棒状噬菌体的溶源性菌株才能产生该毒素。白喉毒素是由二硫键连接的单条多肽链,为无活性的酶原,经酶蛋白降解为 A、B 两个多肽片段后发挥生物活性,A 片段不能单独侵入细胞但有酶活性,B 片段可与易感细胞膜受体结合,携带 A 片段转运入胞质内。白喉毒素常见的易感细胞有心肌、外周神经、肝、肾、肾上腺等组织,使细胞蛋白质合成障碍,因此临床常有心肌炎和软腭麻痹症状及肝、肾等严重病变。

类白喉杆菌通常分布于人和动物鼻腔、咽喉、外耳道、外阴和皮肤，一般无致病性或与其他细菌一起引起混合感染。近年来，由于大量使用免疫抑制剂和不适当使用抗生素，尤其介入性诊疗手段的广泛应用，这些条件致病菌导致的医院内感染病例增多，如菌血症、心内膜炎、骨髓炎等。

（三）微生物学检验

1.标本采集

从疑似假膜的边缘采集分泌物，未见假膜者采集鼻咽部或扁桃体黏膜分泌物。

2.直接显微镜检查

将标本直接涂片，分别做革兰染色和异染颗料染色，镜检发现革兰阳性棒状杆菌，形态典型且有明显异染颗料，可作初步报告，为临床早期诊断提供依据。

3.分离培养

标本分离可用亚碲酸钾血平板、血平板，纯培养用吕氏血清斜面。

4.鉴定

白喉棒状杆菌触酶阳性；分解葡萄糖、麦芽糖、半乳糖、糊精，不分解乳糖、甘露醇，重型迟缓分解蔗糖，还原硝酸盐，不液化明胶，吲哚和脲酶试验阴性。已有商品化的试剂盒用于棒状杆菌属的鉴定如 API 快速棒状杆菌试剂条、Minitek 系统等。

白喉棒状杆菌包括无毒株和有毒株，需要通过毒力试验鉴定白喉杆菌的致病菌株，应用白喉抗毒素检测白喉杆菌毒素，确定产毒株，常用方法有 ELISA 法和 Elek 平板毒力试验。

（四）药物敏感性试验

本菌对青霉素、红霉素、氯霉素等广谱抗生素敏感，但对磺胺类耐药。

经革兰染色和异染颗粒染色，形态典型有明显异染颗粒者可作"检出形似白喉棒状杆菌"的初步报告。经亚碲酸钾血平板分离到黑色菌落，毒力试验阳性者，可报告"检出白喉棒状杆菌产毒菌株"。

六、需氧放线菌

放线菌是一类原核细胞型微生物，以分裂方式繁殖，常形成分枝状无隔营养菌丝。与医学有关的放线菌可按照细胞壁中是否含有分枝菌酸分为两类：不含分枝菌酸的主要包括放线菌属、链霉菌属和红球菌属；含有分枝菌酸的主要包括诺卡菌属、分枝杆菌属、棒状杆菌属。链霉菌属和红球菌属较少引起人类感染，放线菌属为厌氧菌，分枝杆菌属、棒状杆菌属见相关章节，本节主要介绍需氧性放线菌——诺卡菌属。

诺卡菌属目前包括 11 个种，广泛分布于土壤中，多数为腐生微生物，分解有机植物，有些可产生利福霉素、蚁霉素等，与人和动物致病性有关的主要是星状诺卡菌和巴西诺卡菌。

（一）生物学特性

诺卡菌为革兰阳性杆菌，有细长的分枝菌丝。形态基本与放线菌属相似，但菌丝末端不膨大。抗酸染色弱阳性，若延长脱色时间则失去抗酸性，可与结核分枝杆菌相区别。在培养早期分枝状菌丝较少，多为球状或杆状菌体；如培养时间较长可见有丰富的菌丝形成，丝体呈粗细不等的串珠状。在患者痰、脓汁、脑脊液等直接涂片中多见纤细的分枝状菌丝。

为专性需氧菌，营养要求不高但繁殖速度较慢，在普通平板或 L-J、沙氏平板上 35 ℃下培养5～7 天才可见到菌落，菌落表面干燥、有皱褶或呈颗粒状，可产生橙红、黄色、绿色等不同色素。在液体培养基中，由于需氧可在表面生成菌膜，下部液体澄清。

(二)致病物质与所致疾病

诺卡菌属的细菌多引起外源性感染,有毒株为兼性胞内寄生菌,可抑制吞噬体和溶酶体融合,抗吞噬细胞的有氧杀菌机制。星状诺卡菌主要通过呼吸道引起人的原发性、化脓性肺部感染,症状类似肺结核,也可经肺部转移到皮下组织,产生脓肿及多发性瘘管,或扩散到其他脏器,如引起脑脓肿、腹膜炎等。在感染的组织及脓汁内有淡黄色、红色或黑色的色素颗粒。巴西诺卡菌可因外伤侵入皮下组织,引起慢性化脓性肉芽肿,表现为脓肿及多发性瘘管,好发于足、腿部,称为足分枝菌病,本病也可以由某些真菌及马杜拉放线菌引起。

(三)微生物学检验

1.标本采集

采集组织渗出液、痰、脓液等,注意观察有无色素颗粒。

2.直接显微镜检查

如标本中有色素颗粒,取其置玻片上压碎进行革兰染色和抗酸染色,镜检可见革兰阳性(有时染色性不定)纤细的菌丝体和长杆菌,抗酸染色弱抗酸性,可初步确定为诺卡菌。但在脑脊液或痰中发现抗酸性的长杆菌,注意与结核分枝杆菌相鉴别。

3.分离培养

标本可接种于沙氏平板和血平板,35 ℃培养2~4天后可见有黄、橙或红色的菌落。星状诺卡菌最高生长温度可达45 ℃,可用于鉴别本菌。

4.鉴定

除菌落、菌体形态鉴定外,星状诺卡菌和巴西诺卡菌主要鉴别特性见表15-27。

表 15-27 两种诺卡菌主要鉴别特性

菌种	液化明胶	分解酪氨酸	脓化牛乳	45 ℃生长
星状诺卡菌	−	−	−	+
巴西诺卡菌	+	+	+	−

(四)药物敏感性试验

本菌属细菌对磺胺类药物敏感,对青霉素耐药。

(王 伟)

第七节 厌氧性细菌检验

一、概述

厌氧性细菌是一大群专性厌氧,必须在无氧环境中才能生长的细菌。主要可分为两大类,一类是革兰染色阳性有芽孢的厌氧芽孢梭菌,另一类是无芽孢的革兰阳性及革兰阴性球菌与杆菌。前一类因有芽孢,抵抗力强,在自然界(水、土等)、动物及人体肠道中广泛存在,并且能长期耐受恶劣的环境条件。一旦在适宜条件下即可出芽繁殖,产生多种外毒素,引起严重疾病。后一类则是人体的正常菌群,可与需氧菌、兼性厌氧菌共同存在于口腔、肠道、上呼吸道、泌尿生殖系统等。

这类无芽孢厌氧菌的致病性属条件致病性的内源性感染,在长期使用抗生素、激素、免疫抑制剂等发生菌群失调或机体免疫力衰退,或细菌进入非正常寄居部位才可致病。两类细菌都必须作厌氧培养以分离细菌,但细菌学诊断的价值却有所不同。1986年版的《伯杰系统细菌学手册》的分类标准:革兰染色特性、形态、鞭毛、芽孢、荚膜、代谢产物等。以此为基础将主要厌氧菌归类:革兰阳性有芽孢杆菌、革兰阳性无芽孢杆菌、革兰阴性无芽孢杆菌、革兰阳性厌氧球菌、革兰阴性厌氧球菌。

厌氧菌的分类:厌氧性细菌是指在有氧条件下不能生长,在无氧条件下才能生长的一大群细菌。目前已知,与医学有关的无芽孢厌氧菌有40多个菌属,300多个菌种和亚种;而有芽孢的厌氧菌只有梭菌属,包括83个种。

（一）生物学分类

据厌氧菌的生物学性状及代谢产物分析,将主要厌氧菌归类。

（二）据耐氧性分类

(1)专性厌氧菌:是指在降低氧分压的条件下才能生长的细菌。又分为极度厌氧菌(氧分压<0.5%,空气中暴露10分钟致死,如丁酸弧菌)和中度厌氧菌(氧分压为2%～8%,空气中暴露60～90分钟能生存,如大多数人类致病厌氧菌)。

(2)微需氧菌:能在含5%～10%二氧化碳空气中的固体培养基表面生长的细菌,如弯曲菌属。

(3)耐氧菌:其耐氧程度刚好能在新鲜配制的固体培养基表面生长。一旦生长,暴露数小时仍不死亡,如第三梭菌、溶组织梭菌。

主要厌氧菌的分类见表15-28。

表 15-28 主要厌氧菌的生物学分类

	种和亚种类	主要常见菌种
革兰阳性有芽孢杆菌梭菌属	83	破伤风梭菌、肉毒梭菌、艰难梭菌、溶组织梭菌、产气荚膜梭菌等
革兰阳性无芽孢杆菌		
丙酸杆菌属	8	痤疮丙酸杆菌、颗粒丙酸杆菌、贪婪丙酸杆菌、嗜淋巴丙酸杆菌
优杆菌属	34	不解乳优杆菌、迟缓优杆菌、黏性优杆菌、短优杆菌等
乳酸杆菌属	51	本菌属与致病关系不大
放线菌属	12	衣氏放线菌、奈氏放线菌、溶齿放线菌、化脓放线菌等
蛛网菌属	1	丙酸蛛网菌
双歧杆菌属	24	两歧双歧杆菌、青春双歧杆菌、婴儿双歧杆菌、短双歧杆菌、长双歧杆菌等
革兰阴性无芽孢杆菌		
类杆菌属	18	脆弱类杆菌、多形性杆菌、普通类杆菌
普雷沃菌属	20	产黑色素普雷沃菌、中间普雷沃菌等
紫单胞菌属	12	不解糖紫单胞菌、牙髓紫单胞菌
梭杆菌属	10	具核梭杆菌、坏死梭杆菌、变形梭杆菌、死亡梭杆菌等
纤毛菌属	1	口腔纤毛菌属
沃廉菌属	2	产琥珀酸沃廉菌(来自牛瘤胃)和直线沃廉菌(来自人牙龈沟)

续表

	种和亚种类	主要常见菌种
月形单胞菌属		生痰月形单胞菌(来自人牙龈沟)和反刍月形单胞菌(来自反刍动物瘤胃)
革兰阳性厌氧球菌		
消化球菌属	1	黑色消化球菌
消化链球菌	9	厌氧消化链球菌、不解糖消化链球菌、吲哚消化链球菌、大消化链球菌、天芥菜春还原消化链球菌、四联消化链球菌
厌氧性链球菌或微需氧链球菌	4	麻疹链球菌、汉孙链球菌、短小链球菌。另外还有已属于口腔链球菌的中间型链球菌和星群链球菌
瘤胃球菌属	8	
粪球菌属	3	
八叠球菌属	2	
革兰阴性厌氧球菌		
韦荣菌属	7	小韦荣菌属、产碱韦荣菌
氨基酸球菌属	1	发酵氨基酸球菌
巨球菌属	1	埃氏巨球菌

厌氧菌是人体正常菌群的组成部分,在人体内主要聚居于肠道,其数量比需氧菌还多,每克粪中高达 10^{12} 个,其中最多的是类杆菌。

二、厌氧菌感染

(一)厌氧菌在正常人体的分布及感染类型

1.厌氧菌在正常人体的分布

厌氧菌分布广泛,土壤、沼泽、湖泊、海洋、污水、食物及人和动物体都有它的存在。正常人的肠道、口腔、阴道等处均有大量的厌氧菌寄居,其中肠道中的厌氧菌数量是大肠埃希菌的 1 000～10 000 倍。此外,人体皮肤、呼吸系统、泌尿系统也有厌氧菌分布。正常情况下,寄居于人体的正常菌群与人体保持一种平衡状态,不致病。一旦环境或机体的改变导致了这种平衡的改变,导致厌氧菌的感染。重要的厌氧菌种类及其在正常人体的分布见表 15-29。

表 15-29 重要的厌氧菌种类及其在正常人体内的分布

厌氧菌	皮肤	上呼吸道	口腔	肠道	尿道	阴道
芽孢菌						
革兰阳性杆菌						
梭状芽孢杆菌属	0	0	±	++	±	±
无芽孢菌						
革兰阳性杆菌						
乳杆菌属	0	0	+	++	±	++
双歧杆菌属	0	0	+	++	0	±

厌氧菌	皮肤	上呼吸道	口腔	肠道	尿道	阴道
优杆菌属	±	±	+	++	0	±
丙酸杆菌属	++	+	±	±	±	±
放线菌属	0	±	++	+	0	0
革兰阴性杆菌						
类杆菌属	0	+	+	+	+	+
梭杆菌属	0	+	++	+	+	±
普雷沃菌属	0	+	++	++	+	+
紫单胞菌属	0	+	++	++	+	+
革兰阳性球菌						
消化球菌属	+	+	++	++	±	++
消化链球菌属	+	+	++	++	±	++
革兰阴性球菌						
韦荣菌属	0	+	+	+	±	+

2.外源性感染

梭状芽孢杆菌属引起的感染,其细菌及芽孢来源于土壤、粪便和其他外界环境。

3.内源性感染

无芽孢厌氧菌大多数是人体正常菌群,属于条件致病菌,在一定条件下可引起感染,一般不在人群中传播。

(二)临床意义

由厌氧菌引起的人类感染在所有的感染性疾病中占有相当大的比例,有些部位的感染如脑脓肿、牙周脓肿和盆腔脓肿等80%以上是由厌氧菌引起的。其中部分系厌氧菌单独感染,大部分系与需氧菌混合感染。

1.厌氧菌感染的危险因素

(1)组织缺氧或氧化还原电势降低,如组织供血障碍、大面积外伤、刺伤。

(2)机体免疫功能下降,如接受免疫抑制剂治疗、抗代谢药物治疗、放射治疗、化学药物治疗的患者,以及糖尿病患者、慢性肝炎患者、老年人、早产儿等均易并发厌氧菌感染。

(3)某些手术及创伤,如开放性骨折、胃肠道手术、生殖道手术及深部刺伤等易发生厌氧菌感染。

(4)长期应用某些抗菌药物,如氨基糖苷类、头孢菌素类、四环素类等,可诱发厌氧菌感染。

(5)深部需氧菌感染,需氧菌生长可消耗环境中的氧气,为厌氧菌生长提供条件,从而导致厌氧菌合并感染。

2.厌氧菌感染的临床及细胞学指征

(1)感染组织局部产生大量气体,造成组织肿胀和坏死,皮下有捻发感,是产气荚膜梭菌所引起感染的特征。

(2)发生在口腔、肠道、鼻咽腔、阴道等处的感染,易发生厌氧感染。

(3)深部外伤如枪伤后,以及动物咬伤后的继发感染,均可能是厌氧菌感染。

（4）分泌物有恶臭或呈暗血红色，并在紫外光下发出红色荧光，均可能是厌氧菌感染。分泌物或脓肿有硫黄颗粒，为放线菌感染。

（5）分泌物涂片经革兰染色，镜检发现有细菌，而培养阴性者，或在液体及半固体培养基深部生长的细菌，均可能为厌氧菌感染。

（6）长期应用氨基糖苷类抗生素无效的病例，可能是厌氧菌感染。

（7）胃肠道手术后发生的感染。

三、厌氧菌标本的采集与送检

标本采集与送检必须注意两点：标本绝对不能被正常菌群所污染；应尽量避免接触空气。

（一）采集

用于厌氧菌培养的标本不同于一般的细菌培养，多采用特殊的采集方法，如针筒抽取等，应严格无菌操作，严禁接触空气。不同部位标本采集方法也各有不同特点，具体方法见表15-30。

表 15-30　不同部位标本采集法

标本来源	收集方法
封闭性脓肿	针管抽取
妇女生殖系统	后穹隆穿刺抽取
下呼吸道分泌物	肺穿刺术
胸腔	胸腔穿刺术
窦道、子宫腔、深部创伤	用静脉注射的塑料导管穿入感染部位抽吸
组织	无菌外科切开
尿道	膀胱穿刺术

（二）送检方法与处理

采集标本须注意：不被正常菌群污染，并尽量避免接触空气。采集深部组织标本时，需用碘酒消毒皮肤用注射器抽取，穿刺针头应准确插入病变部位深部，抽取数毫升即可，抽出后可排出一滴标本于酒精棉球上。若病灶处标本量较少，则可先用注射器吸取 1 mL 还原性溶液或还原性肉汤，然后再抽取标本。

在紧急情况下，可用棉拭子取材，并用适合的培养基转送。厌氧培养最理想的检查材料是组织标本，因厌氧菌在组织中比在渗出物中更易生长。

标本送到实验室后，应在 20～30 分钟处理完毕，至迟不超过 2 小时，以防止标本中兼性厌氧菌过度繁殖而抑制厌氧菌的生长。如不能及时接种，可将标本置室温保存（一般认为，冷藏对某些厌氧菌有害，而且在低温时氧的溶解度较高）。

1.针筒运送

一般用无菌针筒抽取标本后，排尽空气，针头插入无菌橡皮塞，以隔绝空气，立即送检。这种方法多用于液体标本的运送，如血液、脓液、胸腔积液、腹水、关节液等。

2.无菌小瓶运送

一般采用无菌的青霉素小瓶，瓶内加一定量的培养基和少量氧化还原指示剂，用橡皮盖加铝盖固定密封，排除瓶内空气，充以二氧化碳气体。同时先观察瓶内氧化还原指示剂的颜色，以判断瓶内是否为无氧环境，如合格将用无菌注射器将液体标本注入瓶中即可。

3.棉拭子运送

一般不采用棉拭子运送,如果使用该方法,一定使用特制运送培养基,确保无氧环境,确保不被污染,确保快速送检。

4.厌氧罐或厌氧袋运送

将厌氧罐或厌氧袋内装入可有效消耗氧气的物质,确保无氧环境。该方法一般用于运送较大的组织块或床边接种的培养皿等。

四、厌氧菌的分离与鉴定

(一)直接镜检(表 15-31)

根据形态和染色性,结合标本性状与气味,初步对标本中可能有的细菌做出估计。

表 15-31　厌氧菌直接镜检初步鉴别

菌名	革兰染色	形态及其他特征
脆弱类杆菌	G⁻b	两端钝圆,着色深,中间色浅且不均匀,且有气泡,长短不一
产黑素普雷沃菌	G⁻b	多形性,长短不一,有浓染和空泡,无鞭毛和芽孢。标本有恶臭,琥珀味,紫外线照射发红色荧光
具核菌杆菌	G⁻b	菌体细长,两头尖,紫色颗粒菌体长轴成双排列,标本有丁酸味
坏死菌杆菌	G⁻b	高度多形性,长短不一,菌体中部膨胀成圆球形
韦容球菌	G⁻c	极小的革兰阴性球菌
消化链球菌	G⁺c	革兰阳性成链状的小球菌
乳酸杆菌	G⁺b	细长,有时多形性,呈单、双、短链或栅状分布
痤疮丙酸杆菌	G⁺b	排列特殊呈 X、Y、V 或栅状,标本有丙酸气味
双歧杆菌	G⁺b	多形性,有分支呈 Y、V 形或栅状,标本中有醋酸气味
放线菌	G⁺b	分支呈棒状、X、Y、V 或栅状,浓汁中的黄色颗粒,有琥珀酸的气味
破伤风梭菌	G⁺b	细长,梭形或鼓槌状,有芽孢,有周鞭毛
产气荚膜梭菌	G⁺b	粗大杆菌,呈单或双排列,有芽孢,有荚膜
艰难梭菌	G⁺b	粗长杆菌,有芽孢,有鞭毛,近来发现有荚膜

(二)分离培养

主要分初代培养和次代培养两个阶段,其中初代培养相对比较困难,关键的问题就是厌氧环境和培养基的选择。初代培养的一般原则:①先将标本涂片染色直接镜检,指导培养基的选择。②尽量选用在厌氧菌中覆盖面宽的非选择性培养基。③最好多选 1～2 种覆盖面不同的选择性培养基。④尽量保证培养基新鲜。⑤要考虑到微需氧菌存在的可能。

1.选用适当的培养基接种

应接种固体和液体两种培养基。

(1)培养基的使用:①尽量使用新鲜培养基,2～4 小时内用完。②应使用预还原培养基,预还原 24～48 小时更好。③可采用预还原灭菌法制作的培养基(用前于培养基中加入还原剂,如 L-半胱氨酸、硫乙醇酸钠、维生素 C 及葡萄糖等,尽可能使预还原剂处于还原状态)。④液体培养基应煮沸 10 分钟,以驱除溶解氧,并迅速冷却,立即接种。⑤培养厌氧菌的培养基均应营养丰富,并加有还原剂与生长刺激因子(血清、维生素 K、氯化血红素、聚山梨酯-80 等)。

(2)培养基的选择:初次培养一般都使用选择培养基和非选择培养基。①非选择培养基:本培养基使分离的厌氧菌不被抑制,几乎能培养出所有的厌氧菌。常使用心脑浸液琼脂(BHI)、布氏琼脂(BR)、胰豆胨肝粉琼脂(GAM)、胰胨酵母琼脂(EG)、CDC厌氧血琼脂等。②选择培养基:为有目的选择常见厌氧菌株,以便尽快确定厌氧的种类。常用的有KVI.B血平板(即上述非选择培养基中加卡那霉素和万古霉素),KVLB冻溶血平板(置－20 ℃,5~10分钟,以利产黑素类杆菌早期产生黑色素),七叶苷胆汁平板(BBE,用于脆弱类杆菌),FS培养基(梭杆菌选择培养基),ES培养基(优杆菌选择培养基),BS培养基(双歧杆菌选择培养基),卵黄(EYA)及兔血平板(RBA)(用于产气荚膜梭菌),VS培养基(用于韦荣球菌),CCFA培养基(艰难梭菌选择培养基)等。

2.接种

每份标本至少接种3个血平板,分别置于有氧,无氧及5%~10%二氧化碳环境中培养,以便正确地培养出病原菌,从而判断其为需氧菌、兼性厌氧菌、微需氧菌或厌氧菌中的哪一类。

3.厌氧培养法

(1)厌氧罐培养法:在严密封闭的罐子内,应用物理或化学的方法造成无氧环境进行厌氧培养。常用冷触媒法、抽气换气法,钢末法和黄磷燃烧法。

(2)气袋法:利用气体发生器产生二氧化碳和氢气,后者在触媒的作用下与罐内的氧气结合成水,从而造成无氧环境。

(3)气体喷射法:又称转管法。本法是从培养基的制备到标本的接种直至进行培养的全过程,均在二氧化碳的不断喷射下进行。

(4)厌氧手套箱培养法:是迄今厌氧菌培养的最佳仪器之一,该箱由手套操作箱与传递箱两部分组成,前者还附有恒温培养箱,通过厌氧手套箱可进行标本接种、培养和鉴定等全过程。

(5)其他培养法:平板焦性没食子酸法、生物耗氧法、高层琼脂培养法。

4.厌氧状态的指示

亚甲蓝和刃天青。无氧时均呈白色,有氧时亚甲蓝呈蓝色,刃天青呈粉红色。

5.分离培养厌氧菌失败的原因

培养前未直接涂片和染色镜检;标本在空气中放置太久或接种的操作时间过长;未用新鲜配制的培养基;未用选择培养基;培养基未加必要的补充物质;初代培养应用了硫乙醇酸钠;无合适的厌氧罐或厌氧装置漏气;催化剂失活;培养时间不足;厌氧菌的鉴定材料有问题。

6.鉴定试验

可根据厌氧菌的菌体形态、染色反应、菌落性状及对某些抗生素的敏感性做出初步鉴定。最终鉴定则要进行生化反应及终末代谢产物等项检查。

(1)形态与染色:可为厌氧菌的鉴定提供参考依据。

(2)菌落性状:不同的厌氧菌其菌落形态和性质不同。梭菌的菌落特点是形状不规则的,而无芽孢厌氧菌多呈单个的圆形小菌落。色素、溶血特点及在紫外线下产生荧光的情况也可以作为厌氧菌鉴定的参考依据。

(3)抗生素敏感性鉴定试验:常用的抗生素有卡那霉素及甲硝唑。卡那霉素可用于梭杆菌属与类杆菌属的区分,甲硝唑用于厌氧菌与非厌氧菌的区分。

(4)生化特性:主要包括多种糖发酵试验、吲哚试验、硝酸盐还原试验、触酶试验、卵磷脂酶试验、脂肪酸酶试验、蛋白溶解试验、明胶液化试验、胆汁肉汤生长试验以及硫化氢试验等。目前有多种商品化的鉴定系统可以使用。

(5)气液相色谱:可以利用该技术来分析厌氧菌的终末代谢产物,已成为鉴定厌氧菌及其分类的比较可靠的方法。

五、常见厌氧菌

(一)破伤风杆菌

1.微生物学检查

破伤风的临床表现典型,根据临床症状即可做出诊断,所以一般不做细菌学检查。①特殊需要时,可从病灶处取标本涂片,革兰染色镜检。②需要培养时,将标本接种疱肉培养基培养。③也可进行动物试验。

2.临床意义

本菌可引起人类破伤风,对人的致病因素主要是它产生的外毒素。细菌不入血,但在感染组织内繁殖并产生毒素,其毒素入血引起相应的临床表现,本菌产生的毒素对中枢神经系统有特殊的亲和力,主要症状为骨骼肌痉挛。

(二)产气荚膜梭菌

1.微生物学检查

(1)直接涂片镜检:在创口深部取材涂片,革兰染色镜检,这是极有价值的快速诊断方法。

(2)分离培养及鉴定:可取坏死组织制成悬液,接种血平板或疱肉培养基中,厌氧培养,取培养物涂片镜检,利用生化反应进行鉴定。

2.临床意义

本菌可产生外毒素及多种侵袭酶类,外毒素以 α 毒素为主,本质为卵磷脂酶;还可产生透明质酸酶、DNA 酶等。本菌主要可引起气性坏疽及食物中毒等,气性坏疽多见于战伤,也可见于工伤造成的大面积开放性骨折及软组织损伤等。患者表现为局部组织剧烈胀痛,局部严重水肿,水汽夹杂,触摸有捻发感,并产生恶臭。病变蔓延迅速,可引起毒血症、休克甚至死亡。某些 A 型菌株产生的肠毒素,可引起食物中毒,患者表现为腹痛、腹泻,1~2 天可自愈。

(三)肉毒梭菌

1.微生物学检查

(1)分离培养与鉴定:在怀疑为婴儿肉毒病的粪便中检出本菌,并证实其是否产生毒素,诊断意义较大。

(2)毒素检测:可取培养滤液或悬液上清注射小鼠腹腔,观察动物出现的中毒症状。

2.临床意义

本菌主要可引起食物中毒,属单纯性毒性中毒,并非细菌感染。临床表现与其他食物中毒不同,胃肠症状很少见,主要表现为某些部位的肌肉麻痹,重者可死于呼吸困难与衰竭。本菌还可以引起婴儿肉毒病,一岁以下婴儿肠道内缺乏拮抗肉毒梭菌的正常菌群,可因食用被肉毒梭菌芽孢污染的食品后,芽孢在盲肠部位定居,繁殖后产生毒素,引起中毒。

(四)艰难梭菌

1.微生物学检查

由于本菌的分离培养困难,所以在临床上一般不采用分离培养病原菌的方法,可通过临床表现及毒素检测来进行诊断。

2.临床意义

本菌可产生 A、B 两种毒素,毒素 A 为肠毒素,可使肠壁出现炎症,细胞浸润,肠壁通透性增加,出血及坏死。毒素 B 为细胞毒素,损害细胞骨架,致细胞固缩坏死,直接损伤肠壁细胞,因而导致腹泻及假膜形成。本菌感染与大量使用抗生素有关,如阿莫西林、头孢菌素和克林霉素等,其中以克林霉素尤为常见。艰难梭菌所致假膜性肠炎,患者表现为发热、粪便呈水样,其中可出现大量白细胞,重症患者的水样便中可出现地图样或斑片状假膜。这些症状一般可在使用有关抗生素一周后突然出现。

六、无芽孢厌氧菌

(一)主要种类及生物学性状

无芽孢厌氧菌共有 23 个属,与人类疾病相关的主要有 10 个属,见表 15-32。

表 15-32 与人类相关的主要无芽孢厌氧菌

革兰阴性球		革兰阳性	
杆菌	球菌	杆菌	球菌
类杆菌属	韦荣菌属	丙酸杆菌属	消化链球菌属
普雷沃菌属		双歧杆菌属	
卟啉单胞菌属		真杆菌属	
梭杆菌属		放线菌属	

(1)革兰阴性厌氧杆菌有 8 个属,类杆菌属中的脆弱类杆菌最为重要。形态呈多形性,有荚膜。除类杆菌在培养基上生长迅速外,其余均生长缓慢。

(2)革兰阴性厌氧菌球菌有 3 个属,其中以韦荣菌属最重要。为咽喉部主要厌氧菌,但在临床厌氧分离标本中,分离率小于 1%,且为混合感染菌之一。其他革兰阴性球菌极少分离到。

(3)革兰阳性厌氧球菌有 5 个属,其中有临床意义的是消化链球菌属,主要寄居在阴道。本菌属细菌生长缓慢,培养需 5~7 天。

(4)革兰阳性厌氧杆菌有 7 个属,其中以下列 3 个属为主。①丙酸杆菌属:小杆菌,无鞭毛,能在普通培养基上生长,需要 2~5 天,与人类有关的有 3 个种,以痤疮丙酸杆菌最为常见。②双歧杆菌属:呈多形性,有分支,无动力,严格厌氧,耐酸。29 个种中有 10 个种与人类有关,其中只有齿双歧杆菌与龋齿和牙周炎有关。其他种极少从临床标本中分离到。③真杆菌属:单一形态或多形态,动力不定,严格厌氧,生化反应活泼,生长缓慢,常需培养 7 天,最常见的是钝真杆菌。

(二)微生物学检查

要从感染灶深部采取标本。最好是切取感染灶组织或活检标本,立即送检。

1.直接涂片镜检

将采集的标本直接涂片染色镜检,观察细菌形态、染色及菌量,为进一步培养以及初步诊断提供依据。

2.分离培养与鉴定

分离培养是鉴定无芽孢厌氧菌感染的关键步骤。标本应立即接种相应的培养基,最常用的培养基是以牛心脑浸液为基础的血平板。置 37 ℃厌氧培养 2~3 天,如无菌生长,继续培养 1 周。如有菌生长则进一步利用有氧和无氧环境分别传代培养,证实为专性厌氧菌后,再经生化反应进行鉴定。

(三)临床意义

无芽孢厌氧菌是一大类寄生于人体的正常菌群,引起的感染均为内源性感染,在一定的致病条件下,可引起多种人类感染。所致疾病如下。

1.败血症

主要由脆弱类杆菌引起,其次为革兰阳性厌氧球菌。

2.中枢神经系统感染

主要由革兰阴性厌氧杆菌引起,常可引起脑脓肿。

3.口腔与牙齿感染

主要由消化链球菌、产黑素类杆菌等引起。

4.呼吸道感染

主要由普雷沃菌属、坏死梭杆菌、核梭杆菌、消化链球菌和脆弱类杆菌。

5.腹部和会阴部感染

主要由脆弱类杆菌引起。

6.女性生殖系统感染

主要由消化链球菌属、普雷沃菌属和卟啉单胞菌等。

7.其他

无芽孢厌氧菌尚可引起皮肤和软组织感染、心内膜炎等。

七、厌氧球菌

在临床标本中检出的厌氧菌约有 1/4 为厌氧球菌。其中与临床有关的有革兰阳性黑色消化球菌和消化链球菌属及革兰阴性的韦荣球菌属。

(一)黑色消化球菌临床意义

黑色消化球菌通常寄生在人的体表及与外界相通的腔道中,是人体正常菌群的成员之一。本菌可引起人体各部组织和器官的感染(肺部、腹腔、胸膜、口腔、颅内、阴道、盆腔、皮肤和软组织等)。常与其他细菌混合感染,也可从阑尾炎、膀胱炎、腹膜炎以及产后败血症的血中分离出来。

(二)消化链球菌属临床意义

在《伯杰氏系统细菌学手册》中把消化链球菌属分成厌氧消化链球菌、不解糖消化链球菌、吲哚消化链球菌、大消化链球菌、微小消化链球菌等共 9 个菌种。本菌在临床标本中以厌氧消化链球菌最常见。产生消化链球菌则很少见。消化链球菌可引起人体各部组织和器官的感染,又以混合感染多见。

(三)韦荣球菌属临床意义

韦荣球菌属有小韦荣球菌和产碱韦荣球菌两个种。它们都是口腔、咽部、胃肠道及女性生殖道的正常菌群。大多见于混合感染,致病力不强,小韦荣氏球菌常见于上呼吸道感染中,而产碱韦荣球菌则多见于肠道感染。

八、厌氧环境的指示

(一)化学法

美兰指示剂或刃天青指示剂。

（二）微生物法

专性需氧菌。

（胡丽萍）

第八节　分枝杆菌属检验

分枝杆菌属是一类细长或略带弯曲、为数众多（包括 54 个种）呈分枝状生长的需氧杆菌。因其繁殖时呈分枝状生长故称分枝杆菌。本属细菌的主要特点是细胞壁含有大量脂类，可占其干重的 60％，这与其染色性、抵抗力、致病性等密切相关。耐受酸和抗乙醇，一般不易着色，若经加温或延长染色时间而着色后，能抵抗 3％盐酸乙醇的脱色作用，故又称抗酸杆菌。需氧生长，无鞭毛，无芽孢和荚膜。引起的疾病均为慢性，有肉芽肿病变的炎症特点。

分枝杆菌的种类较多，包括结核分枝杆菌、非典型分枝杆菌和麻风分枝杆菌。非典型分枝杆菌是一大群分枝杆菌的总称，与人类有关的非典型分枝杆菌主要有堪萨斯分枝杆菌、海分枝杆菌、瘰疬分枝杆菌、戈分枝杆菌、鸟分枝杆菌、蟾分枝杆菌、龟分枝杆菌、偶发分枝杆菌和耻垢分枝杆菌等。本属细菌无内外毒素，其致病性与菌体某些成分如索状因子、蜡质 D 及分枝菌酸有关。

一、结核分枝杆菌

结核分枝杆菌简称结核杆菌，是引起人和动物结核病的病原菌。目前已知在我国引起人类结核病的主要有人型和牛型结核分枝杆菌。

（一）临床意义

1.致病性

结核分枝杆菌主要通过呼吸道、消化道和受损伤的皮肤侵入易感机体，引起多种组织器官的结核病，其中以通过呼吸道引起的肺结核最多见。肺外感染可发生在脑、肾、肠及腹膜等处。该菌不产生内毒素和外毒素，也无荚膜和侵袭性酶。

2.Koch 现象

结核的特异性免疫是通过结核分枝杆菌感染后所产生，试验证明，将有毒结核分枝杆菌纯培养物初次接种于健康豚鼠，不产生速发型变态反应，而经 10～14 天，局部逐渐形成肿块，继而坏死，溃疡，直至动物死亡。若在 8～12 周之前给动物接种减毒或小量结核分枝杆菌，第二次接种时则局部反应提前，于 2～3 天发生红肿硬结，后有溃疡但很快趋于痊愈。此现象为 Koch 在1891 年观察到的，故称为 Koch 现象。

3.结核菌素试验

利用Ⅳ型变态反应的原理，检测机体是否感染过结核杆菌。

（二）微生物学检验

1.标本采集

根据感染部位的不同，可采集不同标本。结核患者各感染部位的标本中大多都混有其他细菌，为此应采取能抑制污染菌的方法。若做分离培养，必须使用灭菌容器，患者应停药 1～2 天再采集标本。可采集痰、尿、粪便、胃液、胸腔积液、腹水、脑脊液、关节液、脓液等。

2.检验方法

(1)涂片检查。①直接涂片:a.薄涂片。挑取痰或其他处理过的标本约0.01 mL,涂抹于载玻片上,用姜-尼(热染法)或Kinyoun(冷染法)抗酸染色,镜检,报告方法:一,全视野(或100个视野)未找到抗酸菌;+,全视野发现3～9个;++,全视野发现10～99个;+++,每视野发现1～9个;++++,每视野发现10个以上(全视野发现1～2个时报告抗酸菌的个数)。b.厚涂片。取标本0.1 mL,涂片,抗酸染色、镜检,报告方法同上。②集菌涂片:主要方法有沉淀集菌法和漂浮集菌法。③荧光显微镜检查法:制片同前。用金铵"O"染色,在荧光显微镜下分枝杆菌可发出荧光。

(2)分离培养:结核分枝杆菌的分离培养对于结核病的诊断、疗效观察及抗结核药物的研究均具有重要意义。培养前针对标本应做适当的前处理,如痰可做4%H_2SO_4或4%NaOH处理20～30分钟,除去支杂菌再接种于罗氏培养基,37 ℃培养,定时观察,至4～8周。此方法可准确诊断结核杆菌。

(3)基因快速诊断:简便快速、灵敏度高、特异性强。但需注意实验器材的污染问题,以免出现假阳性。

(4)噬菌体法。

(三)治疗原则

利福平、异烟肼、乙胺丁醇、链霉素为第一线药物。利福平与异烟肼合用可以减少耐药的产生。对于严重感染,可用吡嗪酰胺与利福平及异烟肼联合使用。

二、非典型(非结核)分枝杆菌

分枝杆菌属中除结核杆菌和麻风杆菌以外,均称为非结核分枝杆菌或非典分枝杆菌。因其染色性同样具有抗酸性亦称非结核抗酸菌,其中有14～17个非典菌种能使人致病,可侵犯全身脏器和组织,以肺最常见,其临床症状、X线所见很难与肺结核病区别,而大多数非典菌对主要抗结核药耐药,故该菌的感染和发病已成为流行病学和临床上的主要课题,与发达国家一样,我国近年来发现率也有增高趋势。以第Ⅲ群鸟-胞内分枝杆菌复合群和第Ⅳ群偶发分枝杆菌及龟分枝杆菌为多。

三、麻风分枝杆菌

麻风分枝杆菌简称麻风杆菌,是麻风病的病原菌。首先由Hansen1937年从麻风患者组织中发现。麻风分枝杆菌亦为抗酸杆菌,但较结核杆菌短而粗。抗酸染色着色均匀,呈束状或团状排列。为典型的胞内寄生菌,该菌所在的细胞胞质呈泡沫状称麻风细胞。用药后细菌可断裂为颗粒状,链状等,着色不均匀,叫不完整染色菌。革兰阳性无动力、无荚膜和芽孢。

麻风分枝杆菌是麻风的病原菌,麻风是一种慢性传染病,早期主要损害皮肤、黏膜和神经末梢,晚期可侵犯深部组织和器官,此菌尚未人工培养成功,已用犰狳建立良好的动物模型。人类是麻风分枝杆菌的唯一宿主,也是唯一传染源。本病在世界各地均有流行,尤以第三世界较为广泛。

麻风病根据机体的免疫、病理变化和临床表现可将多数患者分为瘤型和结核型两型,另外还有界限类和未定类两类。治疗原则:早发现,早治疗。治疗药物主要有砜类、利福平、氯苯齐明及丙硫异烟胺。一般采用二或三种药物联合治疗。

(胡丽萍)

第十六章

支原体和衣原体检验

第一节　支原体检验

支原体是一群没有细胞壁、介于细菌与病毒之间、能在人工培养基中生长繁殖的最小的原核细胞型微生物,形态上呈高度多形性,最小个体直径 200 μm 左右,可通过滤菌器。支原体最早从牛胸膜炎病灶的胸腔积液滤液中分出,当时称为胸膜肺炎微生物,以后从人体、家畜和禽类标本中先后发现此类微生物。由于它们能形成有分支的长丝,1967 年正式命名为支原体。可引起人类非典型肺炎、非淋菌性尿道炎等。

支原体迄今已分离到 150 余种,因其缺乏细胞壁,归属于柔膜体纲的支原体目。下分三个科:支原体科,生长时需从外界环境摄取胆固醇;无胆甾原体科,生长时不需外源性胆固醇;螺旋原体科,虽生长需要胆固醇,其特点是生长到一定阶段呈螺旋形。支原体科中又分支原体和脲原体二个属。支原体在自然界中分布十分广泛,多为腐生不致病,少数可引起人或动物的感染,主要存在于人体和动物的腔道黏膜上。寄居人体的支原体有 16 种,对人致病的主要是肺炎支原体、人型支原体、生殖器支原体、穿透支原体和解脲脲原体。支原体还经常污染细胞培养,给实验室病毒分离、单克隆抗体制备等工作带来一定困难。支原体可依据其对葡萄糖、精氨酸和尿素等三种物质的利用情况不同进行初步分类(表 16-1)。

表 16-1　人类主要支原体生物学性状

支原体	分解葡萄糖	水解		吸附血细胞	致病性
		精氨酸	尿素		
肺炎支原体	+	−	−	+	肺炎支气管炎
解脲脲原体	−	−	+	+	泌尿生殖系统感染
人型支原体	−	+	−	−	泌尿生殖系统感染
生殖道支原体	+	−	−	−	泌尿生殖系统感染
穿透支原体	+	+	−	+	多见于艾滋病

一、肺炎支原体

肺炎支原体(Mycoplasma pneumoniae,MP)是引起人类呼吸道感染的病原体之一。本病约

321

占非细菌性肺炎的 1/3 以上,常于秋季发病。患者中儿童和青年人居多,婴儿有间质性肺炎时应考虑支原体肺炎的可能性。

（一）生物学特性

肺炎支原体无细胞壁,仅有细胞膜,呈高度多形性,常见形态为球形、杆形及长丝形,有时可见分枝与星状体。革兰染色阴性,但不易着色,常用吉姆萨染色,呈淡紫色。电镜下可见支原体的细胞膜有三层:内外层为蛋白质和多糖的复合物,中层为脂质。脂质中胆固醇占 36%,对保持膜的完整性具有一定作用,一端有一种特殊的末端结构,能使支原体黏附于呼吸道黏膜上皮细胞表面,与致病性有关。所有肺炎支原体株共同具有 P_1 蛋白和菌体蛋白,是肺炎支原体的主要特异性免疫原,是目前血清学诊断推选的主要抗原。

大多数肺炎支原体兼性厌氧,有些菌株在初分离时加入 5% 二氧化碳生长更好,对低渗透压敏感,营养要求高于一般细菌,需加入 20% 马血清或小牛血清,多数支原体还需添加新鲜酵母浸液、组织液等。支原体繁殖较慢,在固体培养基上 35 ℃培养 2～3 天,菌落中央的核心部分较厚、向下长入培养基,周边由透明颗粒组成的薄薄的一层贴在琼脂表面,呈油煎蛋菌落。

肺炎支原体的抗原性主要来自细胞膜,胞膜外层蛋白质是支原体的主要型特异性抗原,其抗原性常用生长抑制试验(growth inhibitiontest,GIT)与代谢抑制试验(metabolism inhibition test,MIT)鉴定。GIT 是将吸取型特异性抗血清的滤纸片置于接种有支原体的固体培养基上,经孵育出现同型血清抑制该型支原体生长现象。MIT 是将支原体接种在含有抗血清的葡萄糖(酚红)培养基中,若抗体与支原体型相对应,则抑制该支原体分解葡萄糖,酚红不变色。此两种方法可将支原体分成若干血清型。

因支原体无细胞壁,对青霉素、头孢菌素等作用于细胞壁的抗生素不敏感,对脂溶剂、去垢剂和石炭酸、甲醛等常用消毒剂敏感。4 ℃放置不超过 3 天,56 ℃很快灭活。对热、干燥非常敏感,冻干能长期保存。

（二）致病物质与所致疾病

肺炎支原体是支原体肺炎的病原体,主要侵犯呼吸系统。肺炎支原体黏附于黏膜上皮细胞的受体上,吸取宿主细胞的养料生长繁殖,同时释放有毒代谢产物如过氧化氢、核酸酶等使细胞受损。主要通过呼吸道传播,青少年易感,冬秋季较多见,引起间质性肺炎和急性支气管炎,占肺炎发病率的 15%～20%,病理变化以间质性肺炎为主。

（三）微生物检验

1.标本采集

可取患者痰、咽拭子、鼻咽洗液、支气管分泌物等。因肺炎支原体有黏附细胞的作用,以拭子标本为好。支原体对热和干燥敏感,取材后应立即接种或置转运培养基中(蔗糖磷酸盐缓冲液),4 ℃能保存 72 小时,－70 ℃或液氮能长期保存。

2.直接显微镜检查

革兰染色不易着色,电子显微镜观察无细胞壁,易与细菌鉴别。

3.分离培养

常用的培养基是以牛心消化液为基础,另加 20% 小牛血清及新鲜酵母浸液制成的液体或固体培养基。在含 5% 二氧化碳环境下培养,初分离时,一般 10 天左右长出菌落,呈致密圆形,常不出现油煎蛋状,需经数次传代后,菌落开始典型。肺炎支原体的分离阳性率不高,对临床快速诊断意义不大,但对流行病学调查有重要意义。

4.鉴定

主要靠形态染色、菌落特征、生化反应及特异性生长试验等。支原体在固体培养基生长有陷入培养基生长的趋势,经 7～10 天培养可形成细小的菌落,观察时最好用低倍显微镜或倒置显微镜。支原体的菌落多为中心致密凸起,四周浅薄,呈典型的油煎蛋菌落。用 Diene 染色,支原体菌落中心为翠蓝色,边缘浅蓝色,且不易褪色,其他细菌菌落不着色。肺炎支原体分解葡萄糖,不分解精氨酸,在含葡萄糖的液体培养基上生长产酸,使酚红指示剂变黄,尿素试验阴性。

支原体与细菌 L 型的区别:细菌 L 型也有多形性,也对低渗敏感,也可形成油煎蛋菌落,易与本菌混淆,但细菌 L 型在无抗生素等诱导因素作用下,可返祖为原菌,染色后易褪色,以此可鉴别(表 16-2)。

表 16-2　支原体和细菌 L 型的区别

性状	支原体	细菌 L 型
形状	多形性	多形性
大小	$0.2\sim0.3\ \mu m$	$0.6\sim1.0\ \mu m$
细胞壁	无	无
细胞膜	含胆固醇	不含胆固醇
菌落	油煎蛋状	油煎蛋状
通过滤器	能	能
遗传性	与细胞无关	与原细菌相同
回复成细菌	不能	能
对青霉素	不敏感	不敏感
致病性	支原体肺炎	慢性感染

5.免疫学检测

肺炎支原体的非特异血清学方法有肺炎支原体冷凝集试验与 MG 链球菌凝集试验,对支原体肺炎能起辅助诊断的作用。冷凝集试验是检测患者血清中冷凝集素的一种非特异性试验,其方法是将患者的稀释血清与 O 型 Rh 阴性红细胞在 4 ℃下做凝集试验。约 50% 的肺炎支原体感染者为阳性(效价≥1:64),效价越高或双份血清呈 4 倍以上升高,肺炎支原体近期感染的可能性越大。MG 链球菌凝集试验是一种非特异性凝集试验。肺炎支原体感染后,约 1/3 的患者血清中可出现能凝集甲型链球菌 MG 株的抗体,效价≥1:20,而病毒性肺炎患者常无此抗体出现,故本试验有助于两者的鉴别。

有研究报道,肺炎支原体膜蛋白单克隆抗体和反向间接血凝法直接检测分泌物和体液中支原体抗原具有很高的特异度和灵敏度。人体感染肺炎支原体后,能产生特异性 IgM 和 IgG 类抗体。IgM 类抗体出现早,一般在感染后 1 周出现,3～4 周达高峰,以后逐渐降低。由于肺炎支原体感染的潜伏期为 2～3 周,当患者出现症状而就诊时,IgM 抗体已达到相当高的水平,因此 IgM 抗体阳性可作为急性期感染的诊断指标。如 IgM 抗体阴性,则不能否定肺炎支原体感染,需检测 IgG 抗体。IgG 较 IgM 出现晚,需动态观察,如显著升高提示近期感染,显著降低说明处于感染后期。

二、解脲脲原体

解脲脲原体(Ureaplasma urealyticum,Uu)也称溶脲脲原体,是 1954 年 Shepard 首先从非淋球菌尿道炎(NGU)患者的尿道分泌物中获得,因其菌落细小,故曾称为 T 支原体。按其分解尿素的特性命名为解脲脲原体。解脲脲原体是人类泌尿生殖道最常见的寄生菌之一,它与人类的多种疾病有关。

(一)生物学特性

解脲脲原体呈高度多形性,常见形态为球形、杆形及长丝形。革兰染色阴性但不易着色,吉姆萨染色呈紫蓝色。无细胞壁,细胞膜由三层薄膜构成,内、外两层由蛋白质组成,中层为类脂质。

体外培养营养要求很高,需要供给胆固醇和酵母,常用的基础培养基为牛心消化液,在液体选择培养基中 35 ℃培养 18~24 小时,因分解尿素使培养基变成红色;在固体培养基上 35 ℃培养 2~3 天,形成细小(仅 10~40 μm)、周边较窄的油煎蛋样菌落(需用低倍显微镜观察)。

解脲脲原体除脂多糖抗原和蛋白质抗原外,还有脲酶抗原,后者是解脲脲原体种特异抗原,可与其他支原体区别。解脲脲原体有 16 个血清型,其中以第 4 型引起疾病的频率最高。

解脲脲原体与其他支原体一样,无细胞壁,对渗透作用特别敏感,易被脂溶剂、清洁剂、酒精、特异抗体和补体溶解。对热抵抗力差,对青霉素等作用于细胞壁的抗生素不敏感,常用于治疗并能获效的主要是大环内脂类、四环素内、林可霉素类及喹诺酮类等抗生素。

(二)致病物质与所致疾病

解脲脲原体主要引起人体泌尿生殖系统的感染,主要传播途径为性接触传播和母婴传播,多见于年轻性旺盛时期,尤多见于不洁性交后,与女性生殖健康关系最为密切。其致病机制可能与其侵袭性酶和毒性产物有关,解脲脲原体吸附宿主细胞后,可产生磷脂酶分解细胞膜中的磷脂,影响宿主细胞生物合成。尿素酶分解尿素产生氨,对细胞有毒性作用。产生 IgA 蛋白酶,可降解 IgA 形成 Fab 和 Fc,破坏泌尿生殖系统黏膜表面 IgA 的局部抗感染作用,有利于解脲脲原体黏附于泌尿生殖系统黏膜的表面而致病。解脲脲原体所引起的疾病最常见的是非淋菌性尿道炎,并被认为是非淋球菌性尿道炎中仅次于衣原体(占 50%)的重要病原体。另外解脲脲原体还可致子宫内膜炎、绒毛膜羊膜炎、自然流产、围生期疾病及死亡,也可引起肾盂肾炎、阴道炎和盆腔炎。

(三)微生物检验

1.标本采集

用无菌棉拭子或无菌试管取非淋球菌性尿道炎患者的尿道分泌物,慢性前列腺炎患者经按摩后的前列腺液,原因不明不育症患者的精液,阴道炎与宫颈炎患者的炎性分泌物。

2.分离培养

应用选择鉴别培养基对解脲脲原体进行培养鉴定。将标本接种于含营养、尿素、精氨酸和酚红指示剂的培养基中(pH 6.3),标本如有解脲脲原体存在,35 ℃培养 24~48 小时,由于解脲脲原体生长,分解尿素产氨使培养基 pH 上升至 7.6~8.6,液体培养基颜色由橙黄色转变成红色可判定有解脲脲原体生长。解脲脲原体在液体中不出现菌膜,浑浊及沉淀生长现象,如培养基出现浑浊,表明有杂菌污染,不能报告解脲脲原体阳性羊水和血液等。

3.鉴定

解脲脲原体不分解葡萄糖和精氨酸,但可利用尿素,放出氨气,能吸附豚鼠及绵羊红细胞,四氮唑还原试验阴性。

4.血清学诊断

ELISA 不仅可以测定血清型别,还可测出 Ig 的类型(IgM、IgG),较敏感,特异性强,有早期诊断意义。

5.核酸检测

核酸检测可以部分脲酶基因的核苷酸序列为模板,合成相应的引物经体外扩增后,解脲脲原体 16 个血清型均见 460 bp 的 DNA 片段。通过对 PCR 产物的核酸杂交和序列分析,可将各种支原体鉴别分类。该法敏感率性高,但假阳性较高,故不适用于临床。

(四)药物敏感试验

配合使用鉴定、计数和药敏试验板,可同时对解脲脲原体进行鉴定、计数和多种抗生素的药敏测定。使用支原体分离培养药敏试剂盒进行支原体的分离培养及药物敏感试验时,可根据试剂盒使用说明书报告结果,但检测结果很大程度上依赖于标本的采集,所以以一次阴性结果并不能确定没有感染;阳性结果指示泌尿生殖系统支原体的存在,但并不能作为充分的临床诊断依据,临床的诊断需与临床症状相结合。

近年来,支原体对抗生素的耐药性问题已引起多方注意。滥用抗生素可能是导致支原体耐药的重要因素,体外药敏试验有助于指导临床合理用药,减少或防止耐药株的出现。

（杨晓东）

第二节　衣原体检验

衣原体是一类能通过滤菌器、严格细胞内寄生、有独特生活周期的原核细胞型生物。衣原体属是衣原体科唯一的一个属,包括沙眼衣原体、鹦鹉热衣原体、肺炎衣原体和猫心衣原体 4 个种。

一、生物学特性

衣原体具有如下共同特性:①有 DNA 和 RNA 两种类型核酸。②具有 LPS 和蛋白质所组成的细胞壁。③通过独特的生活周期,二分裂方式繁殖(类似细菌)。④有核糖体。⑤有较为简单的酶系统,能进行一定的代谢活动。⑥对许多广谱抗生素敏感。

衣原体在宿主细胞内生长繁殖,有独特的生活周期,以两种发育类型存在:①原体(elementary body,EB)是衣原体胞外存在形式,圆形(直径 0.25～0.35 μm),中央有一致密的拟核,有较致密而坚韧的细胞壁,是发育成熟的衣原体,吉姆萨染色呈紫色,具有高度的感染性。②网状体或称始体(initial body,IB),圆形(直径 0.5～1.0 μm)或不规则形,中央成纤细的网状结构,无致密拟核,吉姆萨染色呈兰色。始体为宿主细胞内的繁殖体,代谢活泼,不能在胞外存活,无感染性。

原体与易感宿主细胞表面的特异受体吸附后,通过吞噬作用进入细胞内,形成吞噬小泡,阻止吞噬溶酶体融合。原体在泡内细胞壁变软,增大形成网状体,RNA 增多。大约 8 小时后,始体二分裂增殖,在细胞膜包裹的空泡内聚集、扩增,即称为包涵体。于感染 18～24 小时后,网状体浓缩形成具有坚韧细胞壁的原体,最后细胞破裂释放原体,再感染其他细胞,开始新的发育周期。

每个发育周期需 48～72 小时。

二、致病物质与所致疾病

沙眼衣原体分为沙眼、性病淋巴肉芽肿和鼠型三种生物变种。前两种生物变种自然宿主都是人，分别感染眼、生殖道、呼吸道以及淋巴结，鼠型在鼠间传播。沙眼生物变种又可分为 12 个血清型（A～K），性病淋巴肉芽肿生物变种可分为 3 个血清型（L1～L3）。沙眼衣原体引起的生殖道感染是最常见的性传播疾病之一。在女性经常引起严重的并发症，包括宫颈炎、尿道炎、子宫内膜炎、盆腔炎、异位妊娠和不孕症。在生产过程中由母亲垂直传播给新生儿可引起眼结膜炎和新生儿肺炎；男性可引起尿道炎和附睾炎。至少 40％的非淋菌性尿道炎是由于衣原体的感染引起。在发展中国家，沙眼衣原体引起的眼结膜炎是主要致盲的原因。

鹦鹉热衣原体主要使动物感染，一般存在于动物肠道，由粪便排出污染环境，人偶尔接触被感染的动物而引起呼吸道疾病。

肺炎衣原体寄生于人类，主要引起青少年急性呼吸道感染，可引起肺炎、支气管炎咽炎和鼻窦炎等，起病缓慢，临床表现为咽痛、声音嘶哑等症状，肺炎衣原体慢性感染与急性心肌梗死和慢性冠心病的关系越来越引起人们的注意。

三、微生物学检验

（一）标本采集

沙眼和包涵体结膜炎患者，用拭子在结膜上穹隆或下穹隆用力涂擦，或取眼结膜刮片；沙眼衣原体尿道炎采样因其仅感染柱状及鳞-柱状上皮细胞，可取女性宫颈拭子，男性尿道拭子及男性尿液；性病淋巴肉芽肿患者采淋巴结脓汁，用肉汤或组织培养营养液适当稀释，以供分离。

（二）直接显微镜检查

由于衣原体在宿主细胞内出现包涵体，用光学显微镜观察有一定预诊意义，特别在眼结膜、尿道及子宫颈上皮细胞内发现典型包涵体更有参考意义。但包涵体的检出对急性、严重的新生儿包涵体性结膜炎的诊断价值大，而对成人眼结膜和生殖系统感染的诊断意义次之。

1.吉姆萨染色

标本涂片干燥后，经吉姆萨染色镜检，原体染成紫红色，始体呈蓝色，此法简单易行，但敏感性较低。

2.免疫荧光检查

用直接法荧光抗体（DFA）染色检测上皮细胞内的典型衣原体抗原。

（三）分离培养与鉴定

1.细胞培养

分离衣原体的细胞有 HeLa-229 或 McCoy 细胞等，在装有盖玻片的小培养瓶中加入 HeLa-229 或 McCoy，加入 Eagle 氏液或 199 营养液、10％灭活小牛血清等，培养 24 小时使细胞长成单层。然后接种标本，经 37 ℃培养 72 小时后，取出盖玻片经吉姆萨染色或荧光染色，如标本中有沙眼衣原体染色后可见蓝色、深蓝色或暗紫色的包涵体。

2.鸡胚培养

所选鸡胚必须来自饲料中不加抗生素的养鸡场，而且种鸡应无衣原体的感染。培养后如卵黄囊膜涂片发现衣原体、连续传代鸡胚死亡，并经血清学鉴定为阳性者，即为阳性分离结果。

(四)其他检测方法

1.金标快速检测法

在检测卡的硝酸纤维膜的检测线上固定有抗衣原体属特异性抗原 LPS 的单克隆抗体,对照线上固定有抗鼠 IgG 的抗体,处理后的样品首先与结合了抗衣原体单克隆抗体的胶体金颗粒混合,并靠毛细管作用向检测线移动。如果样品中含有衣原体则可形成双抗体夹心免疫复合物,并聚集在检测区形成一条红线。无此红线则表示样品中无衣原体存在,无论样品中有无衣原体存在,对照区总应该出现一条红线,表示检测系统工作正常。对女性子宫颈棉拭、男性尿道棉拭或尿液标本,采用此法可直接定性地检测衣原体抗原,用于诊断衣原体感染。

2.核酸检测

(1)PCR:检查尿道和宫颈拭子、初段晨尿等标本中特异性 DNA 片段。此法敏感性较高,临床慎用。

(2)核酸杂交:用^{125}I 标记的沙眼衣原体 rDNA 探针检测宫颈标本的衣原体,该法检测只需 1 小时,且无放射危害,其敏感性和特异性与细胞培养相比分别为 82.8% 和 99.4%。

四、药物敏感性试验

可采用四环素类药物(常用的有四环素、多西环素、米诺环素)、大环内酯类药物(常用的有红霉素、琥乙红霉素、罗红霉素、阿奇霉素)和喹诺酮类药物(常用的有氧氟沙星、左氧氟沙星)及大观霉素、克林霉素、克拉霉素等治疗衣原体感染,疗程为 1～2 周。

(左春磊)

第十七章

病毒学检验

第一节 人类免疫缺陷病毒检验

一、病原学

人类免疫缺陷病毒（human immunodeficiency virus，HIV）为反转录病毒科的 RNA 病毒。病毒颗粒呈球形，直径为 100～120 nm；病毒体外层为脂蛋白包膜，其中嵌有 gp120 和 gp41 两种特异的糖蛋白，前者为包膜表面刺突，后者为跨膜蛋白。病毒内部为 20 面体对称的核衣壳，病毒核心含有 RNA、反转录酶和核衣壳蛋白。核心为由两条相同的单股正链 RNA 在 5′端通过氢键结合而形成的二聚体 RNA、反转录酶组成，呈棒状或截头圆锥状。HIV 显著特点是具有高度变异性。HIV 感染的宿主范围和细胞范围较窄，在体外仅感染表面有 CD4 受体的 T 细胞、巨噬细胞，感染后细胞出现不同程度的病变，培养液中可检测到反转录酶活性，培养细胞中可检测到病毒抗原。

二、致病性

HIV 感染后的数年至 10 余年可无任何临床表现。发病以青壮年较多，发病年龄 80% 为 18～45 岁，即性生活较活跃的年龄段。发展为艾滋病后可以出现各种临床表现。一般初期的症状就像普通感冒、流感样，可出现全身疲劳无力、食欲减退、发热等症状，随着病情的加重，症状日见增多，如皮肤、黏膜出现白念珠菌感染，出现单纯疱疹、带状疱疹、紫斑、血疱、瘀斑等；以后渐渐侵犯内脏器官，出现原因不明的持续性发热，可长达 3～4 个月；还可出现咳嗽、气促、呼吸困难、持续性腹泻、便血、肝脾大、并发恶性肿瘤等。临床症状复杂多变，但每个患者并非上述所有症状全都出现。侵犯肺部时常出现呼吸困难、胸痛、咳嗽等；侵犯胃肠可引起持续性腹泻、腹痛、消瘦无力等；还可侵犯神经系统和心血管系统。

三、实验室检查

（一）病毒分离

HIV 感染者外周血细胞、血浆、全血等均存在病毒。可通过与正常人外周血细胞共培养的方法进行病毒分离，用于 HIV 感染的辅助诊断及 HIV 抗体阳性母亲所生婴儿的早期辅助鉴别诊断。HIV 病毒分离培养阳性表明人体内存在 HIV,阴性仅表示未能分离培养出病毒,不能作为 HIV 未感染的诊断依据。

(二)抗体检查

人体感染 HIV 后,2～6 周产生抗 HIV 特异性抗体。HIV 抗体检测分为筛查试验和确证试验。

1.筛查试验

主要用于 HIV 感染筛查,因此要求操作简便、成本低廉,而且灵敏、特异。目前主要的筛检方法是 ELISA 方法检测 HIV 抗体,还有少数的颗粒凝集试剂和快速 ELISA 试剂。

2.确证试验

筛检实验阳性血清的确证最常用的是 western blot(WB),由于该法相对窗口期较长、灵敏度稍差,而且成本高昂,因此只适合作为确证实验。随着第三代和第四代 HIV 诊断试剂灵敏度的提高,WB 已越来越满足不了对其作为确证实验的要求。FDA 批准的另一类筛检确证试剂是免疫荧光试验(IFA)。IFA 比 WB 的成本低,而且操作也相对简单,整个过程在 1～1.5 小时即可结束。此法的主要缺点是需要昂贵的荧光检测仪和有经验的专业人员来观察评判结果,而且实验结果无法长期保存。现在 FDA 推荐向 WB 不能确定的供血员发布最终结果时以 IFA 的阴性或阳性为准,但不作为血液合格的标准。

(三)HIV P24 抗原检测

HIV P24 抗原出现早于 HIV 抗体,有助于进行辅助诊断以缩短窗口期,目前多采用 ELISA 夹心法进行检测。HIV P24 抗原阳性,表示检测样品中含有 P24 抗原,但不能作为诊断依据,可用于 HIV 抗体不确定或窗口期的辅助诊断及 HIV 抗体阳性母亲所生婴儿的早期辅助鉴别诊断等。HIV P24 抗原阴性结果只表示在本试验中无反应,不能排除 HIV 感染。

(四)HIV 病毒载量检测

HIV 病毒载量指感染者体内游离的 HIV 病毒含量,即每毫升血液中含有的 HIV RNA 拷贝数。常用的 HIV 病毒载量检测方法包括反转录 PCR、核酸序列扩增、分支 DNA 杂交和荧光定量 PCR 实验等。HIV 病毒载量检测结果高于检测限,可作为 HIV 感染窗口期的辅助诊断、HIV 抗体不确定及 HIV 抗体阳性母亲所生婴儿的早期辅助鉴别诊断,不能单独用于 HIV 感染的诊断。病毒载量检测还可用于判断 HIV 感染疾病预后、是否需要抗病毒治疗及疗效等。HIV 病毒载量检测结果低于检测限,见于没有感染 HIV 的个体、抗病毒治疗效果好或极少数自身可有效抑制病毒复制的 HIV 感染者。

(五)HIV 耐药检测

在对 HIV 感染者抗病毒治疗时,病毒载量下降不理想或抗病毒治疗失败时,需进行 HIV 耐药性检测。目前耐药性检测有两种方法,即基因型检测及表型检测。基因型检测通过分子生物学方法检测与耐药性相关的病毒基因突变。表型检测通过病毒培养直接检测体内感染 HIV 毒株对不同药物的敏感度,揭示是否存在耐药及交叉耐药。如果检测结果提示耐药,需要密切结合临床、患者服药依从性、药物的代谢和药物水平等因素综合判定。

(六)CD4$^+$T 淋巴细胞检测

用于 CD4$^+$T 淋巴细胞检测的方法分为自动检测方法和手工操作法。自动检测方法包括流式细胞仪(单平台一步法、多平台三级程序法)、专门的细胞计数仪,手工操作方法则需要显微镜或酶联免疫实验设备。目前检测 CD4$^+$T 淋巴细胞数的标准方法为应用流式细胞仪技术检测,可得出 CD4$^+$T 淋巴细胞的绝对值及占淋巴细胞的百分率。

四、检验结果的解释和应用

(一)病毒分离

病毒分离可用于 HIV-1 感染的辅助诊断及 HIV-1 抗体阳性母亲所生婴儿早期辅助鉴别诊断。病毒分离培养必须在生物安全三级实验室进行,技术要求高,目前多用于 HIV 相关的科学研究,临床不作为常规诊断项目。

(二)HIV 抗体检测

HIV 抗体检测是 HIV 感染诊断的金标准,筛查试验阳性不能判定是否感染,必须经有资质的确证实验室进行确证试验,确证试验阳性才可报告"HIV 抗体阳性(＋)",判断为 HIV 感染。

(三)HIV P24 抗原检测

HIV P24 抗原检测结果阳性仅作为 HIV 感染的辅助诊断依据,不能据此确诊,阳性结果还需经中和试验确认,操作复杂,临床不将其作为常规检测项目。

(四)HIV 病毒载量检测

HIV 病毒载量检测灵敏度非常高,在 HIV 感染辅助诊断、患者预后评估及评价抗病毒治疗效果等方面发挥重要作用,但由于有假阳性的可能,阳性结果仅为 HIV 感染的辅助诊断指标,不可据此诊断。

(五)耐药性检测

常用的方法包括基因型和表型检测。表型检测可指导 HIV 感染者的有效用药,但必须在生物安全三级实验室进行,技术要求高,临床不将其作为常规诊断项目。基因型检测费用较低,技术相对容易,但结果分析较复杂,需要掌握大量相关知识,且无法指出药物耐药的程度。目前国际上广泛应用是基因型耐药检测。

(六)CD4$^+$T 淋巴细胞

CD4$^+$绝对值的变化可用于艾滋病的免疫状态分析、疗效观察及预后判断。艾滋病患者 CD4/CD8 比值显著降低,多在 0.5 以下。

(胡乐兰)

第二节　流行性感冒病毒检验

一、病原学

流感病毒(influenza virus,IFV)属正黏病毒科流感病毒属,单股负链 RNA 病毒。根据其核蛋白(nucleoprotein,N)及基质蛋白(matrix protein,M1)的不同分为甲、乙、丙型。甲乙丙三型流感病毒均可使人致病,但甲型流感的致病力最强且容易引起大流行。甲型流感病毒呈多形性,其中球形直径 80～120 nm,丝状,可长达 400 nm,被分为 8 个不同分子量的节段。禽流感病毒(avianinfluenza virus,AIV)属于甲型。根据甲型病毒表面的血凝素(haemagglutinin,HA,16 个亚型)和神经氨酸酶(neuraminidase,NA,9 个亚型)蛋白的不同可将甲型流感病毒分为 144 种亚型。所有的甲型流感病毒均对禽致病,如高致病禽流感 H5N1、H7N7 及 H7N9 等。感染人的甲型流感病毒主要亚型的有 H1N1、H3N2、H1N2、人感染禽流感 H5N1、人感染禽流感 H7N9 等。

流感病毒在加热 56 ℃ 30 分钟或煮沸数分钟后即可灭活。病毒对脂溶剂敏感,并可被紫外线、甲醛、氧化剂(如过氧乙酸)、卤素化合物(如漂白粉及碘剂)等灭活。

流感病毒基因组共编码至少 10 种蛋白(PA、PB1、PB2、H、N、M1、M2、NS1 和 NS2 等)。RNA1~3 分别编码 PB2、PB1 和 PA 3 种 RNA 聚合酶,3 个 P 基因都与表型变异有关。与 DNA 聚合酶相比,RNA 聚合酶缺乏校正和修复功能,每个核苷酸在每个复制周期中的突变率较高。另外,流感病毒宿主种类繁多,而且分段的基因组复制周期短,感染频率高,因此在感染和复制过程中极易发生变异,产生新毒株或新亚型(变种),这在甲型流感病毒中表现得最为突出。这种快速而持续的变异,使得机体免疫系统不能对流感病毒产生长期的免疫力,从而导致流感的反复流行。

关于流感病毒感染生物,原则上不同物种之间因病毒受体不同而不交叉感染。有些物种如猪,其体内存在禽和人两种流感病毒受体,AIV 与人流感病毒均可感染猪,而猪可作为 AIV 感染人的中间宿主。低致病力毒株有可能重排成高致病力毒株。研究显示,1957 年(H2N2)和 1968 年(H3N2)引起人类流行的流感病毒均是通过人和禽流感病毒重排而形成的新亚型。而引起人 H5N1 的禽流感 AIV 与引起 1918 年流感的高致病性病毒相似,是一种完全适应人类的禽流感病毒,并未发现其在中间宿主与感染人类的过程中发生流感病毒的基因重排,由此说明 AIV 不经重排可以直接感染人类。

二、致病性

1933 年等首次从人分离到甲型流感病毒,乙型和丙型流感病毒分别于 1940 年和 1947 年被发现。甲型流感病毒的宿主范围广泛,除可感染人引发世界性流感大流行外,还可感染其他种属的动物,如禽类、马、猪和海豹等,在动物中广泛存在而导致动物流感流行并可造成大量动物死亡,危害程度最大。其中猪的感染在流行病学传播中最有价值。乙型和丙型则主要感染人,一般呈小型流行或散发,危害程度较小。

流行性感冒病毒引起的流行性感冒(简称流感)为急性呼吸道传染病,具有突然暴发、迅速蔓延、波及面广的特点。传染源为流感患者和隐性感染者。人类流感的传播方式包括吸入传染性飞沫、直接接触或有可能通过(污染物)间接接触,将病毒自我接种到上呼吸道或结膜的黏膜上。由于流感病毒抗原性变异较快,所以人类无法获得持久的免疫力,人群普遍易感,多发于青少年。病毒侵入呼吸道上皮细胞,几小时内开始复制,产生大量病毒。病毒复制通常局限于呼吸道上皮细胞,一般不发生病毒血症。成人从症状出现前 24 小时到 7 天具有传染性。儿童携带病毒时间更长,传染期＞10 天,严重免疫缺陷者可携带病毒几周甚至几个月。发病 2 周后血中出现 H 和 N 抗体,包括 IgM、IgA 和 IgG,4~7 周滴度达到高峰后缓慢下降,几年后仍可检测到。流感一般预后良好,常于短期内自愈。个别患者可并发副鼻窦炎、中耳炎、喉炎、支气管炎、肺炎等。死者大多为婴幼儿、老年人和合并有慢性基础疾病者。

本病除散发外,易发生暴发、流行、大流行甚至世界性大流行。流感流行具有一定季节性。我国北方每年流感活动高峰一般均发生在当年 11 月底至次年 2 月底,而南方除冬季活动高峰外,还有一个活动高峰(5~8 月份)。然而,流感大流行可发生在任何季节,传播迅速,流行范围大,患病率高,病死率高,无显著年龄差别。

流感在人类历史上已存在很长时间,早在 1580 年就有了全球性流感流行的记录。在 20 世纪共有 4 次流感暴发,即 1918－1920 年的西班牙流感(H1N1)、1957 年的亚洲流感(H2N2)、1968 年的我国香港地区流感(H3N2)和 1977 年的俄罗斯流感(H1N1 再次暴发)。

三、实验室检查

流行病学资料是诊断流感的主要依据之一,并结合典型临床表现可做出临床诊断。但在流行初期、散发或轻型的病例诊断比较困难,确诊需依据实验室检查。

(一)标本采集

标本的采集时间非常重要,发病 4 天内采集的呼吸道标本阳性率最高。对儿童发病 5 天采集的标本进行检测仍然有效。可采集各种类型呼吸道标本,包括鼻拭子、鼻咽拭子、鼻咽抽提物、鼻洗液和口腔含漱液等。鼻洗液和鼻咽抽提物比鼻、咽拭子更敏感。气管插入患者可采集气管吸出物和支气管灌洗液。标本放入无菌容器内,即刻密闭送检,要防止干燥和降解。同时采集间隔 2～3 周的急性期和恢复期双份血液标本用于血清学检测。

(二)病毒分离及鉴定

病毒培养不仅可用于病毒鉴定,还可进一步用于抗原和基因特性、药物敏感性试验和疫苗制备。MDCK 细胞是流感病毒培养常用细胞。为了避免病毒失活,需要将标本快速送至实验室。病毒感染导致的细胞病变效应是非特异性的。IFV 的确认试验可以在细胞培养 12～24 小时后,利用免疫荧光(immunofluorescence,IF)进行特异性单克隆抗体检测。血凝素(HA)试验和细胞培养上清液血凝素抑制(HI)试验或 RT-PCR 进行抗原分析确认 IFV 亚型。传统的培养方法费时,一般需要 2～10 天,常规流感诊断一般不使用此方法。

病毒分离是人流感确诊的金标准。但是病毒分离的实验条件要求较高,加之其有高致病性的危险,对毒株的检测及管理上要严格考虑生物安全措施。IFV 分离最好在生物安全 3 级或 3 级以上的国家指定实验室进行。

(三)病毒特异性抗原检测

采用 IF 或酶免疫法(EIA)直接检测 IFV 特异性抗原,这些试验可检测 IFVA 和 B 或可区分类型(流感 A 或 B),而不能区分人甲型 IFV 亚型或禽流感亚型。IF 通过直接结合荧光染料的特异性抗体(直接免疫荧光法)或通过连接荧光染料的抗抗体(间接免疫荧光法)进行检测,可观察到特异性细胞内荧光。直接 IF 检测速度快,但不如间接 IF 敏感。试验中确保足够的呼吸道上皮细胞量非常重要,最好在发病早期采集标本。

(四)流感快速诊断试验

大多数为抗原检测,可在 30 分钟内获得结果,操作简便,不需专业人员,可在床旁进行,但成本昂贵。其敏感性低于直接 IF、病毒分离和 RT-PCR。实验特异性高,有假阴性可能,只能作为辅助检测,不能作为确诊或排除的依据。

(五)病毒核酸检测

RT-PCR 不仅具有很高敏感性,而且可用于区分亚型。根据已知甲型 IFV 亚型 H 和 N 序列设计引物,特异性扩增某一种亚型 RNA。如需要了解基因突变情况,可对 DNA 产物进行序列分析。分子生物学检测在人员、设施、试剂等技术上要求较高,一般认为同一患者采取不同部位标本(例如呼吸道及粪便)、同一患者不同时间的两份标本或同一份标本在两个不同实验室检测(最好其中之一为参考实验室)结果一致,临床结果才更为可靠。阳性结果可认为有确诊价值。

为防止标本中 RNA 降解,采集标本后应尽快送检。RT-PCR 只能在有专业设备和专业人员的实验室进行,检测速度快,可同时检测大量标本。

(六)抗体检测

检测血清(或其他体液)中 IFV 特异性抗体,既可检测总抗体,也可检测特异性 IgG、IgA 或 IgM 抗体。HI 和补体结合(CF)耗时费力,难以标准化,但试剂价廉,可广泛应用。HI 比 CF 敏感,而且对于区分 HA 亚型更特异。EIA 比 HI 或 CF 敏感,其中 IgG 和 IgA 检测比 IgM 敏感,但不能显示近期感染。

四、结果解释及应用

病毒性疾病实验室的主要检测技术可分为以下两个方面:一方面直接检测病毒,如病毒分离及鉴定、病毒特异性抗原和病毒核酸检测;另一方面间接检测病毒诱导的机体免疫应答,目前主要是特异性抗体检测,尚无特异的细胞免疫反应检测方法。直接检测病毒是活动性感染的直接依据,定量检测参数有助于评价感染和疾病过程及疗效。而抗体检测不太适合于急性感染早期以及病程和疗效的随访。

如果考虑早期采取抗病毒药物的治疗措施,可采用快速诊断实验。在医院感染控制中,流感早期诊断也可减少患者之间或健康工作人员与高危患者之间的感染传播等。

血清学检查对急性感染诊断价值较小,一般只能在发病 2～3 周后甚至更长时间才会有抗体出现,可用于近期感染患者诊断或者检测流感疫苗反应,抗体检测对于未曾患过流感的儿科患者价值更大。疾病急性期(发病后 7 天内采集)和恢复期(间隔 2～3 周采集)双份血清标本,后者抗体滴度与前者相比有 4 倍或以上升高,有助于确诊和回顾性诊断。仅有单次血清结果、从无到有的转变或 2 次同一水平抗体出现,只能证明感染,不能证明发病过程的存在。

要综合考虑敏感性、特异性、周转时间、重复性、易于操作和成本等方面的因素,从而决定选择何种试验进行检测。一般来说,直接检测技术如 RT-PCR 或免疫荧光法(IF)能够快速进行检测,比血清学和病毒分离敏感。血清学比 RT-PCR 成本低,但需要急性期和恢复期血清标本。感染的早期特异性诊断最好通过直接检测病毒获得,特别是呼吸道疾病。直接取患者呼吸道标本或肺标本,或者是将采集的标本接种到 MDCK 细胞培养过夜增殖后进行检测。和直接检测标本相比,病毒培养放大了病毒量,提高了敏感性。IFV 检测可以多种方法联合使用,提高了敏感性和特异性。

(胡乐兰)

第三节　腺病毒检验

一、病原学

腺病毒(adenoviruses,ADV)是 1953 年由罗等人最先发现的,随后希勒曼和沃纳等从患者呼吸道分泌液中分离到同样的病毒。1956 年,国际病毒命名委员会根据恩德斯等人的建议将这类病毒命名为 ADV。

腺病毒呈无囊膜的球形结构,其病毒粒子在感染的细胞核内常呈晶格状排列,每个病毒颗粒包含一个 36 kb 的线性双链 DNA,两端各有一个 100～600 bp 的反向末端重复序列(inverted terminal repeat,ITR)。ITR 的内侧为病毒包装信号,是病毒包装所需要的顺式作用元件。基因组包含早期表达的与 ADV 复制相关的 $E1$～$E4$ 基因和晚期表达的与 ADV 颗粒组装相关的 $L1$～$L5$ 基因。

线状双股 DNA 与核心蛋白形成直径为 60～65 nm 的髓芯,被包裹于衣壳内。衣壳呈二十面体对称,由 252 个直径为 8～10 nm 的壳粒组成,壳粒排列在三角形的面上,每边 6 个,其中 240 个为六邻体(非顶点壳粒),另 12 个为五邻体基底(顶点壳粒)。六邻体上的表位是诊断不同血清型的标准,它包括哺乳动物 ADV 属的抗原成分,是病毒体对免疫选择压力最敏感的部位。

ADV 是无包膜病毒,在低 pH 环境下可稳定存在,有很强的耐物理和化学试剂的能力。ADV 可耐受胃肠分泌物及胆汁,因此 ADV 可在胃肠内复制,并导致相应的临床症状。

二、致病性

ADV 可通过人、水、媒介物和器械传播。室温条件下,ADV 在污物中存在周期可达 3 周。ADV 在儿童和军营人员中易发生感染和大规模流行,大多数婴幼儿在出生后的 5 年内至少感染过 1 种 ADV 毒株。在过去的几年中,ADV 作为主要的病原体在免疫功能低下的宿主如艾滋病患者、免疫遗传缺陷的患者、实体器官和造血干细胞移植受者中,引起高发病率和病死率,其感染的主要流行株为 ADV-7 型。ADV 感染无明显的季节性,但冬春季相对较多。在这些患者体内常会出现细菌、真菌等微生物共感染的情况。艾滋病患者感染 ADV 会产生肺炎、肝炎、脑膜软化、肾炎、胃肠炎等并发症。

5%～10% 的儿童和 1%～7% 成人呼吸道感染是 ADV 感染,主要症状有发热、咽喉炎、扁桃体炎、咳嗽、咽痛,大多病例还会伴随胃肠道症状。免疫功能正常的患者,ADV 感染为自限性,2 周内症状缓解或消失,且会诱导机体产生特异性免疫。

ADV 感染可致胃肠道症状(尤其是婴幼儿),在病毒性胃肠炎中 ADV 检出率为 0.8%～14%。70% ADV 性胃肠炎由 ADV-40 和 41 型引起,其他血清型如 ADV-1、2、3 型等亦可引起腹泻。ADV 胃肠炎广泛分布于世界各地,小儿发病情况仅次于轮状病毒,发病年龄以 0～2 岁为多,全年散发,夏季及冬末略多,潜伏期为 10 天左右。

ADV 感染也可引起尿路感染,尤其是接受造血干细胞移植和实质器官移植的患者。典型症状包括排尿困难、血尿、出血性膀胱炎和肾移植后功能不全。

在 ADV 持续感染过程中,其通过感染树突状细胞(dendritic cells,DC)产生早期和晚期抗原来改变细胞表面标志,同时可通过感染单核细胞来抑制其分化为 DC,从而逃避 T 细胞的识别。在急性 ADV 感染恢复过程中,T 细胞介导的细胞免疫是很重要的,T 细胞功能低下的患者感染 ADV 的概率非常高。研究显示,TNF-α、IL-6、IFN-γ 在致命的 ADV 感染的儿童血清中含量高,而在轻度 ADV 感染者体内存在水平很低。体液免疫在 ADV 感染的免疫应答中亦起重要作用,有 ADV 血症的 HSCT(造血干细胞移植)接受者在免疫应答清除病毒的过程中会产生高水平的血清特异性抗体。

ADV 主要通过破坏细胞骨架中的中间丝结构释放其子代病毒颗粒,在病毒感染的末期,病毒水解细胞骨架蛋白 K18,使之不能聚合并形成中间丝结构,由此导致被感染细胞裂解,释放病毒。

由于 ADV 的变异,2006 年和 2007 年分别在北京和美国的 14 个州暴发了小范围的 ADV 流行,其中北京分离株 3、7 和 11 型 ADV 与 GenBank 中其他序列比较虽然有着较高的同源性,但是都有一定的核苷酸和氨基酸的变异,变异多发生在抗原决定簇密集的 HVR_1 区和 HVR_7 区。

三、实验室检查

(一)标本采集与处理

在患者发病 1～2 天的急性期采集标本,根据症状可采集鼻咽洗液、鼻咽拭子、眼结膜拭子、粪便、肛拭子、尿道或宫颈拭子、脱落细胞刮片、脑积液和血清等标本。由于病毒对热不稳定,收集的标本通常应放在低温环境以防病毒失活。盛放标本的容器及保护剂应当是灭菌且无核酸的,以防止污染。标本在 4 ℃条件下进行运送,实验室收到标本后应立即处理,暂时无法处理的标本,应将初步处理后放 −20 ℃或 −70 ℃冰箱贮藏。

(二)病毒分离与培养

常用 A549、Hep-2 和 Hela 细胞来培养临床标本中的 ADV。除血清型 40 和 41 外,其他 ADV 血清型在人上皮细胞上生长良好,细胞感染后会出现细胞圆缩和核内包涵体聚集成串等病变现象,其病变在2～7 天可见,并可持续到 28 天。尽管细胞培养仍然是金标准,但对临床标本仍是不敏感,且比较慢,易受细菌和真菌的污染。

(三)电子显微镜

电子显微镜鉴别主要在科研机构使用,可依据粪便中存在的病毒颗粒(10^6～10^8/mL)诊断急性胃肠炎。

(四)组织病理学

依据肺的组织病理学特征可对 ADV 引起的肺炎加以鉴别。肺的组织病理学特征包括弥散性肺炎、支气管上皮细胞的坏死、单核细胞浸润的毛细支气管炎和透明膜的形成等,通过原位杂交、免疫组化和 PCR 可进一步进行病原学鉴定。

(五)抗原检测

常用来直接检测 ADV 在呼吸道和胃肠道的感染,较快速且灵敏度较高。常用免疫荧光和酶免疫分析,与细胞培养相比,免疫荧光所测 ADV 的灵敏性能提高 40%～60%。其他直接测定抗原的方法包括免疫层析法和乳胶凝集法。研究证实,与细胞培养检测方法相比,使用免疫层析试剂盒所测定的灵敏度可达 90%。

(六)分子生物学

分子生物学技术用来检测 ADV 基因组,方法敏感,当患者体内病毒载量较低或需要快速的检验结果时更为适用。最近几年分子生物学的方法在临床运用越来越多,常选择与六邻体基因、纤突基因或病毒相关的 RNA Ⅰ和Ⅱ作为 PCR 引物,PCR 方法包括常规的 PCR、real time-PCR。常规的 PCR 是一种定性分析的方法,需要 1～2 天的时间,而 real time-PCR 可以在数小时内定量分析出结果。扩增后也可以进行序列测定。德国的 Madischiw 等结合了普通 PCR 或者定量PCR 与测序技术,发明了一种两步诊断法。测序是对核酸序列最全面、直观地反映。

四、结果解释及应用

细胞培养和电子显微镜分析由于费时费力,实验条件要求高,故较少在临床应用,而病理分析由于敏感性较低和对患者损伤较大临床也较少采用。抗原检测和病毒核酸检测一般用于急性期的感染诊断,这时病毒暴发式增长,检测抗原有助于临床确诊。

分子检测多用于疾病早期或 ADV 的分型诊断,在疾病早期由于病毒载量较低,尚未引起免疫系统产生特异性抗体,血清学诊断意义不大,而分子检测可以针对非血标本,有效检出早期感染并对病毒进行明确分型,为临床治疗提供明确依据。

(胡乐兰)

第四节　轮状病毒检验

一、病原学

人类轮状病毒(human rotavirus,HRV)属于呼肠孤病毒科轮状病毒属,呈球形,双链 RNA 病毒,约 18 kb,由 11 个节段组成,外有双层衣壳,每层衣壳呈二十面体对称。内层壳粒呈放射状排列,与薄而光滑的外层衣壳形成轮状,故名轮状病毒。完整病毒大小为 70~75 nm,无外衣壳的粗糙型颗粒为 50~60 nm。具双层衣壳的病毒有传染性。每个节段含有一个开放读码框(ORF),分别编码 6 个结构蛋白(VP1~VP4、VP6、VP7)和 5 个非结构蛋白(NSP1~NSP5)。根据 VP6 组特异性,将 RV 分为 A~G 共 7 个组,根据 VP6 亚组特异性,又将 A 组分为 Ⅰ、Ⅱ、(Ⅰ＋Ⅱ)、(非 Ⅰ 非 Ⅱ)等 4 个亚组。A 组最常见,是引起婴幼儿腹泻的最主要原因,轮状病毒疫苗也是根据 A 组设计。以 VP4 的抗原性将 A 组 RV 分为 21 个 P 血清型(P1~P21,常见的有P1A、P1B、P2、P3、P4 等)。VP7 为糖蛋白,是中和抗原,具特异性,以其抗原性将 A 组分为 14 个G 血清型(G1~G14)。

目前把具有共同群抗原的轮状病毒归为 A 组轮状病毒,而其他不具有这种群抗原的轮状病毒称为非 A 组轮状病毒。我国发现的成人腹泻轮状病毒属 B 组,但是 1988－1989 年从腹泻患者中又发现 C 组轮状病毒,该组病毒仅在少数国家发生过几例。目前引起世界流行的轮状病毒主要是 A 组轮状病毒,B 组仅在我国有报道。

轮状病毒对理化因子的作用有较强的抵抗力。病毒经乙醚、氯仿、反复冻融、超声、37 ℃ 1 小时或室温(25 ℃)24 小时等处理,仍具有感染性。该病毒耐酸、碱,在 pH 为 3.5~10.0 的环境中都具有感染性。95% 的乙醇是最有效的病毒灭活剂,56 ℃加热 30 分钟也可灭活病毒。

二、致病性

轮状病毒胃肠炎是一种全球性疾病,发病具有季节性。几乎每个儿童在 5 岁前都感染过HRV。在发展中国家和发达国家,轮状病毒感染都是一个重要的健康和公共卫生问题。

轮状病毒属是婴幼儿腹泻的主要病原,全世界因急性胃肠炎而住院的儿童中,有 40%~50% 为轮状病毒感染所引起。全球每年因轮状病毒感染而死亡的儿童超过 50 万,约占所有 5 岁以下儿童死亡数的 5%。1973 年研究者通过电镜检查描述 HRV 病毒,1983 年我国病毒专家洪涛等发现了成人腹泻轮状病毒(adult diarrhea rotavirus,ADRV)。

轮状病毒胃肠炎患者是重要的传染源,主要经粪-口途径传播。潜伏期为 1~7 天,一般在48 小时以内。人轮状病毒侵入人体后在小肠(特别是十二指肠和上段空肠)绒毛上皮细胞中复制,并随粪便大量排出。一般于发病后 8 小时内可从粪便中查出 HRV,但以发病后第 3 天或第 4 天排出 HRV 量最大,患儿排出 HRV 可持续 12 天以上。

人对 HRV 普遍易感。6 个月以内婴儿由于母传抗体的保护作用,发病较少。以后通过隐性感染或发病,抗体维持在一定水平。HRV 感染后引起肠道局部和血清抗体反应,轮状病毒两个亚组间无交叉保护作用。

三、实验室检查

(一)标本采集处理

采集发病早期 5 天内的腹泻粪便,水样便可用吸管吸至塑料或玻璃容器内,密封后送实验室。称取粪便加 9 倍量 PBS 制成 10% 的悬液,3 000 r/min 离心 10 分钟后取上清冻存。

(二)电镜或免疫电镜检查

取便提取液超速离心,取沉渣经磷钨酸染色电镜观察,或进行免疫电镜观察,由于病毒颗粒聚集而易被检出。电镜下常见病毒颗粒,大小为 60～80 nm,有双层壳,核心呈放射状,类似车轮排列,此为完整病毒颗粒,也可见空心的或不完整病毒颗粒。呼肠孤病毒和轮状病毒的形态相似,电镜下需加以区别:①轮状病毒内衣壳的壳粒为棍棒状,向外呈辐射状排列,构成内衣壳,外周为一层由光滑薄膜构成的外衣壳,故而病毒表面光滑;相反,呼肠孤病毒内衣壳的壳粒接近球形或呈短棱柱状,外衣壳的壳粒清楚可见,故整个病毒的表面呈粗糙颗粒状。②轮状病毒的核心较小,直径为 37～40 nm,而呼肠孤病毒的核心较大,直径为 40～45 nm。

(三)病毒分离培养

用原代猴肾细胞和传代非洲绿猴肾(MA104)分离病毒的粪便标本,用胰酶预处理(10 μg/mL)并在培养液中也加入胰酶(0.5～1.0 μg/mL),有利于病毒生长。37 ℃ 旋转培养。一般无细胞病变(CPE),当经过几代培养后也可出现 CPE。

(四)抗原检测

常用 ELISA 双抗夹心法,用组特异性单抗和亚组血清型特异性单抗配合使用,可检出 A 组轮状病毒,并判定亚组和血清型。ELISA 法有大约 5% 的假阳性,系粪便中类风湿因子所致,此假阳性可用阻断试验加以克服。也可选用乳胶凝集试验,以组特异性抗体吸附乳胶颗粒,加粪便抽取液进行反应。具有较好特异性,但不及 ELISA 法敏感,必须在粪便中含有大量病毒颗粒(10^7/g 以上)时,乳胶凝集试验才出现阳性结果。

(五)抗体检测

在急性期可从十二指肠分泌液中查出 IgM 和 IgG,6～12 个月消失。感染后第 4 天至 6 个月,可从感染的人粪便中查出 IgA 抗体。在原发感染的急性期早期出现血清 IgM 抗体,5 周内消失。血清 IgA 抗体在感染后第 1 周出现,2 周达高峰,持续 4 个月。血清 IgG 抗体在感染后 1～4 周缓慢上升,以 30～45 天滴度最高,维持 12～15 个月。血清中和抗体在感染后 2 周内出现,有型的特异性。感染后 2 周血清补体结合抗体达高峰,一年内下降。

(六)病毒 RNA 检测

将标本或感染的培养物冻融处理后,经差速离心、蔗糖密度梯度离心制备病毒样品后,从轮状病毒中提取 RNA 进行聚丙烯酰胺凝胶电泳(polyacryamide gel electropHoresis,PAGE)后银染,根据病毒 RNA 节段的数目及电泳图式即可作出判断。可用于直接检测 HRV 感染,并同时能鉴定出病毒基因组,是研究 HRV 分类学和流行病学的最常见方法。

(七)核酸杂交及 PCR 技术

核酸杂交一般用地高辛等标记组特异性探针(*VP*6 基因)或型特异性探针(*VP*4 或 *VP* 基因型特异性序列)检测 HRV-RNA。PCR 技术既可以用于诊断,又可用于分型。由于扩增 RV 的 RNA 基因片段首先需将特异片段反转录成 cDNA,但由于粪便中存在某些抑制反转录的物质,使该法的灵敏度受到一定影响。

(八)快速检测

HRV 诊断试剂盒(胶体金法)、HRV 快速一步检测卡用于体外快速检测人粪便中 HRV 抗原定性检测方法,以电子显微镜检测为参考,HRV 检测卡准确度为 94.4%、特异性达 95.8%。

四、结果解释及应用

对于 HRV 感染的诊断,除临床表现和季节分布特点外,实验室诊断是主要的。由于人和动物的 HRV 感染极为普遍,而动物的临床发病及其血清中的抗体效价又无明显的线性平行关系,因此,抗体测定在 HRV 感染的现症诊断上的价值不大,只能说明感染率。即使应用双份血清亦然。因为血清中 IgM 的含量与感染的关系比较密切,IgM 测定可能具有较大的现症诊断意义。

HRV 的人工培养是相当困难的,至今没有一株 HRV 能有效地在任何细胞或器官培养系统中繁殖,仅少数毒株已培养出,如人 HRV-Wa(血清型 I 代表株),II 亚组病毒能在猴肾原代细胞上生长。RV 敏感细胞是小肠黏膜上皮细胞,但此类高度分化细胞的培养十分困难。故临床实验室很少应用。

电镜法可根据其特殊形态快速作出诊断,然而此法受设备和操作人员所限,不适于大规模样品检测。PAGE 法特异性强,根据 HRV-RNA 基因组 11 个片段的电泳图谱,可以肯定阳性结果。此法实验设备和方法较简单,可检测大量标本,但应尽量避免标本中的 RNA 酶和材料的污染以及标本反复冻化和保存不当可导致标本中 RNA 降解,造成阴性结果。ELISA 法敏感性高,实验设备和方法简单,甚至肉眼也可判定结果,适用于大规模样品调查。此法易受实验条件误差和凹孔板质量的影响而不稳定。上述三法的敏感性近似,均可作为检测 HRV 的常规方法。三种方法各有特点,实验室可根据条件和实验目的选择使用。酶免疫试验最近已用于检测 B 组 HRV 感染。HRV 感染的血清学证据可用补体结合试验、ELISA 或免疫荧光试验、免疫黏附血凝试验、血凝抑制试验等进行检测。此外,核酸电泳和核酸杂交已逐渐成为常规技术,在诊断、鉴别诊断及分子流行病学研究中发挥重要作用。

(胡乐兰)

第五节 肝炎病毒检验

一、病原学

(一)甲型肝炎病毒(Hepatitis A virus,HAV)

HAV 属小 RNA 病毒科中的肝 RNA 病毒属,病毒衣壳由 60 个亚单位组成,每个病毒衣壳亚单位含的 4 种多肽,即 VP1、VP2、VP3 和 VP4 是病毒特异表面抗原,但只有一个血清型。

(二)乙型肝炎病毒(Hepatitis B virus,HBV)

属于嗜肝DNA病毒科。HBV感染者血液中有三种形态的颗粒,即完整的病毒颗粒(Dane颗粒)、球形颗粒以及管形颗粒。其中以球形颗粒含量最高。Dane颗粒有双层脂蛋白外膜与由核壳蛋白包裹双链DNA分子的核心。球形和管形颗粒则只含病毒外壳蛋白即乙肝表面抗原(Hepatitis B surface antigen,HBsAg),Dane颗粒还有核心抗原(Hepatitis B core antigen,HBcAg)。

(三)丙型肝炎病毒(Hepatitis C virus,HCV)

HCV病毒体呈球形,直径小于80 nm(在肝细胞中为36～40 nm,在血液中为36～62 nm),为单股正链RNA病毒,在核衣壳外包绕含脂质的囊膜,囊膜上有刺突。HCV-RNA由9 500～10 000 bp组成,5′和3′非编码区(NCR)分别有319～341 bp和27～55 bp,含有几个顺向和反向重复序列,可能与基因复制有关。

(四)丁型肝炎病毒(Hepatitis D virus,HDV)

HDV体形细小,直径为35～37 nm,核心含单股负链共价闭合的环状RNA和HDV抗原(HDAg),其外包以HBV的HBsAg。HDV-RNA的分子量很小,只有5.5×10^5,这决定了HDV的缺陷性,不能独立复制增殖。需依赖HBV存在复制。

(五)戊型肝炎病毒(Hepatitis E virus,HEV)

属肝炎病毒科肝炎病毒属,目前,该属仅有戊型肝炎病毒一个种。

二、致病性

(一)HAV

多侵犯儿童及青年,发病率随年龄增长而递减。HAV经粪-口途径侵入人体后,先在肠黏膜和局部淋巴结增殖,继而进入血流,形成病毒血症,最终侵入靶器官肝脏,在肝细胞内增殖。由于在组织培养细胞中增殖缓慢并不直接引起细胞损害,故推测其致病机制,除病毒的直接作用外,机体的免疫应答可能在引起肝组织损害方面起到一定的作用。现可应用狨猴作为试验感染模型以研究HAV的致病机制。动物经大剂量病毒感染后1周,肝组织呈轻度炎症反应和有小量的局灶性坏死现象。此时感染动物虽然肝功能异常,但病情稳定。可是在动物血清中出现特异性抗体的同时,动物病情反而转剧,肝组织出现明显的炎症和门静脉周围细胞坏死。由此推论早期的临床表现是HAV本身的致病作用,而随后发生的病理改变是一种免疫病理损害。

(二)HBV

在青少年和成人期感染HBV者中,仅5％～10％发展成慢性,一般无免疫耐受期。慢性乙型肝炎发生肝硬化的高危因素包括病毒载量高、HBeAg持续阳性、ALT水平高或反复波动、嗜酒、合并HCV、HDV或HIV感染等。HBV前C及C基因发生变异,可导致HBeAg和抗-HBc均阴性;前S及S基因发生变异,可导致HBsAg为阴性,而HBV DNA的复制仍然活跃。HBV感染是肝细胞癌(hepatic cellular cancer,HCC)的重要相关因素,HBsAg和HBeAg均阳性者的HCC发生率显著高于单纯HBsAg阳性者。

(三)HCV

丙型肝炎发病机制仍未十分清楚。当HCV在肝细胞内复制引起肝细胞结构和功能改变或干扰肝细胞蛋白合成,可造成肝细胞变性坏死,表明HCV直接损害肝脏在导致发病方面起到一定作用。但多数学者认为细胞免疫病理反应可能起重要作用。学者经研究发现丙型肝炎与乙型肝炎一样,其组织浸润细胞以 CD3$^+$ 为主,细胞毒 T 细胞(TC)特异攻击 HCV 感染的靶细胞,可引起肝细胞损伤。临床观察资料表明,人感染 HCV 后所产生的保护性免疫力很差,能发生再感染,甚至部分患者会导致肝硬化及肝细胞癌。其余约半数患者为自限性,可自动康复。

(四)HDV

流行病学调查表明,HDV 感染呈世界性分布,我国以四川等西南地区较多见。全国各地报道的乙肝患者中,HDV 的感染率为 0~10%。在 HDV 感染早期,HDAg 主要存在于肝细胞核内,随后出现 HDAg 抗原血症。HDAg 刺激机体产生特异性 HD 抗体,初为 IgM 型,随后是 IgG 型抗体。HDV 感染常可导致 HBV 感染者的症状加重与恶化,故在发生重症肝炎时,应注意有无 HBV 伴 HDV 的共同感染。HDV 与 HBV 有相同的传播途径,预防乙肝的措施同样适用于丁肝。由于 HDV 是缺陷病毒,如能抑制 HBV,则 HDV 亦不能复制。

(五)HEV

主要经粪-口途径传播,潜伏期为 10~60 天,平均为 40 天。经胃肠道进入血液,在肝内复制,经肝细胞释放到血液和胆汁中,然后经粪便排出体外。人感染后可表现为临床型和亚临床型(成人中多见临床型),病毒随粪便排出,污染水源、食物和周围环境而发生传播。潜伏期末和急性期初的患者粪便排毒量最大,传染性最强,是本病的主要传染源。HEV 通过对肝细胞的直接损伤和免疫病理作用,引起肝细胞的炎症或坏死。临床上表现为急性戊型肝炎(包括急性黄疸型和无黄疸型)、重症肝炎及胆汁淤滞性肝炎。多数患者于发病后 6 周即好转并痊愈,不发展为慢性肝炎。孕妇感染 HEV 后病情常较重,尤以怀孕 6~9 个月最为严重,常发生流产或死胎,病死率达 10%~20%。免疫低下患者罹患此病可慢性化。

三、实验室检测

(一)HAV

1.抗-HAV IgM 检测

抗-HAV IgM 的检测方法包括基于捕获法原理的 ELISA 和 CLIA 等。ELISA 捕获法采用抗人 IgM μ 链包被微孔板形成固相抗体,加入待测样本后,其中的 IgM 抗体(包括特异的抗-HAV 和非特异的 IgM)与固相上的抗 μ 链抗体结合而吸附于固相载体上;再加入 HAV 抗原与固相上特异的 IgM 结合,加入酶标记的抗-HAV 抗体,形成相应的抗原抗体复合物,洗涤后,加入酶底物比色测定。

2.抗-HAV IgG 检测

常采用 ELISA 和化学发光免疫测定法(chemiluminescent immunoassay,CLIA)检测抗-HAV IgG。ELISA 主要包括间接法、竞争法和捕获法。化学发光免疫测定是将免疫反应与化学发光检测相结合的一项技术。根据标记物的不同可分为三类,即发光物直接标记的 CLIA(常用的标记物质是吖啶酯类化合物)、元素化合物标记的电化学发光免疫试验(electrochemiluminescent immunoassay,ECLIA)[常用标记物是三联吡啶钌(Ru(bpy)$_3^{2+}$)]和时间分辨荧光免疫试验(time-resolved fluoroimmunoassay,TRFIA)(常用的标记物是镧系元素化合物)。化学发光酶免疫分析法(chemiluminescent enzyme immunoassay,CLEIA)属于酶免疫分析,酶的反应底物是发光剂,常用的标记酶为 HRP 和碱性磷酸酶(alkaline phosphatase,ALP),其中 HRP 的发光反应底物为鲁米诺,碱性磷酸酶的底物为环 1,22-二氧乙烷衍生物(AMPPD)。

（二）HBV

1.HBsAg 检测

HBsAg 检测方法主要有 ELISA、CLIA、免疫渗滤层析（胶体金试纸条）和 HBsAg 中和试验（neutralization test，NT）。采用 HBsAg 中和试验进行检测时，每份待测样本应分别设对照孔和检测孔，在对照孔中加入对照试剂，在检测孔中加入特异性 HBsAb。检测孔中的特异性HBsAb与预包被的 HBsAb 及酶标记的 HBsAb 竞争结合样本中的 HBsAg，从而使结合到预包被板孔上，并与酶标记 HBsAb 结合形成夹心复合物的 HBsAg 的量减少；而对照孔中不存在这样的竞争，HBsAg 可以正常结合到预包被板孔上，并与酶标记的 HBsAb 结合形成夹心复合物。

2.HBsAb 检测

双抗原夹心法原理，方法主要有 ELISA、CLIA 和免疫渗滤层析试验，其中 CLIA 多为定量检测。

3.HBeAb 检测

竞争法原理，检测方法主要有 ELISA 法和 CLIA 法。

4.HBcAb 检测

竞争法或双抗原夹心法原理，方法主要有 ELISA 和 CLIA。

5.抗 HBc-IgM 检测

捕获法原理，方法主要有 ELISA 和 CLIA。

6.HBV 外膜蛋白前 S1 抗原（Pre-S1）和前 S2 抗原（Pre-S2）检测

采用双抗体夹心 ELISA 法。试剂、操作、结果判定及注意事项参考前述双抗体夹心ELISA。健康人 Pre-S1 阴性。

7.HBV-DNA PCR 检测

临床也常用 real-time PCR 做定量检测。

8.耐药基因检测

可用 PCR-RELP、测序等检测耐药突变位点。

（三）HCV

1.HCV IgG 检测

HCV IgG 抗体的检测是基于间接法或双抗原夹心法原理。方法主要有 ELISA、CLIA、免疫渗滤层析试验和确认试验。HCV 抗体确认试验采用重组免疫印迹实验进行检测，在硝酸纤维素膜条上预包被 HCV 合成多肽抗原和重组抗原（Core、NS3、NS4、NS5）及对照线蛋白。将硝酸纤维素膜条浸泡在稀释的血清或血浆样本中反应后洗涤，加入酶标记的抗人 IgG 抗体温育，如样本中含有 HCV 特异性抗体，则会形成"包被抗原-抗体-酶标二抗"复合物，加入底物液显色，终止后，根据出现的不同条带情况判断结果。

2.HCV 核心抗原检测

采用双抗体夹心模式检测，主要有 ELISA 和 CLIA 两类方法。HCV 核心抗原理论上在病毒感染两天就可以在血液中检测到，而抗-HCV 平均"窗口期"为近两个月。因此如果患者抗HCV 阴性而 HCV 核心抗原阳性时，可通过进行核酸检测进一步确认检测结果。其他同抗-HCV。

3.HCV 抗原抗体联合检测

采用双抗原抗体夹心 ELISA 方法。HCV 核心抗原抗体联合检测可有效缩短检测的窗口期。当结果为弱阳性反应需要进一步确认时,因有可能为早期感染,可采用核酸检测的方法进行结果确认。

4.HCV-RNA

可使用 RT-PCR 法。也可使用 NASBA 技术检测。

(四)HDV

抗-HDV IgM 和抗-HDV IgG 检测常用 ELISA 方法进行检测。抗-HDV IgM 检测原理为捕获法,抗-HDV IgG 检测原理为竞争法。

(五)HEV

抗-HEV IgM 和抗-HEV IgG 检测常用 ELISA 方法进行检测。抗-HEV IgM 检测原理为捕获法,抗-HEV IgG 检测原理为间接法。

四、检验结果的解释和应用

(一)抗-HAV 检测

可用于诊断既往或现症的 HAV 感染,以及观察接种 HAV 疫苗之后的免疫效果。采用免疫学方法测定抗-HAV IgM、IgG 或总抗体,检测的阳性反应有可能不是真正的阳性,尤其是较弱的阳性反应,可能是因为被检者血液中的一些干扰因素如类风湿因子、补体、异嗜性抗体、较高浓度血红蛋白和胆红素等所致的假阳性。因此,临床上可根据患者特异 IgM 到特异 IgG 抗体的转换,和/或特异 IgG 浓度或滴度的 4 倍升高变化,结合患者的临床表现及其他生化检测来综合判断患者是否是甲型肝炎。

(二)HBV 检测

1.HBV 的免疫检测

HBV 标志物的联合检测可诊断 HBsAg 携带者、急性乙型肝炎潜伏期、急性和慢性肝炎患者。HBsAg 阴性不能完全排除 HBV 感染。

2.HBV-DNA 检测

HBV 感染的确证标志。定量检测用于治疗监测、血筛及母婴传播研究等。

(三)HCV 检测

1.抗 HCV 检测

目前检测抗-HCV 的 ELISA 和化学发光方法的试剂属于第 2 或第 3 代试剂,包被抗原内含有 HCV core、NS3、NS4 和 NS5 抗原(第 3 代),敏感性和特异性与前两代试剂相比显著提高。该方法目前被广泛用于献血员中的 HCV 感染筛查和临床实验室检测,抗-HCV 检测阳性提示感染过病毒;对大部分病例而言,抗-HCV 阳性常伴有病毒核酸 HCV RNA 的存在。因此,抗-HCV 是判断 HCV 感染的一个重要标志。抗-HCV 阳性而血清中没有 HCV RNA 提示既往感染,在血清中检测不到 HCV RNA 并不意味着肝脏没有病毒复制。对于极少数病例,特别是经过免疫抑制剂治疗的患者,免疫功能低下,抗-HCV 阴性仍可检测到 HCV RNA,此类患者适宜采用 HCV 核心抗原或抗原抗体联合检测试剂进行检测。

2.HCV-RNA 检测

HCV 感染的确证标志。定量用于治疗监测。

(四)抗-HDV 检测

抗-HDV IgM 在临床发病的早期即可检测到,于恢复期消失,是 HDV 感染中最先检测出的抗体,特别是在重叠感染时,抗-HDV IgM 往往是唯一可以检测出的血清学标志物。抗-HDV IgG出现在 HDV IgM 下降时。慢性 HDV 感染,抗-HDV IgG 保持高滴度,并可存在数年。

(五)抗 HEV 检测

戊型肝炎的临床症状和流行病学都与甲肝相似。一般认为,戊肝急性期第一份血清抗-HEV 滴度>40,以后逐渐下降,或抗-HEV 先阴性后转为阳性,或抗-HEV 滴度逐步增高,均可诊断为急性 HEV 感染。抗-HEV IgG 阳性可以作为机体既往感染 HEV 或机体注射戊肝疫苗有效的标志物。注射疫苗后,抗-HEV IgG 阳性即说明机体对 HEV 具有免疫力。

（胡乐兰）

第十八章

真菌学检验

第一节　浅部真菌检验

浅部真菌主要侵犯机体皮肤、毛发和指(趾)甲,寄生和腐生于表皮、毛发或甲板的角质组织中,引起浅部真菌病。临床上最多见的浅部真菌为皮肤癣菌,又称为皮肤丝状菌,主要包括毛癣菌属、小孢子菌属和表皮癣菌属三个菌属,所引起的疾病又称癣。本节主要描述上述三个菌属中有关菌种的生物学特性和实验室鉴定。

一、毛癣菌属

(一)分类与命名

毛癣菌属无性期隶属于半知菌门,丝孢菌纲,丝孢菌目,丛梗孢菌科。属内有 20 余种,临床上常见有红色毛癣菌、阿耶罗毛癣菌、麦格尼毛癣菌、同心性毛癣菌、马毛癣菌、须癣毛癣菌、断发毛癣菌、许兰毛癣菌、猴毛癣菌、苏丹毛癣菌、万氏毛癣菌、土毛癣菌、疣状毛癣菌和紫色毛癣菌等。

(二)生物学特性

1.形态与染色

本属真菌为细长分隔透明菌丝,大分生孢子狭而长,香烟形、铅笔形或棒状,壁外侧光滑呈 2~10 个分隔,有时缺乏或少见。小分生孢子丰富或缺乏,常见泪滴形、椭圆或短棒状,多在菌丝两侧排列。

(1)红色毛癣菌:大分生孢子多呈棒状、香烟或铅笔形,壁薄光滑,有 3~10 个分隔,有时缺乏或少见。小分生孢子丰富,棒状或梨形,在分枝分隔菌丝两侧生,沿菌丝孤立或集簇。可见结节形菌丝或球拍状菌丝。

(2)须癣毛癣菌:大分生孢子多呈棒形或腊肠状,薄壁,有 2~8 个分隔,分隔处常变窄。小分生孢子丰富,呈圆形或椭圆形。大分生孢子在粉末状菌落中较多,而绒毛状菌落中常缺乏。

(3)断毛发癣菌:培养初期具有丰富的侧生棒状小分生孢子,有柄或无柄;陈旧培养物可见厚壁孢子。在 SDA 或 PDA 生长培养物上,罕见大分生孢子,若在培养基中添加 B 族维生素,可产生大分生孢子。

(4)许兰毛癣菌:培养早期菌丝粗细不一,随后菌丝膨胀突起或结节状,典型特征为鹿角状菌丝,无大、小分生孢子。

(5)紫色毛癣菌:可见粗细不一侧面有凸起的结节状菌丝和较多的厚壁孢子,生长在SDA和PDA培养基上大、小分生孢子较少见。

(6)同心性毛癣菌:菌丝粗大分隔,不规则,有时有不典型的鹿角状菌丝,罕见大、小分生孢子,而厚壁孢子丰富。

(7)麦格尼毛癣菌:小分生孢子梨形或棒形,大分生孢子罕见。呈铅笔状或香烟状。

(8)疣状毛癣菌:小分生孢子呈梨形至亚球形,常少见。大分生孢子亦罕见,但该菌可见典型的链状厚壁孢子。

2.培养特性

(1)红色毛癣菌:在SDA培养基上生长较慢,早期菌落较小,微黄色,随后变成微细粉末状或短绒毛状,常有放射状沟纹,表面白色或黄白色。在马铃薯葡萄糖琼脂培养基上生长较快,菌落白色或淡粉红色,背面暗红色或葡萄酒色,其色素在菌落周边的培养基中扩散。根据菌落形态、表面和背面色泽不同,将该菌分为5型。

(2)须癣毛癣菌:SDA培养基上生长较快,呈白色或黄色,粉末或颗粒状;扁平或圆盘状等类型菌落,菌落中心有结节状小隆起,有时呈不规则、较粗大的放射状沟纹,或呈白色绒毛状蓬松菌落,仅在边缘附近有黄白色的粉末,背面呈淡黄、棕色、棕红或淡红色。根据菌落形态分为6个型。

(3)断发毛癣菌:生长较慢,白色绒毛状菌落,随后中心变为粉末状,逐渐隆起,有皱褶,外围则有一圈放射状沟纹。陈旧性培养物中心低凹,菌落下陷,正面颜色为白色或奶油色,反面为棕黄色或棕红色。

(4)许兰毛癣菌:又名黄癣菌,欧洲型菌落生长较快,菌落表面有皱褶,边缘清楚,下陷现象显著。亚洲型菌落则生长慢,菌落小,蜡样,表面有不规则的细褶皱,棕黄到深褐色,边缘有放射状菌丝,下陷现象显著。陈旧性培养物可见白色气生菌丝,培养基裂开。

(5)紫色毛癣菌:生长缓慢,早期为圆形,白色,膜状,蜡样发亮的菌落,随后中心产生紫色素,边缘呈淡紫色,外周有一圈无色环,表面有皱褶,反复转种后紫色色素可减退。少数菌种不产生紫色色素,称之为无色的紫色毛癣菌。B族维生素促色素生成,并可产生大量的大、小分生孢子。

(6)同心性毛癣菌:菌落生长缓慢,绒毛状,外观由白色变乳油色,琥珀色或褐色,背面呈无色、粉色或褐色。在培养基中添加B族维生素可刺激某些菌株生长。

(7)麦格尼毛癣菌:在SDA培养基中生长较快。菌落表面呈淡粉色,背面呈深红色,少量呈皱褶皮革状。尿素酶试验阳性,生长需要组氨酸。

(8)疣状毛癣菌:在SDA培养基上25℃和37℃孵育时,形成两种类型菌落。25℃生长慢,形成的菌落小,扁平隆起,蜡样,色微黄,明显下陷;37℃生长快,为绒毛状菌落,中心隆起,有皱褶,周围有放射状沟纹。

(三)鉴定与鉴别

1.属间鉴别

特征性的大、小分生孢子,分生孢子的有无,尿素酶试验,毛发穿孔试验及侵犯部位等有助于与其他皮肤癣菌的鉴别。

2.属内鉴定

(1)红色毛癣菌:培养初期应注意与须癣毛癣菌、断发毛癣菌的鉴别,可结合镜下大、小分生孢子形态,螺旋状菌丝,在葡萄糖玉米培养基和 PDA 培养基上的色素生成,尿素酶试验及毛发穿孔试验加以鉴别。生长不需要组氨酸可与麦格尼毛癣菌鉴别。

(2)须癣毛癣菌:菌落形态似石膏样小孢子菌,后者大分生孢子呈纺锤形,壁厚,有 4～6 个分隔,易于鉴别。生长不需要烟酸可与马毛癣菌鉴别。

(3)断发毛癣菌:应注意与疣状毛癣菌鉴别,维生素 B_1 均可促进两者生长,厚壁孢子丰富,而疣状毛癣菌大分生孢子鼠尾样,37 ℃生长加快,可见鹿角状菌丝。

(4)疣状毛癣菌同许兰毛癣菌镜下均可见鹿角状菌丝,菌落可呈脑回状沟纹,培养早期菌落似紫色毛癣菌和同心性毛癣菌。许兰毛癣菌和同心性毛癣菌均无大、小分生孢子,后者厚壁孢子丰富。紫色毛癣菌后期菌落呈绛色,可见对称的厚壁孢子链。上述两菌培养早期菌落还应与铁锈色小孢子菌鉴别,后者菌丝粗,似竹节状,无鹿角状菌丝。

(5)不典型菌株必要时还可结合分子生物学技术如 RAPD 的方法来鉴别。

(四)临床意义

红色毛癣菌主要侵犯皮肤,指(趾)甲和毛发,引起体、股癣,手足癣和甲癣,是我国最为常见的一种皮肤癣菌,但极少侵犯毛发。

须癣毛癣菌可侵犯皮肤,指(趾)甲和毛发,引起手足癣,体、股癣,脓癣,毛发感染时呈发外型,局部炎症比较明显。

断发毛癣菌主要侵犯头发及光滑皮肤,头发感染时呈发内型,是黑癣的主要病原菌;侵犯面部或其他光滑皮肤时可引起体癣,表现环状,中央有丘疹及鳞屑散布,有时可引起手足癣、须癣及癣菌疹。

许兰毛癣菌主要侵犯头皮和头发,引起头黄癣,俗称癞痢头。也可引起其他类型的黄癣,如体黄癣、甲黄癣、内脏黄癣及黄癣菌疹等。

紫色毛癣菌主要引起头黑癣和体癣,感染头发为发内型。

同心性毛癣菌是皮肤感染的一种病原体,可引起叠瓦癣,以形成多个同心圆形和多环鳞屑性损害为特征,常覆盖全身,皮屑中含有大量菌丝。

麦格尼毛癣菌是光滑皮肤、头皮和须癣的病原体。

疣状毛癣菌为发外型,亲动物性皮肤癣菌,主要侵犯牛、马。人类通过接触而感染,炎症现象特别显著。

二、表皮癣菌属

(一)分类与命名

表皮癣菌属无性期隶属于半知菌门,丝孢菌纲,丝孢菌目,丛梗孢科。属内包括絮状表皮癣菌和斯托克表皮癣菌 2 个种。斯托克表皮癣菌未发现对人类致病。

(二)生物学特性

1.形态与染色

显微镜下可见椭圆形大分生孢子如棍棒状,2～4 个分隔,壁薄光滑,排列为单个或 4～5 成群,有很多厚壁孢子,无小分生孢子。

2.培养特性

在 SDA 培养基上室温培养,早期菌落为蜡状,稍凸起,表面有不规则的皱褶,覆有粉末,周围有放射状沟纹,有一圈光滑晕,中心覆有菌丝,随培养时间增长菌丝增多,变为羊毛状,黄绿色。

(三)鉴定与鉴别

絮状表皮癣菌培养早期菌落似许兰毛癣菌,后者无大、小分生孢子,且主要侵犯毛发。晚期菌落与犬小孢子菌相似,但后者可见纺锤形大分生孢子。

(四)临床意义

絮状表皮癣菌是该属内唯一致病真菌,呈世界性分布。可引起人类股癣,常两侧对称,边缘凸起,有丘疹和水疱散在,中央覆盖有鳞屑;足癣为水疱鳞屑型;也可引起甲癣。该菌的传染为接触性,尤其通过共用的沐浴和健身设备。免疫力低下患者,还可引起侵袭性感染。

三、小孢子菌属

(一)分类与命名

小孢子菌属无性期隶属于半知菌门,丝孢菌纲,丝孢菌目,丛梗孢科。属内 17 个菌种,其中临床常见有铁锈色小孢子菌、犬小孢子菌、粉小孢子菌、猪小孢子菌、杂色小孢子菌、奥杜盎小孢子菌、库克小孢子菌、鸡禽小孢子菌、早熟小孢子菌、总状小孢子菌、万氏小孢子菌和石膏样小孢子菌等。

(二)生物学特性

1.形态与染色

本属菌种大分生孢子丰富,呈纺锤形或梭形,可分 2～14 隔,壁厚,外侧粗糙带刺。

(1)铁锈色小孢子菌:培养物显微镜下检查,可见菌丝较粗而规则,菌丝顶端或中间着生厚壁孢子,有时呈链状排列。球拍状和破梳状菌丝亦可见到。

(2)犬小孢子菌:培养物显微镜下检查,可见许多大分生孢子,呈纺锤状,壁厚粗糙带刺,大小为$(10～25)\mu m \times (75～100)\mu m$,有 6 个以上的分隔,顶端像"帽子"样肥大。小分生孢子棍棒状。有球拍状菌丝,有时也可见破梳状和结节状菌丝,菌丝有隔。

(3)石膏样小孢子菌:培养物显微镜下检查,可见众多呈纺锤形大分生孢子,大小为$(6～8)\mu m \times (60～200)\mu m$,有 4～6 个分隔,壁薄光滑或有刺。菌丝两侧可有短柄或无柄的少数棍棒状小分生孢子。有时也可见厚壁孢子。并可见到球拍状、破梳状和结节状菌丝。

(4)粉小孢子菌

培养物显微镜下检查,可见众多大分生孢子,壁薄有刺,4～5 个分隔。与石膏样小孢子菌类似,两者区别为前者大分生孢子稍长,且多为侧生,很少聚集成丛。

(5)猪小孢子菌:培养物显微镜下检查,可见众多大分生孢子,卵圆形至棒形,壁厚有刺;小分生孢子丰富、棒状、侧生。

(6)杂色小孢子菌:培养物显微镜下检查,可见丰富小分生孢子,有柄,球形到纺锤形(很少棒形),呈葡萄状生长,但也有沿菌丝一侧单生。大分生孢子薄壁,光滑,梭形或子弹形,顶端稍粗糙,常含有 6 个分隔细胞。并可见螺旋状菌丝。

2.培养特性

(1)铁锈色小孢子菌:在 SDA 培养基上,室温孵育 4～5 天,产生淡黄色或铁锈色条纹状菌落,稍隆出培养基表面,菌落渐向四周发出放射状菌丝,下陷不明显,为本菌的典型特征。

除上述典型菌落外,在临床标本中还可见以下生长特性。①Ⅰ型:中心为扁平凸起,以后菌落表面发生皱褶,整个菌落呈块状或结节状,表面较干。②Ⅱ型:起初沿病发呈条状生长,渐渐在中心产生扁平隆起,并有皱褶,菌落边缘整齐如刀切,且稍下陷,无放射状沟纹。上述Ⅰ型的次代生长物也可类似此形态。③Ⅲ型:菌落中心部分早期扁平状隆起,此后整个菌落如露出地面的老树根状,自中心向四周分布,边缘有较细的沟纹。④Ⅳ型:菌落的中心与边缘都不隆起于培养基平面,而是沿培养基表面平铺,自中心向周边发出放射状沟纹,色黄如鲜艳的菊花。⑥Ⅴ型:菌落表面有少许绒毛状气生菌丝,如同犬小孢子菌样的菌落。

(2)犬小孢子菌:在 SDA 培养基上 25 ℃孵育,菌落生长较快,初为白色至黄色绒毛样,2 周后像羊毛状,故又称为羊毛状小孢子菌。此时菌丝可充满整个斜面,中央部位趋向粉末化,表面呈黄白色,有少数同心圆,背面红棕色,中心部显著,边缘较浅淡。

(3)石膏样小孢子菌:在 SDA 培养基上室温生长迅速,3~5 天可见菌落,初为白色绒毛状,随后表面呈现颗粒状,粉末状,中心部位有一小环,外周有少数极短的沟纹,边缘不整齐,颜色转为棕黄色,中心颜色较深,边缘色浅,背面红棕色。

(4)粉小孢子菌:在 SDA 培养基上 25 ℃孵育生长迅速,菌落表面可有细的粉末,呈乳白色或淡黄红色,菌落中心及外围有白色绒毛状气生菌丝。菌落呈深红色,培养基不着色,。

(5)猪小孢子菌:在 SDA 培养基上 25 ℃生长较快,表面蓝白色到黄色,边缘不整齐,多日培养后正面黄红色,背面棕红色,培养基不着色。

(6)杂色小孢子菌:在 SDA 培养基上 25 ℃孵育,生长快速,菌落从粉状到绒毛状,表面呈浅黄色到粉色,背面无色、粉色或红褐色,毛发穿孔试验阳性。

(三)鉴定与鉴别

1.属间鉴别

小孢子菌属与毛癣菌属和表皮癣菌属,除小孢子菌属大分生孢子壁厚、外侧带刺、粗糙,呈纺锤形或梭形的形态上显著区别外,其他如尿素酶试验、毛发穿孔试验及侵犯部位等也有助于它们之间的鉴别。

2.属内鉴定

非典型菌株,必要时还可结合分子生物学技术如 RAPD 来鉴定。

(四)临床意义

铁锈色小孢子菌可引起头白癣,多见于儿童,成年人极为少见。也可引起体癣,多见于颜面、颈及上肢,有时与白癣同时存在。

犬小孢子菌可引起皮肤,毛发等部位感染,皮肤病变表现为周边伴有鳞屑的圆形或环状红斑,混有小泡。毛发感染时,表现为局部脱发性鳞屑斑。本菌为亲动物性皮肤癣菌,可引起脓癣,表现为局部肿脓样,毛发松动,边缘清楚。也可引起癣菌疹。

石膏样小孢子菌可引起人类头白癣、股癣和体癣,也可引起癣菌疹。

粉小孢子菌为发外型,人因接触土壤而感染。本菌与石膏样小孢子菌引起的疾病相似,其致病性较弱。

猪小孢子菌为发外型,亲动物性皮肤癣菌,主要引起猪的皮肤感染,人因接触而传染。

奥杜盎小孢子菌引起儿童和青春期的头癣或体癣。

杂色小孢子菌是人类头皮、头发、光滑皮肤和足真菌感染的病原体。还可感染一些啮齿类动物和蝙蝠,也可引起狗的感染。

(谭积善)

第二节 深部真菌检验

深部真菌一般是指侵犯皮下组织和内脏,引起全身性感染的病原真菌或条件致病真菌。根据生物学性状不同,分为酵母样型真菌、酵母型真菌、丝状型真菌和双相型真菌等。主要包括念珠菌属、隐球菌属、酵母属、红酵母属和双相型真菌等。双相型真菌是指在组织内或35～37 ℃培养环境下,培养基上菌落呈酵母型,在22～28 ℃室温培养条件下,培养基上菌落呈丝状型的一类真菌的统称。常见的双相真菌有组织胞浆菌、皮炎芽生菌、粗球孢子菌、巴西副球孢子菌、马尔尼菲青霉菌和申克孢子丝菌等。双相型真菌多为致病真菌,能感染正常个体;其他均为条件致病真菌,常感染免疫功能低下、菌群失调等特殊患者。近年来因广谱抗菌药物、激素及免疫抑制剂大量应用,此类真菌感染逐年增多,应引起足够重视。本节主要介绍念珠菌属、隐球菌属、酵母属和红酵母属。

一、念珠菌属

(一)分类与命名

念珠菌属隶属于真菌界,有性期某些种隶属于子囊菌门,半子囊菌纲,酵母目,酵母科;无性期隶属于半知菌门,芽孢纲,隐球酵母目,隐球酵母科。属内包含150多个种,临床常见仅10余种,主要以白色念珠菌、热带念珠菌、光滑念珠菌、克柔念珠菌、近平滑念珠菌、季也蒙念珠菌、乳酒念珠菌及法氏念珠菌等为主。

(二)生物学特性

1.形态与染色

(1)白色念珠菌:白色念珠菌又称白色假丝酵母菌,菌体细胞呈球形或卵圆形,与酵母菌相似,菌体比葡萄球菌大5～6倍,约2～4 μm,革兰染色阳性,常着色不均。在血清中35 ℃孵育2～3小时后菌体出芽生长形成真正的芽管。在玉米-吐温80培养基上孵育2～3天可见顶端圆形的厚壁孢子。在病理标本中常见菌细胞出芽生成假菌丝,假菌丝长短不一,收缩断裂又成为芽生的菌细胞。

(2)热带念珠菌:纯培养孢子呈椭圆形,革兰阳性,菌体比白色念珠菌稍大,在玉米-吐温80培养基上培养2～3天可见大量菌丝,芽生孢子轮生、分枝或呈短链,可产生少量泪滴形厚壁孢子。在血清中35 ℃孵育2～3小时后也能生出菌丝细胞,占总组分不到15%,菌丝顶端与芽分生孢子相连处有明显的"缢痕",这种"缢痕"在组织标本涂片中也很常见。

(3)克柔念珠菌:纯培养孢子呈圆柱形或卵圆形,菌体明显小于白色念珠菌;在玉米-吐温80培养基中培养3～4天,假菌丝对称分枝,有细长的芽生孢子。

(4)光滑念珠菌:纯培养菌体呈圆形或卵圆形,明显小于白色念珠菌。在玉米-吐温80培养基上培养2～3天,可见卵圆形芽生孢子,细胞尖端单芽,无真假菌丝,不产生厚壁孢子。

(5)近平滑念珠菌:25 ℃ SDA平板上培养物镜下分生孢子通常呈卵形或倒卵形。玉米-吐温80琼脂上形成细长假菌丝和小分生孢子。

(6)季也蒙念珠菌:血琼脂上培养物涂片镜检,芽生孢子呈球形或椭圆形。SDA平板上生长菌落涂片可见假菌丝,有时呈链状,可分枝,或呈轮状。

(7)乳酒念珠菌:在玉米-吐温 80 琼脂培养基上菌丝很多,有分枝。呈棒状或圆木形分生孢子,生长在 SDA 培养基上,可见卵形至长形的酵母细胞。

2.培养特性

(1)白色念珠菌:该菌在 25～37 ℃生长良好,42～45 ℃仍可生长,培养物具有酵母气味。经24～48 小时培养:在血琼脂平板上呈乳白色,凸起,表面光滑,边缘整齐的菌落。在巧克力平板上生长良好,形成略大、乳酪样菌落。在 SDA 培养基上形成奶油色,表面光滑的菌落。在 CHROMagar(科玛嘉)产色培养基上呈绿色菌落。临床初分离菌株在血琼脂平板或巧克力平板上菌落常不规则,边缘呈放射状。

(2)热带念珠菌:在 SDA 培养基上,25 ℃孵育 48 小时,菌落呈灰白色到奶油色,无光泽,在血平板及巧克力平板上形成灰白色奶油样菌落,在 CHROMagar 产色培养基上菌落呈蓝灰色。

(3)克柔念珠菌:在 SDA 培养基上 25 ℃孵育 48～72 小时,呈柔软、灰黄色、可有皱褶菌落。在血琼脂平板及巧克力平板上菌落较小、不规则、呈灰白色。在 CHROMagar 产色培养基上菌落呈粉红色或淡紫色。

(4)光滑念珠菌:在 SDA 培养基上,25～37 ℃培养 2～3 天,形成奶油色乳酪样菌落;在 CHROMagar 产色培养基上形成较大、白色或紫红色菌落。

(5)近平滑念珠菌:在 SDA 培养基上形成菌落为奶油色至黄色,光滑或有皱纹。在 CHROMagar 产色培养基上呈白色或淡粉色菌落。

(6)季也蒙念珠菌:在 SDA 培养基上形成白色,奶酪样菌落,陈旧菌落变成黄色至粉红色菌落,显色琼脂培养基上呈淡粉色,紫色菌落。

(7)乳酒念珠菌:在 SDA 培养基上 25 ℃培养,形成光滑,柔软奶油状的菌落,培养时间延长呈黄色。显色琼脂培养基上呈粉色,紫色。

3.生化特性

(1)白色念珠菌:白色念珠菌能发酵葡萄糖和麦芽糖,产酸产气,少数菌株能发酵蔗糖,产酸但不产气,不发酵乳糖。同化利用葡萄糖、麦芽糖、蔗糖、半乳糖、木糖、海藻糖,不利用乳糖、蜜二糖、纤维二糖和肌醇。不产生尿素酶,不还原硝酸盐。在玉米-吐温 80 培养基上 25 ℃孵育 3～5 天可产生厚壁孢子。在动物血清中 37 ℃孵育 2～3 小时形成芽管。

(2)热带念珠菌:热带念珠菌能发酵葡萄糖、麦芽糖和蔗糖,少数菌株能发酵半乳糖和海藻糖,不发酵乳糖。同化利用葡萄糖、麦芽糖、蔗糖、半乳糖、纤维二糖、木糖和海藻糖,不利用乳糖、蜜二糖、肌醇和棉子糖。不产生尿素酶,不还原硝酸盐。

(3)克柔念珠菌:仅发酵葡萄糖,不发酵不同化其他糖类,少数菌株尿素酶呈阳性。

(4)光滑念珠菌:光滑念珠菌能发酵葡萄糖、麦芽糖;不发酵其他糖类。能同化葡萄糖、麦芽糖和海藻糖;不同化其他糖类。不产生尿素酶,不还原硝酸盐。

其他常见念珠菌生化特性,见"属间鉴别"。

(三)鉴定与鉴别

1.属间鉴别

念珠菌与酵母菌,两者菌落形态很相似,易造成混淆,应注意区别。生长在玉米-吐温 80 培养基的念珠菌可产生假菌丝,镜下观察即可与酵母菌区分开。在鉴定念珠菌属时,假菌丝中隔处连接芽生孢子,为其重要特征。念珠菌属与其他菌落形态相似真菌的鉴别主要依据有无真假菌丝、厚壁孢子、芽生孢子、关节孢子、环痕孢子、菌落色素生成、液体培养基是否表面生长、是否能在含放线菌酮培养基上生长以及糖发酵、糖同化试验和尿素酶试验等相鉴别。真、假菌丝是念珠菌属区别于隐球菌属、马拉色菌属、红酵母菌属的特征。毛孢子菌属和地丝菌属可产生大量的关节孢子,这是它们与念珠菌属区别的特点。

2.属内鉴定

(1)白色念珠菌:能产生真、假菌丝,在玉米-吐温80培养基上形成大而圆的厚壁孢子,血清芽管试验阳性,CHROMagar产色培养基上形成绿色菌落等为其主要特征。不典型菌株可结合糖同化和糖发酵试验等与其他念珠菌相鉴别,商品API20C板条可较好地鉴定白色念珠菌。

近年来从HIV感染患者中分离都柏林念珠菌,其表型特征与白色念珠菌极为相似,可用分子生物学方法将两者分开。

(2)热带念珠菌:能产生真、假菌丝,不形成关节孢子、环痕孢子、荚膜及尿素酶阴性。在沙保罗液体培养基表面呈菌膜生长,在CHROMagar产色培养基上菌落呈蓝灰色为其主要特征。应注意与乳酒念珠菌和同样液体表面生长的克柔念珠菌鉴别。与葡萄牙念珠菌和近平滑念珠菌的鉴别,主要依据菌落形态和糖同化试验:葡萄牙念珠菌能同化鼠李糖,而热带念珠菌阴性;近平滑念珠菌能同化L-阿拉伯糖;而热带念珠菌阴性。

(3)克柔念珠菌:能产生真、假菌丝,不形成关节孢子、环痕孢子和荚膜。菌落大、扁平不规则,菌落表面无光泽,似毛玻璃样,在CHROMagar产色培养基上菌落呈粉红色为其主要特征。仅发酵和同化葡萄糖,注意与解脂念珠菌鉴别:解脂念珠菌同化赤藓糖,而克柔念珠菌阴性;解脂念珠菌最大生长温度33～37 ℃,克柔念珠菌最大生长温度43～45 ℃。

(4)光滑念珠菌:无真、假菌丝,不形成关节孢子、环痕孢子和荚膜。

(5)近平滑念珠菌、季也蒙念珠菌和乳酒念珠菌:可根据在显色培养基上的菌落颜色,SDA培养基上的菌落特征及生理生化特性来鉴定。

(四)临床意义

由念珠菌引起的感染通常称为念珠菌病,念珠菌几乎可引起人体任何器官或系统感染,念珠菌病可发生于表皮和局部或深层和播散性。播散性感染是由于原始感染部位念珠菌通过血流播散引起。白色念珠菌是临床常见的致病念珠菌,其构成比虽大于50%,但在逐年下降,相反由热带念珠菌、近平滑念珠菌、光滑念珠菌和克柔念珠菌等非白色念珠菌引起感染发生率在逐年提高。

二、隐球菌属

(一)分类与命名

隐球菌属,有性期隶属于真菌界,担子菌门,银耳纲,线黑粉菌目,线黑粉菌科。无性期隶属于半知菌门,芽孢纲,隐球酵母目,隐球酵母科。属内包括17个种和8个变种,其中对人致病的最主要是新型隐球菌及其变种。根据新型隐球菌荚膜多糖成分和生化方面的差异,将新型隐球菌分成3个变种,按血清学分为A、B、C、D和AD型5个型。其中新型变种为血清D型,格特变种为血清B、C型,格鲁比变种为血清A型。此外,还发现了新型变种与格鲁比变种的杂合体(血清型AD)。目前被认可的是2个变种,即新型变种和格特变种。已报道可引起人类疾病的还有浅黄隐球菌、浅白隐球菌、罗伦隐球菌、地生隐球菌和指甲隐球菌等。

（二）生物学特性

1.形态与染色

隐球菌为圆形或卵圆形,菌体直径一般在 $2\sim15\ \mu m$,大者直径可达 $20\ \mu m$,革兰染色阳性。新型隐球菌菌体外有宽厚荚膜,荚膜比菌体大 $1\sim3$ 倍,折光性强,一般染色法不易着色,常用墨汁负染色法,可见圆形菌体,外绕有一较宽阔的空白带(荚膜)。菌细胞常有出芽,但无真、假菌丝。新型隐球菌在病变组织中的胶样液化囊腔里聚集成堆,菌体大小不一,常可见到单芽生孢子。

2.培养特性

在 SDA 培养基上 25 ℃和 37 ℃时均可生长,其中 $30\sim31$ ℃生长良好,菌落白色至奶油色,黏稠,不透明,1 周后转淡黄或棕黄、湿润黏稠,状似胶汁。

3.生化特性

新型隐球菌咖啡酸试验 3 天内可产生棕色色素,脲酶试验阳性,硝酸盐还原试验阴性,不发酵糖、醇类,但能同化葡萄糖、蔗糖、棉子糖、肌醇和半乳糖等。

（三）鉴别与鉴定

1.属间鉴别

隐球菌墨汁负染可见较大圆形菌体及厚荚膜,不形成假菌丝,不发酵糖类,脲酶试验阳性,可与念珠菌相鉴别;能同化肌醇,可与红酵母相鉴别。

2.属内鉴定

新型隐球菌酚氧化酶阳性,能同化蔗糖、棉子糖、半乳糖,但不能同化乳糖,可与其他硝酸盐还原阴性的隐球菌鉴别。

（四）临床意义

新型隐球菌广泛分布于自然界,在鸽粪中大量存在,也可以存在于人体表、口腔和肠道中。可侵犯人和动物,一般为外源性感染,但也可致内源性感染,对人类而言,它通常是条件致病菌。新型隐球菌首先经呼吸道侵入人体,由肺经血液播散时可侵犯所有脏器组织,主要侵犯肺、脑及脑膜,引起慢性脑膜炎,也可侵犯皮肤、骨、关节和心脏等部位。新型隐球菌病好发于细胞免疫功能低下者,如艾滋病、糖尿病、恶性肿瘤患者、器官移植及大剂量使用糖皮质激素者。

三、酵母属

（一）分类与命名

酵母属隶属于真菌界,子囊菌门,酵母纲,酵母目,酵母科。属内包括 41 个种和 6 个变种,临床常见为酿酒酵母。

（二）生物学特性

1.形态与染色

在玉米培养基上培养 $3\sim4$ 天,可见圆形,卵形,椭圆形和腊肠形等多种形态,不产生真、假菌丝。子囊内含 $1\sim4$ 个圆形或椭圆形光滑的子囊孢子。革兰染色阳性。

2.培养特性

酿酒酵母在 SDA 培养基上室温培养,生长迅速,形成乳白色,有光泽,边缘整齐的菌落。在 CHROMagar 产色培养基上呈紫色凸起菌落。

（三）鉴定与鉴别

1.属间鉴别

与其他类似酵母属真菌的鉴别:酵母属菌落多为奶油色,发酵产物主要为乙醇和二氧化碳,不同化乳糖和高级烃类,硝酸盐还原试验阴性为本属的特征,可与其他属相鉴别。

2.属内鉴定

酿酒酵母能同化麦芽糖,蔗糖,半乳糖,密三糖和海藻糖,可资鉴别。

（四）临床意义

酿酒酵母在环境中普遍存在,也是胃肠道和皮肤的正常菌群。在免疫功能低下患者,由于各种原因可致真菌血症、败血症、心内膜炎、腹膜炎、肝脓肿及播散性感染。也有酿酒酵母引起阴道炎的报道。

四、红酵母属

（一）分类与命名

红酵母属隶属于真菌界,有性期隶属于担子菌门,锈菌纲,担孢目,锁掷酵母科。无性期隶属于半知菌门,芽孢纲,隐球酵母目,隐球酵母科。属内有 8 个种,临床上以黏红酵母、小红酵母和胶红酵母较常见。代表菌种为胶红酵母。

（二）生物学特性

1.形态与染色

红酵母在玉米-吐温 80 培养基上培养 3 天后涂片,呈球形、卵圆形至椭圆形,不形成真、假菌丝和菌丝体,呈球形菌体多单个排列。具芽生分生孢子。革兰染色阳性。

2.培养特性

红酵母在 SDA 培养基上室温培养,生长迅速,菌落光滑或粗糙、反光、柔软和似黏液样,奶油色到粉红、珊瑚红、橙色或黄色。在玉米-吐温 80 培养基上,25 ℃孵育 72 小时,偶尔出现发育不完全假菌丝。红酵母菌生长在醋酸盐和 V-8 培养基上,室温孵育 2～5 天容易产生子囊,每个子囊含 1～4 个球形子囊孢子。

3.生化特性

红酵母属菌不发酵碳水化合物,尿素酶阳性。

（三）鉴定与鉴别

1.属间鉴别

与隐球菌属的鉴别,是红酵母属真菌在 SDA 培养基上菌落产生类胡萝卜色素,不同化肌醇;与念珠菌属区别是红酵母菌落多产生色素,尿素酶阳性,不产生真、假菌丝,不产厚膜孢子。

2.属内鉴定

与黏红酵母的鉴别,胶红酵母菌细胞呈短卵形或柱形,菌落呈深珊瑚红到粉红色,有时为网状;黏红酵母呈圆形和卵圆形,菌落呈珊瑚红到橙红色,无网状结构。

（四）临床意义

红酵母菌广泛存在于空气、土壤、湖泊、乳制品和海水,能定植于植物和人类或温血动物,被认为是最常见的污染真菌。胶红酵母能从人皮肤、肺、尿液和粪便等标本中分离出,对长期腹膜透析患者可引起真菌性腹膜炎,也有报道可引起真菌血症、心内膜炎及脑膜炎等。

（胡乐兰）

353

第十九章

妊娠期检验

第一节 常见遗传病的产前检验

一、染色体病的产前诊断

(一)一般检验项目

孕妇血清学筛查常见的血清学筛查指标有甲胎蛋白、人绒毛膜促性腺激素、游离雌三醇、抑制素 A、妊娠相关血浆蛋白等。

1.甲胎蛋白(α-fetoprotein,AFP)测定

AFP 是一种大分子蛋白质,分子量约为 70 kD。孕 4~8 周由卵黄囊和肝脏产生,卵黄囊退化后,主要在胎儿肝脏内合成。羊水中的 AFP 主要来源于胎儿尿液。

(1)检测方法:常用放射免疫法、荧光酶免疫分析法,时间分辨荧光免疫法。

(2)标本:孕妇血清或羊水(羊水上清稀释 100 倍后按血清 AFP 方法测定)。

(3)参考范围:正常成人血清<20 ng/mL;正常妊娠孕妇血清 AFP 因孕周不同而异,妊娠中期为 90~500 ng/mL;正常妊娠羊水中 AFP 在妊娠 15 周时最高,可达 40 000 ng/mL,20~22 周逐步下降,23 周后稳定下降,32 周后降至 25 000 ng/mL,并一直维持此水平至足月。

(4)临床诊断意义及评价:AFP 可用于胎儿染色体异常及胎儿神经管缺陷的筛查。孕中期(14~20 周),孕妇怀有 21-三体综合征胎儿时,其血清 AFP 水平比正常妊娠低 20%左右,羊水中 AFP 水平也偏低,其降低的原因目前还不明确,需进一步结合染色体检查确诊。

2.人绒毛膜促性腺激素(HCG)测定

HCG 是滋养层细胞分泌的糖蛋白激素。

(1)检测方法:放射免疫法、酶联免疫吸附试验、斑点金免疫渗滤试验、荧光酶免疫分析法。

(2)标本:孕妇血清、羊水。

(3)羊水 HCG 的变化及特点:羊水中 HCG 在妊娠早期大幅度升高,孕 10~12 周达到高峰,孕 18~20 周始降至中等水平,并一直维持到妊娠末期。

(4)临床诊断意义及评价:在孕中期(14~20 周),怀有 21-三体综合征胎儿的孕妇,其血清及羊水中 HCG 的平均含量为正常妊娠孕妇平均含量的 2 倍左右,HCG 水平升高的病理生理学原因与胎盘分泌功能增强有关。

3.游离雌三醇(unconjugated estriol,uE3)

(1)检测方法:放射免疫法、化学发光测定法。

(2)标本:孕妇血清、羊水。

(3)uE3 的变化及特点:①孕妇血清中 uE3 的水平在妊娠 7～9 周时开始超过非妊娠水平,然后持续上升,在足月前可以达到 7～35 μg/mL;②胎儿血清中 uE3 的浓度随孕周增加而升高,其浓度可达到孕妇血清浓度的 5～7 倍;③羊水中的 uE3 浓度与孕妇血清浓度相近。

(4)临床诊断意义及评价:uE3 是 21-三体综合征及 18-三体综合征的标志物。孕妇怀有 21-三体综合征胎儿时,其血清 uE3 水平比正常妊娠低 30% 左右,羊水中 uE3 的水平比正常妊娠低 50% 左右,其降低的原因可能与胎儿肾上腺类固醇前身物形成的下降有关。

4.抑制素 A(inhibin A,INHA)

(1)检测方法:放射免疫法。

(2)标本:孕妇血清、羊水。

(3)正常妊娠时 INHA 的变化及特点:孕妇血清中 INHA 在妊娠早期上升,孕 10 周以后逐渐下降,孕 15～25 周稳定在较低水平,妊娠末期再次升高并至足月时达到高峰。

(4)临床诊断意义及评价:①目前认为胎儿胎盘是妊娠早期 INHA 的主要来源,INHA 可能与胎儿及胎盘的发育有关;②INHA 是 21-三体综合征的标志物,在孕妇怀 21-三体综合征胎儿时 INHA 可达正常妊娠的 2 倍;③INHA 在筛查 21-三体综合征时与 HCG 有同等的重要地位,INHA 在孕 15～20 周的含量相对稳定,而 HCG 在孕 15～20 周的含量变化较大,如果将 INHA 加进目前常用的三项筛查指标中(AFP＋HCG＋uE3),可将检出率提高 8 个百分点,达 80% 左右;④INHA 也可以取代 HCG 作为新的第三项指标,在同样的检出率时,用 AFP＋uE3＋INHA 三项组合比用 AFP＋uE3＋HCG 三项组合可使假阳性率减少 20%～30%。

5.妊娠相关血浆蛋白

妊娠相关血浆蛋白 A(pregnancy associated plasma protein-A,PAPP-A)主要来源于胎盘与蜕膜,是由胎盘合体滋养层细胞和蜕膜分泌的大分子糖蛋白。

(1)检测方法:ELISA 法、时间分辨荧光免疫法。

(2)标本:孕妇血清。

(3)正常妊娠时的 PAPP-A 的变化及特点:孕 3～4 周即可在孕妇血清中检出 PAPP-A,其浓度随妊娠月份的增加而上升,足月时达到高峰。

(4)临床诊断意义及评价:①PAPP-A 的最佳筛查时间是妊娠早期(10～14 周以前);②PAPP-A 可以作为高危妊娠的产前检测指标,但它最重要的临床价值是筛查胎儿染色体非整倍体异常,尤其是 21-三体综合征,但孕 14 周后 21-三体妊娠和正常妊娠 PAPP-A 值无明显区别;③PAPP-A＜0.5 中位倍数(multiple of the unaffected population median,MOM)见于羊水过多、死胎、腹水、双肾积水等,PAPP-A＞2.5 MOM 可见于唇裂、尿道下裂等。

(二)产前筛查血清标志物的选择

1.妊娠早期产前筛查

(1)二联筛查:β-HCG＋PAPP-A 孕 10～14 周测定,21-三体综合征的检出率约为 65%,假阳性率为 5%。

(2)三联筛查:胎儿颈项透明层厚度(nuchal translucency,NT)＋β-HCG＋PAPP-A 孕 10～14 周测定,NT≥3 mm 和低 PAPP-A 水平的染色体异常检出率约为 40%,假阳性率为 2%。

2.妊娠中期产前筛查

(1)三联筛查:AFP＋β-HCG＋uE3。

(2)四联筛查:INHA＋AFP＋β-HCG＋uE3。

妊娠中期产前筛查一般选择孕 15～20 周,结合 B 超检测 NT,其染色体异常检出率可达85%以上。

(3)临床诊断意义及评价:①孕妇血清生化指标筛查是经济、简便和无创伤的检查方法。一般应先建立本实验室的各种血清标志物在不同孕周的中位数曲线,筛查阳性标准为 AFP<0.5 MOM或>2.5 MOM,β-HCG<0.5 MOM 或>2.5 MOM,uE3<0.7 MOM。②目前大多数产前诊断中心根据孕妇血清中上述几项指标的异常升高或降低,结合孕妇的年龄、体重、孕周、种族、既往病史等因素,用特定计算机分析软件进行综合风险评估得出胎儿患 21-三体综合征、18-三体综合征和神经管畸形的风险度。以风险率为 1∶270 作为分界值来决定筛查结果的阳性和阴性。若风险率≥1∶270,称产前筛查阳性或高风险,筛查高风险者需进一步选择进行产科超声检查、染色体检查和羊水生化检查。若风险率<1∶270,称筛查阴性或低风险,产前筛查低风险的报告只表明胎儿发生这些先天异常的风险较低,并不能完全排除这些先天异常发生的可能性。③鉴于当今医学技术水平的限制和患者个体差异等原因,产前筛查的预期检出率:21-三体综合征为 60%～70%,18-三体综合征为 60%～70%,神经管畸形为 85%～90%,临床医师在遗传咨询时需注意。

(4)方法学评价及问题:①通过孕妇血清生化指标对 21-三体综合征进行筛查,然后对筛查阳性者进一步做羊水或脐血染色体核型分析,已成为当今产科的常规检验项目。②在对 21-三体综合征进行筛查的同时,也可以将 18-三体综合征或其他染色体结构异常检出,孕妇血清生化筛查还可以提高对三倍体的检查率,但其敏感性尚不清楚。③孕妇血清生化筛查除可评估染色体异常外,还能评估其他的妊娠异常。血清 AFP 升高可能是流产、早产、低体重或妊娠子痫等高危妊娠的预兆,HCG 水平升高也可能与死胎或新生儿死亡、早产、低体重及妊娠子痫有关。此外,当胎儿患有某些单基因遗传病,如 X-连锁干皮病时,孕妇血清 uE3 会明显降低甚至测不出来。④对筛查结果阳性的分析首先要考虑胎龄正确与否。对于筛查结果阳性而通过月经周期推算胎龄的病例,都必须经 B 超再次确定胎龄。⑤孕妇血清筛查所选用的生化标志物,在各诊断中心有不同的选择,实验室应根据各地不同的人群特点设计不同的筛查方案,以期收到更好的社会经济效益。

(三)特殊检验项目

1.羊水细胞染色体核型分析

羊水细胞是胎儿皮肤、消化道、呼吸道和泌尿生殖道脱落的细胞。通过羊水细胞的染色体分析能正确地判断胎儿的情况。因此,通过羊水细胞培养进行羊水细胞染色体核型分析是产前诊断的重要手段。

(1)检测方法:在 B 超引导下用细针经腹壁穿过子宫壁进入羊膜腔,抽取羊水 20～30 mL。离心分离羊水中的细胞,在 RPMI1640 培养液与 25%小牛血清中培养 8～10 天后,以秋水仙素处理,使细胞停止在 M 期,获得中期分裂象细胞,然后将细胞经低渗、固定、制片、老化处理后,进行胰酶消化、吉姆萨染色显带,最后进行核型分析。

(2)标本:羊水。

(3)参考范围:正常男性核型为 46,XY;正常女性核型为 46,XX。

(4)临床诊断意义及评价:羊水穿刺获取胎儿细胞并进行染色体核型分析可以确诊胎儿是否染色体异常。

(5)方法学评价及问题:①妊娠月份、获取的羊水细胞多少是影响细胞培养能否成功的关键。妊娠月份小,羊水细胞少,但相对活细胞多;妊娠月份大,羊水细胞多,但相对活细胞少。一般选择孕 16～20 周羊水为宜,此期间采集的羊水细胞数量多,细胞体外培养时生长活力强,所得到的分裂象也多。②羊水标本应及时送检,送检过程中不宜受热或冷冻。实验室人员接到标本后应先观察羊水是否清亮,含胎脂的多少及是否为血性羊水。母体血细胞污染会影响羊水细胞的贴壁和生长。③要根据细胞的生长状况,来决定收获细胞的时间。收获细胞时要掌握好低渗时间及低渗液的量。培养收获时间大多数为 8～10 天,最早 7 天,最长 14 天。④羊水穿刺是有创操作,有一定风险,可能导致流产、宫内感染,甚至胎死宫内,且羊水细胞不易培养、检测周期长、费力,检测结果的可靠性很大程度上取决于操作者的经验和技术,所以不适用于常规筛选。

2.胎儿脐血细胞染色体核型分析

(1)检测方法:穿刺取胎儿脐血,脐血中的 T 淋巴细胞在体外培养液中经植物血凝素(PHA)刺激转化为幼稚淋巴细胞,进行有丝分裂。37 ℃培养 68～72 小时后加入秋水仙素,以抑制纺锤体的形成,使细胞控制于分裂中期。细胞收获后用低渗盐液处理,使细胞膨胀、染色体分散铺展,再经过甲醇-冰醋酸固定、制片、显带处理、吉姆萨染色,显微镜下观察、分析,或作显微摄影,相片放大后进行核型分析。

(2)临床诊断意义及评价:用于确诊胎儿是否染色体异常。脐血细胞培养能校正羊水细胞、绒毛细胞培养出现的假嵌合体,核型分析结果更准确可靠。

(3)方法学评价及问题:①需要同时做排除母血污染的鉴定,证实标本确实为胎儿血细胞。②脐血穿刺在孕 18 周至足月妊娠均可进行,小于孕 18 周,脐带直径多小于 0.5cm,穿刺较困难。一般认为,孕20 周左右取血量可达 6～8 mL,对胎儿循环无影响。

3.绒毛染色体核型分析

绒毛滋养层细胞是受精卵有丝分裂的衍生物,能准确反映胎儿的遗传特性。

(1)检测方法:直接制片法、培养法。

(2)标本:6～8 周的绒毛。

(3)临床诊断意义及评价:从绒毛中获取胎儿细胞进行染色体核型分析可以早期确诊胎儿是否染色体异常。①用于产前诊断:唐氏高危孕妇、高龄孕妇以及有不良孕产史的孕妇均可行绒毛穿刺技术,早期明确此次妊娠的胎儿染色体核型是否存在异常。②用于反复自然流产患者的病因学检查:在引起流产的各种因素中,一般认为早期流产的胚胎大约 50% 存在染色体异常,因此明确流产病因对遗传咨询及指导下次妊娠有相当重要的意义。

(4)方法学评价及问题:①孕 10 周后平滑绒毛膜逐渐退化,仅留下叶状绒毛,孕 6～8 周时绒毛新鲜、生长旺盛、处在分裂期的细胞多,此时取材容易且利于早期作出产前诊断。②在显微镜下鉴定绒毛枝的技术及严格无菌操作是培养成功的关键。绒毛细胞不易培养,试验结果的可靠性更是很大程度上取决于操作者的经验和技术,建议双份以上培养或分开独立培养。③对绒毛检查结果异常者,建议抽取羊水或脐带血行染色体培养复核。

4.孕妇及丈夫外周血染色体核型分析

(1)检测方法:外周血淋巴细胞培养,G 显带,染色体核型工作站分析。

(2)标本:新鲜肝素抗凝血液。

（3）参考值：正常男性核型为 46,XY,正常女性核型为 46,XX。

（4）临床诊断意义及评价：有反复流产史和生过畸形儿的夫妇,需行外周血染色体核型分析排除染色体异常。夫妇任何一方为染色体异常（如染色体平衡易位或倒位携带者）,下一代出生染色体异常儿的发病率可高达 5%～10%。下列情况应考虑进行染色体分析：①死产、新生儿畸形、多发性先天性畸形；②小胎龄儿；③显著智能落后,如 21-三体综合征；④生长发育迟缓；⑤原发闭经,如特纳综合征；⑥男性不育,如常见 Klinefelter 综合征；⑦外生殖器两性畸形；⑧发生 2 次以上自然流产、流产原因不明的夫妇；⑨具有已知染色体异常病的临床表现者；⑩某些肿瘤（如白血病）,如慢粒及伴先天性畸形的实体肿瘤,如肾母细胞瘤和视网膜母细胞瘤等。

（5）方法学评价及问题：全血淋巴细胞培养及染色体标本制备是一种相对简便经济的方法,但微小染色体改变不能检出。

5.荧光原位杂交（fluorescence in sito hybridization,FISH）

（1）检测方法：直接法及间接法。直接法是用荧光素直接标记特殊的探针,经变性、杂交、漂洗后,直接在荧光显微镜下检测染色体结构。间接法则是在杂交、漂洗之后,根据抗原抗体反应的原理,既将荧光素与探针结合,又将荧光素与其特异的抗体结合,将待测信号放大,从而使特异的靶序列得以检测。

（2）标本：外周血、胎儿脐血细胞、羊水、绒毛等。

（3）参考值：正常男性核型为 46,XY,正常女性核型为 46,XX。

（4）临床诊断意义及评价：FISH 在产前诊断中主要用羊水细胞或绒毛细胞来筛查非整倍体,早期发现 21-三体综合征、18-三体综合征、13-三体综合征、45,X 和 47,XXY 等。

（5）方法学评价及问题：①FISH 技术弥补了经典显带技术的不足,具有快速、灵敏、可靠的特点,可较精确地反映各种染色体数量异常或结构的畸变,有广泛的应用前景,但探针费用昂贵,难以在基层单位开展。②FISH 不仅用于中期分裂象,还可以检测间期细胞、生殖细胞和胚胎组织等。FISH 应用于未培养的羊水间期细胞或绒毛细胞,可以克服传统的羊水、绒毛细胞遗传学诊断培养耗时长、中期分裂象较少、对操作者的经验和技术要求高这些局限,可于采集标本后 24 小时内快速确定胎儿某些染色体有无异常。③FISH 由于受到特异性探针的制约,用一种探针往往只能检测一种异常,由于断裂点的不可预见性,很难制备适宜的探针,故对一些复杂易位不易做出正确诊断。随着技术的不断发展,多色 FISH、比较基因组杂交、光谱核型分析等这些新的技术的出现,将大大有助于发现胎儿畸形和死亡的染色体病因。

6.无创产前基因检测

通过采集孕妇外周血提取游离 DNA,采用新一代高通量测序技术,结合生物信息分析,得出胎儿患染色体非整倍性疾病（21-三体综合征,18-三体综合征,13-三体综合征）的风险率。该方法无创取样、无流产风险,可以作为向不接受及错过有创产前诊断的孕妇提供的一条检测新途径,也可以作为核型分析结果的参考或核型分析细胞培养失败的补救检测途径。目前国内已有少数具有较强技术实力的公司开展此检测项目。

二、遗传性代谢缺陷病的产前诊断

（一）代谢物或酶活性检测

临床检测多样,以下仅介绍一些常见、操作简便的方法。

1.黏多糖定性试验

(1)检测方法:常用甲苯胺蓝法,在酸性条件下,黏多糖分子的酸性基团与甲苯胺蓝作用,产生异染现象而出现紫色反应。

(2)标本:尿液、羊水。

(3)参考范围:阴性。

(4)临床诊断意义及评价:①本试验适用于临床筛选;②强阳性对于脂肪软骨营养不良症等黏多糖代谢障碍疾病具有一定诊断价值,但尿液中黏多糖含量增多也可见于结缔组织疾病和肾炎等,无特异性;③羊水中黏多糖含量常随妊娠时间不同而变化,易出现假阳性。

2.果糖定性试验

(1)检测方法:尿液果糖在强酸作用下生成5-羟甲基糠醛。后者与间苯二酚共热,产生深红色沉淀。

(2)标本:尿液。

(3)参考范围:阴性。

(4)临床诊断意义及评价:先天性1,6-二磷酸酶缺乏症患者尿液果糖定性试验结果常阳性,严重肝衰竭、糖尿病患者尿液也可呈阳性。

(5)方法学评价及问题:正常人进食大量水果后也可呈阳性。糖尿病患者尿液中常常果糖、葡萄糖共存,可在尿中加入新鲜酵母保温发酵除去葡萄糖后再作试验。

3.半乳糖定性试验

(1)检测方法:尿液或羊水中半乳糖上的醛基与苯肼共热后多次脱水,形成糖脎结晶。30分钟内出现黄色沉淀,冷却后有结晶析出者为阳性。

(2)标本:尿液、羊水。

(3)参考范围:阴性。

(4)临床诊断意义及评价:①尿液半乳糖定性试验阳性可见于1-磷酸半乳糖尿苷转移酶缺乏症、先天性半乳糖血症,严重肝病患者尿液也可呈阳性;②正常妊娠的羊水中半乳糖测不出或含量低微,先天性半乳糖代谢障碍的胎儿可引起羊水中半乳糖含量改变,当筛查出羊水中半乳糖含量增高时,最好通过用培养3~5周的羊水细胞来测定出转移酶的活力,以早期诊断患病胎儿。

(5)方法学评价及问题:苯肼醋酸溶液宜新鲜配制。高浓度葡萄糖影响本试验,因此,尿中若含有大量葡萄糖时,最好加新鲜酵母保温发酵,除去葡萄糖后再作试验。

4.戊糖定性试验

(1)检测方法:采用二羟基甲苯法,戊糖与盐酸共热形成麸醛后再与二羟基甲苯作用,形成绿色化合物。

(2)标本:尿液。

(3)参考范围:阴性。

(4)临床诊断意义及评价:尿液戊糖定性试验阳性可见于先天性戊糖尿症。

(5)方法学评价及问题:同尿液半乳糖定性试验。

5.胱氨酸定性试验

(1)检测方法:采用亚硝基铁氰化钠法,尿液中胱氨酸被氰化钠还原成半胱氨酸后,与亚硝基铁氰化钠反应,形成紫红色化合物。

(2)标本:尿液。

(3)参考范围:阴性。

(4)临床诊断意义及评价:尿液胱氨酸定性试验阳性见于胱氨酸尿症患者。

(5)方法学评价及问题:本试验易受酮体干扰。氰化钠有剧毒,注意防范措施。

6.苯丙酮酸定性试验

苯丙酮酸是苯丙氨酸的代谢产物。当 L-苯丙氨酸羟化酶缺乏时,血液中的苯丙氨酸因不能转变为酪氨酸而堆积,只有小部分随尿液排出,大部分则通过转氨基作用形成苯丙酮酸后再由肾脏排出。

(1)检测方法:采用三氯化铁法,苯丙酮酸在酸性条件下与三氯化铁生成苯丙酮酸烯醇基和 Fe^{3+} 的蓝绿色螯合物,其颜色深浅与尿液中苯丙酮酸含量有关。

(2)标本:尿液。

(3)参考范围:阴性。

(4)临床诊断意义及评价:尿液苯丙酮酸定性试验阳性见于苯丙酮尿症患者,但阴性不能排除苯丙酮尿症。此外,酪氨酸血症、新生儿苯丙氨酸血症等也可出现苯丙酮酸尿。

(5)方法学评价及问题:①尿液要新鲜,尿中含有水杨酸制剂、氯丙嗪及胆红素时,可呈假阳性;②本法灵敏度约 100 mg/L,阳性标本可做系列稀释进行粗略定量,但新生儿在出生后的 6 周内不易查出,出生 6 周后检查为宜;③用 2,4-二硝基苯肼盐酸盐与尿液等量混合的方法也可检测苯丙酮酸,阳性者呈黄色浑浊反应。

7.葡萄糖-6-磷酸脱氢酶(G6PD)测定

(1)检测方法:采用连续监测法,细胞 G6PD 催化葡萄糖-6-磷酸(G6P)氧化成 6-磷酸葡萄糖酸内酯,后者很快氧化成 6-磷酸葡萄糖酸(6PGA),同时 NADP 被还原成 NADPH。在波长 340 nm 处测定 NADPH 生成量,计算 G6PD 的活性。红细胞内还含有 6-磷酸葡萄糖酸脱氢酶(6PGAD),催化 6PGA 脱羧,生成核酮糖-5-磷酸,可同时使 NADP 还原成 NADPH。因此,由 G6P 和 6PGA 组成的底物系统测得的活性减去单独 6PGA 底物测得的活性,即为 G6PD 的活性。

(2)标本:将新鲜抗凝血离心去上清液及白细胞层,用生理盐水洗涤后制成红细胞悬液备用。

(3)参考范围:6.5~9.3 U/g Hb(37 ℃)。

(4)临床诊断意义及评价:临床上检查红细胞 G6PD 主要用于诊断 G6PD 基因缺陷引起的溶血性贫血。G6PD 的基因位于 X 染色体上,通过 X 伴性遗传,患者以男性居多。

8.羊水胆碱酯酶(cholinesterase,ChE)测定

ChE 是一种神经性酶,可以反映胎儿神经系统成熟度。羊水中的胆碱酯酶依其对乙酰胆碱的亲和力不同,分为乙酰胆碱酯酶(又名真性胆碱酯酶,AChE)和假性胆碱酯酶(pseudocholinesterase,PChE)2 种。

(1)检测方法:羊水总胆碱酯酶测定常用速率法或终点法,羊水真性胆碱酯酶测定用聚丙烯酰胺凝胶(poly acrylamide gel,PAGE)电泳法,由于羊水中 AChE 增加与胎儿开放性神经管畸形高度相关,后者更常用。

(2)标本:羊水。

(3)临床诊断意义及评价:胎儿脑脊液中 AchE 浓度很高,血中 AchE 浓度很低。当胎儿患开放神经管缺陷时,脑脊液中的 AchE 大量渗透到羊水中。羊水中 AchE 增加与胎儿开放性神经管畸形高度相关,特别适用于神经管畸形可疑症的确诊。此法对于闭合性神经管缺陷的诊断意义不大。

(二)基因工程用于遗传性代谢缺陷病的产前诊断

测定培养的羊水细胞特异酶活性是产前诊断的经典方法,但有些遗传性代谢缺陷病的酶缺陷并不在羊水细胞中表达,可以用分子生物学技术对待测的基因进行分析以助于遗传性代谢缺陷病的诊断,以下介绍几种常用的产前基因诊断技术。

1.DNA 分子杂交法

用已知的一段互补 DNA 作为探针,经放射标记后与羊水细胞的 DNA 进行印迹杂交,并用放射自显影法得出结果,来诊断胎儿的遗传性疾病,如用珠蛋白 α 基因片段 2 个探针检测 α 珠蛋白生成障碍性贫血。

2.限制性片段长度多态性分析

DNA 限制性内切酶能识别特定的碱基顺序,因而能在识别位点特异地把 DNA 切割成各种一定大小的片段,通过琼脂糖凝胶电泳的分离,直接用溴化乙锭显色或用 Southern 印迹法把这些 DNA 片段转移到硝酸纤维膜上,再与已用核素标记的特异基因探针进行 DNA 分子杂交,采用放射自显影技术,显示出相应的 DNA 片段,从而可鉴定出是否有基因缺失或异常,如中国人 β 珠蛋白生成障碍性贫血的限制性片段长度多态性连锁分析。

3.等位基因特异的寡核苷酸探针杂交

等位基因特异的寡核苷酸探针杂交是最早用来检测点突变的方法,致病基因经 PCR 扩增后,分别与长为 15～20 bp 标记的野生型和突变型寡核苷酸探针杂交。由于杂交时严格遵循序列特异性,一种长20 bp 的探针中,一个碱基的错配可导致 T_m 值降低 5.0～7.5 ℃,根据靶基因与两探针结合信号有无或信号强弱,可判断是否存在突变或突变是否为杂合子。

4.PCR 单链构型多态性分析法

将 PCR 产物双链 DNA(dsDNA)变性为单链 DNA(ssDNA),加样于变性聚丙烯酰胺凝胶中进行电泳。由于 DNA 分子在凝胶中的电泳迁移率与其分子量和空间结构有关,而空间结构又与 ssDNA 序列有关。电泳结束后,ssDNA 带位置的差异即可反映出 PCR 产物序列的差异,从而用于 DNA 中的单个碱基的替代、微小缺失或插入的检测。

5.DNA 测序

DNA 测序已实现了分析反应自动化,目前用于测序的技术主要有 Sanger 等(1977)发明的双脱氧链末端终止法。其原理是利用一种 DNA 聚合酶来延伸结合在待定序列模板上的引物,直到掺入一种链终止核苷酸为止。每一次序列测定由一套 4 个单独的反应构成,每个反应含有所有 4 种脱氧核苷酸三磷酸(dNTP),并混入限量的一种不同的双脱氧核苷三磷酸(ddNTP)。由于 ddNTP 缺乏延伸所需要的 $3'$-OH 基团,使延长的寡聚核苷酸选择性地在 G、A、T 或 C 处终止,终止点由反应中相应的 ddNTP 而定。每一种 dNTPs 和 ddNTPs 的相对浓度可以调整,使反应得到一组长几百至几千碱基的链终止产物。它们具有共同的起始点,但终止在不同的核苷酸上,可通过高分辨率变性凝胶电泳分离大小不同的片段,凝胶处理后可用 X 线放射自显影或非同位素标记进行检测。可用来检测基因片段的缺失或插入、动态突变等。

6.DNA 芯片技术

DNA 芯片技术又称微阵,将高密度 DNA 片段阵列通过高速机器人或原位合成方式,以一定的顺序或排列方式,使其附着在如玻璃片等固相表面作为探针,荧光标记的样品 DNA/RNA 借助碱基互补与探针进行杂交,从而进行高通量的基因表达及监测等方面的研究。

以上这些分子生物学技术已逐步应用于遗传性疾病的产前诊断,如镰状细胞性贫血、Bart

水肿胎儿、α珠蛋白生成障碍性贫血基因携带者、β珠蛋白生成障碍性贫血、甲型血友病、α-抗胰蛋白酶缺乏症、苯丙酮尿症、杜氏进行性肌营养不良、视网膜母细胞瘤等。随着技术的不断成熟和完善,其作为先天性遗传性疾病的诊断技术将会有更广泛的应用前景。

三、性连锁遗传病的产前诊断

性连锁遗传病胎儿需要确定性别来决定取舍。可以利用羊水细胞的性染色质测定、羊水细胞培养染色体核型分析等决定胎儿性别,但其准确率并非100%。常用Y染色体特异性探针进行荧光原位杂交,或用Y染色体特异性DNA序列进行PCR扩增,几种方法结合分析有助于提高准确率。

四、多基因遗传病的产前诊断

多基因遗传病涉及2对以上的多基因突变,各对基因呈共显性,每对基因的作用是微小的,但若干对基因作用积累,形成一个明显的效应,在临床上出现一个症状群,主要表现为一些先天畸形,如唇、腭裂和畸形足、脊柱裂、无脑儿、神经管畸形、幽门狭窄、先天性髋关节脱位、先天性心脏病等,这类病占出生总数的2.6%。某些多基因异常遗传病常是遗传因素与环境因素共同作用的结果,它只能从群体调查和家族系谱的发病率中了解其分布及复现率。

（钱　净）

第二节　胎儿成熟度检验

一、胎儿肺成熟度检查

（一）羊水泡沫试验

又称震荡试验,是一种间接估量羊水中磷脂含量的方法。

1.检测方法

羊水中表面活性物质磷脂在乙醇中经振荡后形成稳定的泡沫,在室温下可保持数小时。羊水中的其他物质如蛋白质、胆盐、游离脂肪酸和不饱和磷脂等形成的泡沫在几秒钟内可被乙醇迅速消除。

取口径12～14 mm的有塞尖底试管5支,按表19-1分别加入不同量的羊水和试剂。

表 19-1　羊水泡沫试验加样稀释步骤

加入物(mL)	1	2	3	4	5
羊水	1.0	0.75	0.5	0.25	0.2
0.9%生理盐水	—	0.25	0.5	—	0.75	0.8
95%乙醇	1.0	1.0	1.0	1.0	1.0

加试剂完毕后,塞紧试管塞,置试管架上垂直强力振荡15秒,静置15分钟后,观察各管液体空气界面有无泡沫形成。

2.结果判断

若整圈呈现持久泡沫为阳性(＋);有泡沫,但不成圈的为可疑(±);无泡沫为阴性(－)。临床上为操作方便,通常只作第 1 管和第 3 管,若第 1 管和第 3 管均阴性时提示胎儿肺不成熟,第 1 管阳性和第 3 管阴性提示胎儿肺成熟可疑,若第 1、3 管均为阳性提示肺成熟。

3.临床诊断意义及评价

此试验用于评价胎儿肺成熟度,对判定新生儿特发性呼吸窘迫综合征具有重要意义。

4.方法学评价及问题

羊水中不能混有胎粪、血液,污染的羊水可出现假阳性。羊水不宜长时间离心,以免活性物质沉淀,导致假阴性结果。

(二)羊水卵磷脂/鞘磷脂(lecithin/sphingomyelin,L/S)比值测定

卵磷脂(L)和鞘磷脂(S)是肺泡表面活性物质的主要成分,可维持肺的稳定性,因此通过检测卵磷脂和鞘磷脂的含量及其比值可判断胎儿肺的成熟度。1971 年由 Gluck 和 Kulavich 首先提出,至今仍作为检测胎儿肺成熟情况的常用指标。

1.检测方法

薄层色谱法。用有机溶剂氯仿抽提羊水中的磷脂,用硅胶薄层层析分离其中的卵磷脂和鞘磷脂,显色后计算 L 和 S 的量及其比值(L/S)。

2.标本

羊水。

3.参考范围

L/S≥2。

4.临床诊断意义及评价

妊娠早期羊水中卵磷脂浓度很低,35 周后突然升高,而鞘磷脂在妊娠 32～40 周较稳定,因此 L 和 S 在组成上的变化可以反映胎儿肺的成熟度。

(1)在高危妊娠需提前终止妊娠时,了解胎儿肺是否成熟。以 L/S 比值≥2 作为判定胎儿肺成熟的阈值,其预测 IRDS 的灵敏度为 84％,L/S 比值在 1.50～1.99 之间为可疑值,L/S 比值≤1.49 为不成熟值。

(2)临床需注意个别患糖尿病的孕妇,虽羊水 L/S≥2,IRDS 的发病率也高于正常孕妇的新生儿。

5.方法学评价及问题

羊水标本要求同羊水泡沫试验。需注意经阴道抽取的羊水,易被含有脂类的细菌污染而影响测定。

(三)羊水吸光度测定

1.检测方法

羊水吸光度测定是以羊水中磷脂类物质的含量与其浊度之间的关系为基础,用以测定羊水中磷脂类物质。当波长为 650 nm 时,羊水中的磷脂类物质越多,吸光度(A650)越大,提示胎儿的肺成熟度越好。测定时以蒸馏水调零,光径 1 cm,波长 650 nm,读取 A650 值。

2.标本

羊水。

3.参考范围

羊水吸光度 A650≤0.050 为阴性,A650≥0.075 为阳性。

4.临床诊断意义及评价

主要用于评价胎儿肺成熟度,阳性提示胎儿肺成熟,阴性提示胎儿肺不成熟。

(四)板层小体计数(lamellar body count,LBC)

板层小体由肺泡Ⅱ型细胞排出附着于肺泡表面,并随肺泡液流入羊水中,随着妊娠的发展、胎儿的成熟,羊水中的板层小体数目增多。板层小体直径为 2~6 mm,与血小板体积近似。

1.检测方法

根据板层小体的特殊体积结构,利用全自动血细胞分析仪进行体积分析来进行计数。

2.标本

羊水。

3.结果判断

LBC≤15 000/mL 为阳性临界值。

4.临床诊断意义及评价

板层小体在正常妊娠 24 周时的胎儿肺中已经出现,孕 34~36 周时,其数目明显增多,因此利用 LBC 可对胎儿肺成熟进行预测。LBC≤15 000/mL,可能为 IRDS。

二、胎儿肾成熟度检查

(一)羊水肌酐测定

1.检测方法

碱性苦味酸法。

2.标本

羊水。

3.参考范围

妊娠 37 周后≥176.8 μmol/L(2 mg/dL)。

4.临床诊断意义及评价

(1)羊水中的肌酐来自胎儿尿液,为胎儿代谢产物,其排泄量反映肾小球的成熟度,故测定羊水肌酐含量可了解胎儿肾脏的成熟情况。

(2)羊水中肌酐含量与孕龄关系密切,自妊娠中期开始升高,于妊娠 34 周起迅速上升,妊娠37 周后≥176.8 μmol/L(2 mg/dL),故将羊水 Cr 浓度≥176.8 μmol/L 确定为胎儿肾成熟值,132.6~175.9 μmol/L(1.5~1.99 mg/dL)为临界值;<132.6 μmol/L(1.5 mg/dL)为胎儿肾未成熟值。

5.方法学评价及问题

由于孕妇血清肌酐增加也会使羊水肌酐呈高值,故最好同时测定孕妇血清肌酐以综合分析。孕妇使用利尿剂或胎儿窘迫时羊水肌酐会减少,判断时应加以注意。羊水中含有红细胞时,应尽快离心除去,以免红细胞内的肌酐向羊水内释放。

(二)羊水葡萄糖测定

1.检测方法

同血清葡萄糖测定。

2.标本

羊水。

3.临床诊断意义及评价

(1)羊水葡萄糖主要来自母体,部分来自胎儿尿。妊娠23周前随羊膜面积扩大,羊水量增加,羊水葡萄糖含量逐渐增加,至24周达高峰,为2.29 mmol/L左右,之后随胎儿肾成熟,肾小管对葡萄糖重吸收作用增强,胎尿排糖量减少,加上胎盘通透性随胎龄增加而降低,羊水葡萄糖含量逐渐减低,临产时可降至0.40 mmol/L以下。

(2)羊水葡萄糖<0.56 mmol/L,提示胎儿肾发育成熟;>0.80 mmol/L为不成熟。

(3)由于羊水中葡萄糖含量的个体差异较大,作为判断胎儿成熟度的指标不如肌酐准确。

三、胎儿肝成熟度检查

(一)羊水胆红素光密度值

1.检测方法

光谱分析法。

正常羊水在波长365～550 nm的扫描为一直线,在波长365 nm及550 nm两点吸光度为正常本底吸光度。胆红素的紫外吸收峰在波长450 nm,如果羊水中有胆红素,则在365 nm至550 nm之间有一个吸收峰。以羊水标本450 nm处吸光度减去正常本底吸光度即为 $\triangle OD450$,$\triangle OD450$ 与胆红素的含量成正比。

2.标本

羊水。

3.参考范围

一般妊娠37周以前羊水胆红素 $\triangle OD450$ >0.02,妊娠37周以后 $\triangle OD450$ <0.02。

4.临床诊断意义及评价

(1)用于判断胎儿肝成熟度。妊娠37周后测定,如 $\triangle OD450$ <0.02提示胎儿肝脏成熟;$\triangle OD450$ 在 0.02～0.04 之间为可疑;$\triangle OD450$ 在 0.04 以上提示胎儿肝脏未成熟。

(2)也可用于评估溶血程度及预后。正常情况下 $\triangle OD450$ 随孕周增加而下降,如有溶血发生则 $\triangle OD450$ 也可升高。孕29周后第1次检测能较准确地预测病情,间隔5～21天连续监测有助于提高准确性。当胎儿越近足月,$\triangle OD450$ 越大提示胎儿溶血程度越严重,而 $\triangle OD450$ 呈下降趋势时表明胎儿溶血程度减轻。

5.方法学评价及问题

羊水标本应在避光条件下立即送往实验室,并避光过滤,以除去引起浑浊的物质。若羊水中含有大量红细胞或溶血的标本不宜选用本法测定。

(二)羊水胆红素测定

1.检测方法

改良J-G法。

2.标本

羊水。

3.参考范围

正常胎儿羊水胆红素应<1.71 μmol/L。

4.临床诊断意义及评价

(1)妊娠晚期随着胎儿发育生长,胎儿肝脏的发育日趋成熟,代谢胆红素的能力亦逐渐完善,因此羊水中的胆红素随着孕龄的增加而下降,妊娠 36 周后基本消失,羊水胆红素浓度 $<1.71\ \mu mol/L$ 提示胎儿肝脏已成熟。$1.71\sim4.61\ \mu mol/L$ 为临界值,胎儿可能有不正常情况。大于 $4.61\ \mu mol/L$ 胎儿安全受到威胁。大于 $8.03\ \mu mol/L$ 多有胎儿窘迫。

(2)羊水胆红素测定还可用于反映胎儿溶血程度。母胎血型不合溶血时羊水中胆红素达 $16.2\ \mu mol/L$,应采取终止妊娠措施,否则胎儿多难存活。

5.方法学评价及问题

羊膜穿刺时间,一般最早在妊娠 $30\sim32$ 周开始,必要时每两周查一次。对既往新生儿溶血发病早或死胎发生早者,亦可酌情提前做羊膜穿刺,一般可在上次终止妊娠孕周的前 4 周进行。

四、胎儿皮脂腺成熟度检查

常用羊水脂肪细胞计数。

(一)检测方法

羊水中的细胞经硫酸尼罗蓝水溶液染色后显微镜下观察,脂肪细胞无核,染成橘黄色,其他细胞则染成蓝色。计数 $200\sim500$ 个细胞,计算橘黄色细胞在总细胞中的比例,即脂肪细胞出现率。

(二)标本

羊水。

(三)参考范围

脂肪细胞出现率 $>20\%$ 表示胎儿皮肤功能已成熟。

(四)临床诊断意义及评价

晚期妊娠时,羊水中脂肪细胞出现率随胎龄增加而增高。羊水脂肪细胞计数主要用于估计胎儿的皮肤和皮脂腺成熟度:$>20\%$ 提示已成熟,$10\%\sim20\%$ 为可疑,$<10\%$ 为未成熟。也可用于估计妊娠期限,如脂肪细胞出现率 $>10\%$,提示妊娠近 36 周;$>20\%$ 以上提示近 38 周;足月可达 50%,但 $>50\%$ 提示为过期妊娠。

五、胎儿胰腺与唾液腺成熟度检查

常用羊水淀粉酶测定。

(一)检测方法

碘比色法。

(二)标本

羊水。

(三)参考范围

一般妊娠 37 周以前羊水 Amy $<200\ U/L$,妊娠 37 周以后 $>300\ U/L$。

(四)临床诊断意义及评价

羊水中淀粉酶主要来自胎儿胰腺及唾液腺。妊娠 36 周后其活性显著上升,妊娠 37 周以后,如羊水 Amy $>300\ U/L$ 提示胰腺与唾液腺发育成熟。$200\sim300\ U/L$ 为临界值,$<200\ U/L$ 为胎儿胰腺及唾液腺不成熟。

（葛　珺）

参 考 文 献

[1] 贾天军,李永军,徐霞.临床免疫学检验技术[M].武汉:华中科学技术大学出版社,2021.

[2] 刘艮英.临床血液标本采集规范与管理实践[M].成都:四川大学出版社,2021.

[3] 岳保红,杨亦青.临床血液学检验技术[M].武汉:华中科技大学出版社,2022.

[4] 郑铁生,鄢盛恺.临床生物化学检验[M].北京:中国医药科技出版社,2020.

[5] 胡嘉波,朱雪明,许文荣.临床基础检验学[M].北京:科学出版社,2022.

[6] 罗迪贤,颜宏利,夏承来,等.肿瘤临床检验诊断学[M].北京:科学技术文献出版社,2021.

[7] 李继业,鲁锦志,海洋,等.检验学基础与临床应用[M].西安:世界图书出版公司,2022.

[8] 高洪元.免疫学检验理论与临床研究[M].西安:陕西科学技术出版社,2021.

[9] 向延根.临床检验手册[M].长沙:湖南科学技术出版社,2020.

[10] 钟树奇.实用医学检验技术基础与临床[M].北京:科学技术文献出版社,2019.

[11] 张桂珍.现代医学检验学[M].天津:天津科学技术出版社,2019.

[12] 付玉荣,张玉妥.临床微生物学检验技术实验指导[M].武汉:华中科技大学出版社,2021.

[13] 杜伟鹏.医学检验学诊断应用[M].哈尔滨:黑龙江科学技术出版社,2019.

[14] 董艳.实用临床检验学[M].西安:陕西科学技术出版社,2021.

[15] 姜旭淦,鞠少卿.临床生化检验学[M].北京:科学出版社,2020.

[16] 王前,王建中.临床检验医学[M].北京:人民卫生出版社,2021.

[17] 隋振国.医学检验技术与临床应用[M].北京:中国纺织出版社,2019.

[18] 黄华.新编实用临床检验指南[M].汕头:汕头大学出版社,2021.

[19] 佟威威.临床医学检验概论[M].长春:吉林科学技术出版社,2019.

[20] 王静.临床医学检验概论[M].北京:科学技术文献出版社,2020.

[21] 王娜娜.新编临床医学检验技术[M].哈尔滨:黑龙江科学技术出版社,2019.

[22] 闵迅,黄健.临床检验典型案例分析[M].北京:科学出版社,2021.

[23] 段丽华.医学检验技术与临床应用[M].昆明:云南科技出版社,2019.

[24] 刘梦阳.临床医学检验技术与应用[M].北京:科学技术文献出版社,2019.

[25] 孔庆玲.临床微生物检验分析[M].北京:科学技术文献出版社,2021.

[26] 孙芳.临床医学检验进展与实践[M].天津:天津科学技术出版社,2019.

[27] 唐恒锋.实用检验医学与疾病诊断[M].开封:河南大学出版社,2021.

[28] 张玉莉,姚桂侠.医学检验与质量管理研究[M].天津:天津科学技术出版社,2019.

［29］王志刚.分子生物学检验技术［M］.北京：人民卫生出版社,2021.

［30］赵秋梅.现代医学检验学与临床应用［M］.天津：天津科学技术出版社,2019.

［31］翁文浩.实用医学检验技术与质量管理［M］.北京：科学技术文献出版社,2021.

［32］李晓哲.新编医学检验技术与临床应用［M］.福州：福建科学技术出版社,2019.

［33］李慧文,霍宝锋,李航.血液及其采集、处理与输注［M］.合肥：中国科学技术大学出版社,2021.

［34］陈增华.新编医学检验技术与临床应用［M］.开封：河南大学出版社,2019

［35］邵世和,卢春.临床微生物检验学［M］.北京：科学出版社,2020.

［36］王美茹.产前检查免疫检验项目对孕妇和胎儿的临床价值分析［J］.中国实用医药,2022,17(2):95-97.

［37］李响.尿液分析仪隐血检验与显微镜红细胞计数检验在尿液隐血检验中的效果［J］.中国医药指南,2019,17(30):58-59.

［38］贾雪峰.血常规检验中的静脉血检验与末梢血检验结果比较［J］.临床检验杂志,2019,8(2):100-101.

［39］李晓燕.联合应用尿液干化学检验法与尿沉渣检验法进行尿常规检验的临床价值［J］.中国现代药物应用,2019,13(15):78-80.

［40］薛慧,胡永超,王娜,等.实时定量聚合酶链反应在 t(8;21)急性髓系白血病移植中的应用［J］.中国医科大学学报,2021,50(3):262-264.